中国科学院教材建设专家委员会规划教材

临床肿瘤学专业系列教材

临床肿瘤学概论

主　编　强福林　杨俐萍　葛艺东
副主编　刘继斌　沈　康　吴徐明　冯　峰
　　　　汪健文　朱颖玲　王可武　秦　信
编　委　(按姓氏笔画排序)
南通大学附属肿瘤医院(南通市肿瘤医院)
马洁云　王汉杰　王建红　王晓蔚　田晓锋
冯　峰　朱自力　朱海霞　刘继斌　许春明
杨　磊　杨俐萍　杨燕光　李拥军　李洪江
吴徐明　何　松　何向锋　沈　康　沈智勇
张兰凤　张素青　张锦林　陆俊国　陆勤美
陈旭东　陈建国　陈海珍　秦云霞　夏淦林
钱红燕　徐小红　徐燕飞　崔学军　傅爱燕
强福林　蔡　晶
南通大学芜湖临床学院(芜湖市第二人民医院)
王可武　尹薇薇　孙　静　李　莎　汪健文
汪珺莉　沈春云　陈节庆　赵月雷　秦　信
耿　峰　葛艺东　强邦红　强朝晖　解育新
南通大学第六附属医院(盐城市第三人民医院)
朱颖玲

科学出版社

北　京

内 容 简 介

肿瘤在我国是一种高死亡率的疾病，已经严重威胁到人类的健康和生命。肿瘤的病期可以初步分为早、中、晚期，晚期肿瘤的治疗预后性差，死亡率高已成为肿瘤治疗的难题之一。因此对肿瘤病人及时准确诊断，根据肿瘤特征及时采取合理治疗，已成为改善治疗预后、延长病人生存时间以及提高生活质量的关键。因此培养合格的肿瘤医学专门人才，使其充分掌握肿瘤医学的专业知识并用于临床治疗已经成为各大肿瘤科室的迫切需要。本书的内容层次分明，简单易懂，紧贴临床肿瘤治疗的实际需要。系统阐述了肿瘤的病理知识，并对肿瘤的明确诊断和合理治疗进行了分章论述，内容清楚、详尽，图文并茂、内容直观，易于理解。

本书不仅可作为医学院学生学习之用，还可以作为肿瘤学专业的研究人员参考材料，也可为临床应用提供一定指导。

图书在版编目（CIP）数据

临床肿瘤学概论／强福林，杨俐萍，葛艺东主编. —北京：科学出版社，2015.5
中国科学院教材建设专家委员会规划教材 · 临床肿瘤学专业系列教材

ISBN 978-7-03-044313-7

Ⅰ. ①临… Ⅱ. ①强… ②杨… ③葛… Ⅲ. ①肿瘤学-医学院校-教材
Ⅳ. ①R73

中国版本图书馆 CIP 数据核字（2015）第 101761 号

责任编辑：胡治国　王　超／责任校对：张怡君
责任印制：徐晓晨／封面设计：范璧合

科 学 出 版 社 出版
北京东黄城根北街 16 号
邮政编码：100717
http://www.sciencep.com

北京中石油彩色印刷有限责任公司 印刷

科学出版社发行　各地新华书店经销

*

2015 年 5 月第 一 版　开本：787×1092　1/16
2021 年 1 月第五次印刷　印张：26 1/4
字数：616 000

定价：168.00 元

（如有印装质量问题，我社负责调换）

丛书编写委员会

丛书前言

随着全球人口的日益老龄化以及环境污染不断加重,癌症的发病率持续升高,已成为当前威胁人类健康最严重的疾病之一,癌症死亡已跃居人类死因第1位。我国的肿瘤发病率及病死率亦在逐年增加,这使肿瘤的防治任务十分艰巨。近年来全国各地纷纷建立肿瘤专科医院,综合医院也都设立肿瘤中心、肿瘤科,这使肿瘤专业医学人才的需求激增,加速培养肿瘤防治专业人才也成为当务之急。随着人们对癌症的发生、发展的分子机制认识的加深、人类基因组和蛋白组学研究的兴起、内镜检新技术的应用及CT、MRI、PET-CT等影像技术的不断更新,使得肿瘤的早期诊断率和治疗效果不断提高。而建立多学科专家协作团队(multidisciplinary team)并以外科为主的多学科综合治疗的理念越来越得到临床医生的认可。

目前临床医学专业教学中有关肿瘤学的内容,大都分散于内科学、外科学、妇科学、儿科学等教科书中,不能全面体现肿瘤学的系统性、先进性、关联性、专业性、外延性。例如:肿瘤流行病学内容;快速发展的肿瘤微创治疗、内镜下肿瘤治疗、肿瘤靶向药物治疗、肿瘤生物治疗等治疗学内容;快速扩展的肿瘤标志物、核素诊断与治疗;新兴的肿瘤康复、肿瘤姑息治疗、肿瘤特殊护理等专业内容。上述相关内容有待教材中修改和补充。因此,有必要将临床肿瘤学作为专门的教科书从临床医学教材中独立出来。

为此,南通大学杏林学院在临床医学专业中开设临床肿瘤学专业方向,以培养临床肿瘤学方面专门人才为目标,并重新构建以我国《本科医学教育标准——临床医学专业》为标准,以临床医学专业主干学科和核心课程、临床肿瘤学课程为主体的临床肿瘤学专门人才培养体系。为了实现以上目标,南通大学杏林学院成立了由南通大学七所附属医院相关专业的专家教授组成的"临床肿瘤学系列教材"编委会,经过近3年的调研和探讨,编写出本套适合培养临床肿瘤学专门人才的系列教材。主要由《临床肿瘤学概论》、《临床肿瘤外科学》、《临床肿瘤内科学》、《临床肿瘤妇科学》、《临床肿瘤放射治疗学》、《临床肿瘤病理学》6本教材以及与之相匹配的临床肿瘤学专业学生所用的《内科学》、《外科学》、《妇产科学》、《儿科学》4本教材,后4本教材中省略了相关肿瘤疾病的内容。

临床肿瘤学系列教材借鉴国内、外同类教材的编写模式,遵循"新、全、实用、高质"的总体思路编写而成。旨在提供一套为临床肿瘤学专业学生及有相关需求的医学工作者所用的教材。力求做到体系创新、理念创新及编写精美。内容上将现有临床医学专业相关教材进行重组和有机融合，按照肿瘤学专门人才培养的逻辑和规律，将教学内容分为普通疾病和肿瘤疾病进行编写。

由于我们的认识深度和编写水平有限，本系列教材在编写过程中可能存在不足之处，欢迎广大医学教育专家及同行们提出宝贵意见。

“临床肿瘤学专业系列教材”编写委员会

2014 年 12 月

前　言

目前肿瘤已成为人类主要的致死病种之一，肿瘤学的基础研究和临床应用工作越来越被医学工作者重视，肿瘤学的相关课程也成为医学院普遍开设的课程。特别是近年来，随着医学和生物技术的不断发展，科学家和医务人员对临床肿瘤学的认识也不断的加深，极大地丰富了肿瘤临床防治诊断工作的知识。

在总结多年来肿瘤防治临床经验的基础上，结合近年来临床肿瘤防治的新理论、新技术，我们成立了《临床肿瘤学概论》教材编写组，既努力反映肿瘤医学的新理论、新技术，又积极从临床实践中汲取优秀经验，努力推出适合医学院校肿瘤专业本科生和研究生的教材，满足医学教学和临床实践的需要。

本书共二十七章，分为肿瘤基础，肿瘤诊断和肿瘤治疗学三大内容体系，结合了肿瘤基础知识和临床与经验，系统地阐述了临床肿瘤学的相关知识。本书每章脉络分明，目标明确，内容上坚持了系统与重点相结合，既提供关于肿瘤临床的完整全面的认识，又简明扼要，把握要点、深入浅出，合理的向医学生提供了一本从肿瘤基础知识到临床应用的阶梯式的学习教材。

本书由南通大学附属肿瘤医院（江苏省南通市肿瘤医院），南通大学芜湖临床学院（安徽省芜湖市第二人民医院）和南通大学第六附属医院（盐城市第三人民医院）共同努力编写而成。在编写过程中得到了来自肿瘤防治一线专家的热心指导，得到了南通大学附属肿瘤医院领导关心及教材科的大力支持，年轻医生和研究生的精心校对和编辑。在此致以诚挚的谢意。

由于编者水平有限，加之时间紧迫，本书在内容、文字、编排、图表等方面都难免有不尽如人意之处及疏漏错误，恳请各位读者、专家同道批评指正。

强福林

2015 年 1 月

目　录

第一章　肿瘤学绪论

学习目标

1. 掌握肿瘤的基本概念、相关术语、三级预防。
2. 熟悉肿瘤的发病机制、肿瘤治疗的主要方式以及各自的特点。
3. 了解肿瘤学的现状和发展趋势。

肿瘤(tumor)是严重危害人类身体健康的疾病,肿瘤的发生、发展、治疗、康复及预防和控制具有一定的规律,人们通过研究取得了一定的成果,但仍不能令人满意。加强对肿瘤发生发展的本质认识,进一步明确肿瘤的诱因及发病机制,加强肿瘤多学科综合治疗及个体化治疗,探索肿瘤防治的途径等是今后肿瘤学研究的重要课题。

第一节　肿瘤的概念及发病因素

一、肿瘤的概念

肿瘤是机体在各种致癌因素作用下,局部组织的细胞异常增生而形成的新生物。它与正常的组织和细胞不同,不按正常细胞的新陈代谢规律生长,而变得不受约束和控制,不会正常死亡,导致了细胞呈现异常的形态、功能和代谢,以至于破坏正常的组织器官的结构并影响其功能。这种异常的增生除了表现为肿瘤本身的持续生长外,在恶性肿瘤还表现为对邻近正常组织的侵犯和经血管、淋巴管和种植转移到身体其他部位,而这种转移往往是肿瘤患者死亡的原因。由于肿瘤细胞的"前身"是正常细胞,因此病理学家根据显微镜下苏木精-伊红染色法(hematoxylin-eosin staining,简称 HE 染色法染色)后,肿瘤细胞接近于正常细胞的程度进行分级,多数的分级系统将肿瘤分化程度分为 3~4 级,分化得越好(称为"高分化"),就意味着肿瘤细胞越接近相应的正常发源组织;而分化较低的细胞(称为"低分化"或"未分化")和相应的正常发源组织区别就越大,肿瘤的恶性程度也相对较高。介于两者之间称为"中分化"。一些低分化的肿瘤细胞表达特异性的抗原并具有内分泌功能,临床上利用肿瘤的这些特点对其进行诊断和治疗。

二、肿瘤的发病因素

肿瘤的病因和发病机理至今尚未完全明确,深入进行这方面的研究,对肿瘤的防治具有非常重要的意义。只有当肿瘤的病因和发病机理搞清楚了,才可能对肿瘤实施有效的预防和治疗,人类才能最终征服肿瘤。

肿瘤的病因是复杂的,它不像传染病那样由特定的病原体所致,同一类的肿瘤,可由不同的因素或几种因素共同作用而引起,而同一致癌因素,可通过不同途径引起不同的肿瘤。此外,人们在同一环境接受同样致癌因素的作用,并非人人都患恶性肿瘤,说明恶性肿瘤的发生，除外因的作用外，机体的内在因素也起着重要的作用，肿瘤病因中各种因素形成了错综复杂的关系。

20世纪以来，通过流行病学手段对肿瘤高发区人群和肿瘤高发职业的研究为寻找和确定肿瘤病因提供了大量可靠的线索和依据。其中比较重要的有：

1. 遗传因素　肿瘤的分子遗传学研究表明，一些与细胞的生长和分化有关的基因在癌变过程中起关键作用，这些基因称为癌基因和抑癌基因，它们的结构或功能异常使细胞得以无控制生长，并最终导致肿瘤发生。一些肿瘤遗传因素起决定作用，如视网膜母细胞瘤、肾母细胞瘤、神经母细胞瘤等；另一些遗传因素不决定肿瘤的发生，而决定肿瘤的易感性，这些肿瘤中遗传的“易感基因”和环境因素共同发挥作用。如着色性干皮病患者皮肤癌的发病率较高，干皮病是一种先天性代谢异常病，它缺乏DNA受损后进行修复所需的一种酶，因此病人在紫外线照射下，DNA受损后不能修复，故这类病人的皮肤癌发病率较高；还有一些肿瘤是由于特定基因发生体细胞突变引起的。比如慢性粒细胞性白血病病人的第9号染色体和第22号染色体上有一段交叉互换，当一段第9号染色体接到第22号染色体的末端时，形成BCR-ABL癌基因。BCR-ABL癌基因能控制合成一种蛋白质，导致慢性粒细胞性白血病发生。

2. 环境因素　环境因素也影响肿瘤的发病，近年来一些肿瘤的发病率增高与环境的恶化密切相关，环境因素包括物理因素、化学因素。比如电离辐射（核辐射）、热辐射、紫外线都能直接损伤人体细胞DNA结构，使DNA断裂、多基因突变、激活原癌基因、灭活抑癌基因等，引起细胞代谢方式的改变和细胞性质的改变，从而导致细胞癌变。如暴露于电离辐射可增加患白血病、乳腺癌、甲状腺癌的风险，而长期的紫外线照射可引起皮肤癌。人类肿瘤与化学致癌物密切相关。例如香烟中含有的苯并芘就具有强烈的致癌作用，可以引起皮肤癌和肺癌；黄曲霉菌污染食品产生的黄曲霉毒素可能引发肝癌；砷可引起皮肤癌、肺癌和肝癌。目前公认的化学致癌物还有石棉、铬、镍、煤焦油、芥子气、矿物油、二氯甲醚等，已发现的化学致癌物有1000多种。据统计，在环境因素引起的人类肿瘤中，化学致癌因素占主要地位。

3. 生物因素　病毒、细菌和寄生虫等生物感染，都能直接损伤细胞结构，刺激人体防卫系统引起特异免疫反应和急性炎症，若病原体长期不能消除，或消除后又反复感染，就能转成慢性炎症，炎性细胞在病原体和自由基的刺激下，长期过度增殖、变性、坏死，可逐步形成炎性结节或肿块、息肉、白斑、溃疡等癌前病变。如乙肝病毒导致肝癌，EB病毒导致Burkitt淋巴瘤、鼻咽癌，高危型人乳头瘤病毒致子宫颈癌等。

4. 其他相关因素　肿瘤的发生除上述因素外，还有其他因素决定着肿瘤的发生发展。

（1）免疫因素：实验和临床观察均证明，肿瘤的发生和发展、疗效和预后都与机体的免疫状态有关。机体免疫功能低下时，肿瘤则易于发生，如先天性免疫缺陷患者和长期接受免疫抑制剂治疗的器官移植患者的肿瘤发生率都较一般人群高许多倍。肿瘤患者特别是进展期癌症患者都有免疫功能的普遍下降，临床上给他们做免疫功能检测，对预后的估价有重要参考意义。肿瘤和免疫因素的关系，促进了现代免疫治疗的发展，并成为肿瘤综合治疗中的重要组成部分，同时也提示免疫功能有缺陷的患者以及应用免疫抑制治疗时，应高度警惕发生恶性肿瘤的可能性。

（2）内分泌因素：在疾病或某种原因引起内分泌失调的情况下，由于激素不平衡，能使某些激素持续作用敏感组织，可能导致细胞的增殖与癌变。如乳腺癌的发生与雌激素持续增高有明显依赖关系；垂体与甲状腺之间的激素不平衡也是人类甲状腺癌的一种病因。

(3) 心理、社会因素：目前十分重视心理、社会因素在致癌中的作用。有资料表明，心理因素（如精神创伤、情绪抑制、精神紧张等）与肿瘤的发生、发展及预后有一定的关系。心理、社会因素可以通过神经—内分泌—免疫系统的机能紊乱而影响组织的代谢和生长过程，削弱机体的抗肿瘤免疫防御机能，从而为肿瘤的发生、发展提供有利条件。

第二节　肿瘤的诊断

尽管肿瘤是一类病因复杂、表现很不一致的疾病，但也具有共性。认识这些共性就成了我们确定诊断结果和制订治疗方案的关键。目前对待肿瘤诊断方面有一些共识：由于肿瘤是自体细胞发生的，机体对于它的反应不像细菌、病毒反应那么强烈。肿瘤在其发生、发展过程中总的规律是不断发展的。肿瘤的早期症状常不明显，对临床症状的高度重视是我们诊断肿瘤的开端，例如出血、疼痛、咳嗽等均应查明原因。病史可以代表肿瘤的发展过程，提供有价值的线索。体检可以发现很多有用的信息，有的浅表部位的肿瘤可以通过体检、肛门指诊、内窥镜检查直接看到，并可取细胞涂片或活检组织。因此，健康检查、肿瘤普查很重要。影像学检查一方面为肿瘤存在、播散范围提供依据，另一方面也为制订治疗方案及观察疗效提供依据。除此之外，有些肿瘤具有生物化学、免疫学方面的标志物也是确定诊断的重要依据，但有可靠标志物的不多，最常用的是绒毛膜促性腺激素（human chorionic gonadotropin，HCG）、甲胎蛋白（α-fetoprotein，αFP 或 AFP）、癌胚抗原（carcino-embryonic antigen，CEA）等，随着分子生物学的发展，生物标志物将越来越多地应用于临床。近年来发展起来的核酸分子杂交、组织细胞的原位杂交、聚合酶链反应（polymerase chain reaction，PCR）、基因重组等方法，所检测的对象直接深入到肿瘤细胞核内基因的水平，即直接涉及肿瘤生物学行为的控制中心，达到基因水平的诊断，因而有可能揭示肿瘤的奥秘，因此是肿瘤诊断的又一新的高度。

目前用于肿瘤诊断的基本方法包括：实验室检查、影像学、内镜、肿瘤标志物、细胞学、病理学、免疫组织化学等。其中组织病理学检查是确诊癌症的最可靠方法。在临床医疗中，我们要选择特异性强、敏感度高、经济、有效、危害小、对患者有利的诊断方法，尽快明确疾病的诊断，为临床治疗提供依据。

一、实验室检查

检验医学是涉及基础和临床专业最多的一门边缘学科，为临床疾病的预防、诊断、疗效观察、病程检测和预后判定提供实验室的客观依据和各种信息。在肿瘤诊断方面也有不小的贡献，如血常规中三系减少常提示血液系统肿瘤，粪便隐血阳性待排除消化系统肿瘤，碱性磷酸酶（alkalinephosphatase，ALP）活力测定常作为肝胆疾病和骨肿瘤的临床辅助诊断指标。

二、影像学检查

1. X 线检查　该检查包括 X 线透视、X 线平片、造影检查等。其中 X 线透视检查主要是为了动态地观察其心脏、大血管，以及病灶与肺部之间的关系。X 线平片检查是 X 线检查最基本的方法，它主要适用于具有良好自然对比部位的检查。对于脑、脊髓、消化道、泌尿系统的肿瘤则需要造影检查。

2. CT 检查　CT 检查的最大特点是能直接检查出许多实质器官内部的肿瘤。CT 检查还能显示器官的轮廓、形态、病变范围、病灶与邻近器官的关系。CT 检查在癌症诊断、分期、预后判断、设计放疗计划、治疗后随诊等方面，占有重要地位。该检查主要是依据组织密度变化及解剖结构变化等情况做出判断。螺旋 CT 检查可减少扫描时体内器官移动所造成的影像误差，保持影像的连续性。

3. MRI（磁共振成像）检查　该检查是断层成像的一种，它利用磁共振现象从人体中获得电磁信号，并重建出人体信息。其应用于全身各系统的成像诊断。效果最佳的是颅脑及其脊髓、心脏大血管、关节骨骼、软组织及盆腔等。可以显示机体任何解剖截面的图像，可多层面直接成像，可更直观地了解肿瘤病变范围、起源和侵犯的结构，对肿瘤定位、定性提供重要帮助。其对比度高，对软组织及淋巴结转移灶的显示能力强。检查时无机械性及放射性损伤。由于无骨伪影干扰，靠近骨骼的病变同样可清晰显示。但 MRI 也存在不足之处。它的空间分辨率不及 CT，带有心脏起搏器的患者或有某些金属异物的部位不能作 MRI 的检查。

4. 核医学检查　核医学显像也是诊断癌症的主要手段之一，核医学显像方法简单、灵敏、特异、无创伤性、安全、易于重复、结果准确、可靠，并能反映脏器的功能和代谢，因此在临床和基础研究中的应用日益广泛。

放射性核素骨扫描，是一种全身性骨骼的核医学影像检查，是通过放射性核素检测骨组织的代谢异常，所以能在 X 线和 CT 扫描出现异常之前显示某些骨组织病变，敏感性很强，定位准确，对骨肿瘤，尤其是转移性骨肿瘤，具有早期诊断的价值。但局限是特异性不高，定性困难，在鉴别肿瘤性和非肿瘤性疾病时存在一定困难。

正电子发射计算机断层显像（PET/CT）也是目前在分子水平上进行人体功能显像的最先进的医学影像技术。PET 能提供病灶详尽的功能和代谢等分子信息，而 CT 提供病灶的精确解剖定位，将 PET 与 CT 融为一体，具有灵敏、准确、定位精确等特点，一次显像可以获得全省各个方位的断层图像，可以较全面地了解全身整体状况，达到早期发现病灶和诊断疾病的目的。

5. 超声波检查　利用超声波在人体内传播时，通过示波屏显示体内各种器官和组织对超声的反射和减弱规律来诊断疾病的一种方法。根据示波屏上显示的回波的距离、弱强和多少，以及衰减是否明显，可以显示体内某些脏器的活动功能，并能确切地鉴别出组织器官是否含有液体或气体，或是否为实质性组织。超声波诊断属于无损伤性检查，检查费用较经济。超声波检查对肝脏、胸水、腹水、子宫、附件、前列腺等部位的诊断，具有较好的优势。超声波检查鉴别实质性、液性及气体性肿块的准确性高。

介入超声检查是在超声成像基础上发展起来的一门新技术。其主要特点是在实时超声的监视或引导下，针对体内的病变或目标，通过穿刺或置管技术以达到进一步诊断或治疗的目的。

三、内镜检查

内镜检查在癌症诊断中占有非常重要的地位。内镜检查不仅可以直接窥视许多人体内腔及孔隙部位的癌前病变及癌肿，而且还可以取活检，以便组织病理学检查确诊。内镜的发展经历了硬式内镜、纤维光导内镜、电子纤维光导内镜三个阶段，在消化道、呼吸道、女性生殖器道、泌尿道、耳鼻喉等部位肿瘤的诊断中发挥重要作用。

四、肿瘤标志物

理想的肿瘤标志物应该是肿瘤所特有的，而不存在于正常组织的物质。人们一直企图寻找到一种能简单快速和准确诊断早期癌症的方法，期望肿瘤标志物能成为这种简便的方法。目前在研究过程中，人们已发现了许多含量明显有别于相应正常组织的化学成分，如胚胎性抗原、同工酶、激素等。如 AFP 升高发生于肝癌、卵黄囊瘤的患者。AFP 在临床用于肝癌的普查、诊断、治疗后病情监测及预后判断。

五、病理学诊断

病理诊断是在观测器官的大体（肉眼）改变、镜下观察组织结构和细胞病变特征而做出的疾病诊断，因此它比临床上根据病史、症状和体征等做出的分析性诊断（常有多个诊断或可能性诊断）以及利用各种影像（如超声波、X 射线、CT、核磁共振等）所做出的诊断更具有客观性和准确性。病理诊断被视为肿瘤诊断的金标准。

1. 细胞学诊断　细胞学检查技术是癌症普查和诊断的重要手段。细胞学检查方法依据取材方式分为脱落细胞学检查和穿刺取材细胞学检查两类。脱落细胞学检查通过获取自然脱落细胞或用刮片及刷片法取附着于黏膜表面的脱落细胞，进行细胞学检查。脱落细胞学检查对宫颈癌、食管癌、肺癌、鼻咽癌、膀胱癌的诊断阳性率均较高。脱落细胞学诊断还用于癌前病变和癌症普查及诊断。穿刺取材细胞学检查是经穿刺抽取细胞或从手术切除的新鲜组织表面印片，进行细胞学检查。如淋巴结穿刺活检定性诊断在鉴别良恶性淋巴结有着重要意义。由于细胞学检查有较高的可靠性，而且技术简单易行，因此，细胞学检查是癌症定性诊断的方法之一，但细胞学检查不能取代组织病理学检查。

2. 组织病理学诊断　组织病理学诊断是目前肿瘤诊断最可靠的诊断依据。一旦怀疑患恶性肿瘤，就应该尽可能取活体组织标本，送组织病理学检查。组织病理学诊断一般过程是肉眼观察送检的标本→取材→（固定、包埋）→制成薄切片→进行苏木精-HE 染色→在光学显微镜下观察。通过对病变组织及细胞形态的分析、识别，再结合肉眼观察及临床相关资料，做出各种疾病的诊断。但对一些疑难、罕见病例，还需要在上述的常规检查基础上，再通过组织化学、免疫组织化学、电子显微镜或分子生物学等技术进行辅助诊断。快速切片则是用不经固定的新鲜标本，快速冷冻至零下 18℃以下，进行切片、HE 染色进行观察诊断。主要用于术中活检，其目的是确定病变性质，以便决定手术方案；了解恶性肿瘤的生长、扩散情况，决定手术范围；确定所取标本是否含有预定的组织器官或病变，如要切除甲状旁腺，但在术野中分辨不清，即可通过冷冻活检帮助确认。在临床上，如果遇到病理学诊断与临床不相符时，应该及时与病理学诊断医师联系，共同商讨，必要时重新取材送检。

第三节　肿瘤的治疗

肿瘤的治疗水平是随着科学技术的发展及临床治疗经验的积累而不断提高的，传统的肿瘤治疗的手段是外科治疗、放射治疗、化学治疗，近年来介入治疗、生物治疗（包括生物细胞免疫治疗、基因治疗和靶向治疗等），以及姑息、营养、康复、心理、中医中药治疗等方法也在肿瘤治疗中得到推广应用。由于各种治疗手段各有其最佳适应证，也各有其不足，所以，为了提高肿瘤的治愈效果，合理利用多种治疗手段，多学科协作与互补的肿瘤综合治疗理念已经广为接受。

一、手术治疗

外科手术治疗是通过手术的方式来治疗肿瘤，是肿瘤学治疗领域中针对实体恶性肿瘤最有效的治疗手段。肿瘤的发生、发展和转移是一个逐步演变的过程，外科手术在这一过程中的每一阶段的治疗效果和目的是不相同的。癌前期，采用预防性手术，预防肿瘤发生；原位癌时期，及时局部切除，可取得治愈效果；侵袭期可采用根治性手术，有望达到治愈。对进入播散期肿瘤采用姑息性手术，可以减轻肿瘤负荷，改善或消除某些症状，为其他治疗提供可能，提高治疗效果和肿瘤患者的生存质量。现代肿瘤外科的两个基本原则为肿块切除和淋巴结清扫。当然，这两个原则也导致了肿瘤外科大创伤的事实，但随着微创手术的发展和进步（如腔镜外科手术），手术的微创化导致了一系列肿瘤外科观念的改变，也使得现代的肿瘤外科除了传统的用于早期肿瘤的治疗，也越来越多地涉及晚期肿瘤的治疗体系中。

手术治疗受肿瘤分期和患者全身状况的影响，而且仅能清除局部病灶，并不能清除体内所有的癌细胞，存在潜在的区域和远处转移可能，残留的癌细胞需要借助其他治疗手段和机体的免疫功能才有可能得到控制。

二、放射治疗

肿瘤放射治疗是利用放射线治疗恶性肿瘤的一种方法，治疗肿瘤的放射线包括放射性同位素产生的α、β、γ射线和各类X射线治疗机或加速器产生的X射线、电子线、质子束及其他粒子束等。放疗是恶性肿瘤局部治疗的重要大手段，除了用于肿瘤的根治性治疗外，还大量地应用于辅助治疗、新辅助治疗和姑息治疗中。放疗的适应证主要有：①首选放疗：鼻咽癌、喉癌、舌癌、阴茎癌、皮肤癌、上段食道癌等；②配合放疗：颅内肿瘤、肺癌、下段食道癌、淋巴瘤、胸腺瘤、直肠癌、乳腺癌、膀胱癌等；③姑息放疗：主要有缓解疼痛及肿瘤压迫症状，促进病灶愈合，控制远处转移灶的发展，止血等作用。放疗对局部肿瘤的效应为单位剂量的细胞指数杀灭，较之于外科手术的“全或无”现象，放疗效果更多受到细胞的氧合作用、肿瘤的类型与细胞修复、人体正常组织的保护等因素的影响。因此，放疗也存在一定的局限性，如放射的毒性、原发和继发的放射抗拒、潜在的远处转移等。近年来，电子计算机技术的发展使放疗技术不断更新，三维治疗计划系统、立体定向放射治疗技术、适形调强放射治疗，以及在CT引导下360°聚焦断层照射肿瘤放疗技术（tomo刀）的应用，加上近年中子治疗、质子治疗的发明，这些新技术充分保护人体正常组织，最大限度地提高肿瘤组织的放射剂量，使放射治疗更加如虎添翼。

三、化学治疗

化学治疗是以细胞毒药物为代表的治疗，通过静脉或口服给药达到全身，它对人体治疗的整体性能够很好地消灭肿瘤向远处转移或防止复发，是目前恶性肿瘤全身治疗最重要的手段，在肿瘤综合治疗中发挥着重要作用。化疗对不同类型的肿瘤及处于不同发展阶段的肿瘤治疗的目的不同，其适应证主要有：①以化疗为主，可达根治的肿瘤：滋养细胞肿瘤、淋巴瘤、急性和慢性白血病、小细胞肺癌、多发性骨髓瘤；②已有播散多发转移的实体瘤：乳腺癌、胃癌、大肠癌、卵巢癌，癌性胸腹水和心包积液；③某些癌症所致的上腔静脉综合征、呼吸道梗阻等；④先期化疗以后可手术的肿瘤：卵巢癌、骨、乳腺癌及软组织肉瘤等；⑤根治术后辅助化疗：乳腺癌、大肠癌、胃癌、肺癌等；⑥动脉内（介入）化疗可提高疗效的肿瘤：肝癌、肝转移瘤、肾癌。可惜的是，尽管新药不断问世、化疗方法日益先进、检测系统不断完善，但对大多数的实体恶性肿瘤而言，化疗仍然存在以下缺点：①缺乏理想的选择性；②全身性毒性；③免疫抑制；④一级动力学：只能消灭一定比例的肿瘤，疗效与细胞总数有关；⑤疗效与肿瘤的生长比例有关；⑥有些部位（如颅内）药物不能进入；⑦原发或继发的抗药性。因此，细胞毒药物和其他治疗手段如何合理地综合使用，也是亟须解决的问题。

四、介入治疗

介入放射学自20世纪60年代兴起，介入治疗是指在X射线电视、CT、超声等引导下，将特制的穿刺针、导管插入所要到达的人体部位，进行X射线诊断与治疗的技术，分为血管性介入放射学和非血管性介入放射学。经导管动脉灌注化疗术和经导管动脉化疗栓塞术是经典的血管性介入放射治疗技术，在肝脏肿瘤的综合治疗中已成为一种成熟的姑息性治疗措施，占有重要地位。非血管性的介入包括瘤内注射、瘤内激光治疗、瘤内微波治疗、瘤内射频治疗以及放射性粒子植入治疗等，这些疗法均属辅助性姑息性治疗，对局部病灶控制有一定作用，以弥补放化疗之不足。

五、中医中药治疗

中医中药的辨证论和扶正祛邪的观点和施治，能配合手术、放疗、化疗，增强患者体质，减少毒性副作用，大量事实证明，中医不仅可以辅助调理、减轻症状，而且有很好的抗肿瘤治疗效果，部分肿瘤患者在中医的治疗下，不仅改善症状和全身体质，而且肿瘤可以缩小，病情得到明显控制，带病生存很多年；所以中医中药治疗在肿瘤治疗中可以起到协调治疗的的作用。

六、生物治疗

肿瘤生物治疗是20世纪80年代以来随着免疫生物学、肿瘤免疫学和细胞分子生物学的发展而形成的一类治疗手段，越来越受到重视，其核心内容是通过调动宿主的天然防卫机制或给予天然（或基因工程）产生的靶向性很强的物质来取得抗肿瘤效应，主要包括体细胞疗法与细胞因子疗法、肿瘤疫苗、肿瘤分子靶向治疗、生物导向治疗、肿瘤的基因治疗和生物化疗等。肿瘤分子靶向治疗是指在肿瘤分子生物学和细胞生物学的基础上，针对可能导致细胞癌变的环节，从分子水平来逆转这种恶性生物学行为，从而抑制肿瘤细胞生长，甚至使其完全消退的一种全新的生物治疗模式，具有很好的分子和细胞选择性，能高效并选择性地杀伤肿瘤细胞，减少对正常组织的损伤，具有一定疗效，其副作用远远小于传统的化学药物治疗和放射治疗。2001 年分子靶向药物伊马替尼治疗胃肠间质瘤和慢性粒性白血病取得奇效。2005 年,新型靶向药物吉非替尼在中国上市,它能够阻碍肿瘤的生长、转移和血管生成,并可诱导肿瘤细胞的凋亡,在非小细胞肺癌的治疗上具有里程碑式的影响。除此之外,许多靶向药物如利妥昔单抗(美罗华)、厄洛替尼、索拉非尼、贝伐单抗、西妥昔单抗、舒尼替尼、曲妥珠单抗等已在临床广泛应用。但尽管如此,肿瘤分子靶向治疗仍然存在很大的缺陷:某些药物具有高选择性,对于适应证以外的肿瘤无效;由于药物作用机制的复杂性,某些药物的适应人群仍在研究探讨中;原发或继发的抗药性的存在。因此生物治疗之路仍很漫长。

七、内分泌治疗

内分泌治疗在与内分泌有关肿瘤治疗中发挥重要作用。除妇科肿瘤如卵巢癌、子宫内膜癌可用黄体酮类药物治疗外,乳腺癌、前列腺癌、甲状腺癌也常用内分泌药物治疗。内分泌药物有高选择性、给药方便、不良反应少、疗效持久等优点,国内不少医院已开展雌激素受体(estrogen receptor,ER)及孕激素受体(progesterone receptor,PR)测定,可以预测治疗效果,选择适合治疗的对象,使疗效进一步提高。但仍存在适应证以外(激素受体阴性)的肿瘤无效,起效较慢,原发或继发的抗药性等缺点。

八、物 理 治 疗

物理治疗是通过物理的手段治疗肿瘤,常有方法有热疗、超声聚焦刀、微波治疗、射频消融治疗和氩氦刀-冷冻治疗。肿瘤热疗是利用热效应治疗肿瘤的一种物理方法,即利用有关物理能量在组织中聚集而产生热效应,使肿瘤组织温度上升到有效治疗温度 41~43℃,并维持一段时间,达到既能使肿瘤缩小或消除,又不损伤正常组织的一种治疗方法。超声聚焦刀是体外超声波束在体内聚焦,利用焦点处 65~100℃的高温使病变组织发生凝固性坏死的高强度聚焦超声肿瘤治疗系统。主要适用于大部分腹腔、盆腔内、四肢躯干软组织或骨骼的实体良、恶性肿瘤。但其不能用于含气空腔脏器肿瘤(如肺癌)的治疗。微波治疗是指微波电磁场被人体吸收后,在人体组织和器官中产生热效应,使其迅速升温,消炎止痛,切断病变组织营养通路,让病变部位坏死并凝固而达到有效治疗肿瘤的目的。射频消融治疗是在 CT、B 超的引导下,将消融电极准确刺入肿瘤部位,射频消融仪在电子计算机控制下将射频脉冲能量通过电极针传导到肿瘤组织中,使其产生局部高温 70~95℃,从而达到使肿瘤组织及其邻近的可能被扩散的组织凝固坏死的目的,坏死组织在原位被机化或吸收。原发性肝癌或肠癌肝转移患者是进行射频治疗的最佳候选人。氩氦刀-冷冻治疗是选择具有温差电偶检测的超导针,在胸腔镜、腹腔镜、膀胱镜、B 超或 CT 等的引导下直接准确的定位穿入癌瘤组织,将癌组织细胞冻至-195℃,细胞裂解坏死,达到治疗肿瘤的目的。

第四节　肿瘤的流行趋势及预防

一、我国恶性肿瘤的流行趋势

肿瘤流行病学(cancer epidemiology)是流行病学的一个重要分支,是研究恶性肿瘤在人群中的分布及其影响因素，制订相应预防策略和措施的科学。自20世纪中后期，肿瘤流行病学逐渐走向成熟，通过研究不同地区、人群之间肿瘤的分布，对包括生活方式在内的环境因素与肿瘤发生的关系进行研究，为深入探讨肿瘤发生的病因及发病机制奠定了基础。同时，肿瘤流行病学吸取了当代分子生物学、分子免疫学等先进技术、原理和方法形成了肿瘤分子流行病学，它将群体研究与微观研究有机地结合起来，通过研究多基因改变与肿瘤发病的关系，探讨基因-环境相互作用在肿瘤发病中的作用，为高危个体的筛选和预防提供依据。因此，其在肿瘤的病因和防治研究方面作出了突出贡献。

近年来，我国恶性肿瘤的发病率及发病人数逐年攀升，恶性肿瘤已上升为居民死因的第一位，超过了脑血管病和心脏病，成为"第一杀手"。据全国肿瘤登记中心2012年数据统计，全国每年新发肿瘤病例约为312万例，平均每天8550人，均呈上升趋势。恶性肿瘤发病率和年龄相关，随着年龄的增长发病率越来越高。全国35～39岁年龄段为87.07/10万，40～44岁年龄段达到154.53/10万；50岁以上人群发病占全部发病的80%以上，80岁达到高峰。肿瘤的发病还呈现年轻化趋势，包括乳腺癌、肺癌、结肠癌、甲状腺癌等发病年龄均低于此前年龄。肿瘤死亡率也与性别有关，男性高于女性，为1.68∶1。全国肿瘤死亡率为180.54/10万，每年因癌症死亡病例达270万例，平均每天7400人。

从病种看，居全国恶性肿瘤发病第一位的是肺癌，其次为胃癌、结直肠癌、肝癌和食管癌，前10位恶性肿瘤占全部恶性肿瘤的76.39%。居全国恶性肿瘤死亡第一位的仍是肺癌，其次为肝癌、胃癌、食管癌和结直肠癌。就地区而言，我国癌症发病呈地域分布明显，其中，食管癌高发区主要集中河南、河北等中原地区；胃癌高发区主要集中在西北及沿海各省，如上海、江苏、甘肃、青海等较为突出；肝癌高发区集中在东南沿海及东北吉林等地区。与农村相比，城市地区的结直肠癌发病率上升速度快。

总之，恶性肿瘤的流行趋势不容乐观，全社会应积极努力，以预防为主，力争在肿瘤发生的第一点或在足够早期阶段加以控制，最终达到降低肿瘤发病率和死亡率，改善人类健康的目的。

二、肿瘤的三级预防

面对如此严峻的肿瘤发病及死亡趋势，如何更加有效地搞好肿瘤的防治，是一个值得我们认真思考的问题。随着对发病机制的了解，部分发病因素的明确，可以通过解除病因或避免发病因素来预防肿瘤。比如结直肠癌，部分是由结直肠的息肉恶变而来，息肉切除后，大大降低结直肠癌发病的机会。又如我国的肝癌患者，其中乙肝病毒感染占到70%以上，以江苏启东为例，随着全民主粮中黄曲霉素摄入量的控制、乙肝病毒疫苗的接种以及对肝癌高发地区进行水源的改善，使启东肝癌发病率较20世纪70年代末明显下降。肿瘤作为一种慢性病，并非无可救药，是可防可控的。预防肿瘤主要通过三级预防来实现。

1. 一级预防 即病因预防。要加强对恶性肿瘤的流行病学研究，探索、鉴别和消除恶性肿瘤的危险因素和病因。在全人群开展有关防癌的健康教育提高机体的防癌能力，防患于未然。常用的一级预防方法包括：养成良好的生活习惯，戒烟限酒。不要过多地吃咸或辣的食物，不吃过热、过冷、过期及变质的食物。保持良好的精神状态，有良好的心态应对压力，劳逸结合，不要过度疲劳。加强体育锻炼，增强体质，提高耐寒能力和机体抵抗力。

2. 二级预防 即早期发现、早期诊断和早期治疗。癌症的早期发现、早期诊断和早期治疗是降低死亡率及提高生存率的主要策略之一，癌症治疗 5 年生存率的改善主要归功于早诊早治。肿瘤筛检和早诊早治项目的实施是早期发现癌症的重要途径之一。

3. 三级预防 即尽量提高癌症病人的治愈率、生存率和延长生存时间，提高生存质量，注重康复、姑息和止痛治疗。要求对癌症病人提供规范化诊治方案和康复指导，要进行生理、心理、营养和锻炼指导。对慢性患者开展姑息镇痛疗法。注意临终关怀，提高晚期癌症病人的生存质量。

肿瘤的三级预防真正落实必须做到以下几点：①加强健康教育，普及肿瘤防治知识，培养良好生活习惯；②积极消除肿瘤的发病因素，加强对环境因素的监管，改善水和空气的质量；③通过特异性疫苗和相关病原微生物的清除，来降低微生物感染相关的肿瘤的发病率，对于家族遗传或高发性的肿瘤采用相应实验室器械检查及基因检测，采用相应的预防措施可以减少下一代肿瘤疾病的发生；④积极开展肿瘤的早诊早治工作，尽早发现肿瘤，采取有效措施尽早治疗肿瘤；⑤实行肿瘤的规范诊治和个体化治疗，不断提高肿瘤的治疗水平；⑥加强肿瘤基础和临床研究工作，明确不同肿瘤发病的诱因和机制，探索相应的措施及治疗方法；⑦进一步强化政府在肿瘤防治中的职责，加强领导，健全肿瘤防控的立法工作，努力走上科学有效的肿瘤防治轨道。

（杨 磊 强福林）

第二章　肿瘤流行病学

学习目标

1. 掌握肿瘤流行病学的基本定义、概念与常用的研究方法。

2. 熟悉肿瘤流行病学的研究对象、范畴、常用的描述统计学指标。

3. 了解肿瘤的分子流行病学、分子生物标志,国内外肿瘤的流行趋势及中国肿瘤防治的目标。

第一节　基本定义与概念

一、基本定义

1. 什么是流行病学?

流行病学(epidemiology),其英文词根为 epidemic,意思是“流行的”。流行病学是一个古老的学科,同时也是一个迅速发展的学科。说它古老,是因为它的应用已有 2400 多年的历史;古希腊 Hippocrates 等首先提出了启蒙概念。说它迅速发展,是因为最近 50 年来,得到了迅速的发展和应用,几乎应用于医学研究的各个领域。

在 20 世纪 60 年代以前,流行病学的应用和研究的历史,也就是应用于感染性疾病和传染性疾病的历史。近数十年来,随着全球范围传染性疾病的控制、危害人类生命或健康疾病谱的变化,流行病学的研究方法更多地应用于非传染性疾病。随着医学模式由单纯生物学向生物学、心理学、社会医学相结合模式的转变,流行病学的研究对象、研究方法、研究内容也在不断地得到发展。

2. 流行病学的定义

流行病学的定义因其在不同时期研究的重点和作用的变迁,曾经出现过众多的表述。在 1960 年的国际流行病学大会上,给出了流行病学的两个定义:“流行病学是医学中的一门学科,研究在自然情况下人群中传染病发生的原因和传播途径,并将研究所得的知识用于传染病的控制、预防和最终消灭”“流行病学研究人群中疾病的发生频率及影响发生频率的条件”。我国在 20 世纪 70 年代的定义为:“流行病学是研究疾病在人群中的分布规律、流行原因与预防措施的科学”。到 20 世纪 80 年代,欧美经典教科书上的定义为:“流行病学是研究特定人群中有关健康状况或事件的分布及其决定因素,并将其用于健康问题的控制的学科”。

目前比较一致认可的流行病学定义为:流行病学是研究疾病、健康和卫生事件(health event)的分布及其决定因素,通过研究提出合理的预防保健对策和措施,并评价这些对策和措施的效果。

流行病学学科经过长期的应用和发展,其研究对象已由仅研究传染病扩大到非传染性疾病,又从疾病扩大、引申到健康和与健康有关的事件;研究内容既包括了描述“分布”,分析“决定因素”,又包括了研究、提出、评价预防、保健的对策与措施。由此可见流行病学既是一门方法学,又是一门应用性很强的学科;其研究范围已包括了与人类疾病或健康有关的一切问题。同时,随着研究范围的发展及研究方法的不断深入,逐步形成了许多流行病学分支。如环境流行病学、地理流行病学、职业流行病学、临床流行病学、移民流行病学、遗传流行病学、分子流行病学、伤害流行病学、糖尿病流行病学、高血压流行病学、肿瘤流行病学,等等。

3. 什么是肿瘤流行病学?

“恶性肿瘤(malignancy)”,也即癌症(cancer),包括癌(carcinoma)、肉瘤(sarcoma)、神经胶质瘤(glioma)、白血病(leukemia)等,其命名主要根据其肿瘤的发生来源而分类。但目前癌症已几乎用作“恶性肿瘤”的同义词;而恶性肿瘤的防治也常简称为肿瘤的防治。因此,癌症流行病学也即肿瘤流行病学。最近几十年中,癌症已成为广泛的“流行病”,从而引发全球广泛的研究,肿瘤的流行病学研究也日益引起重视。

4. 肿瘤流行病学的定义

Isabe dos Santos Silva 在 1999 年提出:肿瘤(癌症)流行病学是流行病学中的分支,它的基本定义类同于普通流行病学的定义。目前较为共识的肿瘤流行病学的定义为:肿瘤流行病学是一门研究肿瘤在特定人群中的发生、发展、分布和流行规律、流行原因和条件,并制定预防和控制策略的学科。该定义中涉及四个方面的内容,可以用 4 个“W”来表示:

Who—— 研究对象为人群;What—— 研究肿瘤的发生、发展、分布;Why——研究流行原因和条件;How——制定预防和控制策略。

二、基本概念

流行病学调查研究通常要借助数理统计的方法来完成设计、分析和评估,会涉及一些下面提到的基本概念。

1. 什么是误差?

流行病学研究所收集的资料,往往要根据数理统计的方法进行处理与分析。而调查获取的数据往往会出现误差和偏移,因此有必要对这些误差和偏移进行评估,以“去粗取精”,获得正确的结论。

(1) 误差的定义:指在流行病学调查或推论过程中所获得的结论系统地偏离真实值,属于系统误差,也称“偏倚(bias)”。

(2) 误差的分类:误差可分为随机误差和抽样误差两大类。

1) 随机误差(random error):从同一总体中随机抽取含量相等的若干个样本,算得的样本指标往往不相等,这种误差不能避免,但可以用统计方法估计误差的大小。

2) 系统误差(systematic error):除随机误差外的各类误差均属偏倚。偏倚在流行病学研究的设计、实施、分析以致推论的各个阶段均可发生,一般将其分为选择偏倚、信息偏倚、混杂偏倚三大类。

(3) 误差(偏倚)的大小与方向:偏倚可以用“正负”或“方向”来表示,它包括正偏倚和负偏倚,即,凡夸大真实效应者为正偏倚;凡缩小真实效应者为负偏倚,见图 2-1-1。

假设,某特征的真实值为 θ,而测得值为 θ',则:θ=1.0 为零效应;θ>1 为危险效应;θ<1

为保护效应。

若 $\theta>1$ 时：

1）$\theta'>\theta>1$ 时，夸大危险效应（相对危险性用 RR 表示），为正偏倚。RR 远离无效值偏倚。

2）$\theta>\theta'>1$ 时，缩小危险效应，为负偏倚。RR 趋向无效值偏倚。

若 $\theta<1$ 时：

1）$\theta'<\theta<1$ 时，夸大保护效应，为正偏倚。RR 远离无效值偏倚。

2）$\theta<\theta'<1$ 时，缩小保护效应，为负偏倚。RR 趋向无效值偏倚。

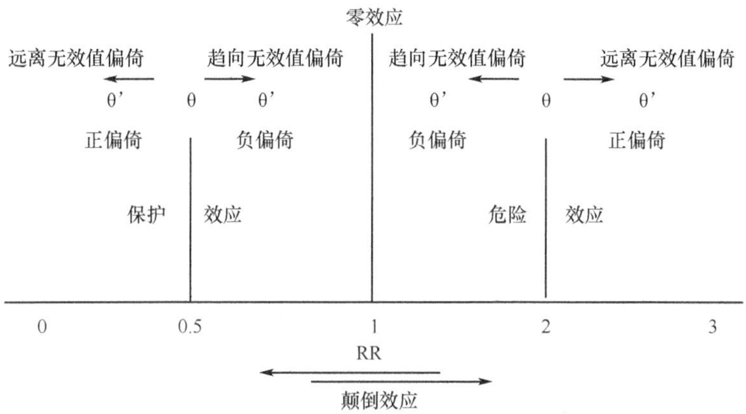

图 2-1-1　偏倚的大小及方向示意图

（4）偏倚的来源

1）选择偏倚（selection bias）：选择研究对象，入选与落选二者在某些方面存在明显差异造成不可避免的系统误差。有可能夸大或缩小暴露与疾病的关系程度（危险效应或保护效应），即歪曲真实效应的方向。选择偏倚的来源包括：入院率偏倚（也称 Berkson 偏倚），现患和新发病例偏倚（也称 Neyman's 偏倚），检出征候偏倚，易感性偏倚，无答复偏倚，团体成员偏倚等。

2）信息偏倚（information bias）：信息偏倚又称观察偏倚（observational bias），指在收集整理资料阶段由于观察和测量方法上有缺陷，使病例组和对照组获得不同的信息而产生系统误差。由于流行病学的暴露或疾病多为分类测量，所以信息偏倚又可称为错误分类（错分）偏倚（misclassification bias）。它包括：诊断怀疑偏倚、暴露怀疑偏倚、回忆偏倚、报告偏倚、测量偏倚、混杂偏倚等。

（5）关于混杂：所谓混杂，是指所研究因素与结果的联系被其他外部因素所混淆，这个外部因素就叫混杂变量，包括外部变量、疾病变量以及潜在变量等。混杂是疾病的一个危险因子，又与所研究的因素有联系，它在暴露组与对照组的分布是不均衡的。例如性别、年龄是最常见的混杂因素。

对于混杂偏性的控制，要体现在设计阶段和分析阶段。在设计时，可采用①限制法：研究对象在某些限制性变量上表现一致，以保持同质性。②匹配法：这种方法（个体、数匹配）应用较多，例如，双胞胎是很好的自然匹配对象。在分析时，可采用①分层分析法：一个变量按特征分层，在分层内分析暴露变量与疾病的关系，层内保持同质性。②Logistic 回归方法：把要校正的（混杂的）变量和要分析的变量共同纳入方程。

2. 什么是暴露？

暴露是疾病研究、特别是病因研究中最基本和最常涉及的概念。

(1) 暴露的定义：暴露是指被研究的对象所具备的、并为研究者所关心的一些与研究目的(结局)有关的因素。

有害的暴露往往称为危险因素；而有益的暴露，往往称为保护因素。例如，肝癌研究中的 HBV、黄曲霉毒素、糖尿病；肺癌研究中的吸烟、烹饪、空气污染等因素，都称为"危险因素"。而疫苗接种、蔬菜水果的摄入等往往称为"保护因素"。把"暴露"定义得越准确越好，这样可以保证匀质的暴露组。也就是保证把真正的暴露和无关暴露区分开来，把暴露本身与暴露的结果区分开来。

(2) 暴露的类型：暴露有许多的类型，取决于研究的类型。例如遗传特征、人口学变量、生育和性相关变量、膳食因素、生理活动、嗜好、环境、职业、感染、疾病史等都可以用作"暴露"的因素。

研究暴露需要考虑暴露的累积影响。常用的指标是暴露的期限，例如，人年(person-years)。通过比较暴露组与非暴露组某种疾病(肿瘤)的发病率或死亡率，以评价暴露的效应。但如果队列研究是用一般人群死亡率与暴露组做比较，通常得到的是标准化死亡比(SMR)，但应注意 SMR 有时具有不可比性。

3. 什么是因果联系？

(1) 定义与特点：指客观事物发展过程中原因与结果之间的联系。在肿瘤研究中，指病因(致癌因素)与癌症发生(结果)的直接的联系。

因果联系(关系)的特点是"先因后果"，即表现为一是先行后续，二是引起与被引起的关系。例如，A 发生在 B 前，并且，A 引起了 B 的发生，即 A 是 B 的原因，B 是 A 的结果。

表 2-1-1 判断因果联系的一些标准

标准	意义描述
联系的时序性(temporality)	先因后果
联系的强度(strength)	危险强度
联系的特异性(specificity)	某因某果
联系的重复性(consistency)	四海皆真
暴露反应关系(exposure-response relationship)	越强越高
联系的一致性(coherence)	推而广之
联系的合理性(plausibility)	言之有理
实验证据(experimental evidence, reversibility)	实验反证
相似性(analogy)	旁证佐证

(2) 联系的类型

1) 统计学联系：某病有某因素的频率或比例，超过无此病者中有某因素的频率或比例，并达到"统计学"显著水平时，称为统计学联系。

2) 虚假的联系：由于各种偏倚所引起的、或应用了错误的方法及判断所造成的因素与疾病的联系(由假象所引起的实际上不存在的联系)。

3) 间接的联系：当两种疾病都与某因素有联系而使两种疾病之间存在的联系，谓"间接的联系"(不是因果联系)。例如，吸烟与肺癌，吸烟与膀胱癌。肺癌与膀胱癌的联系就不是因果联系。

(3) 因果联系的主要判断标准：在排除因素与疾病之间虚假的联系及间接的联系后，有联系的因素才有可能是因果关系(联系)。在具体判定因果关系时，时间顺序是必需的，联系的强度越大，联系为因果关系的可能性就越大，其余条件满足得越多，误判的可能性越小；有时满足的条件虽然少，但不能因此就否定其病因作用。

判断两因素之间是因果联系还必须符合表 2-1-1 中所列的一些标准。

第二节 研究对象与范畴

一、肿瘤流行病学研究的对象

根据肿瘤流行病学的定义,显然,肿瘤研究首先是探讨肿瘤在人群中的分布,探索决定分布的主要因素,进而采取措施预防肿瘤的发生。因此,在肿瘤的流行病学研究中,所涉及的研究对象不可能仅仅是肿瘤患者,而主要应当是“人群”。

“人群(population)”,是流行病学研究中最基本的研究对象,他包括一般意义上的社会人,即自然人群(general population),或者相对于患者而言是“正常人群”,“不同健康状态”的人群,或者是某种肿瘤的易感人群或高风险人群。

1. 社会人群(自然人群) 在描述定义人群中的癌症发病率或死亡率时,首先要确定研究的人群范围,在研究规定的时期内发生(死亡)了多少癌症病例。在计算发病(死亡)率时,癌症病例通常为分子,而指定的人群数为分母。具体的“人群”取决于研究的目的。例如,若为描述某县 2013 年的癌症发病率,则分母为该县的所有户籍人口数(平均人口数),而分母则是该县所有户籍人群 2013 年期间的所有癌症发病数。若研究某矿 2008~2012 年的肺癌发病率,则研究人群(分母)为该矿 2008~2012 年间所有的在编矿工数[假设每年职工数相等,则研究总人数为矿工人数×5(年)],而病例(分子)为该研究人群 5 年中发生的所有肺癌病例。

2. 肿瘤患者 肿瘤患者是肿瘤研究中的主要对象。临床研究中往往主要关心肿瘤患者的各种特性(属性)。例如,某院研究胃癌患者中幽门螺杆菌感染率,研究对象为到该院就诊住院的胃癌患者。若同时作比较研究,还可以选择其他患者甚至正常人群作为参照对象。在肿瘤的现患状况调查时,我们也要关心所研究的肿瘤患者。这里,需要注意的是病例的诊断标准要统一;特别是在不同地区的资料作比较时,肿瘤的诊断标准一定要采用相同的临床诊断标准及/或实验室检测诊断标准。

3. 亚临床期者 亚临床期者是一类临床前期对象。通常癌症的临床前期都没有明显的、特异性的症状,此时患者因无自觉症状,一般不会主动去医院就诊;但研究发现虽然不同癌症临床前期的时间长短不一,但都可能有一个临床前期或亚临床期的阶段。近年一些肿瘤标志物诊断技术的进步,使原本认为“正常”的一些对象,被判断为“临床前期”或“亚临床期”。例如,在肝癌的早期筛检研究中,甲胎蛋白异常升高而影像学检查无异常者;宫颈癌筛检中宫颈鳞状上皮乳头状增生伴 CIN 1 级、CIN 2 级等,都可被视作癌前期或亚临床期。流行病学研究中,研究这些对象往往出于反复筛检、随访或预防干预的目的。

4. 易感者(家族成员) 在肿瘤流行病学研究中,常用“易感人群”表示一类对某种肿瘤危险因素“敏感”而容易发生该种肿瘤的一个群体。“易感”是一个相对的名词,表示这些人相对于其他人群对某些因素相对敏感。在癌基因研究中,在某些癌症患者中发现了一些有别于其他人群的“易感基因”,为这些“易感者”的存在找到了生物学证据。在癌症家族史调查研究中,发现有些癌症患者的家族成员更容易发生同样的癌症。例如,乳腺癌或结肠癌家族中的人员,可能是乳腺癌或结肠癌的“易感人群”。观察或随访“易感人群”,则有利于癌症的病因研究和预防干预。

5. 高危险人群 “高危险人群”,也称“高风险人群”,是肿瘤研究中经常提及的一组特殊人群。高危险人群的属性有两个方面,一是指在人群总体中对特定环境污染物或暴露物(致癌物)比较敏感,即接触暴露物后发生毒性反应或致癌作用的相对危险性明显高于正常对照人群的这部分人群,这是可能涉及遗传易感性或遗传基因的一组高危险人群。二是指本身具有某种特性,例如,感染 HBV 或 HPV 后,有相对较高的发生肝癌或子宫颈癌的相对危险性的一组人群,这是涉及危险因素高暴露水平的一组高危险人群。又如:黄曲霉毒素的高摄入水平者,可能是肝癌的高危险人群;暴露于吸烟(主动吸烟和被动吸烟)者,可能是肺癌的高危险人群。具有 BRCA-1 和 BRCA-2 易感基因的女性,可能是乳腺癌的高危险人群。

6. 健康者　"健康"是一个相对的概念。在肿瘤流行病学研究中,排除了我们所研究的疾病、高风险人群、暴露者之外的人群后,其他的"无病"的对象就是广义的健康者。可见"健康者"也是一个相对在概念。例如,"HBsAg 携带者"也称为"HBsAg 健康携带者";当研究"HBsAg 携带"与肝癌关系的前瞻研究时,"HBsAg 非携带者"就成为"健康对照者"。同理,在研究幽门螺杆菌感染者(暴露)与胃癌关系的前瞻研究中,未感染幽门螺杆菌者(未暴露者)的人群就成为"健康对照者"。

二、肿瘤流行病学研究的范畴

1. 流行分布(三间分布描述)

(1) 人群间分布:研究肿瘤的人群间分布,可以分析肿瘤不同性别、年龄、种族、婚姻、职业……分布的差异,有助于深入探索致病因素,揭示疾病的自然特征与危险因素,为病因研究提供线索。研究肿瘤的不同的年龄分布,可帮助提出重点保护对象及发现高危人群,为今后有针对性地开展防制工作提供依据。例如,恶性肿瘤通常在中老年人群中多见;白血病、脑肿瘤和淋巴瘤,在儿童期相对较为常见。肝癌、肺癌等肿瘤,在男性中较为常见;乳腺癌则主要见于女性。

(2) 时间分布:一般急性疾病的时间分布包括:①短期波动;②季节性;③周期性;④长期趋势(长期变异)。肿瘤等慢性病的研究中主要采用长期趋势的分析。在一个相当长的时间内(几年或几十年),观察肿瘤的发病率、死亡率的变化情况。通过发病(死亡)率的高低变化,揭示环境中可能的危险因素的暴露水平的变化。例如,近年全球各地肺癌发病率的增长十分迅速,已成为第一位的主要癌症;但欧美发达国家的肺癌发病率,却呈下降的趋势。

(3) 空间分布:肿瘤的空间分布主要研究肿瘤在国家间与地区间的分布,肿瘤的城乡分布差异,肿瘤的地区聚集性,或者直接在高发区开展现场研究。研究空间分布或地理分布,可由发病(死亡)的地区差别,揭示危险因素或暴露水平的差异,提示病因研究的方向。例如,我国的食管癌发病率为农村高于城市、北方高于南方、太行山区高于其他地区。肝癌发病率为东部高于西部、东南沿海一带的江、浙、沪、闽、粤、桂等省市区相对高发。研究癌症的地理和空间分布,能为这些肿瘤的主要病因的探索提供重要的方向。

2. 病因探讨(影响因素研究)　所谓病因,就是使结果(发病结局)发生概率升高的事件或特征,即一定的原因可能导致一定的结果。那些使人群发病概率升高的因素就可认为是病因或危险因素,其中某个或多个因素不存在时人群疾病频率就会下降。因果关联可定义为:事件或特征类别之间的一种关联,改变某一类别(X)的频率或特性,就会引起另一类别(Y)的频率或特性的改变,这样X就是Y的原因。

在肿瘤研究中,由病因、环境和宿主三方面的因素相互作用、相互制约所形成,其好比种子、土壤、空气三者的关系(图2-2-1)。

3. 预防控制与评估　肿瘤的预防控制包括三个方面的内容,即一级预防:也就是病因的预防;二级预防:也即"三早"研究或者"早诊早治"研究;三级预防:也即康复保健。详见第四章。

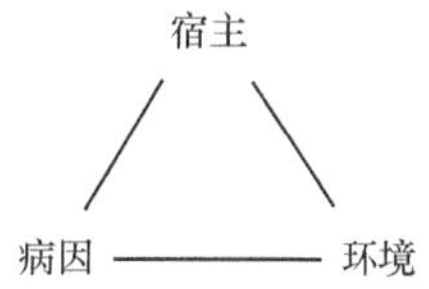

图2-2-1　病因、环境和宿主三因素关系示意图

肿瘤流行病学研究的最终目标是预防肿瘤的发生、有效地控制肿瘤的发生。评估肿瘤防治效果的最佳的方法是防治地区自身的历史资料的比较。比如,美国肺癌发病率变化趋势的评估,监测自20世纪30年代以来的肺癌发病率,持续上升至90年代出现发病率下降的拐点;通过分析显示,美国自20世纪60年代以后采取了严格的戒烟控制措施,其效果从90年代以后开始显现(图2-2-2)。

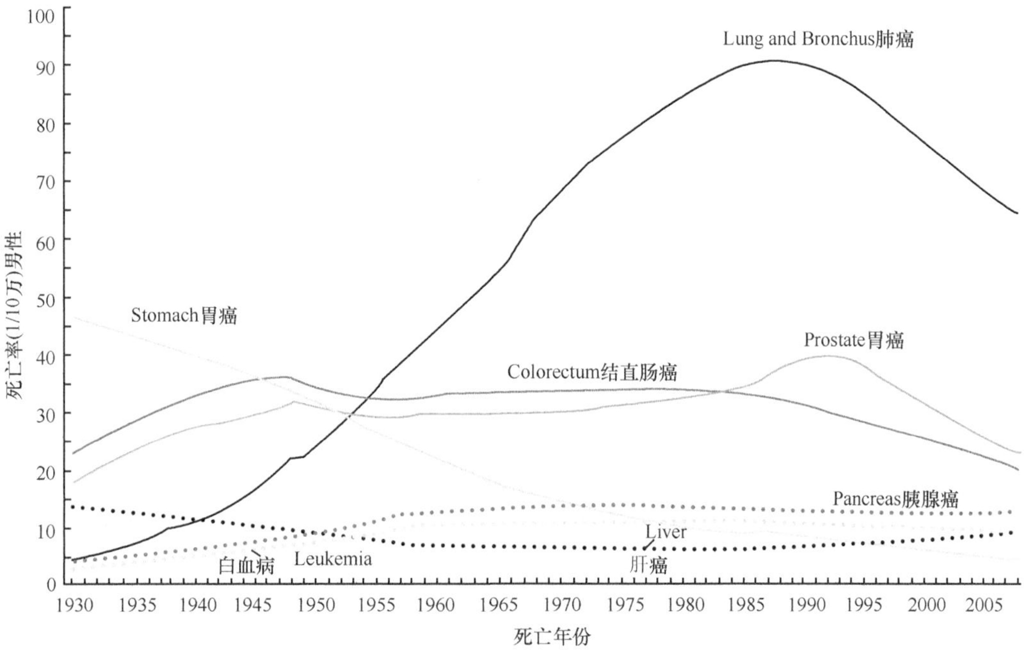

图2-2-2　美国男性主要癌症死亡率趋势图

又如,启东在20世纪80年代开始,当地居民的主粮由玉米(易受黄曲霉毒素污染)改为大米(不易遭受黄曲霉毒素污染)后,到本世纪初青年人中的肝癌发病率开始下降,并已在出生队列的肝癌发病率上得到体现。

第三节　研究方法

肿瘤流行病学研究方法包括观察性研究和实验性研究方法。具体地,包括描述性研究、分析性研究、实验和干预性研究(实验流行病学)、理论流行病学等四个方面。

一、描述性研究

1. 定义与意义

（1）定义：收集、观察、描述不同地区、不同人群中肿瘤的发病率、死亡率及其分布差异，以此描述肿瘤的“三间分布”的特点。

（2）意义：恶性肿瘤在人群中的时间、空间和人群间的分布是肿瘤研究的基础。

2. 肿瘤分类 为恰当而正确地描述肿瘤，对于肿瘤的分类应当采用统一的标准。目前全球采用自1993年1月1日起生效执行的国际疾病分类（International Classification of Diseases，ICD）第十版（ICD-10）；我国自2000年开始广泛采用ICD-10进行疾病的分类编码，其中第二章为专门针对恶性肿瘤的分类编码。在对ICD中的肿瘤学部分进行分类编码时，全球各肿瘤登记处常采用国际疾病肿瘤学分类（International Classification of Diseases for Oncology，简称ICD-O）。目前采用2000年出版的ICD-O第3版，称之为ICD-O-3。ICD-O的规则为，解剖学编码（4位数）、组织学编码（4位数）、行为学编码（1位数），以及分级为淋巴瘤与白血病的等价对应编码（1位数）。

3. 资料来源

（1）肿瘤登记肿瘤登记的基本作用是登记发生在覆盖区域或确定人群中的恶性肿瘤（癌症）病例并保存其有关的资料（人口学、临床与病理学特征资料）。这样的信息不仅是流行病学研究的主要来源，而且也是制订与评价疾病预防、诊断和治疗计划的主要信息来源。例如，国际癌症登记协会（IACR）和国际癌症研究中心（IARC）定期（每隔5年）出版的《五大洲癌症发病率》，目前已出版至第10卷，纳入了全球100多个国家近600个会员机构（肿瘤登记处）的癌症发病率资料；上海、天津、启东的肿瘤登记处是我国最早的会员机构，肿瘤登记资料也已纳入其中。有两种类型的肿瘤登记处，它们的覆盖对象有所不同，工作目标也不尽相同：

1）以人群为基础的肿瘤登记（population-based cancer registration）：主要收集所辖登记地区全人群中的恶性肿瘤病例的相关资料，可反映该地区全人群中肿瘤发病、死亡和生存情况，从而为其制订卫生工作规划和肿瘤防治计划提供科学依据；评价和考核肿瘤防治措施的效果；提供探索肿瘤病因和防治研究基础资料和线索；用于国内、国际间恶性肿瘤相关资料的交流比较。

2）以医院为基础的肿瘤登记（hospital-based cancer registration）：其主要负责收集、登记、分析该院诊治的肿瘤病例的相关资料，可用来了解和评价肿瘤患者的诊治情况，有利开展临床研究、改善治疗方法，作常规医学随访，并为医疗机构制定癌症的医疗服务计划。医院肿瘤登记资料的诊疗质量较高，但其资料不能完整反映该地区居民恶性肿瘤的发病（死亡）率等相关信息。

（2）回顾调查：未建立完善的肿瘤登记和生命统计系统的地区，缺乏肿瘤发病、死亡、生存情况的资料。为了解一定的时期内全国或某个地区肿瘤的发病或死亡情况，可采用肿瘤死因回顾性调查所获得的资料，以了解恶性肿瘤的发病水平，分布规律及其动态。它的优点是在短时间内获得较大范围地区居民的死亡情况，投入相对较小。例如，中国1973～1975年、1990～1992年、2004～2005年的三次死亡回顾调查；其中后两次为回顾性抽样调查。需要指出的是，死亡回顾调查普遍存在着回忆性偏倚、报告偏倚等；若实施抽样调查的话，还存在着抽样误差。因此死亡回顾调查资料的准确性远低于登记报告资料。

（3）现况调查：现况调查（cross sectional study）也称横断面调查（sectional study）或现患调查（prevalance survey），是一种按照预先设计的要求，在某一特定地区、特定人群，在特定的时间内，调查、抽查或筛检某种癌症（疾病）的患病、死亡情况的流行病学研究方法。

现况调查的目的：①掌握目标人群中的癌情（三间分布）；②通过因素调查了解癌症的危险因素或提示病因线索；③通过筛检开展癌症的二级预防研究；④通过多次或与历史资料的比较研究评估防治活动的效果。

现况调查的种类：①病例调查，这是最简单和常用的调查方法，例如，肿瘤家族史的调查；②抽样调查，这是对总体人群中的一部分有代表性的对象（样本）所实施的调查，例如，2004～2005 年我国恶性肿瘤死亡回顾调查；③筛检（screening），这是对特殊人群或高危险人群就某种（些）肿瘤的发生所实施的调查或检查，通常要借助一定的实验手段或临检方法，例如，肝癌的筛检，要指定特定的高风险人群，采用甲胎蛋白（AFP）及 B 超检查相结合的方法。

现况调查的注意事项：病例调查中，对病例要采用统一的诊断标准，限定一定的时间区间；调查员要经过统一的培训；实施抽样调查时要预先确定抽样的方法，并遵循随机化和代表性的原则。实施肿瘤筛检时要有明确有效的筛检手段，在高风险人群中开展，保证早期病人能得到及时有效的治疗，同时要考虑成本-效益和成本-效果。

（4）常用的描述性统计学指标

1）发病率（incidence rate）：也称粗发病率（crude incidence rate），通常指某年每 10 万人中的发病数，是描述肿瘤发病密度和分布、评估预防效果的最常用的指标。

2）死亡率（mortality rate）：也称粗死亡率（crude mortality rate），通常指某年每 10 万人中的死亡数，是综合反映人群中肿瘤危害程度的指标之一，它不仅与肿瘤的流行程度有关，而且与肿瘤的预后有关。需要注意的是，实际中“死亡率”往往与“病死率”相混淆，后者是临床常用的一个指标，反映临床病例病死的百分比，分母是总病例数，分子是死亡病例数。

发病率和死亡率的计算可用下面的公式：

$$\text{发病（死亡）率}=\frac{\text{某地某年某病总发病（死亡）人数}}{\text{该地同年平均人口数}}\times 1/10\text{万}$$

3）患病率（prevalance rate）：也称罹患率（attack rate），通常指某时点某人群中患病者所占的比例（通常指每 10 万人中的病例数来表示）。

4）发病专率（年龄、性别、部位……）：例如，年龄别率（age-specific rate）：为了比较不同年龄或同一年龄人口在不同时期的发病（死亡）率，可以分年龄组计算发病（死亡）率，也称专率。可计算不同性别/种族/……的年龄别发病（死亡）专率。

5）截缩率（truncated rate）：给定的年龄段（如 35～64 岁）人口中的发病（死亡）率。

$$TASR=\frac{\sum_{i=8}^{13} r_i W_i}{\sum_{i=8}^{13} W_i}$$

式中，TASR：截缩标化发病（死亡）率；r_i：i 年龄组发病（死亡）率；w_i：i 年龄组标准人口数。其中 30～34 岁年龄组 $i=8$，60～64 岁年龄组 $i=13$。

6）累积率（cumulative rate）：通常描述从 0～74 岁中每个年龄的发病（死亡）专率的总和。由于实际计算为 5 岁一年龄组，所以各年龄组的专率要乘于 5。

$$CumRate = \sum_{i=1}^{A} r_i t_i$$

CumRate：累积发病（死亡）率；r_i：i 年龄组发病（死亡）率；t_i：i 年龄组组距，一般组距长度为 5；A：累积的总组数，例如按 5 岁一组分年龄组，0～74 岁累积率计算的总组数为 15。

7）累积危险（cumulative risk）：是指从 0～74 岁整个区间（相当于一个人的"一生"）发生（死于）癌症的危险，用%表示。对于儿童，用 0～14 岁的累积危险（*CumRisk*）。

$$CumRisk = 100\times[1-e^{(-CumRate/100)}]$$

8）标化率（age-standardized rate）：即发病（死亡）率的年龄调整率（adjustment rate），或称率的标准化（standardization）。其采用统一的标准人口构成（或人口数）计算被比较的发病（死亡）率，从而使不同时期或不同地区的率具有可比性。有两种计算方法：

a. 直接法：当需标化的资料有年龄组发病（死亡）率时，采用直接法。其数学模式为

$$P' = (N_1P_1 + N_2P_2 + \cdots + N_kP_k) / N = (\Sigma N_iP_i) / N$$

式中，P' 为标化率，$N_1, N_2, \cdots, N_k$ 为年龄等因素标准构成的每层（例如年龄组）例数，$P_1, P_2, \cdots, P_k$ 为每层（各年龄组）的率，N 为标准构成的总例数。

b. 间接法：当需标化的资料只有年龄组人口数和发病（死亡）例数时，采用间接法。它是利用标准人口的年龄别率与观察人群中相对年龄组人数相乘，求出年龄组预期发病（死亡）人数的总的预期数，再与实际数相比，得出标化发病（死亡）比[（standardized incidence ratio，SIR）或（standardized mortality ratio，SMR）]；最后乘以标准人口总发病（死亡）率，得出该人群的标化发病（死亡）率。其计算式为：

$$\text{标化发病比(SIR)} = \text{实际观察发病人数} / \text{预期发病人数}$$

或

$$\text{标化发病率} = \text{标准人口发病率} \times \text{SIR}$$

计算标化死亡比、标化死亡率时，只要将上述公式中的 SIR 改为 SMR 即可。

9）构成比：发病（死亡）构成比

$$\text{发病(死亡)构成} = \frac{\text{某种肿瘤发病(死亡)例数}}{\text{全部恶性肿瘤发病(死亡)总例数}} \times 1/10\text{万}$$

10）性别比

$$\text{发病(死亡)性别比} = [\text{男性发病(死亡)率}/\text{女性发病(死亡)率}] : 1$$

11）生存率

a. 直接法生存率，计算公式：

$$n\text{年生存率} = (\text{活过}\,n\,\text{年的病例数}/\text{观察满}\,n\,\text{年的病例总数}) \times 100\%$$

b. 观察生存率（observed survival rate），Kaplan-Meier 法：

$$S(t) = \prod_{j=1}^{t} (1 - d_j/n_j)$$

式中，d_j 为 j 时刻的死亡数，n_j 为 j 时刻的观察总数。

c. 相对生存率（relative survival rate）：

$$\text{相对生存率} = (\text{观察生存率} / \text{期望生存概率}) \times 100\%$$

用公式表示：

$$S(t) = S_o(t) / S_e(t)$$

式中，$S(t)$为相对生存率，$S_o(t)$为观察生存率，$S_e(t) = \sum n_x S_{ex}(t) / \sum n_x$，其中$n_x$为在$X$岁开始随访的人数，$S_{ex}(t)$为$X$岁开始$t$时刻的生存概率。

12）相对危险度（relative risk）：反映暴露与发病（死亡）关联强度的最有用的指标。用公式表示为

$$RR = Ie/Io = (a/n_1)/(c/n_0)$$

式中，Ie为暴露组的发病（死亡）率；Io为非暴露组的率。

13）特异危险度（attributive risk）：说明由危险因素所致升高的那部分发病率，或者说明危险特异地归因于暴露因素的程度，即由于暴露因素的存在使暴露组人群发病率增加或减少的部分。又叫归因危险度、率差（rate difference）和超额危险度（excess risk）。用公式表示为

$$AR = Ie - Io$$

二、分析性研究

1. 病例对照研究（case-control study）

（1）定义：选定患某病病例和未患该病的对照，分别调查其既往暴露于某个（或某些）危险因子的情况及程度，以判断暴露危险因子与某病有无关联及其关联程度大小的一种观察研究方法。

（2）原理：它是一直“由果到因”的研究，其研究模式如图 2-3-1 所示：

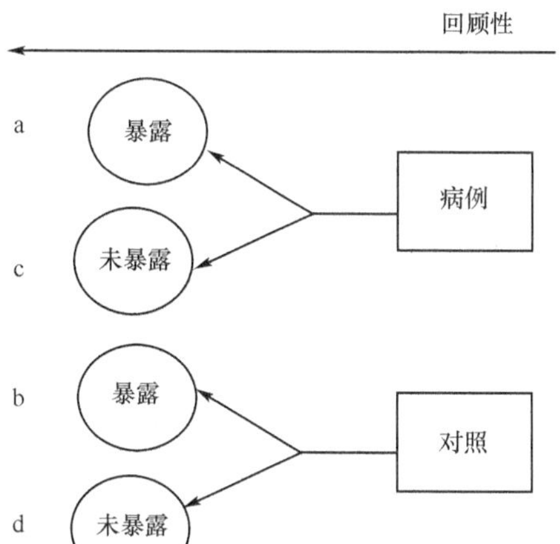

图 2-3-1　病例-对照“由果到因”的研究模式示意

上图中“暴露”状态即为“因”，“疾病”状态（病例或对照）即为“果”。“暴露”与疾病之间的关系：

1）若：$a/(a+c) = b/(b+d)$，则：暴露因素与疾病无关；

2）若：$a/(a+c) > b/(b+d)$，则：暴露因素为疾病危险因素；

3）若：$a/(a+c) < b/(b+d)$，则：暴露因素为疾病保护因素。

（3）特点：①属于观察法；②设立对照组（可比性：性别、年龄……）；③观察方向由“果”及“因”（疾病⟶因素）；④不能确切证明暴露与疾病的“因果关系”。

（4）资料形式：病例对照调查得到的资料形式如下：

暴露（因素）	病例	对照	合计
有	a	b	$a+b = n_1$
无	c	d	$c+d = n_0$
合计	$a+c = m_1$	$b+d = m_0$	$a+b+c+d = t$

计算及意义如下：

比值比（odds ratio，OR）：$OR = ad / bc = a/c : b/d$；又称：优势比，交叉乘积比，指病例组

中暴露人数与非暴露人数的比值除以对照组中暴露人数与非暴露人数的比值。

2. 队列研究(cohort study)

(1) 定义:将一个范围明确的人群按是否暴露于某可疑因素及其暴露程度分为不同的亚组,追踪其各自的结局,比较不同亚组之间结局的差异,从而判定暴露因子与结局之间有无因果关联及关联大小的一种观察性研究方法。

(2) 原理:"由因到果"的研究方法,其研究模式如图 2-3-2 所示:

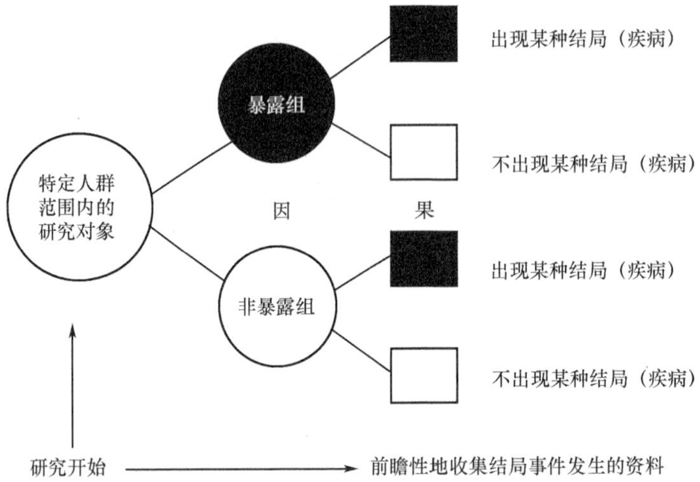

图 2-3-2　队列(前瞻)研究"由因到果"的研究模式示意

(3) 类型:队列研究包括前瞻性队列研究、历史性队列研究以及双向性(混合性)队列研究等。在此基础上,又衍生出了队列内的病例对照研究(嵌式病例对照研究)。队列研究的基本类型及模式见图 2-3-3。

(4) 举例:在江苏启东市对 HBsAg 携带者与非携带者进行了 31 年的前瞻随访观察(前瞻性队列研究),结果发现 HBsAg 携带者肝癌的发生率显著高于非携带者,从而证实启东自然人群中 HBsAg 携带与肝癌发生的因果联系(表 2-3-1)。

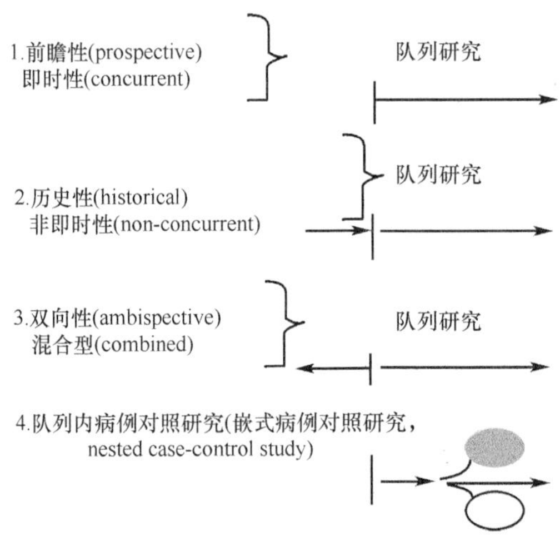

图 2-3-3　队列(前瞻)研究的基本类型

表 2-3-1　HBsAg 携带状态与肝癌的发生率(/10 万)和 RR 值

性别	HBsAg 携带者			HBsAg 非携带者			RR 值(95% CI)	
	观察人年数	例数及发生率		观察人年数	例数及发生率			
男	17 836.4	118	(661.57)	113 419.0	61	(53.78)	12.30	8.96~17.04
女	30 013.6	55	(183.25)	194 036.0	34	(17.52)	10.46	6.70~16.54
RR 值(95% CI)	3.61(2.60~5.07)			3.07(1.99~4.82)				

三、实验和干预性研究

1. 定义与设计

(1) 定义:实验和干预性研究是指通过比较给予干预措施后的实验组人群与对照组人群的结局,来判断干预措施效果的一种前瞻性研究方法。又称为流行病学实验(epidemiological experiment)或实验流行病学(experimental epidemiology)。

(2) 设计特点:实验和干预性研究的设计主要包括临床试验和干预试验两种;而干预试验又可分为现场试验和社区干预试验。实验和干预性研究的基本设计特点包括:①研究者可以人为施加干预措施;②需要随机分组;③设立平行对照。

对于研究对象不能随机分组的实验或干预,又称为“准实验”或“类实验”研究(quasi-experiment study)。例如,某地已采取粮食防霉措施,而另一地未采取粮食防霉措施,观察该两地居民肿瘤发病的研究。

(3) 主要用途:实验流行病学主要用于:①验证病因;②评价新药、新剂型的疗效;③评价防治措施的效果。

2. 临床试验(clinical trial)

(1) 定义:临床试验是指任何在人体(病人或健康志愿者)进行药物的系统性比较研究,以证实或揭示试验药物的作用、不良反应及/或试验药物的吸收、分布、代谢和排泄,目的是确定试验药物的疗效与安全性。

(2) 分类:临床试验一般分为Ⅰ、Ⅱ、Ⅲ和Ⅳ期临床试验。根据美国食品药品管理局(FDA):Ⅰ期临床试验主要目的是检验新药对正常健康人是否有毒性或其他害处;Ⅱ期临床试验主要目的是检验新药是否有效力;Ⅲ期临床试验主要目的是检验新药的最适剂量。Ⅳ期是新药上市后应用研究阶段。

(3) 基本原则:临床试验必须遵循以下一些基本原则:①代表性;②随机化;③设对照;④可重复;⑤盲法;⑥知情同意。

其研究程式如图 2-3-4。

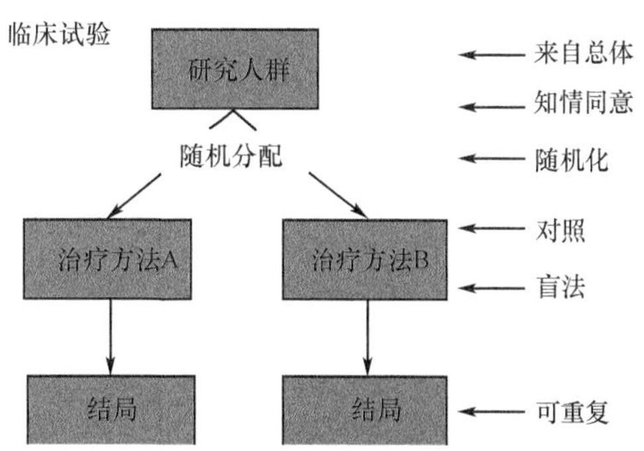

图 2-3-4　临床试验的研究程式

3. 现场试验(field trial)

(1) 定义:现场试验是以尚未患病的人群(或高危人群)作为研究对象,按随机分配原则将研究对象分为实验组和对照组,实验组给予某种干预措施(要研究的因素),对照组不给予干预措施或给予安慰剂，接受处理或某种预防措施的基本单位是个人而不是亚人群。

(2) 原理与用途：现场试验的研究对象均需按随机的原则分为试验组和对照组并采取不同的干预措施。通常用于病因研究、疫苗接种及预防措施效果的评价。

现场试验的原理见图 2-3-5。

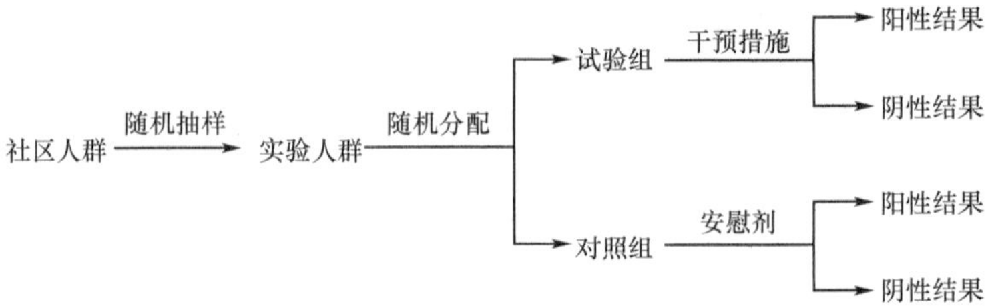

图 2-3-5　现场试验的设计原理

4. 社区试验(community intervention trial)

(1) 定义：有些实验研究其现场情况或给予干预措施不适合以个体为单位来进行，而更适合于以社区或某一区域为单位来划分实验组和对照组，并对实验组的群体给予干预措施。因此社区干预试验也是现场试验的扩展，主要涉及整个社区范围的干预。如果参与的社区比较多，也需进行随机分组，不过分组的单位是社区或亚人群而不是个体。因此也称为社区干预试验或社区随机对照试验。

(2) 特点：社区干预试验的特点为：①属于实验法而非观察法；②设立严格的对照人群；③实验的方向为前瞻性；④通常需要较大的样本人群及较长的观察时间。社区干预试验研究的结构示意见图 2-3-6。

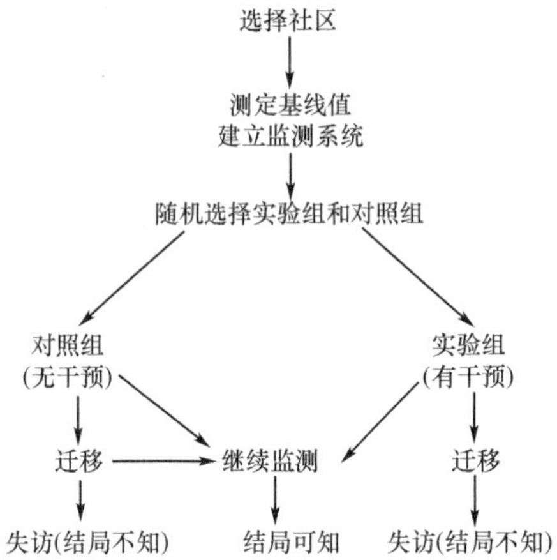

图 2-3-6　社区干预试验的结构示意

四、理论流行病学

1. 概述　理论流行病学(theoretical epidemiology)又称流行病学数学模型(mathematical model)。它使用数学公式明确地和定量地表达病因、宿主和环境之间构成的疾病流行规律，同时从理论上探讨不同防制措施的效应。

流行病学数学模型是在已知某疾病的流行过程、影响流行的主要因素及其相互制约关系的基础上，用数学表达式定量地阐述流行过程的特征，并以实际的流行过程进行检验和修正，从而建立了流行过程的理论，并促进流行机制和理论的发展。同时以正确反映实际流行过程的数学模型在计算机上预测各种可能发生的流行趋势，提出各种防制措施并进行筛选，从而推进防制理论研究。

流行病学数学模型也可以说是用不同符号代表有关病因、环境和机体诸因素，把掌握到的某病规律性用各种符号和数字组成数学公式，当此公式能经受实际考验时，即为上升到理论，可以将此公式作理论的研究。

2. 设计思想 流行病学数学模型最早主要应用于传染病，以客观地定量地反映疾病流行过程。它首先从实际流行过程中搜集准确的数据，包括该病的潜伏期、传染期、感染谱、免疫特点、传播方式等数据，从中选取具有决定作用的流行因素为模型结构中的元素，并将其间的转换关系加以确定，设定模型结构。以实际的流行过程资料对模型设计到的参数进行恰当的估计，初步建立一个或数个模型，再将模型计算出的理论曲线与现场资料进行拟合，如果差异甚大，说明理论假设不合理，应修改模型结构；如果曲线特征相符，只是数量有差异，则可能是参数估计不准确，应调整模型参数值。经反复修正，直至模型所计算出的理论值能够符合实际的流行过程，才可称建模完成。

3. 在肿瘤研究中的应用 Reed 和 Frost 曾建立确定性模型，即 Reed-Frost 模型应用于传染病的研究（详见流行病学专著）。而在肿瘤流行病学研究中，为研究肿瘤的地理分布或空间分布，经常用到的数学模型或分布有二项分布、Poisson 分布等。例如，启东曾对儿童肿瘤的分布开展时空聚集性的研究，现以儿童脑肿瘤举例如下：

$$公式:P(x)=e^{-\lambda}\cdot\frac{\lambda^x}{x!} \quad (x=0,1,2,\cdots)$$

式中，$\lambda=N_tN_i/N$ （N_t为时间上接近的对子数；N_i为空间上接近的对子数；N 为全部对子的组合，即 C_n^2）。

举例与结果：31 例儿童脑肿瘤死亡的时-空聚集性分布结果见表 2-3-2。

表 2-3-2 儿童脑肿瘤死亡的时-空聚集性分布举例

	空间上接近	≤1 个乡	>1 个乡	合计
时间上接近	≤3 个月	3	20	23(N_t)
	>3 个月	11	431	442
合计		14(N_i)	451	465

表中，$N=C_{31}^2=31\times30/2=465$

$$\lambda = N_tN_i/N = 23\times14/465 = 0.69247$$

$$P_{(x)}=e^{-0.69247}\cdot\frac{0.69247^x}{x!}$$

$$P_{(0)}=0.50034,\quad P_{(1)}=0.34647,\quad P_{(2)}=0.11996$$

$$P=1-\sum_{x=0}^{2}P_{(x)}=0.0332$$

意义及结论：脑肿瘤的 $\lambda=0.6925$，$P=0.0332<0.05$，显示儿童脑肿瘤的死亡分布有时—空聚集性。

第四节 肿瘤分子流行病学

一、概 述

1. 背景 分子流行病学(molecular epidemiology)是传统的流行病学和分子生物学交叉融会而成。由于分子流行病学日新月异的变化，使得其内涵和外延难于明确界定。但综观其发展历程和医学发展趋势，都显示分子流行病学代表着流行病学发展的一个重要方向，对流行病学特别是肿瘤流行病学本身的发展和疾病防制事业都具有重要意义。

分子流行病学是在流行病学研究中应用生物标志(或生物学测定),检测人群样本的生物化学和分子变化,评价个体暴露水平和剂量、疾病早期或癌前期对暴露的效应以及个体对致癌物的易感性差异,分析环境暴露因素与宿主易感性(包括先天遗传和后天获得性)的交互作用,是流行病学的一门新的分支学科。

2. 定义 根据分子流行病学发展现状和防制疾病、促进健康的要求,目前对分子流行病学的定义为:分子流行病学是阐明疾病和健康状态相关生物标志(或分子事件)在人群和生物群体中的分布及其影响因素,并研究防制疾病、促进健康的策略与措施的科学。

分子事件或分子生物标志(molecular biomarker):主要指代表生物结构和功能的可识别的生物大分子特征,如DNA、RNA、蛋白质等,是生物标志的主要部分。它可以分为暴露标志、效应标志和易感标志等。

(1) 暴露标志(exposure marker):指与疾病或健康状态有关的暴露因素的生物标志。暴露标志物包括内部剂量如体液中致癌物或其代谢产物的浓度等,例如PAH-DNA加合物和AFB_1-DNA加合物被成功地用来证明PAH和AFB_1分别为肺癌和肝癌的危险因素或病因。

(2) 效应标志(effect marker):指机体中可测出的生化、生理、行为或其他改变的指标,包括反映早期生物效应(early biological effect)、结构和(或)功能改变(altered structure/function)的效应及发生疾病效应等标志物。早期生物学改变如染色体畸变、微核和基因突变等。

(3) 易感性标志(susceptibility biomarker):指能够增加疾病危险性或通过修饰环境因素暴露来增加肿瘤危险性的遗传多态性基因及其产物,为反映机体先天具有或后天获得的对接触外源性物质产生反应能力的指标,是机体在暴露前就已经存在的遗传性可测量指标。基因多态性是常用的易感性标志。

3. 用途 传统的肿瘤流行病学研究受到许多限制。比如,已证明吸烟是肺癌的主要危险因素,但个体对烟草中致癌物的暴露往往是通过一般的调查或测量室内环境中某些烟草致癌物的量来测定的,不能准确地反映个体内实际接受的暴露剂量;更无法反映烟草致癌物进入人体内的分布、代谢,其与细胞中DNA作用的有效剂量及其相互关系等。由于肿瘤的发生具多因素、多阶段和多基因的特点,因此致癌因素进入身体,首先使细胞的遗传物质突变,成为启动细胞,进而发展为癌前病变,最后形成恶性肿瘤。如果在此过程中能对致癌因素与机体和细胞相互作用的生物学标志及早作出定量估计,将有利于致癌机制的研究、高危个体的及早发现、监测干预试验的预期效果。随着分子生物学的迅猛发展,在个体细胞及分子水平上揭示致癌因素与产生的生物学效应、癌变机制的关系并将其数量化已成为可能,将在肿瘤研究中发挥越来越重要的作用。常见的肿瘤标志物及应用见第九章。

4. 发展与问题 我国自20世纪90年代开始系统的肿瘤分子流行病学研究。在人类基因组计划及其后续延伸计划的顺利实施和启动后,建立了多种高通量、大规模的平行研究方法如基因芯片等,推动了第二代肿瘤分子流行病学研究。但分子流行病学也存在一些问题:①和传统流行病学一样,也易受干扰或混杂因素的影响,可能产生误导的结果;②人群监测和筛选,具有潜在的社会伤害;③遗传多态性对癌症危险性影响的研究,常有矛盾的结果;④与肿瘤易感性相关的遗传多态性以及基因—基因间、基因—环境间相互作用研究的深度和广度尚不够。

最近30年间肿瘤分子流行病学得到了迅速的发展。Medline显示，有关反映分子流行病学或分子标准物的国内外文献量在迅速增长，见图2-4-1。

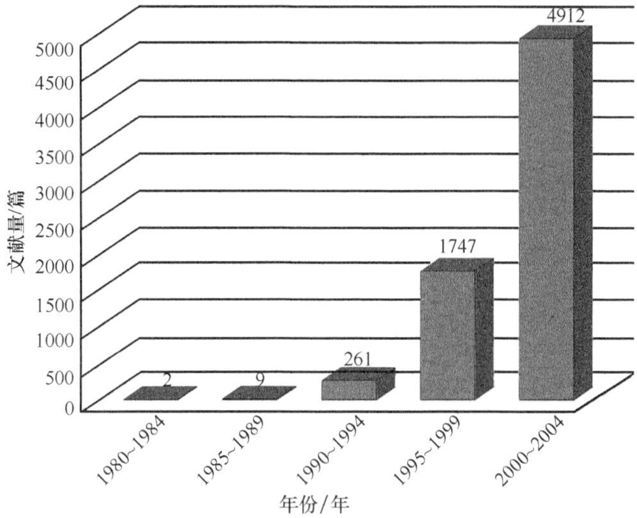

图2-4-1　Medline发表的"分子流行病学"论文数量

二、研究方法

1. 传统流行病学指标　传统流行病学常用分析指标如疾病率、比和危险度估计等，都可应用于分子流行病学研究。有些指标的含义可能有些变化，如生物标志发生率、检出(阳性)率等；对于连续变量资料也可计算平均值等。

2. 遗传关系分析　遗传关系主要分析指标有：不同生物群(个)体之间的遗传一致性(如相似系数S)和遗传差异(如遗传距离D)。

$$D=1-S;\text{相似系数 } S=2/(C1+C2)$$

式中，C1：个体或群体1所具有的特征数，C2：个体或群体2所具有的特征数，C：2个体或群体相同的特征数。

$$\text{遗传距离 } D=r/t$$

式中，t =检测的遗传位点数，r = 不相同位点数。此外，还可使用聚类分析、核酸突变热点分析、序列一致性分析等。

3. 遗传多态性分析　遗传多态性主要分析不同生物群体的变异程度。基因多态性分析常用指标有：遗传多态度(H)、杂合度(A)等。检测基因表达或基因结构变化的实验方法，例如，有：①核酸杂交技术：Northern杂交、斑点杂交、原位杂交等。②PCR技术：RT-PCR、原位PCR、半定量和定量PCR、限制性长度多态性PCR。③Western杂交。④核苷酸序列分析。

三、主要内容

1. 生物标志探讨

(1) 探讨生物标志的种类：包括探讨与疾病或健康状态有关的暴露因素的生物标

志——暴露标志；宿主暴露后产生功能性或结构性变化的生物标志——效应标志；宿主对疾病发生、发展易感程度的生物标志——易感性标志。

（2）生物标志的确定：包括进行生物标志的筛选、探讨生物标志的特性、探讨检测生物标志检测的最佳方法及其可信度，即同一标本使用同一方法多次检测结果的变异程度。研究生物标志检测方法的有效性：灵敏度和特异度。

2. 暴露测量

（1）外暴露研究：外暴露主要指环境因素暴露，分为生物性因素和非生物性因素。

（2）内暴露研究：在肿瘤等疾病的研究中，由于个体差异和物质特性、接触途径的不同，测定宿主体外暴露剂量常不能确切评判其在疾病中的意义；而检测体内暴露水平可掌握生物效应剂量等。

3. 易感性测量　对于大多遗传病因不明的肿瘤，目前的任务是探明遗传易感（致癌）基因、分布规律、影响因素和防制手段。

4. 效应测量　在宿主暴露于病因之后，可出现基因表达异常和代谢异常或基因突变甚至染色体畸变，首先发生生物效应的就是生物大分子。因此，努力发现和研究暴露后不同阶段的生物效应分子，对病因研究、发病机制、早期诊断、高危人群筛检和疾病防治都很有价值。

5. 干预评价

（1）预防评价：分子生物学技术不仅可用于预防效果的评价，对不同人群采取措施与否的感染情况进行分析，而且也可用于预防接种发病研究。分子流行病学采用最早期的生物效应标志为结局进行测量，大大缩短了效果评价的时间，也使不同措施的效果评价更加客观和准确。

（2）治疗评价：应用分子流行病学进行治疗措施的效果评价比以临床诊断为依据的效果评价要节约时间、费用和人力，而且更加客观。

第五节　恶性肿瘤流行概况

一、全球恶性肿瘤流行情况

根据全球癌症登记处最新报告编制的 GLOBOCAN 2012 中的估计：全球癌症发病为每年 1409 万例，北美、欧洲和澳大利亚的发病率相对较高。全球恶性肿瘤分布，见图 2-5-1。

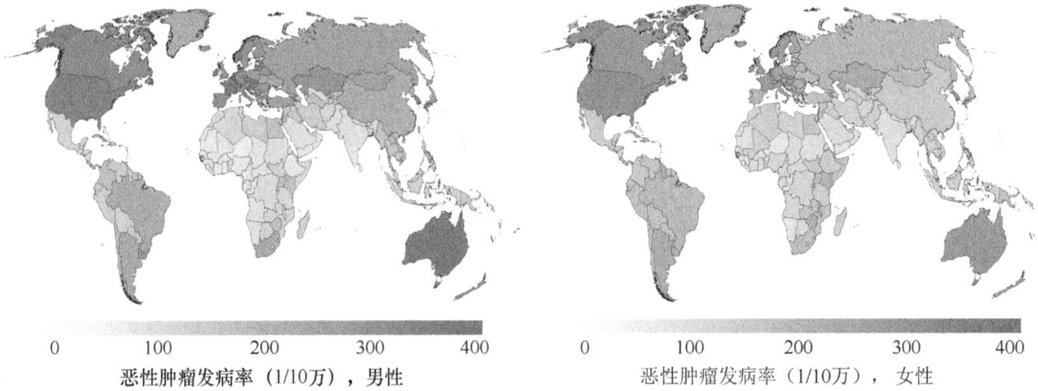

图 2-5-1　全球恶性肿瘤发病率分布

全球最常见的前八种癌症为肺癌、乳腺癌、结直肠癌、前列腺癌、胃癌、肝癌、宫颈癌、食管癌。其中男性最常见的前八种癌症为肺癌、前列腺癌、结直肠癌、胃癌、肝癌、膀胱癌、食管癌和非霍奇金淋巴瘤；女性最常见的前八种癌症为乳腺癌、结直肠癌、肺癌、宫颈癌、胃癌、宫体癌、卵巢癌、甲状腺癌。

在全球和全国所有这些部位的癌症中，发病率有显著上升趋势的癌症包括肺癌、乳腺癌、结直肠癌；有显著下降的癌症包括胃癌、宫颈癌等。还有些癌症的升降趋势不明显，或部分国家、部分地区有上升、但其他国家或地区有下降，或各时期的升降变化曲线不稳定。这些都有待通过更长期的发病监测以获得稳定的数据和准确的结论。

二、中国恶性肿瘤流行情况

根据中国各癌症登记处提供的最新编撰的中国癌症报告（2010）的资料，显示中国恶性肿瘤发病总数为309.3万人。最常见的前八种癌症为：肺癌、胃癌、肝癌、食管癌、结直肠癌、乳腺癌、脑肿瘤、宫颈癌。其中男性最常见的前八种癌症为：肺癌、胃癌、肝癌、食管癌、结直肠癌、膀胱癌、胰腺癌及前列腺癌；女性最常见的前八种癌症为：乳腺癌、肺癌、结直肠癌、胃癌、肝癌、食管癌、子宫颈癌、子宫体癌。男性、女性发病前10位恶性肿瘤的构成，见图2-5-2。

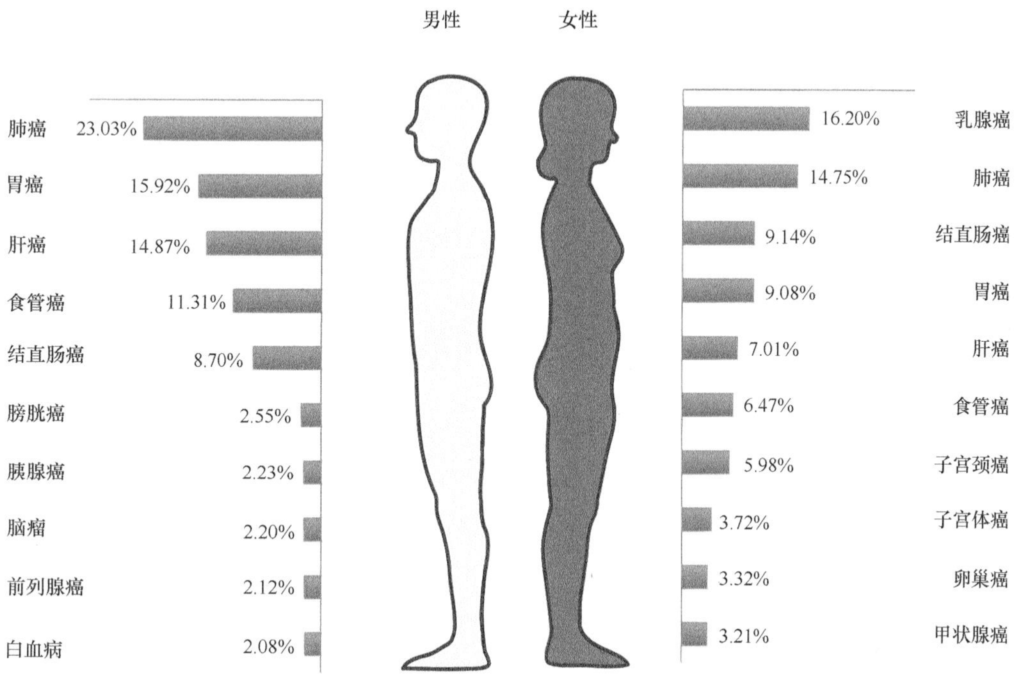

图2-5-2　中国前十位恶性肿瘤发病构成（2010）

以地区划分，城市常见的前八种恶性肿瘤为：肺癌、胃癌、结直肠癌、肝癌、乳腺癌、食管癌、宫颈癌、前列腺癌。农村常见的前八种癌症为：肺癌、胃癌、肝癌、食管癌、结直肠癌、乳腺癌、脑肿瘤、宫颈癌。城市和农村常见恶性肿瘤的发病构成，见图2-5-3。

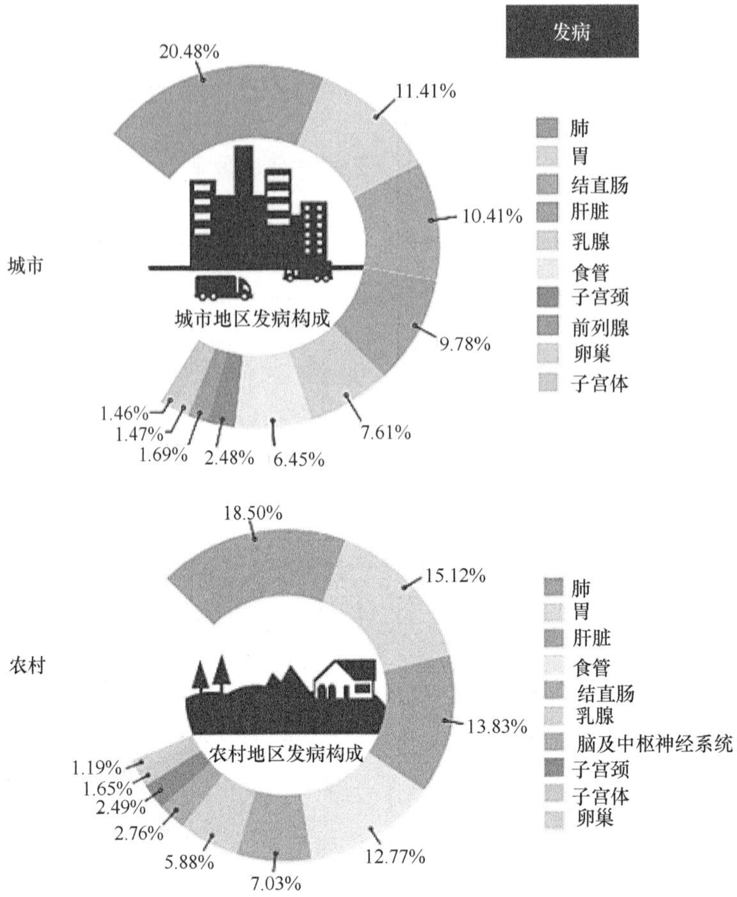

图 2-5-3　中国城市与农村前十位恶性肿瘤发病构成(2010 年)

三、中国恶性肿瘤防治的目标

根据《中国癌症预防与控制规划纲要(2004～2010)》,中国恶性肿瘤防治设立的总目标和具体目标如下。

1. 总目标

(1) 建立政府领导、多部门合作和社会团体共同参与的癌症防治工作体制和协调机制。

(2) 健全癌症防治网络,提高癌症防治队伍的素质及癌症防治工作的整体水平。

(3) 加强癌症防治知识宣传、健康教育和行为干预,提高全民防癌意识和全社会对癌症防治工作的认识。

(4) 重视癌症信息的收集和危险因素的监测及控制,在农村高发地区和某些城镇社区加大重点癌症防治工作的力度,为最终降低癌症的发病率及死亡率创造条件。

2. 具体目标

(1) 完善癌症信息登记系统,建立统一的癌症数据库。

(2) 对主要癌症危险因素的人群知晓率达到 50%。

(3) 积极推行有效的预防措施，特别是控烟、预防乙肝病毒感染、营养干预及减少职业危害等。

(4) 制定主要癌症早期发现、早期诊断及早期治疗计划并组织实施。

(5) 在农村高发地区及某些城镇社区建立重点癌症的早期发现、早期诊断及早期治疗示范基地，其相应癌症的早诊率在现有基础上提高 50%。

(6) 修订并推行主要癌症的临床诊治指南。推广姑息治疗和三阶梯止痛方案。积极进行康复指导。

3. 重点防治的主要恶性肿瘤 我国确定肺癌、肝癌、胃癌、食管癌、结直肠癌、乳腺癌、宫颈癌及鼻咽癌为癌症防治的重点。肺癌是我国的第一大癌症，为癌症防治的重中之重。不同癌症预防与控制策略的侧重不同。如肺癌以控烟为主；肝癌以接种乙肝病毒疫苗为主；宫颈癌可在高危人群中开展筛检及早诊早治；其余则可开展综合防治。

（陈建国）

第三章　肿瘤病因学

学习目标

1. 掌握病因的概念、肿瘤发生的主要病因及其作用机制。
2. 熟悉各种病因易诱发的肿瘤类型。

第一节　概　　述

病因学是研究致病因素侵袭人体，在内外环境的综合作用下，引起人体发病的条件、过程、结果及发病机制的科学。研究和探索肿瘤发生的原因即病因（causes of disease）是肿瘤流行病学研究的重要内容。由于肿瘤病因的广泛性、复杂性，基础医学、临床医学和预防医学各学科都以各自的专业优势及研究角度，致力于肿瘤病因的研究。

一、病因的概念

病因是流行病学研究中经常引发争议的来源。因为许多肿瘤的病因并不明确，所以吸引了许多不同角度的研究，甚至得出了不同的结论。

1. 定义　一种疾病的病因是一个事件、状态、特征或在此病发生过程中起着重要作用的这些因素（因子）的结合。肿瘤病因往往包括许多的病因因素，是一类多因素、多阶段、多基因参与的复杂性疾病，是由环境因素（物理的、化学的、生物的因素）和基因（易感性）交互作用的结果。

2. 几个概念

（1）“先有因，后有果”从逻辑上说，病因必然产生在疾病之前。

（2）“有因必有果”此话不一定正确。例如吸烟者并不都患肺癌。

（3）“有果必有因”此话一定正确，得肺癌者都有其得肺癌的原因。

（4）“病因不明”某些肿瘤发病原因不明，是尚未认识的缘故。

（5）“充分病因”当一个病因（不需要其他病因因素），足够可以引发一种疾病时，该病因（因素）被称为该疾病（肿瘤）的充分病因（sufficient cause）。

（6）“必要病因”在缺少该病因（因素）时，该疾病（肿瘤）不会发生，该病因（因素）被称为该疾病（肿瘤）的必要病因（necessary cause）。

在传染病研究中，“充分病因”和“必要病因”引起疾病的例子较为常见，例如结核病必然具有结核杆菌，没有结核杆菌就不会发生结核病。这里，结核杆菌就是结核病的“必要病因”。再例如，在一个食物中毒爆发流行的研究中，发现某次聚餐“吃甜食”的人都腹泻，这些患者中都查到了沙门氏菌；说明“吃某种甜食”为“充分病因”，而“沙门菌”为“必要病因”。

在慢性病、特别是肿瘤病因的研究中，一个病因常常既不是充分的，也不是必要的。例如“吸烟引起肺癌”。我们既不能说，吸烟必然引起肺癌，也不能说，肺癌患者必然吸烟。实际上，大多数肿瘤都会出现“多因多果”的复杂情况，使得肿瘤病因的探讨较为艰巨。

二、肿瘤发生的基本条件

人们认识疾病的发生的基本条件是从传染性疾病开始的，这主要是历史上传染病对人群健康的影响最大、范围最广，并常造成流行，因此迫使人们探讨它发生的条件。随着社会的进步和医学科学的发展，一些危害人类健康的传染性疾病已经得到了控制；与此同时，慢性非传染性疾病已经成为威胁人类健康的主要疾病。但人们在对传染性疾病研究中总结出来的对病因的认识和方法，至今仍然具有指导意义。

1. Koch 学说　德国学者 Robert Koch（郭霍）是微生物和传染病流行病学的奠基人，曾于 1882 年发现结核杆菌，1883 年发现霍乱弧菌，1905 年获诺贝尔奖。他在 1890 提出的经典的病因“三原则”：①该病原体必须出现于该病的每个病例中；②该病原体必须能够被分离出，并能在纯培养基中生长；③该病原体接种（感染）于人或动物，必能引起该特定的疾病。

该原则强调了病原微生物是传染病发生中的必要条件。但是，有病原微生物感染并不一定引起某病。例如，结核病的发生、流感的发生等。

在该原则的基础上，人们总结了传染病的流行过程有三个环节：传染源—传播途径—易感人群（宿主）。

Koch 学说对于单因素病因学说、特别是由微生物感染所引起的疾病的病因学说是巨大的贡献。但人们后来发现单一病因因子并不总是足以引起疾病的发生，特别是在慢性病及肿瘤的病因研究中。上世纪以来，围绕慢性病等复杂病因的研究，学者们提出了新的学说。

2. 三角模式　流行病学的“三角模式”，见第二章图 2-2-1。

该模式考虑疾病（肿瘤）发生的三要素：病因（因素）、环境、宿主。疾病（肿瘤）的发生是三要素相互作用的结果。在正常情况下，三者之间的关系稳如三角形，机体与环境之间保持动态平衡，人们呈健康状态；一旦三者中的要素发生显著变化、平衡就被破坏，于是疾病就将发生。例如黄曲霉毒素的摄入量增加、达到累积致癌量，而体内又无法及时清除排泄，于是引起肝脏的损伤、乃至肝癌的发生。流行病学的三角模式在慢性病的发生与流行上的解释虽优于 Koch 学说，但还不能回答肿瘤发生发展中的许多疑问，特别是不能解释多因素、多阶段、多基因的肿瘤的发生与发展，显示出明显的局限性。

3. 轮状模式　随着分子生物学技术的进步、肿瘤病因学研究的进展，轮状模式首先自 80 年代提出，其主要强调环境与宿主的密切关系。如图 3-1-1 所示，机体在轮状图中占据轮轴的中心位置，其中的遗传物质（遗传核）起着重要的作用；而外围为环境，包括生物、物理、化学的因素和社会环境因素等；机体生活在环境之中，而病因存在于机体和环境之中。轮状模式对于解释肿瘤等慢性病的病因更为恰当、也更有利于肿瘤等疾病的防治。

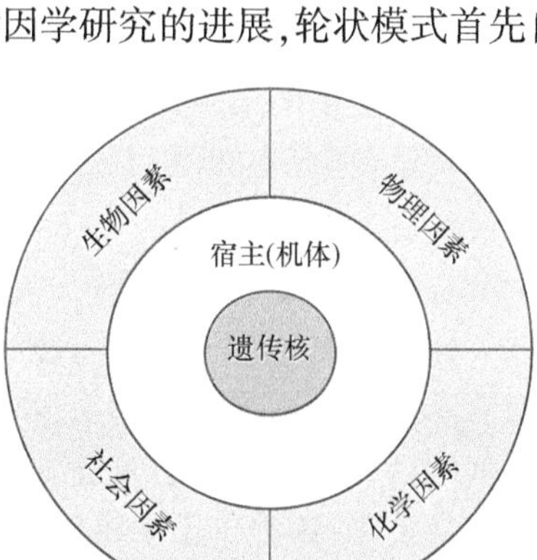

图 3-1-1　疾病发生的轮状病因模式示意图

轮状模式将病因分为几类：

（1）宿主方面：包括年龄、性别、营养状态、行为心理、免疫状态、癌前病变；近年更多的研究还包括遗传基因(易感性)等因素。

(2) 化学、物理环境:包括营养素、微量元素、电离辐射、大气污染、动植物,甚至气象、地理、水质等因素。

(3) 生物环境:包括细菌、病毒等微生物、寄生虫、动物和媒介节肢动物等因素。

(4) 社会环境:包括人口、经济、宗教、文化、风俗、生活习惯等因素。

由于致病因素的复杂性,大多数肿瘤的病因还没有被完全了解。现在普遍认为,绝大多数肿瘤是由环境因素和自身的遗传物质相互作用引起的。肿瘤的病因非常复杂,常常是一种致癌物可诱发多种肿瘤,而一种肿瘤又由多种病因引起。

第二节　肿瘤的环境因素

肿瘤病因学研究认为,环境致癌因素是肿瘤发生的始动因素。外环境中的致癌因素可直接或经代谢活化与细胞膜、DNA 或蛋白质相互作用,造成基因结构和功能的改变,这是肿瘤的启动阶段。这种基因损伤,可导致永久性的和可遗传的结构和功能的改变,它赋予转化细胞具有恶性生长的潜力。促进阶段是基因表达异常和细胞的异常增殖,使已启动的细胞克隆不断扩展为可辨别的癌细胞群,之后癌细胞可自发的进入进展期。

一、化学因素

1. 化学致癌物早期研究的实例　1775 年英国医师 Percivall Pott 观察到伦敦扫烟囱工人的阴囊皮肤癌的发病率较高,推测这一现象可能与长期接触煤烟有关,这是最早的关于化学因素与人类肿瘤关系的研究记录,为肿瘤的病因学研究作出了里程碑式的贡献。在此基础上,英国伦敦 St. Bartholomew 医院的外科医生 Henry Butlin 进行了深入的研究,证明通过穿着防护服,可以降低扫烟囱工人的阴囊皮肤癌发生的危险性。

1915 年日本学者 Yamagiwa 和 Ichikwa 应用煤焦油涂擦兔耳,在 151 天后,诱发皮肤癌,这里第一例人工诱导的癌症,该研究为化学因素的致癌作用提供了强有力的证据。1936 年 Cook 等从煤焦油中分离出致癌物 3,4-苯并芘,是煤焦油中主要的致癌物。

2. 化学致癌物的种类　世界卫生组织(WHO)指出人类肿瘤 90% 有环境有关,其中主要为化学因素。目前,美国药品食品署(FDA)列出的已经动物试验证明的化学致癌物 2400 种。化学致癌物虽然种类繁多,但是多数化学致癌物具有一个共同的特征,即可以通过生物转化形成亲电子的衍生物,或本身就是亲电子性的,与 DNA 结合,从而引起碱基插入、缺失、DNA 单链或双链的断裂、DNA 交联等多种形式的 DNA 损伤,DNA 损伤是体细胞恶变的基础。

(1) 直接致癌物:在机体内不经过生物转化即可致癌的化学物,称为直接致癌物。

(2) 间接致癌物:本身并不直接致癌,需在体内经过细胞色素 P450 或其他酶代谢活化形成带有亲电子基团的终致癌物,才具有致癌作用的,称为间接致癌物,其转化过程称为致癌物的代谢活化。已知化学致癌物大多是间接致癌物。

(3) 促癌剂:单独作用于机体物致癌作用,但能促进其他致癌物诱发肿瘤形成,称为促癌剂。

3. 化学致癌物的致癌过程的三个阶段　目前认为化学致癌物的致癌过程是一个多阶

段涉及多个染色体或基因改变的过程,可将其分为三个阶段。

(1) 启动阶段:是由具有基因毒性的致癌物,诱导正常细胞出现一系列的基因突变,使其具有某些癌细胞的特征。

(2) 促进阶段:即在促癌剂的作用下,已经形成的肿瘤细胞克隆性增殖,形成明显的癌前病变。

(3) 发展阶段:指细胞发生不可逆的遗传物质的重大改变,导致细胞获得肿瘤恶性特征,如侵袭、转移等。根据化学致癌物作用对象可分为基因机制和基因外机制。基因机制主要指致癌物诱导正常细胞的DNA损伤,从而出现基因突变;基因外机制指致癌物引起具有重要生物学功能的蛋白质发生结构或构象的改变,从而影响蛋白质的功能。

化学致癌物发生致癌作用一般具备以下特点:①具有剂量依赖性;②具有时间依赖性;③致癌作用引起的细胞变化可传递至子细胞;④致癌作用可与体内外其他因素发生协同作用,也可被抑制。

4. 环境中常见化学致癌物的分类

(1) 常见化学致癌物按照结构分类

1) 烷化剂:烷化剂具有活泼的烷化基团,是亲电子化合物,无需经过代谢激活即具有致癌性。可致癌的烷化剂包括氮芥和硫芥类、磺酸酯类、环氧化物、内酯类、卤醚类中的一些化合物,某些硫酸酯和亚硫酸酯等,可诱导白血病、肺癌、乳腺癌等癌症的发生。

2) 亚硝基化合物:亚硝基化合物分为亚硝胺及亚硝酸胺两大类。亚硝基化合物大多既溶于水又溶于脂肪,致癌性强,主要通过烷化DNA、活化多种癌基因诱发恶性肿瘤。其广泛存在于环境及食品中,工业废气、汽车尾气及香烟烟雾中含有大量亚硝胺,烟熏或腌制的肉类、咸鱼、油炸食品及腌菜中亦含有亚硝胺。现研究发现与食管癌和胃癌的发生相关。

3) 多环芳烃化合物:多环芳烃化合物由多个苯核稠和而成,主要来自工业废气,汽车尾气、家庭燃料废气、油炸或烟熏制的肉类及鱼类食品中。烟草燃烧后也会产生以苯并芘为代表的多环芳烃类化合物,长期接触可引发肝癌、肺癌、胃癌等。

4) 芳香胺及偶氮染料类:芳香胺类化合物包括芳香胺类染料和芳香酰胺类化合物,芳香胺及偶氮染料类多在印染化工中使用,主要诱发膀胱癌、肝癌。

5) 植物毒素:植物毒素致癌物具弱到中等致癌活性,如苏铁素、蕨菜的毒素、黄樟素、槟榔素、千里光碱等。

6) 霉菌毒素:霉菌毒素多为污染人类食物进入人体,主要诱发肝癌、肾癌、皮肤癌、淋巴肉瘤等。常见的霉菌毒素有黄曲霉毒素、杂色曲霉素、串珠镰刀菌素、灰黄霉素等。

7) 金属致癌物:金属致癌物主要通过吸入,污染皮肤后吸收进入人体。铬可诱发肺癌;镍诱发肺癌、鼻窦癌;砷可引起肺癌和皮肤癌;镉引起前列腺癌。石棉是铁、镍、镁、钙、铝等多种纤维状硅酸矿物质的统称,石棉可导致肺癌、胸膜间皮瘤等。

(2) 常见化学致癌物根据证据强度分类

1) 确定致癌物:致癌物通过人群流行病学调查和动物实验都已确认具有致癌作用,且具有肯定的剂量-效应关系的、为临床和科研工作者所公认的具有明确致癌作用的化学物。主要有黄曲霉毒素、氮芥、联苯胺、苯、石棉、砷及砷化物、氯乙烯、各种燃料燃烧不完全的产物、空气污染物等。

2) 可能致癌物:指那些虽已证实具有体外转化能力而且接触时间与发病率相关,但动物实验结果不稳定,缺乏流行病学证据支持的化学物。已知的有亚硝酸胺类化合物、非那西汀、碱性品红、二氯联苯胺、镉等。

3) 潜在致癌物：指那些化学结构与肯定致癌物相似，在动物实验中可能获得部分阳性结果，但是缺乏对人体具有致癌证据的化学物质。其中包括烷化剂、氯仿、四氯化碳、钴、铅、汞等。

5. 化学致癌物接触(暴露)途径

(1) 生活方式：绝大多数致癌物广泛存在于人们的生活环境中，包括空气、水、食物等。影响最广泛的就是空气污染。大量研究表明，工业排放的甲醛、苯、石棉、砷等金属、含氯化合物、不完全燃烧物质等，与肺癌的发病率和死亡率呈正相关；交通工具排放的废气，包含碳氢化合物、多环芳烃化合物、醛类等，与肺癌和皮肤癌的发生呈正相关；室内的空气污染，主要指家庭燃料不完全燃烧，建筑装修材料中的甲醛和氡，烟草燃烧物等，与肺癌等多种肿瘤的发生相关。工业排污所致饮用水受污染，其中包含的乙烯胺、苯、二苯肼等，与多种恶性肿瘤的发生呈正相关。霉变食物中所含的黄曲霉毒素，腌制食品中的亚硝酸盐等，烘烤肉类和鱼类中的杂环胺类物质等可诱发胃癌、肝癌等多种肿瘤。

(2) 职业接触：职业接触是人类接触化学致癌物的另一个重要途径。由于在工作环境中长期接触某些职业性致癌因素，经过一定的潜伏期，引起某些特定的肿瘤，称为职业性肿瘤。我国法定的职业性肿瘤有 8 种：①联苯胺所致膀胱癌；②石棉所致肺癌与间皮瘤；③苯所致白血病；④氯乙醚所致肺癌；⑤砷所致肺癌和皮肤癌；⑥氯乙烯所致肝血管肉瘤；⑦焦炉工人肺癌；⑧铬酸盐所致肺癌。

(3) 医学诊断与治疗：人们在就医或治疗过程中也可能接触到某些致癌因素而发生肿瘤，常见的有化疗药物和激素等。治疗习惯性流产的人工合成激素——己烯雌酚(乙烯雌酚)，可导致女性阴道透明细胞癌；含有类固醇成分的口服药可引起肝癌和乳腺癌；雄激素的长期使用可诱发肝癌。

二、物理因素

1. 物理因素致癌早期研究的实例 人类对于物理因素致癌的认识已有百余年的历史了，在发现 X 线数年后，就有学者提出射线可致皮肤癌。1895 年发现 X 线后，Frieben 在 1902 年报道，一位使用伦琴管的技术员发生手部鳞癌合并淋巴结转移，于是提出放射致癌问题。以后不断有报道出现放射致癌病例。例如，由于长期接触放射性物质，居里夫人也于 1934 年死于白血病。第二次世界大战日本广岛和长崎原子弹爆炸后，该地区白血病的发病率比正常人群至少高 2 倍。1986 苏联切尔诺贝利核电站事故后，当地居民甲状腺癌和白血病等癌症的发病率显著上升，证实了核辐射的致癌风险。

目前由肿瘤流行病学和实验研究已经确定的物理致癌因素包括电离辐射、紫外线辐射和石棉等某些矿物质纤维等，其中，电离辐射是最主要的致癌因素。

2. 物理致癌因素的种类

(1) 电离辐射：电离辐射是一种有足够能量使电子离开原子所产生的辐射，包括电磁辐射和粒子辐射。电磁辐射是以电场和磁场交替震荡的方式传递能量，如 X 射线，粒子辐射包括电子、质子、中子射线等。大量的接受电离辐射，能引起 DNA 的单链或双链断裂，加上电离辐射所产生的 OH—自由基及核苷酸碱基的作用，使染色体缺失、重复、倒位、易位，从而诱发各种恶性肿瘤。

天然的电离辐射来自宇宙辐射、地壳表层的放射性物质如氡，云南个旧锡矿井下矿工肺癌的高发就与其矿坑中高浓度的氡及其子体有关。人源性电离辐射主要来自医用 X 光、核医学及放射治疗。电离辐射诱发的主要恶性肿瘤包括白血病、皮肤癌、甲状腺癌、肺癌、乳腺癌、多发性骨髓瘤、淋巴瘤、骨肿瘤等。最著名的电离辐射致癌是原子弹爆炸、核电站泄漏事故造成的放射性物质大量释放，引起高剂量电离辐射，从而引发多种恶性肿瘤。日本广岛、长崎原子弹爆炸，造成当地人群白血病、乳腺癌、肺癌及其他一些实体瘤发病率明显上升。1986 年发生的切尔诺贝利核事故引发当地受照射地区儿童甲状腺癌发病率明显上升，白血病也有增加。电离辐射能够引起人体各部位发生肿瘤，但据估计，在所有肿瘤的总病例中比例也不高，只占 2% ~3% 。

（2）紫外线辐射：目前流行病学研究表明，长时间暴露于紫外线下可引起皮肤癌，主要是皮肤的基底细胞癌和鳞状细胞癌。日光中的紫外线可以透过皮肤表面到达真皮表层，大剂量的紫外线辐射可引起 DNA 断裂，引起 DNA 双螺旋的局部变性形成二聚体，导致交联和染色体畸变，从而使 DNA 复制停止，或在新形成的链上诱发一个改变的碱基序列，或者使突变细胞容易逃脱机体的免疫监视进而诱发肿瘤。近年来由于环境恶化，大气层的臭氧减少，出现地球臭氧空洞，地表紫外线的辐照强度将急剧增高，其诱发人体皮肤癌的潜在危险性将大为增加。有人估计，大气臭氧每减少 1%，皮肤癌就要增加 2% ~6% 。

（3）石棉等矿物纤维：致癌的矿物质纤维主要是石棉，石棉是自然形成的水合矿物硅酸盐，能结晶成纤维状。石棉纤维中的铁离子产生的氧自由基可导致 DNA 损伤、石棉纤维可诱发突变，并大量产生多位点染色体异常，促进细胞分裂。接触石棉的矿工中，肺癌、间皮瘤的发病率显著增高，同时这也是法定的职业性肿瘤。石棉纤维或玻璃丝长期吸入肺内或植入动物胸腔，可诱发肺癌或胸膜间皮瘤。其致癌作用主要与其机械性刺激有关，但也不能完全排除其化学致癌作用。

（4）长期热、硬、异物、慢性刺激

1）辐射热与癌：辐射热是指从红外线辐射源，如电热灯泡、炼钢炉或灼热物体等，通过辐射作用于体表的热力。皮肤如经常暴露于强烈辐射热中，产生慢性充血或炎症，有发生癌的可能。在辐射热条件下，常可同时接触煤焦油烟尘，后者含有化学致癌物。临床曾见三度烧伤后皮肤瘢痕发生癌（即灼伤癌）者。

2）异物与癌：某种异物如片状物体、纤维等进入机体使局部引起肿瘤。例如某些化学惰性物质，如玻璃、金属，某些化学上不活泼的移植物等。表面粗糙的移植物比光滑的较少引起肿瘤。动物实验显示直径小于 3μm 而长度大于 20μm 的耐久性纤维，比直径大于 3μm 的各种长度的纤维，或直径小于 3μm 而长度小于 20μm 的纤维，具有更大的致癌性。直径小于 0. 5μm 的纤维，可能具有高度的致癌作用。石棉或玻璃丝如长期大量吸入肺内，或植入胸腔，可诱发肺或胸膜的恶性肿瘤。约半数石棉肺患者后来发生肺癌；80% 的间皮瘤发生于曾接触石棉者。

3）慢性刺激与癌：一些临床观察认为慢性刺激有促癌的作用，例如，子宫颈癌多见于子宫颈撕裂兼有慢性炎症者，慢性胃溃疡约有 5% 的病例发生癌变，舌癌或颊癌常见于与锐齿或不合适的假牙托相摩擦之处，胆囊结石症有时并发胆囊癌等。慢性刺激的长期作用可能使组织发生增生或不典型增生，这种组织如果接受外界即使是微量的致癌因素，就能通过协同作用而致癌。这说明长期机械性刺激可能只是促癌因素。在食管癌高发区，有认为习惯食用过热、过硬食物者，食管癌发病率较高的报道。

三、生 物 因 素

1. 生物致癌因素概述　生物因素包括病毒、细菌(霉菌)及寄生虫等。

早在1911年D. Rous发现使用鸡肉瘤无细胞滤液能引起鸡产生新的肉瘤,数十年后他进一步研究发现无细胞滤液中的病原体为一种反转录病毒,命名为罗氏病毒(Rous's sarcoma virus,RSV),这是第一次试验证实病毒可以致癌。随后研究发现多种微生物有致癌作用,目前认为病毒是最主要的生物致癌因素。有些病毒潜伏到人体内后,在一定条件下,就会诱发癌症,与病毒有关的人类肿瘤丰要有鼻咽癌、宫颈癌、白血病、肝癌等。关于霉菌,很久以来人们就已注意到,日常生活中食用的谷物类、坚果和蔬菜易受多种霉菌污染,比如黄曲霉素、镰刀菌、交链孢菌和杂色曲霉菌,其中黄曲霉菌产生的黄曲霉毒素有较强的致癌作用,可以诱发肝癌等肿瘤。而幽门螺杆菌,则与胃癌的发生有关。关于寄生虫,据临床观察发现,患肝吸虫病的患者胆管细胞型肝癌的发病率较高,患日本吸虫病的患者中直肠癌和结肠癌的发病率较高。

据世界卫生组织估计,在发展中国家有1/4的肿瘤是由生物感染引起的。在全球肿瘤负担中,归因于幽门螺旋杆菌占5.6%,人类乳头瘤病毒(HPV)占5.2%,乙型肝炎病毒和丙型肝炎病毒占4.9%,其他的一些生物感染还包括EB病毒、艾滋病病毒、血吸虫、肝吸虫等。

2. 生物致癌因素分类

(1) 病毒:病毒是生物致癌中最主要的因素,凡是可以导致人或动物肿瘤,或是体外能使细胞恶性转化的病毒称为致瘤病毒(tumor virus)。早在1997年,世界卫生组织就宣布,84%的癌症具有肯定的病毒感染原因;而英国癌症研究组织的研究报告则指出,全世界每年新增的癌症患者中,约有180万的患者因为病毒感染而导致的。

肿瘤病毒按其所含核酸的种类分为DNA致瘤病毒和RNA致瘤病毒。

DNA致瘤病毒感染细胞后,可通过转导或插入突变两种机制,将遗传物质整合到宿主DNA中,使病毒基因成为宿主DNA的一部分,它们的一些基因产物可以导致细胞转化,即发生癌变。与人类肿瘤发生密切相关的DNA病毒主要有以下几种:

1) 人类乳头瘤病毒(HPV):有多种亚型,其中,HPV-6和HPV-11与生殖道和喉等部位的乳头状瘤有关;HPV16、18与宫颈原位癌和浸润癌等有关。

2) EB病毒(EBV):其主要感染人类口咽部上皮细胞和B细胞,与伯基特淋巴瘤和鼻咽癌等肿瘤有关。鼻咽癌在我国南方和东南亚多见,肿瘤中有EBV基因组。

3) 乙型肝炎病毒(HBV):HBV本身不含转化基因,病毒DNA的整合也无固定模式。但是,一些研究发现,HBV感染者发生肝细胞癌的几率是未感染者的200倍。这可能与慢性肝损伤使肝细胞不断再生以及HBV产生的HBx蛋白有关。

RNA致瘤病毒,属于反转录病毒(retrovirus),根据其在体内的致癌潜伏期和体外转化细胞的能力,分为急性转化病毒和慢性转化病毒。急性转化病毒含有病毒癌基因,如v-src,v-abl,v-myb等。病毒感染细胞后,以病毒RNA为模板在反转录酶(reverse transcriptase)催化下合成DNA,然后整合到宿主DNA中并表达,导致细胞转化。慢性转化病毒本身不含癌基因,但是有很强的促进基因转录的启动子或增强子。反转录后插入宿主细胞DNA的原癌基因附近,引起原癌基因激活和过度表达,使宿主细胞转化。目前与人类肿瘤发生关系最密切的是人类T细胞白血病/淋巴瘤病毒I(human T-cell leukemia/lymphoma virus I,HTLV-

1)，主要与发生于日本和加勒比海地区的“成人T细胞白血病/淋巴瘤”(ATL)与有关。HTLV-1不含有已知的癌基因，也不在特定原癌基因附近整合。它的转化活性与其tax基因有关。Tax基因产物可激活几种宿主基因的转录，如c-fos、c-sis、IL-2及其受体的基因及粒细胞-单细胞集落刺激因子(GM-CSF)基因。这些基因激活后能引起T细胞增生。

(2) 细菌：目前研究较多的幽门螺杆菌的感染，其与胃炎、胃溃疡、胃癌的发生有关，用某些抗生素杀灭幽门螺杆菌可降低胃炎、胃溃疡、胃癌的发病率。多项研究报告指出，长期感染幽门螺杆菌的患者，得胃癌的概率会比正常人高出4~6倍。而同时，幽门螺杆菌导致与胃黏膜相关的淋巴瘤，也已获得证实。1994年世界卫生组织将幽门螺杆菌确定为人类确定致癌物，其致癌的主要机制是诱发炎症后，伴随着内源性的自由基的产生，进而诱发DNA的氧化损伤和细胞恶性转化。而黄曲霉菌产生的黄曲霉毒素，早在1993年国际癌症研究中心(IARC)就把它定为一类致癌物。黄曲霉毒素(AF)主要是黄曲霉(*Aspergillus flavus*)、寄生曲霉(*A. parasiticus*)产生的次生代谢产物，在湿热地区食品和饲料中出现黄曲霉毒素的概率最高。人们在20世纪50年代末和60年代初期，因研究“火鸡X病”而发现其致病性。1961年发现AFB_1毒素可致大鼠肝癌，1968年发现膳食中AFB_1与人类肝癌之间的关系，1991年在中国上海的研究中确立了AF和HBV的协同致癌作用。

(3) 寄生虫：少数寄生虫也可引起人类肿瘤，世界卫生组织通过流行病学调查发现，日本血吸虫病与大肠癌密切相关，认为血吸虫在病人的大肠黏膜下产卵，刺激局部组织增生，诱发大肠癌，而埃及血吸虫可诱发膀胱癌。据临床观察，华支睾吸虫与原发性胆管癌的发生有关，其致病机制可能与虫体产生的有毒代谢产物有关。寄生虫感染与肿瘤之间联系的报道，还见于：日本血吸虫病与大肠癌、肝癌、胃癌、乳腺癌，埃及血吸虫病与膀胱癌、宫颈癌，丝虫病与淋巴瘤等。

第三节　肿瘤的遗传因素

目前多项研究结果提示，环境因素是肿瘤发生的诱导因素，而机体内在因素则是肿瘤发生的基础。例如，研究人员发现，鼻咽癌高发的中国南方人群，即使移民至中国北方等其他居住地，仍为鼻咽癌的高发人群；鼻咽癌患者的兄弟姐妹罹患鼻咽癌的风险是一般人群的24倍。在肝癌的研究中，比较肝癌患者一级亲属及自然人群对照者中自发微核率(MHF)的差异，发现有家族史的肝癌患者肿瘤细胞分化程度和MHF呈正相关，即随着癌细胞分化程度降低，MHF随之上升；并且有家族史的肝癌患者比无家族史的肝癌患者分化程度更低，具有更高的肿瘤恶性度；因此，研究认为肝癌的一级亲属是肿瘤高风险易感人群。另一方面，虽然大多数肿瘤的发生与环境因素有关，但出生于相同的环境致癌物的暴露中，仅有少数人罹患肿瘤，说明个体之间对肿瘤存在遗传易感性。

一、癌家族与肿瘤的家族聚集现象

1. 癌的家族现象　癌的家族聚集性，是指在一个家系在几代中有多个成员发生同一器官或不同器官的肿瘤。1913年，Warthin发现他的女裁缝及其家族成员都死于女性生殖系统癌或结直肠癌，并报道了这个家族，称之为G家族，这是首个关于癌家族的报道。后来又对该家族842名后代进行跟踪随访，最终发现95人罹患癌症，其中患结直肠癌(48)和子宫内膜癌(18)居多。95 人中 13 人癌症为多发性,19 人发生于 40 岁之前,72 人的双亲之一是癌症患者。1966 年 Lynch 等又报道了两个类似的癌家族,后来将其命名为遗传性非息肉病性结直肠癌(hereditary non-polyposis colorectal cancer,HNPCC),家谱分析表明,该家族遗传性肿瘤综合征为常染色体显性遗传病。

2. 癌的二次突变假说 研究发现,遗传性肿瘤综合征具有明显的遗传规律,与癌变通路上高外显度的癌症相关基因的种系突变有关,癌症相关基因一般指癌基因、抑癌基因和 DNA 修复基因。Alfred Kundson 提出了二次突变假说(Kundson hypothesis),即当遗传性肿瘤家族连续传递时,子代个体抑癌基因上的一个等位基因已经携带了种系突变,另外一个等位基因再发生体细胞突变,即可导致抑癌基因功能的丧失,即产生肿瘤。近年来的研究进一步证实了“二次突变”理论,如 RBI 基因突变可导致家族性视网膜母细胞瘤;TP53 突变导致 Li-Fraumeni 综合征,原发肉瘤和乳腺癌;BRCA1 和 BRCA2 基因突变导致家族性乳腺癌;p16 基因突变导致家族性黑色素瘤;MEN1 和 RET 基因突变分别引发多发性内分泌肿瘤Ⅰ型和Ⅱ型等。

3. 遗传性肿瘤综合征 该综合征一般具有以下几个特点:

(1) 明显的家族聚集现象,家族成员患某种肿瘤的危险显著高于一般人群。

(2) 家族成员的肿瘤发病年龄显著低于一般人群。

(3) 常有多个原发肿瘤,对于可累及双侧器官的肿瘤,这些家族成员发生的肿瘤多为双侧的原发生肿瘤。

(4) 有些遗传性肿瘤综合征常伴有独特的癌前病变,该病变在一般人群中较为少见。

(5) 常以常染色体显性遗传的方式传递给子代,并常常具有不完全外显的特点,这种基因异常可在体细胞中检测出来。

(6) 这些家族成员也可患一些罕见肿瘤。

家族性癌指在一个家族中多个成员患同一种肿瘤,即该家族中成员对某种肿瘤易感性很高。在江苏启东和海门的研究中,用 Falconer 法估算的肝癌遗传度分别为 51.85% 和 57.9%,说明在肝癌的发生发展中,“遗传”相对于“环境”的作用。还有调查结果显示,12%~25% 的结直肠癌患者有结直肠癌家族史,母亲或姐妹患乳腺癌的妇女,乳腺癌发病率是一般妇女的 3 倍,其他常见的肿瘤如胃癌、肝癌、食道癌等通常是散发,但一部分患者具有明显的家族史。据估计肿瘤患者的一级亲属肿瘤发病率是自然人群的 3~4 倍。

二、基因与肿瘤

大多数常见肿瘤是散发的而不是家族遗传的,近年来研究发现,一些肿瘤相关基因多态与常见的散发性肿瘤的发病风险增高密切相关。肿瘤相关基因即癌基因和抑癌基因,目前公认的肿瘤相关基因约 400 多个,间接相关的约 3000 多个。

1. 癌基因 癌基因指细胞或病毒中存在的,能引起细胞恶性转化的基因。存在于病毒内的癌基因称为病毒癌基因(v-onc);存在于细胞内的癌基因称为细胞癌基因(c-onc),通常情况下细胞癌基因在正常细胞内以非激活状态存在,因此称为原癌基因。原癌基因是正常细胞内的一些与病毒癌基因序列具有同源性的基因,对机体的生长、发育、分化起重要作用,是正常细胞生长发育所必需的。

细胞内原癌基因转化为癌基因的过程称为激活,当这些原癌基因被激活,表达的时间、部位、数量或产物结构发生异常时，就可以导致细胞无限增殖，并出现恶性转化。癌基因常见的激活途径有染色体重排，基因扩增，病毒诱导与启动子插入，基因突变。细胞癌基因按照其功能不同分为五大类：①生长因子；②生长因子受体；③信号转导因子；④转录因子；⑤修复基因。

2. 抑癌基因　肿瘤抑制基因是存在于正常细胞中的一类调节细胞生长增殖分化的基因，具有抑制肿瘤发生的作用。当两个等位基因都因突变或缺失而丧失功能，即处于纯合失活状态时，细胞就会因正常抑制的解除而恶性转化。

目前已发现的肿瘤抑制基因有十几种。最早发现的抑癌基因是Rb基因，是在研究Rb家系时发现的，主要作用是调节细胞周期。其调节细胞周期的能力与prb磷酸化状态有关，主要与视网膜母细胞瘤相关。研究最为广泛的抑癌基因是p53基因，人类50%的肿瘤都存在突变，如结肠癌、乳腺癌、肝癌、肺癌等。p53主要作用是维持基因组的稳定性：一定的外界刺激如DNA损伤、应急等可引起细胞内p53蛋白水平升高，激活一系列下游靶基因的转录，诱导细胞周期G_1期阻断、诱导细胞凋亡、诱导细胞分化、保护基因组的完整性以及抑制肿瘤细胞的生长等。

3. 基因多态　癌基因的激活与抑癌基因的失活最常见的方式是基因突变，在人群中基因突变频率大于1%的，称为基因多态性。肿瘤相关基因的基因多态会影响个体对环境致癌物的代谢、激活、与大分子的结合，对DNA损伤修复能力的差异，从而影响个体对环境致癌物的敏感性，影响个体罹患肿瘤的风险。

基因多态性是指在一个生物群体中，同时和经常存在两种或多种不连续的变异性或基因型（genotype）或等位基因（allele），亦称为遗传多态性（genetic polymorphism）。人类基因多态性通常分为3大类：

（1）限制性片段长度多态性（RFLP），即由于单个碱基的缺失、重复和插入所引起限制性内切酶位点的变化，而导致DNA片段长度的变化。

（2）DNA重复序列的多态性，即短片段的DNA串联重复序列，主要表现于重复序列拷贝数的变异。

（3）单核苷酸多态性（SNP），指单个碱基的插入、缺失或置换，是最主要的基因多态形式。

肿瘤的遗传易感机制复杂，涉及多个基因，传统的候选基因策略，往往选择某个或几个功能性基因的多态性位点的进行研究，有助于阐明基因多态对基因功能和肿瘤发生的影响，但研究结果并不全面。利用大样本人群为基础的高通量的全基因组关联分析（genome-wide association study，GWAS），可以检测全基因组范围内数万SNPs，评价SNPs与肿瘤发生发展的关系，为肿瘤的个体化预防、诊断、治疗提供新的契机。

（朱海霞　陈建国）

第四章 肿瘤预防

学习目标

1. 掌握三级预防的概念，筛检的定义、目的、原则和应用。
2. 熟悉一、二、三级预防的定义和概念及实施的主要方法和手段。
3. 了解不良生活方式与肿瘤的关系。

第一节 概 述

肿瘤已被广泛认为是严重危害人类健康的主要疾病之一，在全球各国的疾病防控中占据重要位置。恶性肿瘤是全球第一大死因，据预测，2020 年全球恶性肿瘤新发病例将达 2000 万，死亡病例将达到 1200 万，癌症将成为人类健康的第一杀手，并成为全球最大的公共卫生问题。在我国人口死亡原因中，大中城市中癌症是第一位死因，农村中癌症是第二位死因，癌症已成为威胁人民健康和生命的最重要因素。在我国，肿瘤的防治工作同样是卫生工作的重点之一，2003 年我国正式发布《中国癌症预防与控制纲要》，其主要目标有完善癌症信息登记系统、肿瘤危险因素人群知晓率达到 50%、积极推行有效的预防措施如控烟等，提高癌症早期发现早期诊断率等。

一、肿瘤控制的最有效方法是预防

有研究指出，运用现有的医疗技术和方法，中国的总体癌症死亡中，57.4% 都是可避免的。WHO 工作计划也曾提出“3 个 1/3”的总策略，即 1/3 癌症是可以预防的，1/3 癌症通过早期发现、早期诊断，进行合适治疗是可以治愈的，还有 1/3 不能治愈的癌症也可通过合理有效的姑息治疗提高生存质量，使之无痛苦的走完人生历程。可见肿瘤控制的出路在于预防；而预防的重点必须放在改变危险行为，减轻环境危险因素的影响或通过干预危险因素、阻断致癌作用这些关键环节上。医学科学技术、特别是生物医学技术的快速发展，为肿瘤的预防提供了更有效的手段，也帮助人们对肿瘤病因和发病机制有了更全面深入的了解。

二、肿瘤三级预防的概念及基本策略

1. 恶性肿瘤的三级预防 一级预防指病因预防，旨在鉴别、控制和消除危险因素和病因，提高机体防癌能力，防患于未然。二级预防指的是早发现，早诊断，早治疗。三级预防主要是提高治愈率、生存率和生存质量，注重健康、姑息和止痛治疗。

2. 恶性肿瘤的预防策略 肿瘤预防最有效的研究策略应当是，通过临床和现场人群干预研究，集中探索和验证对行为生活方式、食物和营养摄入、社会环境进行有效干预的措施，研究癌症预防疫苗和化学预防药物的开发。在卫生政策和转化医学层面，必须研究环

境和政策干预对癌症危险的影响,包括限制向未成年人销售烟草,提高卷烟价格和建立无烟工作和公共场所,降低烟草使用,限制垃圾食物的摄入等,为干预政策和措施效果评价提供可行方法和技术。必须系统地掌握和及时地了解生物医学基础和应用研究进展,将研究取得的新发现,尽快地转化为可用于临床和社区预防服务实践的方法。

第二节　一 级 预 防

一、一级预防的定义和概念

肿瘤的一级预防又称病因预防,是指针对已知病因或危险因素,采取有效和适宜的干预策略和措施,消除、阻断、降低、延缓甚至逆转致癌作用,达到降低癌症的危险、发病、死亡和患病率的目的。

一级预防是三级预防中的第一道防线,以促进一般人群的健康生活方式,减少接触环境中危险因素,预防癌症的发生为目标。大量的研究表明,控制及消除这些危险因素是肿瘤预防最有效的措施。因此,对一些已知的肿瘤发生危险因素,如职业致癌因素和环境污染等,各级政府应进行严格的管理限制,控制或消除已知的肿瘤危险因素。此外日常生活中吸烟,饮酒,不良的饮食生活习惯也与某些肿瘤的发生密切相关,戒烟,健康膳食等可预防肿瘤的发生。

二、加强环境保护和职业防护,减少和消除致癌因素

目前,城市居民中肿瘤发生率逐年上升,被认为与环境污染有关。人类在生活过程中所接触到的环境污染物,主要是化学性污染物。加强对已明确的环境化学致癌剂的检测、控制和消除,制定环境浓度标准,严格控制其对环境的污染。主要包括几个方面:①规范工艺流程,控制和减少工业生产中的三废污染;②减少食品及其加工中的污染;③加强环境治理减少和消除其对食品水源等的污染。

对于职业致癌因素,应尽力去除和取代,在不能去除这些因素时,应限定工作环境中这些化学物的浓度,并提供有效的保护措施,尽力防止职业接触,对于接触化学致癌因素的职工,应定期体检,及时诊治。

外环境中的一些生物因素如 HBV 感染、HPV 感染及幽门螺杆菌感染等,经研究证实也与肿瘤的发生密切相关。因此,通过切断传播途径、接种疫苗、根治感染等,防治上述感染是预防相关肿瘤的有效途径。

三、提倡健康的生活方式

近年来,对于生活方式与肿瘤发生的关系逐渐成为肿瘤危险因素的研究热点。据估计,35%的癌症与长期吸烟、过量饮酒有关,45%的癌症与饮食因素有关,这些与生活方式相关的癌症,被称为“生活方式癌”。也有学者估计,男性癌症患者中约 1/3 与饮食营养相关,女性患者中则有 1/2 与饮食营养有关。改变生活方式,合理安排饮食、建立良好的生活习惯已经成为预防肿瘤发生的有效手段。

1. 控制吸烟 吸烟是一个重要的致癌因素，目前被认为是单一最大可预防的致癌因素。烟草燃烧后含有尼古丁、焦油、苯并芘等四十多种致癌物，吸烟与肺癌的因果关系已被多项研究所证实，吸烟者罹患肺癌的风险是不吸烟者的15～25倍，还与口腔癌、喉癌、食管癌、胃癌等多种肿瘤相关。WHO指出，烟草是造成人类死亡的第二大原因。大约有一半吸烟者（全球约6.5亿人）最终会死于吸烟所导致的疾病；每年还有成千上万的非吸烟者因为被动吸烟而死亡。被动吸烟者，罹患癌症的风险显著高于无被动吸烟者。据估计，控制吸烟可减少80%以上的肺癌和总癌死亡率。目前，中国是世界上最大的烟草生产国和消耗国，故开展控烟活动，对预防肺癌等与烟草相关疾病，提高人群健康水平具有重大意义。控烟的措施主要包括，通过健康教育宣传吸烟的危害、在一切公共场所禁止吸烟、帮助或促进吸烟者个人戒烟，营造不吸烟的良好环境。

2. 节制饮酒 全球每年因酒精引起的死亡约占总死亡的4%。酒精是一种辅助致癌物，可促进其他致癌物发挥作用，但酒精增加肝癌等癌症危险性的机理还不清楚。饮酒同时吸烟使罹患癌症的风险增加，有报道认为是无吸烟饮酒者的40倍。长期饮用烈性酒可致肝硬化，诱发肝癌，且与口腔、喉、食管、胃等部位的癌症有关。在世界癌症研究基金会（WCRF）报道的meta分析中，队列研究资料显示每天每10g乙醇可增加10%的肝癌危险性，而病例对照资料显示每周饮酒可增加18%的肝癌的危险性，并显示出剂量-反应关系。有学者认为，重度饮酒可能降低了膳食中的基本营养素，使得组织对于致癌物更加易感；重度和长期饮酒导致的炎症可以促进肝肿瘤的发生、增加肝癌发生的危险性；酒精的致癌作用也可能是由于酒精导致肝硬化而引起肝癌。目前认为乙醛是乙醇的终致癌物，是引起乙醇相关癌的关键物质；而乙醛的主要代谢酶是乙醛脱氢酶2（ALDH2）。因此，通过控制饮酒量、改饮低度酒等方式，对于因酒精引起的肿瘤的预防具有肯定意义。

3. 调整膳食结构，改变不良饮食习惯 营养摄入过量、不足或比例失调均有增加罹患癌症的风险，高脂肪饮食与结肠癌、乳腺癌的发病有关，而食管癌又与营养不平衡、缺乏蛋白质等相关。有研究显示红肉和饱和脂肪的摄入者增加慢性肝病、肝癌、肠癌及乳腺癌发生的危险。不良的饮食习惯，如进食过快过烫易致食管癌；食物过硬、过于刺激也与食管癌的发生有关；真菌污染与食道癌、肝癌密切相关；食物反复炸煎及熏制可诱导消化道肿瘤的发生。因此生活中应注重饮食、营养的均衡，减少脂肪、胆固醇摄入，增加维生素、膳食纤维的摄入，避免发霉、腌制、烧焦、过烫的食物摄入，减少过咸或刺激性食物的摄入，减少不必要的食品添加剂的摄入。目前总体上认为，蔬菜、水果可能是肿瘤的保护因素，因此适当地增加不同类型蔬菜和水果的摄入，有助于肿瘤的预防。

4. 坚持锻炼身体，注意个人卫生，保持乐观心态 研究发现多种肿瘤，例如结肠癌、直肠癌、肝癌、乳腺癌等的发生与体重超标有关。一项有11个队列纳入的meta分析显示，超重和肥胖者发生肝癌的RR分别为1.17和1.89；肥胖还可能与隐匿性肝硬化有关，而肝硬化与肝癌有关。近年还认为肥胖与糖尿病的发生有关，而糖尿病又可能与肝癌有关。因此，积极锻炼身体，保持健康体重有利于减少癌症的发生。2012年美国癌症协会《癌症预防的营养与运动指南》建议成人每周至少要参加150min中等强度锻炼或75min高等强度锻炼，以保证健康体重。保持口腔卫生可预防口腔疾病的发生，减少口腔癌、舌癌的发生；注意性卫生可降低宫颈癌、阴茎癌的发病率。有研究发现不良的心理、精神刺激会促使肿瘤的发生和发展。临床上常见不少的肿瘤患者在发病过程中有长期不正常的精神状态，如紧张、过度抑郁等精神创伤史。严重的精神创伤、精神过度紧张和情绪过度抑郁，可能是肿瘤细胞的活化剂,因此保持乐观的心态,避免过度紧张、压力,也可减少癌症的发生。

四、化学防癌剂的应用

化学防癌剂指利用某些天然或人工合成的化学药物预防癌症的发生,以逆转、抑制或阻断肿瘤的发展,从而达到预防肿瘤的目的。目前已有足够的证据表明,使用药物、维生素和矿物质、疫苗、全食物、食物成分等天然或合成物质可消除、拦截、降低、延缓和逆转致癌作用以及癌前病变的进展。

目前预防效果较肯定的有三苯氧胺预防乳腺癌、维甲素预防口腔白斑、阿司匹林预防结直肠癌、维生素 C 可抵抗癌细胞的浸润生长,还可阻断亚硝化反应,预防食道癌和胃癌。近年来从食物、蔬菜中筛选出的小营养分子——抗氧化营养素,包括维生素及微量元素,由于本身就是食物成分而广受关注,主要包括叶酸,维生素 A、维生素 C、维生素 E,胡萝卜素,番茄素等。近年的研究还发现,叶绿酸(绿色蔬菜中)、萝卜硫素(西兰花中)等预防剂,有利于体内黄曲霉毒素等的代谢排泄,因此可应用于肝癌的化学预防。

第三节 二 级 预 防

一、二级预防的定义和概念

二级预防也称发病学预防、“三早”预防,即早期发现、早期诊断和早期治疗,是指在疾病发生的早期阶段(有症状或无症状),通过一定的方法和技术手段,达到早期发现和早期诊治的目的。

二级预防是现阶段癌症预防的重点,主要针对高风险人群筛检癌前病变或早期肿瘤病例,抓住肿瘤治疗的最佳时期,旨在早发现并治疗癌前病变、隐匿的癌症或早期癌症,使肿瘤患者得到及时治疗,防止癌症的发展,从而促进痊愈、提高生存率。WHO 估计,现有的癌症筛检技术和方法如果应用得当,可降低约三分之一癌症死亡率。但目前的就诊癌症患者中,早期病例通常不足 10%,临床发现的肿瘤绝大部分为中、晚期病例,临床治疗花费大而收效小,资源浪费严重。因此,若能做到在癌症浸润发展和转移前开展筛检,发现早期癌症或癌前病变,就有可能使患者得到根治,延长患者生存时间,减少癌症的死亡。

大量的实验和临床实践发现,肿瘤的发生是一个漫长的过程,一般需要数年甚至数十年,其生长具有多阶段性,因此打断其中任何一个或几个环节均有可能阻断和制止癌前病变或癌症的发生发展,从而达到预防癌症发生的目的。

二、警惕癌症的早期信号

不少的癌症具有癌前状态或癌前病变,因此警惕肿瘤的早期信号,及时检测发现并根治癌前病变,可达到预防或早期发现癌症的目的。

癌症的早期表现常没有特异性,但是 75% 的癌症发生在身体浅表部位或易检测部位。若能掌握预防癌症的基础知识,增强防癌观念,就可及时发现异常或发现早期肿瘤。中国医学科学院根据我国的情况,提出下列十大症状,作为引起人们对肿瘤注意的预警信号,如发生这些症状应高度警惕,立刻检查治疗。

(1) 身体出现硬结或肿块:身体任何部位出现肿块不痛不痒,如乳腺、颈部或腹部的肿块,尤其是逐渐增大,需要引起警惕。常见的为慢性淋巴瘤、淋巴结结核、脂肪瘤、乳头状瘤、甲状腺瘤等,但也有可能是脂肪肉瘤、甲状腺癌、乳腺癌或转移性肿瘤等。一般需手术切除后做病理组织学检查,明确或排除恶性肿瘤。

(2) 久治不愈的溃疡:身体任何部位出现,如舌头、颊黏膜、四肢皮肤等处,未受过外伤而发生久治不愈的溃疡,需特别警惕。常见的可能是口腔或皮肤的溃疡,也有可能是皮肤癌、颊黏膜癌。

(3) 白带增多或阴道流血:白带增多或月经期外有不规则少量阴道出血,或性交时出血,尤其是中年以上妇女,有可能是宫颈癌,需及早到医院做阴道涂片检查,必要时做子宫颈活检或者诊断性刮宫检查,以确诊或排除宫颈癌。

(4) 吞咽不畅,胸口闷胀:进食时胸口闷胀、灼痛、异物感或者是进行性加重的吞咽不畅,需考虑早期食管癌的可能,应及时去医院做食道脱落细胞检查、食道钡餐及纤维内镜检查,以鉴别。

(5) 久治不愈的干咳或痰中带血:干性咳嗽久治不愈,或伴有痰中带血、发热、胸痛,要到医院进行检查,特别是对于长期大量吸烟、年龄 45 岁以上男性,需及早就诊,排除肺癌可能。

(6) 长期消化不良、进行性食欲减退、消瘦、又未找出明确原因者,需到医院进行检查,以排除肿瘤可能。

(7) 大便改变或便血:大便变形、变细,伴有黏液、脓血,且久治不愈,需考虑大肠癌的可能,应及早就医,进行大便潜血、肛门指检、结肠镜检查,以确诊或排除癌症。

(8) 鼻塞、鼻出血、单侧头痛或伴有复视。

(9) 黑痣突然增大或有破溃、出血、原有的毛发脱落。

(10) 无痛性血尿。

三、筛　检

(一) 定义

筛检是通过快速的检验、检查或其他措施,将可能有病但表面上健康的人,同那些可能无病的人区分开来。筛检试验不是诊断试验,仅是一种初步检查,对筛检试验阳性者或可疑阳性者,必须进行进一步的确诊,以便对确诊病人采取必要的措施。

(二) 肿瘤筛检的目的

作为一种早期发现手段,筛检普查在癌症防治中起重要作用,是早期发现癌症病例的主要措施。依据 WHO 提出的癌症控制原则,筛检可使发病率和死亡率下降 60%,通过筛检可在自然人群中发现无自觉症状的早期癌症患者和易患肿瘤的高危人群、癌前病变患者,从而进行干预以阻断肿瘤的进程。

(三) 肿瘤筛检的原则

所筛检肿瘤发病率高、死亡率高,危害严重;具有有效的筛检方法发现早期病变;具有有效的手段根治早期病变,早期治疗的效果明显优于中晚期治疗;符合成本效益原则。目前公认的比较有效的筛检方法主要包括:宫颈脱落细胞涂片检查;乳腺自检、临床检查及X线摄影检查;大便潜血、肛门指检、结肠镜检查;血清前列腺特异性抗原检查;肝脏超声及甲胎蛋白检测;EB病毒抗体检测;一些特异的肿瘤标记物等。

(四) 肿瘤筛检的应用

目前应用最多的高危人群筛检法为分级筛检法。肿瘤高危人群指通过大量的肿瘤防治工作实践及流行病学研究发现,在某些具有一定群体特点的人群中,某些特定的肿瘤有较高的发病率,这群人称为该肿瘤的高危人群。分级筛检步骤如下:在自然人群中筛选出应检人群;然后应用肿瘤标志物或其他特异性检测手段、方法,对应检对象进行检测;对检测阳性者进行癌前危险度评估;最后,对筛检出的高危对象进行干预性治疗和长期监测。一般依据以下几个方面确定高危人群:①年龄(中老年人);②接触致癌物;③肿瘤家族史或肿瘤易感;④具有癌前病变;⑤有不良生活习惯。

四、及时治疗癌前病变

1. 癌前病变　指病变本身并不是癌,但是在致癌因素的长期作用下,其中一小部分有可能发展为癌的疾病状态。及时对癌前病变进行合理的治疗,对预防癌症的发生具有重要意义。

2. 常见的癌前病变　以皮肤和黏膜居多,以下是几种常见的癌前病变:

(1) 黏膜白斑:最常见的癌前病变,多发生于口唇、舌尖、食管、外阴、宫颈等处,早期表现为淡白色小点或细条状,无任何自觉症状,可发展成为突出的条块状斑片,伴有瘙痒或触痛。其中以口腔和外阴尤需特别注意。

(2) 萎缩性胃炎:症状无特异性,会有上腹部灼痛、胀痛、钝痛感,进食后表现明显,尤其是伴有肠上皮化生及间变者,罹患胃癌的风险显著增加。

(3) 乳腺囊性增生:表现为乳房周期性疼痛,该病恶变的危险性较正常妇女增加2~4倍。特别是有乳腺癌家族史者,应及早就医检查。

(4) 胃息肉、结肠或直肠息肉:尤其是多发性家族性结肠息肉,甚至可以多个息肉同时发生癌变。多发性家族性结肠息肉者中,40岁后癌变几率显著增高,需定期至医院检查。

(5) 色素痣:易受摩擦部位的色素痣,譬如生长在手掌、足底、面部、颈项、腰部等,如果出现迅速增大、色泽迅速加深、溃烂等,则有可能是恶变的征兆,尤其发生在老年人身上,需要及早就医。

五、开展适宜的筛检工作

《2004-2010年中国癌症预防与控制规划纲要》已将癌症早诊早治作为癌症控制的主要策略之一。2004年,卫生部疾控局、中国癌症基金会和部分省(区)卫生厅,已开始建立癌症早诊早治示范基地,开展以早诊早治为主的癌症防治工作。目前中央财政专项基金已支持宫颈癌、乳腺癌、食管癌、胃癌、肝癌、大肠癌、鼻咽癌、肺癌等癌症的筛检工作，支持淮河流域癌症的早诊早治、支持城市地区开展癌症的筛检工作，项目点逐步覆盖到全国各省市区，取得了较好的成效，也受到广大人民群众的普遍欢迎。

现已有充分证据表明，通过例行筛检发现大肠癌前病变腺瘤或息肉，开展早期切除治疗，可降低 90% 以上结直肠癌的死亡。宫颈癌和乳腺癌也可以通过巴氏细胞涂片和乳房 X 线照片检查，发现癌前病变或早期癌，并及时加以治疗，可大大降低死亡率甚至发病率。采用甲胎蛋白和 B 超联合诊断的方法，对肝癌的高风险人群开展筛检，可大大提高肝癌的早期检出率。采用内镜在高风险人群中进行筛检，并对食管、胃轻度和中度异型增生者开展定期的随访，可以发现上消化道的早期肿瘤，有利于早诊早治。

不过至今仍有很多常见癌症还没有适当的早期发现和筛检方法，例如，卵巢癌和胰腺癌还没有可靠的早期筛检方法开展早诊早治；使用前列腺特异抗原(PSA)对健康人群进行筛检，并不被普遍认可，还可能存在过度诊断和过度治疗问题。对于许多常见癌症的早期筛检，仍缺乏符合国情的适宜的循证技术。因此，积极寻找、尽快研发更多既有科学根据又切实可行的筛检方法和技术，是我国二级预防中亟待解决的课题。

第四节　三级预防

一、三级预防的定义和概念

三级预防，也称为临床预防或康复预防，即对已经确诊的癌症病人进行积极的医学治疗，争取获得最佳疗效，定期随访，防止转移。三级预防的意义在于对晚期病人进行综合性的治疗，正确有效地进行姑息治疗和康复治疗，帮助他们减轻痛苦，改善生活质量，延长生存期。

三级预防的重要任务是采取多学科综合治疗(MDT)，正确选择合理、最佳诊疗方案，及早控制癌症的发展。由于大多数癌症死亡不是原发癌症所致，而是远距离转移的后果，因此，积极开展以控制癌症转移和改善患者的生存质量为目的的癌症三级预防研究，是肿瘤预防和肿瘤临床工作者面临的主要任务之一。

二、三级预防的原则和主要手段

恶性肿瘤不仅是医学面临的重大生物学问题，还由于其高发病率和高病死率，已成为危害社会劳动力的主要社会问题。因此，三级预防需要多方通力协作，需要社会支持保障，并应由医护人员、康复工作者、家庭人员及患者的积极支持、参与和配合。三级预防要从三个方面落实措施：

(一) 促进康复

在肿瘤患者明确诊断后，特别是对于中晚期患者，第一目的是防止病情恶化、促进痊愈；防止残疾向残障、死亡结局的转变。治疗总原则综合治疗、积极治疗、对症治疗，以延长患者生存期、减轻痛苦。

(二) 防止转移

肿瘤具有侵犯邻近组织、远处转移,即“侵袭转移”的特征。通常有三条主要的途径,即血道转移、淋巴道转移,以及直接侵犯邻近组织器官。研究肿瘤转移的影响因素、预测肿瘤转移的“微环境”、阻断肿瘤转移的途径,就有可能实现“防转移”或“抗转移”的目的。

(三) 给予关怀

1. 止痛　疼痛是许多晚期肿瘤患者的最常见症状;因此止痛是肿瘤患者护理和临终关怀的重要内容。WHO 早已提出癌症三阶梯止痛治疗方案,此“三阶梯”为:①对于轻或中等程度的疼痛,可用非吗啡类药;②对于持续不断的疼痛,可用弱阿片类药物;③对于严重的或不断加重的疼痛,可用强阿片类药物。其基本原则强调“按时给药”,而不是“按需给药”。医疗实践中要采取积极措施预防疼痛的发生,尽量采取病人感觉舒适的方式。

2. 护理　肿瘤患者的有效护理是肿瘤临终关怀的重要内容,包括:①基础护理:涉及饮食护理、口腔护理、恶心呕吐护理、烦躁不安的护理、腹泻的护理、发热的护理、呼吸困难的护理、腹水的护理、褥疮的护理等。②心理护理或心理干预:可使患者在最佳的心理状态下主动配合治疗,以促进患者早期康复。此外,护理工作者的心理干预技巧等也将影响患者的心理干预治疗效果。对于晚期肿瘤患者,还应合理调节饮食,适当补充营养,配合以保障病人尊严和生活质量为目的的姑息治疗。

三、三级预防的发展方向

(一) 研究和探讨癌症转移相关的分子和细胞因素

研究鉴别转移和非转移癌的分子和细胞特性的差别,发现和识别原发肿瘤在早期阶段出现可导致转移的一些遗传特征,寻找预后评价指标,供癌症预防和控制转移预测使用。探讨肿瘤干细胞在癌症进展和转移过程中的作用,落实肿瘤预后和治疗的干预措施,是三级预防的重要内容之一。

(二) 研究和采用生物医学新技术

借助基因组学、蛋白组学、代谢组学、纳米技术和影像工具等,探讨和验证预防癌症进展和防止复发转移的新途径。积极开展蛋白组学、生物标志物和纳米技术的研究,使用分子靶向成像、高通量检测技术和遗传易感标志物来识别微小肿瘤及其分子特征,可能是未来三级预防的一个重点。

(三) 整合医学资源、促进医药技术进步和转化应用

总结现有的临床经验、挖掘生物标本资源、加强肿瘤患者信息数据库的建立和数据共享,加速癌症新治疗药物,特别是靶向药物的开发,降低和消除癌症治疗毒性和副作用,加强其他癌症循证康复策略和措施的探索,从而实现促进肿瘤临床有效药物的应用和肿瘤诊治技术的转化应用。

(吴徐明　陈建国)

第五章　肿瘤生物学

学习目标

1. 掌握恶性肿瘤细胞的形态学特征及肿瘤细胞的生长特征。
2. 熟悉细胞周期、细胞分化、细胞凋亡与肿瘤生长关系；熟悉肿瘤微环境。
3. 了解癌基因与抑癌基因以及相关的细胞传导通路；了解肿瘤干细胞。

第一节　概　　述

肿瘤是基于正常细胞转化增生繁衍而形成的异常组织，其基本生物学特征是细胞的异常生长。肿瘤细胞在形态结构、代谢及功能上都与正常细胞有明显的区别，其细胞的分化(differentiation，即指原始幼稚细胞向不同方向演化，逐渐发育为成熟细胞的过程)出现不规则。肿瘤细胞与对应分化成熟的细胞在功能和形态上都有明显差异，并具有恶性的生物学行为，称为去分化，即间变(anaplasia)，间变是恶性肿瘤细胞标志性的生物学特征。肿瘤细胞形态分化和功能分化关系的一般规律是：肿瘤间变越明显、生长越快，其功能分化就越差。简而言之，肿瘤细胞的分化程度越低，其恶性程度就越高。恶性肿瘤的“顽固化”与肿瘤组织存在肿瘤干细胞有关。

肿瘤的发生是一个多因素参与的过程，其中分子水平上的改变，如基因的异变是细胞发生转化发展成肿瘤细胞的根本，所以说，肿瘤是一种基因病。导致基因的突变以及细胞信号通路传导异常的诱因已在前面病因学提及，在此不再赘述。应该指出，肿瘤的发生发展机制仍然是一个亟待解决的命题。随着分子生物学领域的快速发展，对肿瘤相关基因和细胞信号传导通路的认识不断深入，人们在肿瘤发生发展的机制研究中已取得了长足的进步。

肿瘤细胞的生长和侵袭有赖于肿瘤微环境。肿瘤微环境是指存在肿瘤细胞周围的其他细胞、细胞生长因子以及微血管等，这些成分在肿瘤细胞的生长、侵袭转移方面起着重要的作用。

综上所述，肿瘤生物学包含了细胞水平、分子水平以及微环境等所涉及的内容。肿瘤生物学是肿瘤医学的一门基础学科，了解和掌握这门课程的内容无疑有助于理解临床病理、临床诊断以及抗肿瘤治疗的理论知识。

第二节　肿瘤细胞生物学

一、肿瘤细胞的形态学特征

1. 肿瘤细胞核　细胞核为细胞的控制中心，是遗传物质储存及遗传信息复制和转录的场所，在细胞代谢、增殖、分化中起着重要作用。处于分裂间期的细胞核由染色质、核膜、核基质和核仁组成。

肿瘤细胞核在光学显微镜下观察：表现为异形性，包括细胞核的形状、大小及染色不一致。肿瘤细胞核形状不一，可出现巨核、多核或奇异形核；肿瘤细胞核体积增大，正常细胞的核浆比例为 1∶4~1∶6，而肿瘤细胞核浆比例常达 1∶1 甚至核浆比例倒置；肿瘤细胞核染色质呈粗颗粒状，可凝结成块且分布不均，核仁常明显，核分裂象常增多。出现不对称性、多极性和顿挫性等病理性核分裂象时，对恶性肿瘤的诊断具有重要意义。

肿瘤细胞核在电镜下观察更为明显。肿瘤细胞核增大，核形不规则，核膜凹陷深浅不一，如平滑肌肉瘤细胞的核膜常有齿轮凹陷。核仁常较大，有时甚为突出，谓之牛眼核(bovine eye nucleus)。数目常增多并偏位。胞核紧贴于核膜下，轮廓常不规则。核内异常染色质可增多，常凝集于核膜下，使核深染和核膜增厚。有时常染色质增加使核在光镜下呈泡状或浅染微尘状。

2. 肿瘤细胞质　细胞质占细胞体积的大部分。动物细胞的细胞质约占细胞的 9/10，细胞核悬浮其中，通过核膜的核孔与细胞质进行物质与信息交流。细胞质基本上由细胞器、细胞骨架及细胞液组成。细胞器包括线粒体、内质网、核糖体等。细胞骨架是真核细胞的基本构架，它从内部支持细胞，以维持细胞的正常形状。细胞液又称胞质溶胶，充满整个细胞核与细胞器之间的空间，含有数千种酶，参与各种生命活动的生物化学反应。其中主要细胞器的改变为：

(1) 线粒体：在恶性肿瘤，主要表现为分布不均与外形改变，如出现分支，呈新月形、环形等。有不同程度的多形性、肿胀、增生，如在肝细胞癌中可见巨线粒体。

(2) 内质网：内质网分为膜上附着核糖体颗粒的粗面内质网(RER)和膜上没有核糖体附着的滑面内质网(SER)两种。内质网在分化高的肿瘤中发育良好而在分化低或未分化的肿瘤中数量则减少。就形态方面，在恶性肿瘤中 RER 可呈板层状、分支状、扩张池状等排列；SER 可呈同心圆状排列。

(3) 核糖体：恶性肿瘤细胞中往往可见较多的核糖体，说明蛋白合成旺盛，在肝细胞癌中还可见多聚核糖体(即所谓的核糖体玫瑰花)。

(4) 高尔基复合体：其发育程度常反应肿瘤的分化状态，分泌活跃的细胞高尔基复合体发育良好，并伴有不同程度扩张，而在低分化或未分化的肿瘤，高尔基复合体则发育很差或不明显。

(5) 溶酶体：常明显增多，常见者为多泡体和残余小体，可有较多的自噬溶酶体。

其中细胞骨架的改变为：

(1) 微丝：又名纤维肌动蛋白，由球形肌动蛋白单体聚合而成。肌特异性肌动蛋白在梭形细胞肉瘤的鉴别诊断中具有价值，阳性染色支持平滑肌肉瘤的诊断，而阴性常为纤维肉瘤。就形态而言，正常细胞的微丝呈长弹性纤维，而肿瘤细胞则表现为短纤维或斑点状且局部可出现聚集现象，可能与肿瘤细胞形态的改变有关。

(2) 中丝：因其直径介于微丝与微管之间而得名。中丝分为 5 种，即细胞角蛋白(CK)、结蛋白(Dm)、波形蛋白(Vm)、胶质纤维酸性蛋白(GFAP)和神经微丝蛋白(NF)。肿瘤细胞去分化，常出现胚胎细胞的一些特性，因此有些肿瘤可同时表达两种甚至两种以上的中丝。如甲状腺腺癌、肺腺癌、肺大细胞癌等上皮性肿瘤除了表达上皮细胞的标记 CK 以外，还可表达 Vm。

(3) 微管：由 α/β 微管蛋白多聚体形成直径 25nm 的中空管状结构。肿瘤细胞的微管本质上与正常细胞并无明显的不同，但在一些肿瘤细胞中，微管的形态和分布会有所改变。与正常细胞相比，肿瘤细胞的微管含量增多，微管由正常细胞的网状交叉分布变为以细胞核为中心的放射状排列。

3. 肿瘤细胞膜 细胞膜也称质膜，厚度为 7.5～10nm，由 3 层结构组成，每层厚 2.5～3nm。内、外两层电子密度较高，中间较低。该 3 层结构的膜又称单位膜。细胞膜表面有一层由多糖、蛋白聚糖、糖蛋白、糖脂组成的膜相关复合物，称为糖萼或多糖被膜（glycocalyx）。其与细胞黏合、接触抑制、生长控制、细胞抗原性、营养吸收以及受体功能均有密切关系。细胞膜常有一些特殊分化的结构，以适应细胞与细胞之间的联系和交流：

(1) 细胞间连接构造：包括紧密连接、缝隙连接、中间连接、桥粒等，两种或两种以上的连接同时存在可组成连接复合体。

(2) 细胞膜内陷：包括纵行排列的细胞膜内褶、滴状内陷形成胞饮小泡或吞噬空泡。

(3) 微绒毛：在肠吸收上皮细胞腔面的微绒毛形成纹状缘，该微绒毛表面覆有一层 7.5～20nm 厚的糖萼外衣。肾远曲小管上皮细胞的微绒毛称为刷状缘，其糖萼外衣厚度平均为 7.5nm。其他上皮细胞、结缔组织细胞、白细胞等微绒毛较短，数量也较少。

(4) 纤毛：上皮细胞表面能活动的细长突起，长 5～10μm，直径 0.3～0.5μm。

根据肿瘤细胞膜的特殊分化结构，可对一些肿瘤作出鉴别诊断。如在电镜下见到少数发育差的桥粒和细胞质中少量弹性原纤维，可诊断为鳞状细胞癌；如电镜下见到细胞间有微小腔隙，或细胞质内有微囊，腔面或囊面有微绒毛，则可诊断为低分化或未分化腺癌。一般来说，恶性肿瘤细胞的细胞间连接结构不但数量减少，而且发育差，其他特殊分化结构也是如此。

二、肿瘤细胞的生长特性

1. 恶性肿瘤细胞的生物学特性 恶性肿瘤细胞既有别于正常细胞，又不同程度地具有其发源组织的某些特征。癌细胞和正常细胞异同的程度，在演化过程中不断地变化，表现一系列从量变到质变的过渡形式，这是恶性肿瘤和其他疾病的重要差别之一。恶性肿瘤细胞的生物学特性有：

(1) 肿瘤细胞的自主性：所有肿瘤细胞的基本特性之一为增殖失控。肿瘤细胞好似寄生于宿主体内的微生物，它不受宿主的神经体液所控制，亦不受其周围环境的影响，表现为所谓自主性生长，即使宿主体内多种组织细胞处于消耗性萎缩状态，肿瘤细胞也能摄取宿主体内的营养物质而不断增殖。其实癌细胞并非完全“自主”，早期的癌细胞常能对体内或引入体内的某些调节因子发生反应，但随着癌细胞的演进而逐渐失去此种反应能力，如乳腺癌可从激素依赖性逐渐发展成非依赖性。一般，在肿瘤发生和发展的过程中，“自主性”总是越来越大。自主性越大，则增殖速度越快，分化程度也越低。

(2) 接触抑制的丧失：正常细胞生长相互接触后，其运动和分裂活动都要停顿下来。在体外培养条件下则表现为细胞贴壁生长汇合成单层后即停止生长。癌细胞则不同，其分裂和增殖并不因细胞相互接触而终止，在体外培养时细胞可堆累成立体细胞群，故癌细胞接触对癌细胞的增殖无抑制作用。

(3) 生长的锚着依赖性丧失：正常细胞必须依附于适宜的表面才能生长，悬浮在液体或半固体状态中培养则难以很好地生长,此现象称为生长的锚着依赖性。转化细胞失去的这一特点,能混悬于液体或半固体中生长,不再依赖于锚着。对转化细胞的各种生长特点逐一对比研究,发现许多特点均不与植入体内的成瘤性相关,唯独锚着依赖性和转化细胞的体内成瘤性及转移力相关,因此它是据以判断体内成瘤性的可靠指征。

(4) 细胞生长的密度依赖性抑制作用降低:培养基中的正常细胞增殖到一定密度后即停止生长,这种现象称为细胞生长的密度依赖抑制作用。细胞培养过程中有赖于培养基中血清所含的许多成分,诸如蛋白质、维生素、激素和矿物质等,当培养基中缺乏细胞生长的必需成分,则培养基变成“密度抑制性”。肿瘤性转化细胞一个显著的特点是对血清成分的需求降低了,这样便降低了细胞生长的密度依赖抑制作用,表现在一定容积内细胞生长的饱和密度增加。

(5) 无限增殖:正常细胞在体外传代培养中,分裂增殖到一定的代数后到达一个临界点,此时它们虽仍保持存活力但停止增殖,可停滞于非增殖状态。恶性肿瘤细胞则不同,在适宜条件下,癌细胞能无限增殖,成为“不死”的永生细胞。实验所用不断繁殖的细胞,谓之“细胞系”。

(6) 可移植性:正常细胞除成纤维细胞外,当将其移植于异体后,由于宿主的排异反应,多不容易生存;而恶性转化细胞被移植于宿主体内可以不断地生长繁殖,形成移植瘤。如人的肿瘤细胞可移植到鼠类体内,形成移植瘤。

(7) 恶性肿瘤细胞表型的不可逆性:现普遍认为当某种细胞一旦获得恶性转化表型,其过程即具有遗传性及不可逆性。有研究认为肿瘤在生长过程中往往不断获得新的生物学性能,恶性程度递增,几乎总是向着更富于侵袭性方向发展,即所谓的“肿瘤演进”。

2. 肿瘤细胞生长动力学　不同肿瘤的生长速度差别较大。一般情况下,成熟度高、分化良好的肿瘤生长相对较缓慢,成熟度低、分化差的肿瘤生长较快。影响肿瘤生长速度的因素有以下两点:

(1) 肿瘤细胞倍增时间(doubling time,DT):肿瘤细胞数增加 1 倍所需的时间。多数恶性肿瘤细胞的倍增时间并不是想象的那样比正常细胞更短,而是与正常细胞相似或者更长。所以,肿瘤细胞倍增时间的长短可能不是决定恶性肿瘤生长速度的主要原因。但在临床上实际应用的倍增时间是指肿瘤体积增加 1 倍所需的时间。人类大多数肿瘤的体积倍增时间是 2~3 个月,同一患者的转移瘤倍增时间比原发肿瘤短。在肿瘤早期,倍增时间短,随着肿瘤体积增大,倍增时间逐渐延长。

(2) 肿瘤细胞的生成与丢失:正常组织的细胞生成与丢失保持动态平衡,而肿瘤细胞的生成与丢失的程度共同影响着肿瘤的生长。一方面,肿瘤细胞因丧失细胞间的接触抑制而进行性生长;另一方面,由于营养供应不足,坏死脱落以及机体抗肿瘤反应等因素的影响,有相当一部分肿瘤细胞发生丢失。因此,肿瘤细胞的生长大于丢失的程度决定了肿瘤的进行性生长及其生长速度。

三、细胞周期与肿瘤生长

1. 细胞周期的概念　从一次细胞分裂结束开始,经过物质积累的过程,直到下一次细胞结束为止,称为一个细胞周期(cell cycle)。一个细胞周期分为四个时相,即 DNA 合成前期(G_1 期)、DNA 合成期(S 期)、DNA 合成后期(G_2 期)和细胞分裂期(M 期)。正常机体中,胚胎细胞的细胞周期必须保持快速运行,成年细胞的细胞周期运行较慢,而神经元细胞的细胞周期几乎完全不运行。生长中的细胞如果细胞周期不能运行,细胞将会死亡。如果在成熟细胞中,细胞周期不能正常运行,则可能导致肿瘤的发生。

2. 肿瘤细胞周期及生长分数 肿瘤细胞快速生长是基于细胞处于细胞周期的增殖时相。肿瘤细胞群体中处于增殖阶段(S 期和 G_2 期)的细胞比例,称为细胞生长分数(growth fraction,GF)。GF 越大,肿瘤生长越快;反之则生长越慢。GF 是一个动态指标,在细胞恶性转化的初期,绝大多数的细胞处于复制增殖期,所以 GF 很高;随着肿瘤的持续生长,不断有肿瘤细胞因为缺血发生坏死,而多数肿瘤细胞又处于 G_0 期即静止期,肿瘤则停止分裂增殖,即使是生长最迅速的肿瘤,其 GF 也只在 20%左右。

3. 细胞周期的监控 为了维持遗传信息的稳定性和完整性以及防止细胞癌变和遗传疾病的发生,细胞中存在着一系列监控系统,对细胞周期发生的重要事件及出现的故障加以检测,只有当这些事件完成、故障修复后,才允许细胞周期进一步运行,该监控系统即为检测点。其主要作用是调节细胞周期的时序转换,以确保 DNA 的复制、染色体的分离等细胞重要生命活动的高度精确性,并对 DNA 损伤、DNA 复制受阻、纺锤体组装和染色体分离异常等细胞损伤及时做出反应,以防止突变和遗传不稳定的发生。当细胞周期的监控机制破坏将导致染色体重排,如基因缺失、扩增和移位、有丝分裂过程中的染色体不能分开,子代细胞中染色体丢失或增加,这些均常见于肿瘤细胞演化的过程中。

关于细胞周期的调控失常与肿瘤发生的关系将在本章第三节详述。

四、细胞分化与肿瘤

1. 细胞分化的概念 细胞分化(differentiation)是指由一种相同的细胞类型经过细胞分裂增殖后逐渐在形态、结构和功能上形成另一类细胞群直至形成有功能的成熟细胞的过程。达到细胞分化的指标有细胞的形态结构、生理功能和生化特性。细胞分化是一种持久性的变化,不仅产生在胚胎发育中,而且一生都进行着,以补充衰老和死亡的细胞,如多能造血干细胞分化为不同血细胞的细胞分化过程。

2. 细胞分化与肿瘤发生 与正常分化特征的细胞相比较,肿瘤细胞分化有以下 3 个差异:

(1) 分化特征趋于消失,不论发生在何种组织或器官的恶性肿瘤,均失去了原来分化成特异细胞的特征,而表现出一种共同的并且相当单纯化的分化特征,这种返归形式的恶性肿瘤常常和增殖力较强的“增殖”细胞相似;

(2) 出现新的分化特征,即恶性肿瘤细胞分化过程中出现原来组织或器官中正常细胞所没有的特征;

(3) 肿瘤细胞与相应正常细胞越相似,分化越高,反之则分化越低。形态上,细胞分化低常不表现为异型性、失去极向、幼稚性、生长活跃程度性等特点。恶性肿瘤由未分化或分化差的干细胞或分化异常的细胞组成。肿瘤细胞在不同程度上缺乏成熟的形态与完整的功能,丧失某些终末分化细胞的性状,并可对正常分化调节机制缺乏应有的反应。

3. 肿瘤细胞的诱导分化 恶性肿瘤细胞在体内外分化诱导剂的作用下,可以向正常细胞或接近正常细胞分化。在分化诱导剂的作用下,肿瘤细胞的形态特征、生长方式、生长速度和基因表达等表型均向正常细胞接近,甚至完全转变为正常细胞,这种现象称为诱导分化(induced differentiation)。

五、细胞凋亡与肿瘤

1. 细胞凋亡的概念　细胞凋亡(apoptosis)是指为维持内环境稳定,由基因控制的细胞自主有序的死亡,它不是病理条件下自体损伤的一种现象,而是对细胞生存环境的平衡稳态的一种主动争取的细胞死亡过程。细胞凋亡可以用形态学检测技术、流式细胞仪以及蛋白检测技术等进行测定和分析。

2. 细胞凋亡与肿瘤的发生发展　细胞的"生(进)"与"死(出)"的动态平衡是维持正常机体细胞量的"天平"。恶性肿瘤细胞一方面快速增殖且分化减弱,另一方面凋亡受阻,使细胞群体内生存与死亡的平衡被破坏,存活大于死亡,低分化的无功能细胞数量大大增加,细胞代谢紊乱,最终影响整个机体的健康状态。细胞凋亡涉及一系列基因的激活、表达以及调控等作用,肿瘤细胞凋亡的调节存在失控,其具体的分子机制将在本章第三节详述。

六、肿瘤干细胞

1. 干细胞的概念　干细胞是具有多能性的细胞,能够无限制的自我更新并具有分化成不同的成熟组织类型的多能性。人体中存在着三种干细胞,即胚胎干细胞、生殖干细胞和成体干细胞。干细胞具有自我更新、分裂不对称性、可塑性,能够被诱导分化等主要特征。

2. 肿瘤干细胞　随着研究的发展,人们发现肿瘤细胞与干细胞之间有着较大的相似性,因此提出肿瘤干细胞(tumor stem cell,TSC)的理论。TSC是指肿瘤中具有自我更新能力并能产生异质性肿瘤细胞的细胞。其具有四个重要特征:

(1) 自我更新的能力:肿瘤干细胞保持分化为前体细胞的能力。

(2) 多分化潜能:使TSC能够产生不同分化程度的子代肿瘤细胞,在体内形成新的肿瘤。同一肿瘤组织中,分化成熟的肿瘤细胞恶性程度较低,而分化差的肿瘤细胞恶性程度高。

(3) 高增殖能力:大量实验表明,TSC比普通肿瘤细胞具有更高的增殖能力。

(4) 耐药性:TSC细胞膜上多数表达ABC转运体家族膜蛋白,能够运输并排出代谢产物,同时也排除细胞内的药物等物质,所以在临床出现多药耐药(multidrug resistance,MDR)现象。

这些特征使TSC对肿瘤的存活、增殖、转移及复发有着重要作用。从本质上讲,TSC通过自我更新和无限增殖维持着肿瘤细胞群的生命力;TSC的运动和迁徙能力又使肿瘤细胞的转移成为可能;TSC可以长时间处于休眠状态并具有多种耐药分子而对杀伤肿瘤细胞的外界理化因素不敏感,因此肿瘤往往在常规肿瘤治疗方法消灭大部分肿瘤细胞后一段时间复发。

第三节　肿瘤分子生物学

体内的多基因参与了肿瘤的发生,根据它们对肿瘤细胞的作用分为癌基因和抑癌基因。肿瘤细胞的生物学行为如细胞周期、细胞分化以及细胞凋亡都受到相关分子及其信号通路的调控。

一、癌　基　因

癌基因是存在于病毒或细胞基因组中，在一定条件下通过其表达产物在体外引起正常细胞转化、在体内引起癌瘤的一类基因。癌基因可分为两大类：一类存在于反转录病毒中，称为病毒癌基因（viral oncogene，v-one）；另一类存在于细胞中，称为细胞癌基因（cellular oncogene，c-one）。

1. 细胞癌基因特点　细胞癌基因存在于正常的细胞基因组中，与病毒癌基因有同源序列。其具有促进正常细胞生长、增殖、分化和发育等生理功能。当其受到某些条件激活时，结构和表达发生异常，能使细胞发生恶性转化。细胞癌基因具有如下特点：

(1) 细胞癌基因在进化过程中高度保守，人类中的很多 c-one 普遍存在于节肢动物，甚至见于酵母。

(2) 细胞癌基因是生命活动的基础，与细胞增殖、分化密切相关，其表达与个体发育有关，受到严格程序调控，但并不具有致癌性。

(3) 细胞癌基因也称为原癌基因（proto-oncgene），原癌基因是不发挥致癌作用的细胞癌基因，正常情况下与细胞增殖有关。病毒癌基因来源于细胞癌基因，目前所知的 v-one，在哺乳动物都可以找到与之同源的 c-one，具有相似的核苷酸序列、编码结构和功能相似的产物，反之则不然，c-one 没有相应的 v-one。现在一般认为 v-one 起源于 c-one，是病毒基因组与细胞基因组发生重组而形成的。

2. 癌基因活化机制　在肿瘤发生中，致癌因素作用于机体内的靶分子是 DNA。癌基因激活细胞癌变的方式如下：

(1) 前病毒插入：整合到宿主染色体中的病毒 DNA（不管是源于 DNA 还是 RNA 病毒）称之为前病毒。这段 DNA 可随宿主 DNA 一起复制传给子细胞。当反转录病毒的长末端重复序列（含强启动子和增强子）插入原癌基因附近或内部时，就能启动癌基因过量表达，导致癌变。

(2) 原癌基因突变：原癌基因在射线或化学致癌剂作用下，可能发生单个碱基的点突变，从而改变了表达蛋白的氨基酸组成，造成蛋白质结构的变异，导致调控失败而致细胞分裂不受控。

(3) 染色体易位与基因重排：染色体易位是指染色体一部分易位到另一染色体上；而基因重排是指 DNA 分子一部分断链，新的部位重接，然后基因发生重新排列组合的过程。染色体易位与基因重排导致原来无活性的原癌基因移至强启动子或增强子附近而活化。

(4) 癌基因拷贝数扩增：通常原癌基因多为单拷贝基因。原癌基因扩增是基因数量的增加或转录活性的增加，产生过量的表达蛋白导致肿瘤的发生。如人早幼粒白血病 HL-60 细胞和相应的正常细胞比较，其 c-myc 基因拷贝多 20 倍有余，结果导致癌基因拷贝数扩增从而表达产物过量。

3. 细胞癌基因家族及功能　大多数细胞癌基因编码的蛋白质都是复杂的细胞信号转导网络中的成分，在信号转导途径中有着重要的作用。其表达失控或表达产物异常，将对细胞产生很大危害，常见癌基因家族及产物功能如下：

(1) src 家族：含有相似的基因编码结构，产物具有使酪氨酸磷酸化的蛋白激酶活性，定位于胞膜内面或跨膜分布。

（2）ras 家族：家族成员基因序列差异大，但所编码的蛋白质是 p21，位于细胞膜内面，p21 可与 GTP 结合，有 GTP 酶活性，并参与 cAMP 水平的调节。

（3）myc 家族：编码核内 DNA 结合蛋白，直接调节其他基因的转录。c-myc 是典型的原癌基因，主要通过扩增和染色体易位重排的方式激活，与某些组织肿瘤的发生、发展和演变转归有重要关系。

（4）sis 家族：只有 sis 基因一个成员，编码 p28，与人血小板源生长因子结构类似，刺激间叶组织细胞分裂增殖。

（5）myb 家族：编码核蛋白，能与 DNA 结合，为核内的一种转录因子。

二、抑 癌 基 因

抑癌基因又称肿瘤抑制基因，其编码的蛋白质能限制或抑制细胞增殖，而它们的缺失或失活会导致细胞增殖的失控或癌变。

1. 抑癌基因功能　抑癌基因能够编码转录子或作为细胞周期调节因子参与细胞增殖、分化的调控；参与 DNA 损伤的修复、复制、保证 DNA 遗传的稳定性；参与细胞内外的信号传递；编码 GTP 酶活化蛋白或磷酸酶，通过阻断癌基因产物而发挥抑癌效应。

2. 主要的抑癌基因

（1）Rb 基因：Rb 基因是最早发现的肿瘤抑制基因，最初发现于儿童的视网膜母细胞瘤。Rb 基因位于人 13q14，含有 27 个外显子，转录 4.7kb 的 mRNA，编码蛋白质为 p105，定位于核内。Rb 基因对肿瘤的抑制作用与转录因子（E2F）有关。E2F 是一类激活转录作用的活性蛋白，在 G_0、G_1 期，低磷酸化型的 Rb 蛋白与 E2F 结合成复合物，使 E2F 处于非活化状态；在 S 期，Rb 蛋白被磷酸化而与 E2F 解离，结合状态的 E2F 变成游离状态，细胞立即进入增殖阶段。当 Rb 基因发生缺失或突变，E2F 释放增加，造成细胞增殖活跃，导致肿瘤发生。

（2）p53 基因：人类 p53 基因定位于 17p13，全长 16-20kb，含有 11 个外显子，转录 2.8kb 的 mRNA，编码核内磷酸化蛋白 p53。p53 基因是迄今为止发现的与人类肿瘤相关性最高的基因，可谓抑癌基因组的“明星”。p53 基因时刻监控着基因的完整性，犹如“分子警察”的作用，主要通过两方面调控：第一，一旦细胞 DNA 遭到损害，p53 蛋白与基因的 DNA 相应部位结合，起特殊转录因子作用，活化 p21 基因转录，产生更多的细胞周期蛋白依赖性激酶抑制剂（cyclin kinase inhibitor，CKI），增强抑制细胞周期蛋白依赖性激酶（cyclin dependent kinase，CDK）活性，使细胞停滞于 G_1 期；第二，抑制解链酶活性，并与复制因子 A 相互作用参与 DNA 的复制与修复，如果修复失败，p53 蛋白即启动程序性死亡过程诱导细胞自杀，阻止有癌变倾向突变细胞的生成，从而防止细胞恶变。

（3）APC 基因：最初是在结肠腺瘤样息肉（adenomatous polyposis coli）病人中发现的，并以此命名。APC 基因定位于 5q21-22，属于 Wnt 信号途径的负调控因子。APC 蛋白可与 β-catenin 连接，促进 β-catenin 降解，而 β-catenin 在细胞内积累后，可进入细胞核，与 T 细胞因子 TCF 结合，促进相关基因的表达。

（4）VHL 基因：VHL 基因位于 3p25，编码含有 214 氨基酸的细胞蛋白。VHL 基因突变引起 Von Hippel-Lindau 综合征，即中枢神经系统血管网状细胞瘤合并肾脏或胰腺囊肿、嗜铬细胞瘤、肾癌以及外皮囊腺瘤等疾病。VHL 基因的产物 pVHL 主要通过抑制低氧诱导因子 1α 的功能而发挥抗肿瘤生长作用。

(5) WT1 基因:编码一种转录抑制因子,能抑制生长因子和生长因子受体的转录;WT1 蛋白也通过与 DNA 特定序列的结合,阻滞转录因子早期生长应答成分与 DNA 的结合来发挥作用。

(6) NF1 基因:与神经纤维肉瘤发生密切相关,其为抑制 Ras 活性的抑癌基因。在神经纤维肉瘤中,NF1 基因的突变失活导致 Ras 处于结合 GTP 的活性状态。在结肠癌等一些散发肿瘤中,也存在 NF1 的突变失活。

(7) p16 基因:直接参与细胞周期的调控,负调节细胞增殖及分裂。在人类 50% 的肿瘤细胞株中发现 p16 有纯合子缺失、突变,因此认为 p16 是比 p53 更为重要的一种新型抗癌基因。有人把它比作细胞周期中的刹车装置,一旦失灵则会导致细胞恶性增殖,引起恶性肿瘤发生。p16 基因已在肺癌、乳腺癌、脑肿瘤、骨肿瘤等多种肿瘤中发现纯合子缺失以及无义、错义及移码突变,表明 p16 基因以缺失、突变方式广泛参与肿瘤形成。

(8) PTEN 基因:定位于 10q23.3,由 9 个外显子组成,编码由 403 个氨基酸组成的蛋白质,具有磷酸酯酶的活性。PTEN 蛋白通过拮抗酪氨酸激酶等磷酸化酶的活性而抑制肿瘤的发生发展。实验表明,将野生型 PTEN 基因转染到该基因异常的胶质母细胞瘤后,肿瘤细胞的生长、侵袭能力受到明显抑制,发现其对肿瘤细胞的酪氨酸激酶 FAK 的活性有明显的抑制作用。

三、肿瘤相关的细胞信号转导通路

细胞信号转导(cell signal transduction,CST)是指细胞通过胞膜或胞内受体感受信息分子的刺激,经细胞内信号转导系统转换,从而影响细胞生物学功能的过程。相同的信号作用于不同的细胞可以引发完全不同的生理反应,不同的信号作用于一种细胞可引发相同的生理反应。随着癌基因和抑癌基因的发现与细胞信号转导通路的阐明,极大地丰富了人们对细胞癌变机制的认识。通过对癌基因产物的分析,发现许多癌蛋白位于正常细胞信号转导通路的不同部位,对促进细胞分裂增殖起着重要的作用。在肿瘤发生发展的过程中,由于正常的基因调控紊乱,可导致细胞信号传递网络的异常。了解 CST 的机制及与肿瘤相关的信号通路对于加深认识生命过程和揭示生命的本质具有重要意义。

1. 细胞信号转导系统组成　细胞信号转导系统:由能接受信号的特定受体、受体后的信号转导通路以及其作用的终端所组成。细胞信号通过受体或类似于受体的物质激活细胞内的信号转导通路,触发离子通道的开放、蛋白质可逆磷酸化反应以及基因表达改变等变化,进而导致一系列生物效应。

(1) 信号通路:指细胞接受外界信号,通过一整套特定的机制,将胞外信号转导为胞内信号,最终调节特定基因的表达,引起细胞的应答反应。

(2) 受体:位于细胞膜上或细胞内,能特异性识别生物活性分子并与之结合,进而引起生物学效应的特殊蛋白质。膜受体多为镶嵌糖蛋白,胞内受体全部为 DNA 结合蛋白。常见受体有:酪氨酸激酶受体(RTKs)、G 蛋白偶联受体、细胞因子受体等。

2. 肿瘤相关的主要信号通路

(1) G 蛋白介导的信号通路:G 蛋白即鸟苷酸结合蛋白,是位于受体和效应底物分子之间的偶联蛋白。它能结合并水解鸟苷酸,是联系生长因子、激素等细胞外信息分子和细胞内第二信使之间的物质，通过转导信号给不同的效应蛋白而参与不同的细胞信号转导过程。G 蛋白的效应分子有 G 蛋白偶联受体、某些离子通道、酶类如腺苷酸环化酶、磷脂酶 C（PLC）等。它们都能通过生成（或分解）第二信使，实现细胞外信号向细胞内的转导。第二信使即细胞外刺激信号，如生长因子等与受体结合后，在细胞内产生的具有生物活性的一些小分子化学物质，主要包括环磷酸腺苷（cAMP）、cGMP、二酰基甘油（DAG）、肌醇三磷酸（IP3）和 Ca^{2+} 等。

G 蛋白介导的主要信号转导通路有：

1）腺苷酸环化酶途径：通过激活 G 蛋白不同亚型，增加或抑制腺苷酸环化酶活性，调节细胞内 cAMP 浓度。cAMP 可激活蛋白激酶 A，引起多种靶蛋白磷酸化，调节细胞功能。

2）磷脂酶途径：激活细胞膜上 PLC，催化质膜磷脂酰肌醇二磷酸（PIP2）水解，生成 IP3 和甘油二脂（DG）。IP3 促进肌浆网或内质网储存的 Ca^{2+} 释放。Ca^{2+} 可作为第二信使启动多种细胞反应。Ca^{2+} 与钙调蛋白结合，激活 Ca^{2+} 钙调蛋白依赖性蛋白激酶或磷酸酯酶，产生多种生物学效应。

G 蛋白的结构与功能与人类心血管疾病、糖尿病和恶性肿瘤等多种疾病密切相关，G 蛋白偶联受体已成为一类重要的药物靶点。细胞中的小 G 蛋白参与细胞的多种功能调节，一旦其功能异常会导致某些疾病的发生。

（2）Wnt 信号通路：在进化上保守的信号途径，在胚胎发育和中枢神经系统的形成中起关键作用，可调控细胞的生长、迁移和分化。目前研究表明，在乳腺癌、结直肠癌、胃癌、肝癌等肿瘤中都存在 Wnt 信号通路异常。

Wnt 信号通路主要分为 3 种类型：

1）经典的 Wnt 信号通路：通过 β_2 连环蛋白核易位，激活靶基因的转录活性。

2）细胞平面极性通路：涉及 RhoA 蛋白和 Jun 激酶，主要控制胚胎的发育时间和空间。在细胞水平上，该通路通过重排细胞骨架来调控细胞极性。

3）Wnt/Ca^{2+} 途径：此通路可诱导细胞内 Ca^{2+} 浓度增加并激活 Ca^{2+} 敏感的信号转导组分，如信赖钙调蛋白的蛋白激酶Ⅱ、钙调蛋白敏感的蛋白磷酸酶和活化 T 细胞核因子 NF2AT。

在 Wnt 通路中任何一步发生障碍都可能致癌。一是组成 Wnt 信号途径的蛋白、转录因子或基因被破坏或变异导致该途径关闭或局部途径异常活跃；二是过多的 Wnt 信号使整个途径都异常活化，细胞进行不必要的增殖；三是没有 Wnt 信号时，细胞内其他的活动也会通过 Wnt 通路来刺激或诱发细胞乃至机体不正常反应。

（3）酪氨酸激酶受体信号通路：酪氨酸激酶（protein tyrosine kinase，PTKs），具有催化 ATP 的 γ 磷酸基转移到许多重要蛋白质的酪氨酸残基上，发生磷酸化而活化。PTKs 是具有酶活性的细胞膜受体（又称催化性受体），是细胞内段具有酪氨酸激酶活性的跨膜结构的酶蛋白受体，其胞外区与生长因子配体结合，然后激活胞内段的酶活性区启动信号转导。有些受体本身不具有酶活性，但在其胞内段有 PTKs 特异结合的位点，配体与受体结合后，须通过该位点结合胞内 PTKs 再磷酸化胞内靶蛋白的酪氨酸残基，启动信号转导过程。PTKs 激活信号控制着细胞内众多靶分子活性，包括 Ras/MAPK、STAT、JNK、PI3K，此外还可调整转录因子的活性。其中一条 PTKs 激活的细胞内信号通路是磷酸化后的受体与下游靶点结合，激活分裂原激活蛋白激酶（mitogen activated Protein kinase，MAPK）和磷脂酰肌醇-3-羟激酶（PI3K）/丝氨酸激酶（AKT）通路。MAPK 是促细胞分裂的信号，而 PI3K/AKT 激酶是抑制细胞凋亡的信号，因此 PTKs 催化受体磷酸化的最终结果是促使细胞增殖、抑制细胞凋亡，与肿瘤的发生和发展直接相关。有研究发现，肿瘤患者体内 EGFR、HER 和 PKC 等蛋白激酶的表达异常增高，它们都属于 PTKs 范畴，特别是 EGFR 在多种恶性肿瘤如神经胶质细胞癌、乳腺癌、肺癌、卵巢癌等中都有过度表达。激活 EGFR 会加快肿瘤细胞繁殖，促进肿瘤血管生长，加速肿瘤转移，抑制肿瘤凋亡。

（4）转化生长因子-β 信号通路：转化生长因子-β（transforming growth factor β，TGF-β）具有调节细胞生长、分化，调控细胞凋亡，促进细胞外基质合成和血管的新生，抑制机体免疫反应等多种生物学功能，与良恶性肿瘤的发生发展有密切的关系。随着研究的深入发现，TGF-β 在肿瘤的发生、发展中表现为两种不同甚至截然相反的作用：在肿瘤的早期阶段，由于其引起生长周期阻断的作用，它可作为肿瘤抑制物；在肿瘤进展的过程中，TGF-β 可由肿瘤细胞和（或）其周围的基质细胞产生，且细胞因 TGF-β 的抑制增殖作用消失而出现优势生长；在肿瘤生长的晚期阶段，TGF-β 作为肿瘤的促进因子，通过刺激血管生成、细胞播散、免疫抑制及合成细胞外基质等提供适宜肿瘤生长、浸润及转移的微环境。有研究报道，乳腺癌、胃癌、结肠癌、前列腺癌等均有 TGF-β 的高表达。

（5）核因子-κB 信号通路：核因子-κB（nuclear factor-κB，NF-κB）信号通路属于受调蛋白水解酶依赖的受体信号转导通路。NF-κB、p65 是 NF-κB 的活化组分，在多种肿瘤中存在 NF-κB 的活化表达。结构性活化的 NF-κB 与肿瘤形成的几个方面有关：如通过上调促细胞存活基因表达来促进肿瘤细胞增殖分化，抑制促凋亡因子来抑制肿瘤细胞凋亡、促进恶性转化、浸润转移，促进肿瘤血管形成等。此外，NF-κB 的异常活化导致细胞周期调节失控，表现为细胞无限增殖和自主分裂，肿瘤形成。研究发现 NF-κB 可促进细胞周期因子 D1（cyclinD1）等基因的表达及 G_1/S 期转换，从而加速细胞周期进行，并抑制细胞分化。在多种上皮起源的肿瘤中存在 NF-κB 表达的上调，有报道称 NF-κB 因子的持续活化可作为乳腺癌、卵巢肿瘤、结肠癌、胰腺癌、甲状腺癌、胆道肿瘤和前列腺肿瘤等实体肿瘤的标志。

（6）整合素信号通路：整合素属于细胞黏附分子家族。研究发现整合素可以调节细胞—细胞、细胞—细胞外基质（ECM）间的黏附。整合素所介导的肿瘤细胞与 ECM 间的相互作用影响肿瘤的发生、增殖、侵袭和转移到其他组织的能力。整合素通过胞外域与 ECM，胞内段与细胞骨架、信号转导分子和其他一些蛋白相结合，介导细胞内外之间双向信号传递。一方面，细胞内信号通过整合素传导使其活化，从而调节整合素与细胞外配体的亲和力，这是由内向外的信号传导过程；另一方面，整合素与配体结合后把胞外信号传入细胞内，导致细胞骨架重组、基因表达和细胞分化等，这是由外向内的信号传导过程。肿瘤的侵袭转移中，肿瘤细胞与肿瘤细胞、血管内皮细胞及 ECM 之间的黏附与解离在转移扩散中起决定作用，而整合素可以使肿瘤细胞同质性黏附下降，同时也可以使肿瘤细胞异质性黏附增加。

（7）Hedgehog 信号通路：Hedgehog 信号通路是近年来备受关注的一个调控胚胎发育的信号转导途径，而且与人类肿瘤的发生与发展紧密相关。Hedgehog 信号通路的异常激活可以导致多种肿瘤的形成，如基底细胞癌、胰腺癌、前列腺癌、胃肠道恶性肿瘤等。

3. 信号通路的相互作用 细胞间信息是通过信号转导通路的复杂调节网络来完成的。细胞与细胞之间的信号通路的有三个特征：

（1）激活子不足，指生理情况下细胞中某一信号通路激活不足以引起其全部靶基因激活，防止无选择的基因激活。

(2) 共激活,指转录激活需要信号激活因子和局部活化因子共同作用。

(3) 缺省抑制,指在无信号传导刺激时局部活化因子激活靶基因的作用被阻遏,由此保证信号在适当范围内强有力激活靶基因表达,而防止其他细胞中靶基因表达,控制多数细胞的命运。

此外,信号通路之间存在复杂的联系,一个基因在不同细胞或环境中可起不同作用。

四、肿瘤细胞周期的调控

1. 细胞周期的分子调控　细胞周期可分为外源性和内源性调控,外源性调控主要是由细胞因子以及其他外界刺激引起;内源性调控主要是通过细胞周期蛋白(cyclin)/细胞周期蛋白依赖性激酶(CDK)/细胞周期蛋白依赖性激酶抑制剂(CKI)的网络调控来实现的。此外,癌基因及抑癌基因在细胞周期进程控制中也起着重要作用,它们的产物通过与生长因子受体结合或直接作用于某些基因,促进或抑制细胞增殖。

Cyclin 是一类普遍存在于真核细胞中,在细胞周期进程中可周而复始地出现及消失的蛋白质。哺乳动物的周期蛋白包括 cyclin A-H 几大类。在细胞周期的各特定阶段,不同的周期蛋白相继表达,再与细胞中其他蛋白结合,可对细胞周期相关活动进行调节。CDK 为一类必须与 cyclin 结合才具有激酶活性的蛋白激酶,在细胞周期各阶段,不同的 CDK 通过结合特定的周期蛋白,使相应的蛋白激酶磷酸化,由此发生或控制细胞周期的一些主要事件。CDK 的活性受到 CKI 的负性调节。

2. 细胞周期的调控失常与肿瘤的发生

(1) cyclins 和 CDKs 突变及过度表达:cyclins 和 CDKs 分子突变或过度表达可引起细胞周期紊乱。如 cyclinD1 与很多肿瘤包括乳腺癌、食管癌、膀胱癌、肺癌及鳞状细胞癌等,其在肿瘤细胞中的异常表现主要为基因扩增、染色体易位以及 cyclins 基因多态性的发生等。在 cyclinD1 过度表达的情况下,细胞在没有生长因子刺激时也能增殖,这种异常增殖正是细胞癌变的基础。在血液系统恶性肿瘤中 cyclinD2 和 cyclinD3 的异常表达比较常见,cyclinD2 和 cyclinD3 过度表达时,能阻断细胞的分化过程,使染色体变异逐渐积累,细胞进而发生恶性转化。在一些黑素瘤、肉瘤和神经胶质瘤细胞中,CDK4 的表达水平明显高于正常细胞。人们还发现在一些肿瘤细胞中 CDK4 和 CDK6 的基因会发生突变,使得周期蛋白依赖性激酶抑制因子不能与这些分子结合,从而无法发挥抑制作用。

(2) CDK 抑制因子失活:抑癌基因 p16 是 CKI 家族中的一员,也是 CDK4 的抑制因子。正常情况下 p16 可以与 cyclinD/CDK4 或 cyclinD/CDK6 结合,抑制这些复合物的蛋白激酶活性,使细胞不能通过 G_1 期。p16 还能抑制 cyclinD1 和 CDK4 等基因的转录。一旦 p16 发生变异,细胞便可以无限制地通过 G_1 期,最终引起细胞恶性增殖。此外,p21 和 p27 蛋白也有抑制 CDKs 的作用,使细胞停滞于 $G_0 \sim G_1$ 期。

(3) p53 抑癌基因的突变:过去一直把它当成一种癌基因,直至 1989 年才发现起癌基因作用的是突变型 p53,起抑癌基因作用的是野生型 p53。当 p53 发生突变后,由于空间构象改变影响到转录活化功能及 p53 蛋白的磷酸化过程。这不但失去野生型 p53 抑制肿瘤增殖的作用,而且突变本身又使该基因具备癌基因功能。突变的 p53 蛋白与野生型 p53 蛋白相结合,形成的这种寡聚蛋白不能结合 DNA,使得一些癌变基因转录失控导致肿瘤发生。

(4) E2F 的活性增强:E2F 家族是一类重要的转录因子,它们随着 pRb 的失活而游离出来,转录编码某些物质,如 DNA 核酸多聚酶、增殖细胞核杭原(PCNA)等,促使细胞 G_1~S 期过渡。

五、肿瘤细胞分化的调控

肿瘤细胞分化的调控涉及的主要信号通路与 MAPK 信号转导通路有关。MAPK 是联系细胞膜受体与细胞内重要调节靶目标的进化保守的酶类。该通路主要包括 MAPK/ERK 通路、JNK 通路、p38/MAPK 通路等。

1. ERK 活性增强 细胞外调节蛋白激酶(ERK)是受外界刺激时决定细胞命运的关键性因素,它能促进增殖,决定细胞向终末期分化或发生凋亡。ERK 在一系列反应如生长因子和有丝分裂等刺激中被激活,其持续活化最终促进细胞增殖和恶性转化。

2. JNK 激活 应激活化蛋白激酶(JNK)主要被应激刺激和病理性损伤信号所激活,介导细胞凋亡反应,但在某些细胞类型也被有丝分裂原激活,介导细胞分化与增殖。

3. p38 p38 为酪氨酸磷酸化蛋白激酶,在各种细胞外刺激的激活作下,p38 被激活。p38 的持续激活可诱导横纹肌肉瘤细胞的终末分化,有助于生长分化因子-5 诱导胚胎癌细胞向软骨细胞分化。

六、肿瘤细胞凋亡的调控

在恶性肿瘤的发病过程中,细胞凋亡异常的发生机制几乎涉及所有参与细胞凋亡的信号通路,主要包括如下几个方面:

1. BCL-2 抗凋亡基因 BCL-2 能抑制氧化剂诱导的凋亡、影响细胞内钙内流,可延长细胞存活期。它抑制肿瘤细胞因各种因素引起的凋亡,因此与肿瘤的放、化疗抗性有关。BCL-2 在乳腺癌、肺癌、结肠癌、前列腺癌等多种肿瘤细胞内的表达水平均显著升高。

2. Fas/FasL Fas 是一种跨膜蛋白,属于肿瘤坏死因子受体超家族成员,它与 FasL 结合可以启动凋亡信号的转导,通过激活 caspase 家族而引起细胞凋亡。

3. p53 野生型 p53 是抑癌基因也是促凋亡基因,它可以在阻滞细胞的生长和促进凋亡。肿瘤细胞受到放疗、化疗后,受损细胞启动一个转录信号使 p53 表达增加,引起细胞 G_1 期阻滞以完成修复,或进入凋亡以清除受损细胞。

4. 凋亡抑制蛋白 凋亡抑制基因家族是近年来发现的高度保守的内源性抑制细胞凋亡的基因家族。目前的研究发现,在人类凋亡抑制基因家族中共有 8 个成员:BIRC1~BIRC8,他们编码的蛋白构成凋亡抑制蛋白(inhibitor of apoptosis proteins,IAPs)家族。IAPs 能够抑制 caspase 凋亡通路的下游途径,从而使细胞免于各种刺激所导致的凋亡。因此,在 caspase 凋亡通路中,XIAP 是唯一能够同时抑制起始阶段和效应阶段的 IAP。由于其凋亡抑制作用,过度表达的 XIAP 使多种肿瘤细胞产生对化疗的耐药;XIAP 不仅在许多恶性肿瘤细胞系中过表达,同时在许多类肿瘤患者的肿瘤组织中存在过表达并伴随着较差的预后。

第四节 肿瘤微环境

肿瘤微环境是肿瘤细胞生长生存的内环境,包含了其周围的微血管、淋巴管、其他各种细胞成分如内皮细胞、成纤维细胞、免疫细胞、血细胞等，同时还有细胞外基质和液体环境。

一、肿瘤血管生成

肿瘤血管生成(angiogenesis)是指肿瘤细胞诱导的微血管生长以及肿瘤中血液循环建立的过程。肿瘤血管生成是肿瘤发生、生长和浸润与转移的重要条件。随着对肿瘤发生机制研究的不断深入，肿瘤血管形成在肿瘤发展中的重要地位及抗血管生成治疗肿瘤的作用成为肿瘤治疗的一个全新的领域。血管生成抑制剂有可能成为抗肿瘤的主要药物，并为最终治愈肿瘤提供有效手段。肿瘤血管的形成一方面是由于肿瘤细胞释放血管生成因子激活血管内皮细胞，促进内皮细胞的增殖和迁移，另外一方面是因为内皮细胞旁分泌血管生长因子刺激肿瘤细胞的生长。肿瘤细胞和内皮细胞的相互作用贯穿于肿瘤血管形成的全过程。

1. 肿瘤血管生成过程　肿瘤血管生成是一个涉及多种因子及细胞的复杂过程，肿瘤血管生成包括如下步骤：

(1) 局部维持血管状态的促血管生成因子和抑制血管生成因子间的平衡被打破，促血管生成因子活性上调，内皮细胞增殖；

(2) 血管基底膜中的金属蛋白酶、组织纤溶酶原激活剂等多种水解酶活性上调，使基底膜与细胞外基质降解、重塑；

(3) 内皮细胞表面的黏附分子表达上调，并通过激活相关途径导致内皮细胞侵入周围组织的基质层并增殖和迁移；

(4) 血管内皮细胞生长因子受体表达上调，促进内皮细胞的外形重塑并形成管腔样结构；

(5) 在相关基因的作用下，通过促进和松弛内皮细胞与周围支持细胞(如平滑肌细胞、成纤维细胞)等的相互作用而完成血管的形成。

2. 肿瘤血管生成的特征

(1) 血管生成的失控性：肿瘤新生血管出现迅速，生长快，并呈持续性，10%~20%的肿瘤血管内皮细胞始终处于DNA合成状态。

(2) 未成熟性：不规则、窦状壁薄、基底膜厚薄不一、断裂、碎片或缺乏。

(3) 血管异常生长。

(4) 在肿瘤血管形成前期与机体内原先的血管采取共生方式，因而没有引起中央坏死，血管外周也没有血管生成。

(5) 肿瘤中不同区域的血供与血流速度不同 肿瘤中半坏死区与坏死区血流明显减少减慢，非坏死区血流速度可以快于正常组织。

(6) 癌细胞更新速度快于内皮细胞发生乏氧性坏死。

(7) 肿瘤相关性血管病变：较大的癌块中间动、静脉分支吻合可形成血管湖。

(8) 血管内皮细胞异质性：主要表现在内皮细胞的结构、功能、抗原成分及代谢特点上。

3. 肿瘤血管生成方式及结构特征　当肿瘤体积达到1~2mm^3时，肿瘤呈现出血管生成表型并从周围基质补充血管。近年来学者们陆续发现了多种肿瘤血管形成方式，其主要包括：

（1）出芽式血管生成（sprouting angiogenesis，SA）：肿瘤血管起源于已存在的内皮细胞，通过出芽的方式形成新的肿瘤毛细血管。SA 是最早被认识的肿瘤血管形成方式，其主要步骤包括血管内皮细胞的增殖、迁移及管状血管结构的形成。

（2）套叠式血管生成（intussusceptive angiogenesis，IA）：通过间质柱状结构插入已有血管的内腔，导致原有血管腔的分割和新生血管的形成。IA 最初在肺发育中发现，目前证明几乎存在于所有的器官，也存在于组织修复和肿瘤血管形成中。

（3）成血管细胞募集式：肿瘤组织分泌的促血管生成因子动员骨髓中的循环内皮前体细胞，并且引导他们到达肿瘤局部直接参与肿瘤血管的形成。

（4）血管选定（vessel cooption，VC）：发生在大脑和肺等富含血管组织的肿瘤，可以通过 VC 方式形成血管。

（5）镶嵌体血管（mosaic blood vessels，MBV）：肿瘤细胞能够嵌入肿瘤的血管壁，以便活化的自然杀伤细胞穿透并进入肿瘤组织内部。

（6）血管生成拟态（vasculogenic mimicry，VM）：该概念是由 Maniotis 等在 1999 年提出的，首次发现是在侵袭性葡萄膜黑色素瘤仅在肿瘤的边界存在血管生成，而肿瘤内缺乏衬有内皮细胞的血管，但肿瘤并未出现坏死。PAS 染色可见相互连接成环状的网络通道，这些 PAS 阳性管道与周边的正常血管联系紧密，且部分管道呈 VWF、CD34 和 VEGFR-2 等内皮细胞标记物染色阳性。值得注意的是不同的血管形成方式可以存在于同一肿瘤，或者单独存在于某一特殊类型肿瘤。

肿瘤血管在细胞组成、组织结构及功能特点上同正常血管均不同，主要表现为以下 4 方面：①肿瘤血管结构紊乱，血管内腔仅部分有外膜细胞和平滑肌细胞覆盖，其收缩功能受损或缺失，难以调控肿瘤内部的血流分布；②血管内腔并非由均一的内皮细胞层构成，出现血管拟态或血管镶嵌；③肿瘤内及其周围血管分布杂乱无章、迂曲无序、粗细不均、分支过多，进一步导致血流的紊乱、缺氧及酸性物质堆积区的形成；④肿瘤血管具有高度的渗透性，主要原因是肿瘤血管壁的细胞缝隙宽，有许多缺口，缺乏支持结构且基底膜不连续或缺失。另外，肿瘤血管内皮细胞形态异常、重叠生长、突入管腔可导致肿瘤血管的渗漏增加，毛细血管的渗漏使肿瘤实质间隙中有大量渗出液的积累。

4. 肿瘤血管生成的分子调节机制　肿瘤血管形成是一个复杂的多步骤过程，受多种因子调节，是刺激因素和抑制因素失衡的结果。

其中促肿瘤血管生成的生长因子有：血管内皮生长因子（VEGF），促进内皮细胞和血管发生的促有丝分裂因子；碱性纤维母细胞生长因子（bFGF），调节内皮细胞的活性并诱导 VEGF 的表达及与 VEGF 的协同作用；酸性成纤维细胞生长因子（aFGF）；血小板衍生生长因子（PDGF）；血管生长素等。血管生成开关一旦触发开启，可快速增加血管形成以支持肿瘤生长，促进肿瘤侵袭和转移。

同时在血管生成的调节过程中，机体产生一系列的肿瘤血管生成抑制因子来平衡或阻止血管生成。主要的抑制因子有：血管抑素，氨基酸序列分析提示血管抑素与纤溶酶原 N 末端地第 98 位氨基酸残基到 440 位氨基酸残基内有 98% 的同源性片段。研究指出血管抑素与细胞表面 ATP 合成酶 a 亚单位的结合可能是抗肿瘤的另一种方式；纤溶酶原，有 5 个三环结构，具有显著抑制血管生成作用；内皮抑素，分子量约 20kD，有更强的抗肿瘤血管形成作用；组织金属蛋白酶抑制剂（TIMP）等。

二、淋巴管生成

淋巴系统转移是恶性肿瘤最常见的转移方式之一，也是导致肿瘤患者死亡的重要因素。近年来研究发现，新生淋巴管的形成是肿瘤淋巴转移的必要条件，然而以往由于缺乏特异性淋巴管标记物使得肿瘤淋巴转移的研究相对滞后。随着淋巴管内皮的特异性标记物和淋巴管生长因子的发现，肿瘤诱发淋巴管生成的分子机制和以淋巴管生成作为抗肿瘤转移靶点的研究正成为当前的热点。

1. 淋巴管生成与肿瘤转移机制　淋巴管生成可促进肿瘤转移，可能的机制有以下几点：

(1) 增加淋巴管的密度从而增加肿瘤细胞与淋巴管的接触机会。

(2) 增加通透性或改变淋巴内皮细胞间的黏着力或改变淋巴内皮的某些化学因子、细胞因子的表达。

(3) 改变组织间液压力，增加血管间隙，组织淋巴液增加是肿瘤细胞进入脉管循环的决定因素。

(4) 原有淋巴管的协同作用促进转移。

2. 淋巴管内皮标记物　淋巴管内皮标记物有血管内皮生长因子受体-3(vascular endothelial growth factor receptor-3，VEGFR-3)、淋巴管内皮细胞透明质酸受体-1(lymphatic vessel endothelial hyaluronan receptor-1，LYVE-1)等，这些受体参与了VEGF-C、VEGF-D/VEGFR-3淋巴管形成信号通路，促进肿瘤淋巴以及血管的生成。

三、细胞外基质及液体环境

细胞外基质(extracellular matrixc，ECM)是细胞合成并分泌到细胞外，分布在细胞表面或细胞之间的大分子，主要是一些多糖或糖蛋白等。液体环境包括可溶性细胞因子和蛋白酶等。肿瘤微环境中的这些成分都有助于肿瘤细胞的生长、侵袭，在肿瘤的发生发展及其转移中起着重要的作用。

ECM主要包括胶原蛋白、蛋白聚糖、弹性蛋白及细胞外基质糖蛋白四大类。其中胶原蛋白是ECM的主要组成成分，是由从遗传学到分子结构都不同的一组蛋白质组成的大家族，分布于几乎一切组织中。在肿瘤的侵袭与转移中ECM起着重要作用。转移过程中首先是细胞黏着特性的改变，细胞间黏着分子改变了肿瘤细胞和ECM以及间质细胞之间的结合。其次肿瘤细胞和宿主细胞分泌的蛋白水解酶，使肿瘤细胞周围的ECM发生降解，从而有利于肿瘤细胞的迁移。

(钱红燕　杨俐萍)

第六章　肿瘤的侵袭与转移

学习目标

1. 掌握肿瘤侵袭与转移的概念和基本过程、有关学说、主要途径以及肿瘤转移的器官选择性。

2. 熟悉机体免疫状态与肿瘤侵袭与转移以及抗肿瘤转移治疗的策略。

3. 了解肿瘤侵袭与转移的分子机制。

第一节　概　　述

一、肿瘤侵袭和肿瘤转移的概念

肿瘤侵袭(invasion):恶性肿瘤细胞从起源部位突破基底膜沿组织间隙向周围组织浸润的过程。

肿瘤转移(metastasis):恶性肿瘤细胞脱离原发肿瘤部位,通过各种转移方式到达继发组织或器官得以继续增殖和生长,形成与原发肿瘤相同性质的续发肿瘤的全过程。

侵袭和转移是恶性肿瘤危及生命最主要的生物学特征。侵袭和转移是肿瘤远处转移过程的不同阶段,侵袭是转移的前奏和基础并贯穿转移的全过程,而转移是侵袭的结果。

二、肿瘤侵袭和肿瘤转移的有关学说

1.“种子与土壤”学说　肿瘤细胞犹如种子,体内环境为土壤。大部分转移肿瘤细胞由于受到机体免疫系统的攻击或转移局部微环境不合适而不能存活,只有少数细胞能够在转移部位继续发育生长形成转移瘤。

2.“肿瘤异质性”理论　认为由单克隆起源的肿瘤细胞在持续增殖过程中由于遗传性状的不稳定而产生异质性改变,导致肿瘤细胞的转移潜能出现高低之分。

三、肿瘤侵袭与转移的基本过程

肿瘤侵袭及转移包括多个步骤,可被形象地称为多阶梯瀑布过程。各种肿瘤侵袭及转移的过程基本是相似的,主要包括以下步骤:

1. 肿瘤细胞增生　肿瘤细胞增生是肿瘤侵袭的生理基础。生长抑制因子能使腺苷酸环化酶活化形成 cAMP,cAMP 的减少能影响细胞接触抑制,而肿瘤细胞缺乏产生生长抑制因子的能力,使得肿瘤细胞接触抑制丧失,因而成堆生长的肿瘤细胞增生活跃,内部压力升高,使得肿瘤细胞可以向压力低的方向侵袭和转移。

2. 肿瘤血管生成　肿瘤直径达到 1~2mm 时,微环境渗透提供的营养物质已不能保证

肿瘤细胞的生长，此时在各种血管生成因子的作用下出现新生肿瘤血管生成，从而肿瘤得到血供而继续生长。

3. 肿瘤细胞脱落并侵入基质　肿瘤细胞可分泌一种物质，使黏附因子的表达受到抑制，从而增加肿瘤细胞运动能力，使其从肿瘤母体脱落形成游离细胞。这种脱落的肿瘤细胞通过分泌多种蛋白溶解酶，分解细胞外基质，从而侵入基质。

4. 肿瘤细胞进入循环系统　肿瘤细胞与局部毛细血管或毛细淋巴管内皮细胞密切接触并穿透其管壁，在血管、淋巴管内继续存活并被转运。肿瘤诱导形成的新生血管不仅与实体肿瘤生长有关，而且也为侵入基质的游离肿瘤细胞进入循环系统提供了基本条件。

5. 癌栓形成　大部分进入循环系统的肿瘤细胞在转运过程中被杀灭，只有极少数转移倾向极高的细胞存活下来，并相互聚集形成微小癌栓。

6. 肿瘤细胞逸出循环系统　当肿瘤细胞与血管内皮黏附后，可诱导内皮细胞回缩，从而暴露细胞外基质。肿瘤细胞可以与细胞外基质的有机成分结合，促进肿瘤转移定位在特定的脏器。

7. 肿瘤细胞在继发部位定位生长　当肿瘤转移细胞与继发脏器细胞接触时，通过自分泌、旁分泌或内分泌方式产生多种信号因子，促进这些肿瘤细胞增殖生长，最终形成转移灶。

8. 转移癌继续扩散　到达继发部位后，在有新生血管形成的前提下增殖，形成转移灶。与原发肿瘤一样，当转移瘤灶体积增长到一定程度时，新生毛细血管网随之形成接通肿瘤。转移瘤灶的肿瘤细胞亦可以通过脱落、侵入循环系统产生二级转移瘤灶，这就是所谓的“转移之转移”。

四、肿瘤侵袭与转移的主要途径

1. 肿瘤侵袭的主要途径

（1）沿组织间隙：肿瘤细胞侵及周围间质后，一般都在基质中压力最小处增殖生长，形成不规则肿块、及所谓“直接散播”或“直接蔓延”。浸润的肿瘤可进而侵袭临近的淋巴管和血管，另发现，有相当一部分肿瘤沿神经周围间隙浸润，尤见于前列腺癌和唾液腺腺样囊性癌。

（2）沿淋巴管：肿瘤细胞侵入局部淋巴管，沿淋巴管继续生长蔓延，尤见于晚期肿瘤淋巴回流受阻时。被充满肿瘤细胞扩张的淋巴管可形成白色条状细网，曾称之为“淋巴管癌病”。

（3）沿血管：肿瘤细胞侵入局部毛细血管或小静脉后沿血管壁生长蔓延。肿瘤的血管侵袭比较常见。

（4）沿浆膜面或黏膜面：肿瘤可通过浆膜或黏膜下隙在浆膜或黏膜面生长，如宫颈癌向宫腔扩展。但必须区分是局部蔓延还是转移，也需要注意局部蔓延与肿瘤多中心性发生的区别。一般而言，局部蔓延成连续性，肿瘤多中心发生者瘤组织生长呈散在灶性，且少见。

2. 肿瘤转移的主要途径　恶性肿瘤的转移主要通过三种途径：体腔内种植、淋巴道播散、血道播散。当肿瘤浸入天然体腔时就会发生肿瘤的体腔内种植转移。通过这种方式转移的一个很好例子就是卵巢癌的播散。卵巢恶性肿瘤具有在腹膜腔内任何地点进行种植的能力，而该种植瘤通常只生长在体腔表面，并不侵袭实质组织和腹腔内的器官。一般来说，癌是典型通过淋巴系统进行远处转移的，而肉瘤则易于发生血道转移。事实上，在淋巴系统和血管系统之间存在大量的联系网络，所以几乎所有肿瘤都存在淋巴道和血道两种转移途径。在一些病例中，肿瘤细胞可以横穿淋巴结最终到达血管中，这些血管中的肿瘤细胞随着静脉流动并回流至新生肿瘤的部位（静脉较动脉容易穿透）。

（1）淋巴转移：淋巴转移是肿瘤常见转移途径，特别是上皮组织的恶性肿瘤多经淋巴转移。其步骤包括：在周围间质中浸润的肿瘤细胞与毛细淋巴管内皮细胞粘连，穿透内皮细胞间的临时裂隙，在淋巴管内存活并被转运，肿瘤细胞到达淋巴结后，在边缘窦停留增生，进而粘连并穿透窦内皮细胞和基底膜进入淋巴结实质内生长。

（2）血行转移：血行转移是指在周围间质中浸润的肿瘤细胞穿过血管内皮细胞间隙，在血管内形成瘤栓。其步骤包括：肿瘤细胞不断进入血液循环，循血流到达另一组织后在在其毛细血管内停留，再与毛细血管内皮细胞粘连，穿过血管壁，粘连侵袭基底膜，进入周围间质继续增殖，基质中的血管长入肿瘤组织，形成转移瘤。

（3）种植转移：种植转移是指除淋巴转移、血行转移以外的一种恶性肿瘤转移途径，可导致浆膜面、黏膜面或其他部位转移瘤的生长，肿瘤细胞可由浆膜破口或直接由黏膜面脱落进入腔道。

五、肿瘤转移的器官选择性

1. 肿瘤转移的器官选择性规律　肿瘤细胞的血行转移和淋巴道转移并不总是循着血流或淋巴液流动方向到达相应的脏器，即使通过渗透进入体腔的肿瘤细胞也不遵循自由沉淀规律继发生长。从黏附分子的角度看，肿瘤转移的亲器官性是通过器官内皮细胞表达特异性黏附分子，而肿瘤细胞则产生这些黏附分子的特异性配体得以实现的，见表 6-1-1。

表 6-1-1　恶性肿瘤转移的常见选择性器官

原发肿瘤	常见继发转移器官
肺小细胞癌	骨、脑、肝
结肠、胃癌	肝
肝癌	肺、骨
乳腺癌	骨、脑、肾上腺
甲状腺癌	骨
前列腺癌	骨
肾癌	骨、肝、甲状腺
睾丸癌	肝
膀胱癌	脑
皮肤黑色素瘤	肺、脑
眼脉络膜黑色素瘤	肝
神经母细胞瘤	肝、肾上腺

2. 肿瘤转移器官选择性的影响因素

（1）不同肿瘤转移潜能不同，通常分化差、恶性程度高、生长快、病程晚的肿瘤易发生转移。

（2）各种肿瘤以及各种肿瘤亚系所具有的不同转移潜能可能由不同遗传编码、细胞表面结构、抗原特性、代谢特性、受体种类和分布、侵袭力与血管内皮细胞的黏附力、产生局部血凝因子或肿瘤血管生成因子的能力以及对免疫反应的应答力等因素所决定。

（3）基因表达及各种调控信号分子的表达和传递在不同肿瘤和不同细胞亚系都有所不同，从而决定了其转移倾向。

（4）组织器官的微环境差异也对肿瘤的器官选择倾向有着重要的影响，继发脏器的微环境对转移肿瘤细胞具有特殊亲和力是肿瘤转移的重要基础。

（5）其他

1）影响肿瘤细胞与继发脏器脉管内皮细胞的细胞外基质黏附的因素。

2）化学趋化因子。

3）脏器相关免疫状态。

第二节　肿瘤侵袭与转移的分子机制

肿瘤的侵袭和转移是涉及肿瘤细胞遗传编码、表面结构、抗原性、侵袭力、黏附能力、产生局部凝血因子或血管形成的能力，分泌代谢功能以及肿瘤细胞与宿主、肿瘤细胞与间质之间相互关系的多步骤、多因素参与的过程。

一、肿瘤侵袭和转移的基因调控

1. *Ras*　最近资料表明，肿瘤存在癌基因“网络化”，主要是指以 *ras* 基因蛋白为中心的信号传导系统。网络上游癌基因有 src、fes、erb-B2 等，这些基因编码具有酪氨酸激酶（PTK）活性的蛋白；下游基因有 raf、fos、myc 等；ras 基因蛋白则通过 GTP 与 GDP 功能状态的转换，在网络中起分子开关的作用。

2. 转移基因（Mtsl）　Mtsl 基因编码一种 101 氨基酸的蛋白，属钙结合蛋白家族 S100 钙结合蛋白的亚族，是一种 S100 相关钙结合蛋白。该种蛋白与细胞骨架成分相互作用，调节细胞移动性和侵袭性。目前研究表明 mtsl 基因表达水平与细胞移动性以及肿瘤细胞的侵袭性明显相关。

3. *Nm23*　*Nm*23 基因是目前分离到的唯一对肿瘤转移起着负调控作用的基因，它的出现引起肿瘤转移基因及转移抑制基因概念的形成。*Nm*23 基因的缺乏与肿瘤转移密切相关。但在结肠癌、N 母细胞瘤、肺癌、前列腺癌、肾细胞癌、子宫内膜癌、喉癌等，*Nm*23 基因表达水平缺失与肿瘤是否转移及临床预后无关，说明人们对 *Nm*23 的全面认识远未完成，需扩大研究范围并深入进行研究。

4. 肿瘤侵袭诱导基因（*TIAM*-1）　*TIAM*-1 位于人 21 号染色体 q22 带上，含两个外显子一个内含子，cDNA 长约 7.3Kb，编码 1591 氨基酸的蛋白。*TIAM*-1 蛋白可能是 Rac 和/或 Rho 活性调节因子，后两者为 ras 超家族。*TIAM*-1-*ras* 信号传导通路影响细胞骨架、细胞黏附和运动。所以 *TIAM*-1 在肿瘤发展、侵袭和转移中发挥重要作用。

5. KAI1/CD82　KAI1 与 CD82 结构相同，是一种高度糖基化的细胞膜蛋白，参与调控细胞黏附、迁移、增殖、分化，并最终抑制肿瘤的转移。KAI1 是一种通用的转移抑制基因，在体内分布广泛，能抑制肝癌、直肠癌、食道癌、胰腺癌、肺癌、膀胱癌、卵巢癌、宫颈癌和乳腺癌等的转移。

6. Raf 激酶抑制蛋白（raf kinase inhibitory protein，RKIP）　RKIP 可以与 Raf-MEK1/2 和核因子-κB（nuclear factor-Kappa B，NF-κB）诱导激酶-1 结合，改变 β 生长因子激活激酶-1 的结构，从而促进肿瘤细胞的凋亡，抑制肿瘤细胞的转移、血管浸润。另外，蛋白激酶 C 可以使 RKIP 蛋白的 153 位丝氨酸磷酸化，使 RKIP 蛋白失活，因而，蛋白激酶 C 和 RKIP 蛋白一起可选择性抑制 Raf-1 的活性。

7. Kiss1　Kiss1 能抑制转移细胞集落形成。利用荧光标记技术，发现含 Kiss1 的黑色素瘤转移细胞能到达转移的靶器官组织，但只表现为单个细胞而不能形成瘤组织，表明它们在转移点的生长受到抑制。同时 Kiss1 能抑制胃癌、肝癌、鳞状上皮食道癌、胰腺癌等的转移。

8. 乳腺癌转移抑制剂(breast cancer metastasis suppressor 1, BRMS 1)　BRMS1 位于染色体 11q13，在黑色素瘤和乳腺癌肿瘤细胞中，BRMS1 的表达能恢复细胞之间正常的缝隙连接，说明 BRMS1 与细胞之间的信号传递有关。体外实验表明，失去正常的缝隙连接可促进肿瘤转移，缝隙连接对生长起负相调控作用。

9. Rho GDP 分裂抑制剂 2(RhoGDL)　RhoGDI 表达的蛋白在白细胞、上皮细胞中水平很高，而在癌细胞中含量很低，甚至检测不到，RhoGDL mRNA 水平与膀胱癌的侵袭和转移有关。Rho 和 Rac GTP 酶位于细胞的表面，参与细胞骨架重塑，而后者又与侵袭和细胞之间的相互作用有关。

10. MAPK 的激酶(MKK4/JNKK1/SEK1)　MKK4 能抑制 SKOV3ipl 细胞株在转移点生长，形成转移细胞集落，同样的结果也见于前列腺癌、肺癌、胰腺癌和胃癌等。MKK4 是有丝分裂蛋白激酶(MAPK)的激酶，是 MAPK 信号传递级联放大反应中的一员，参与细胞的应激反应，并调节细胞的增殖、分化和凋亡。

11. 分化相关基因 1(Drg-1)　用 Drg-1 转染 SW620，发现它能增加内皮细胞的分化，并具有形态学与分子生物学的改变。最近发现，在人类前列腺癌细胞中，Drg-1 也具有抑制肿瘤转移的作用，其表达与 Gleason 分级成反比。

二、细胞黏附因子与肿瘤侵袭和转移

1. 整合素　是一组细胞表面糖蛋白受体，其配体为细胞外基质(ECM)成分，主要功能是参与不同细胞间的黏附、介导细胞与 ECM 的结合等。

整合素与肿瘤的关系具有两重性：

(1) 在肿瘤发生早期，整合素表达的降低可导致肿瘤细胞与基膜或 ECM 成分的黏附作用减弱，这有利于肿瘤在局部的增殖扩展。

(2) 在肿瘤细胞进入循环后，整合素表达的增多有利于肿瘤细胞黏附于脉管内皮，继而发生侵袭、转移。

2. 钙依赖黏附素(cadherins)　包括 E-cadherin、N-cadherin 和 P-cadherin 三个亚类，主要参与介导同型细胞间的黏附作用。E-cadherin 的表达与肿瘤转移潜能呈负相关。

3. 选择素　包括选择素 P(P-selectin)、选择素 E(E-selectin)和选择素 L(L-selectin)三个成员，表达于白细胞、活化的内皮细胞以及血小板表面。介导白细胞与其他细胞表面寡糖分子的结合。肿瘤转移的一些关键步骤如循环肿瘤细胞的聚集和癌栓的形成，以及肿瘤细胞与特定脏器脉管内皮的黏附结合都有选择素的参与。

4. 免疫球蛋白类黏附因子　免疫球蛋白类黏附因子主要参与细胞之间的黏附，与肿瘤侵袭和转移密切相关的有如下几种：

(1) ICAM-1：ICAM-1 从肿瘤细胞表面脱落进入循环系统成为可溶性分子后，可协助肿瘤细胞逃逸细胞毒 T 细胞和 NK 细胞的免疫监视杀伤效应，促使肿瘤发生转。

(2) VCAM-1：参与协助肿瘤逸出循环系统，进入继发脏器。

(3) NCAM：它的功能为信息传导和调控细胞生长，其缺失可能导致细胞生长。

5. CD44 分子　CD44 分子是由单一基因编码的一类具有高度异质性的单链膜表面糖蛋白。介导多种细胞与细胞、细胞与 ECM 之间的黏附作用。根据是否含有变异体外显子编码序列，将 CD44 黏附因子分为标准 CD44（CD44S）和 CD44 拼接变异体（CD44V）两种类别。已发现，人类黑色素瘤、肺癌、胃肠癌、乳腺癌和脑部转移性肿瘤等除可表达 CD44S 外，均表达不同 CD44V，而相应的良性肿瘤或正常组织则表达、或仅偶尔表达极少量 CD44V。因此，对肿瘤 CD44 表达的分析有助于评价肿瘤的转移潜能和判断患者预后。

三、蛋白降解与肿瘤侵袭和转移

1. 细胞外基质　细胞外基质（ECM）主要的成分由胶原、糖蛋白、蛋白多糖和氨基葡聚糖等组成。ECM 在上皮或内皮细胞的基底部以基膜的形式存在；在细胞间黏附结构以间质结缔组织形式存在。胶原是 ECM 的主要成分，目前已发现至少有 12 种不同胶原类型，其中以Ⅰ、Ⅱ、Ⅲ和Ⅳ型胶原研究较多。Ⅰ、Ⅱ、Ⅲ型胶原间质结缔组织中的主要成分，而Ⅳ型胶原主要存在于基底膜内。

肿瘤的侵袭和转移是一个包含蛋白合成和降解在内的主动的动态过程。其中，基底膜胶原的降解是肿瘤侵袭的重要早期事件。它不但依赖于蛋白酶的种类和数量，还同蛋白酶与其一直物之间的平衡有关。

2. 基质金属蛋白酶与组织抑制剂　前面提到，ECM 的破坏和降解需要相应的溶解酶参与。溶解酶系统由一个庞大的蛋白溶解酶家族组成，也称基质金属蛋白酶（MMP）。MMP 和相应的组织金属蛋白酶抑制剂（TIMP）在肿瘤的侵袭和转移过程中担任了重要角色。

MMP 根据其结构和功能分为 4 大类：胶原酶、明胶酶、基质溶解酶和膜类基质金属蛋白酶（membrane-type MMP，MT-MMP），可分别水解不同的 ECM。MMP 的活性程度与肿瘤的侵袭转移潜能关系密切，当 MMP 活性增强时，可促进肿瘤细胞侵袭和转移。

3. 纤溶酶及其调节因子　纤维蛋白酶原在纤溶酶原激活剂（plasminogen activator，PA）的作用下形成纤溶酶，或者可降解消化大多数基质物质，并且可促使胶原酶原变为活性的胶原酶共同参与消融作用，这种组织基质的消融作用在肿瘤转移过程中如肿瘤血管生成、肿瘤细胞脱落、基质浸润、侵入和逸出循环系统、继发脏器移行和环境改造等重要步骤中体现出极为重要的效应。PA 在这些过程中起重要的正调节作用，而纤溶酶原激活物抑制剂（plasminogen activctor inhibitor，PAI），则起负调节作用，两者共同协调这些复杂的过程。

四、肿瘤微环境与肿瘤侵袭和转移

微环境是肿瘤细胞所处的内环境，由许多基质细胞组成，包括成纤维细胞、免疫和炎性细胞、脂肪细胞、胶质细胞、平滑肌细胞以及一些血管细胞等。这些细胞可以被肿瘤细胞诱导，在其周围产生大量的生长因子、细胞趋化因子以及极致降解酶，有利于肿瘤细胞的增殖和侵袭。

肿瘤的无限增殖需要不停地建立适于自己生长的外部组织环境。而随着肿瘤恶变的演进，肿瘤外部组织环境中的营养条件已不能满足肿瘤的生长需求，这时肿瘤细胞可通过诱导肿瘤血管生成等途径不断构建新的营养代谢网络，促进肿瘤细胞的生长，这一规律贯穿于整个肿瘤进展的过程，是肿瘤不断恶变并发生转移的基础。

五、肿瘤干细胞与肿瘤侵袭和转移

有研究表明，肿瘤中各种转移灶的细胞核型是相同的，认为各种转移灶是由单细胞克隆增生形成的。所以有学者提出，肿瘤干细胞是肿瘤转移的“种子”细胞这一观点。肿瘤干细胞假说的主要观点是：肿瘤干细胞是肿瘤异常增殖、侵袭、转移、耐药以及复发等的根源。肿瘤干细胞假说主要依据：①细胞琼脂克隆实验表明血液肿瘤和实体瘤的肿瘤细胞中只有少数细胞具有形成克隆的能力；②利用特异分子标志和细胞分离技术，发现不论血液肿瘤还是实体瘤中只有少数细胞具有在动物体内重新产生肿瘤的能力，这些细胞再次产生的肿瘤与原发肿瘤具有类似的特征；③目前发现所有的肿瘤都是一个具有分化差别的异质性细胞群体，这种分化差别类似干细胞产生不同分化程度的细胞群体。肿瘤干细胞假说对癌变的解释：①肿瘤干细胞是肿瘤不断异常增殖的根源；②肿瘤细胞异质性是肿瘤干细胞产生不同分化程度的肿瘤细胞的结果；③肿瘤复发和耐药是抗癌药不能杀死肿瘤干细胞的结果；④肿瘤的侵袭和转移是肿瘤干细胞扩散的结果。

六、上皮细胞-间充质转化（EMT）与肿瘤侵袭和转移

上皮细胞-间充质转化（epithelial-mesenchymal transition）简称 EMT，是指上皮细胞通过特定程序转化为具有间质表型细胞的生物学过程。在胚胎发育、慢性炎症、组织重建、癌症转移和多种纤维化疾病中发挥了重要作用，其主要的特征有细胞黏附分子（如 E-钙黏蛋白）表达的减少、细胞角蛋白细胞骨架转化为波形蛋白（Vimentin）为主的细胞骨架及形态上具有间充质细胞的特征等。通过 EMT，上皮细胞失去了细胞极性，失去与基底膜的连接等上皮表型，获得了较高的迁移与侵袭、抗凋亡和降解细胞外基质的能力等间质表型。EMT 是上皮细胞来源的恶性肿瘤细胞获得迁移和侵袭能力的重要生物学过程。

第三节　机体免疫状态与肿瘤侵袭和转移

免疫系统与肿瘤转移的相互关系备受关注，其中涉及肿瘤细胞特异性、转移肿瘤细胞的内在免疫原性以及宿主对自身肿瘤细胞的识别和杀灭。集体免疫监视杀伤系统包括 NK 细胞、T 细胞、巨噬细胞、TIL 细胞及细胞毒 T 淋巴细胞等。机体免疫又分为全身免疫和局部免疫。进入循环系统的肿瘤细胞必须逃逸上述各种杀伤因素，才能在继发器官定位生长，只有极少种瘤细胞能获得这种能力最终形成转移瘤灶。免疫编辑是用来概括免疫系统与肿瘤之间互动关系的一个新概念。免疫编辑括三个过程：排斥、平衡和逃逸。肿瘤细胞通过免疫编辑过程可改变其免疫原性，使肿瘤细胞在具有免疫活性的宿主中逃避免疫排斥并形成临床上观察到的肿瘤。通过免疫编辑过程，肿瘤细胞的侵袭和转移能力经过筛选得到强化。从而使得肿瘤的发展更为迅速。

一、自然杀伤（NK）细胞

NK 细胞是机体免疫监视的第一道防线，不需经抗原激活就具有对肿瘤细胞的杀伤作用。NK 细胞不仅监视控制肿瘤的发生，而且具有抵御肿瘤转移的能力，这种能力可被干扰

素、IL-2 和 TNF-α 增强。

二、T 细 胞

抑制性 T 细胞——具有特异性免疫抑制作用——促进肿瘤生长和转移。

辅助性 T 细胞——增强杀伤性 T 细胞的作用，辅助 B 细胞增加抗体的产生。

杀伤性 T 细胞——抑制和杀伤肿瘤细胞。

T 细胞的调节和活化机制很复杂，保持 T 细胞诸亚群的平衡是保持免疫状态，控制肿瘤生长和转移的重要一环。另外 T 细胞还可以分泌释放 TNF，TNF 是局部免疫的重要组分，对肿瘤生长和扩散起重要作用。

三、单核巨噬细胞

巨噬细胞具有较强的抗癌作用，局部侵润的巨噬细胞对抗肿瘤转移具有重要的意义。巨噬细胞杀伤肿瘤的机制：①ADCC 作用（抗体依赖性细胞介导的细胞毒作用）；②通过非特异性膜受体，直接与肿瘤细胞结合，发挥杀瘤效应；③通过巨噬细胞分泌的某些产物（如 TNF-α）抑制肿瘤的生长；④活化巨噬细胞的溶酶体酶的杀瘤作用；⑤巨噬细胞与致敏 T 细胞、特异性抗体和补体协同发挥抗瘤效应。

四、肿瘤浸润淋巴细胞（TIL）

TIL 存在于肿瘤局部，可被 IL-2 激活并发生增殖反应，能特异性、高效地杀伤自体肿瘤细胞。TIL 对异体肿瘤和体外培养的肿瘤细胞杀伤能力很弱。

第四节　抗肿瘤转移治疗的策略

一、转移性肿瘤治疗的传统方法

1. 手术治疗　详见本书第十六章。

2. 放射治疗　详见本书第十七章。

3. 化学治疗　详见本书第十八章。

4. 其他方法　详见本书第十九至二十五章。

二、转移性肿瘤治疗的新策略

1. 细胞黏附因子抑制剂　细胞黏附是肿瘤转移的重要环节之一，包括细胞-细胞、细胞-细胞外基质之间的黏附。与肿瘤转移有关的细胞黏附分子主要有整合素、钙依赖黏附素、选择素和免疫球蛋白超家族等。抗黏附分子药物主要分为两大类：肽类化合物和非肽类化合物。肽类化合物主要是一些含 RGD 顺序的多肽，能阻止肿瘤细胞黏附于细胞外基质和血管内皮下基膜，具有较好的抑制肿瘤细胞侵袭和转移的效果。目前，正在研制的针对黏附分子整合素的肽类化合物主要有抗整合素肽。三种肽类化合物结构中都含 RGD 顺序，都是从蛇毒中提取。抗整合素肽与血小板 GPⅡb—Ⅲa 有高亲和力,是血小板凝集的强抑制剂。Albolabrin 主要是通过竞争结合肿瘤细胞表面的整合素受体而抑制肿瘤细胞黏附于基底膜,而不是通过抗血小板的作用。Triflavin 是通过抑制肿瘤细胞黏附血管内皮和内皮下基质来发挥抗肿瘤细胞黏附和抑制肿瘤转移作用的。

2. 基因治疗肿瘤的目标

(1) 立足于癌基因和抑癌基因:一方面抑制癌基因的活化,利用反义核酸序列特异地与互补的癌基因 DNA 和 RNA 结合,从而阻断癌基因转录或翻译;另一方面增强抑癌基因的表达,抑癌基因突变、失活是肿瘤发生的重要因素,将正常抑癌基因导入肿瘤细胞中补偿或替代缺失的抑癌基因,以抑制肿瘤生长或逆转其表型,即所谓的基因替代疗法。

(2) 肿瘤自杀基因疗法:表达产物能够使靶细胞自杀的基因称为自杀基因,如白介素 1-β 转化酶基因(IL-1βICE)。

自杀基因作用方式:①直接作用于导入该基因的肿瘤细胞;②旁观者效应。

(3) 提高肿瘤免疫的基因治疗:通过外源性基因表达提高人体免疫系统对恶性肿瘤细胞的识别和杀伤能力,包括两种方式:

1) 直接方式:增加肿瘤的抗原性,使肿瘤细胞容易被机体免疫系统识别。

2) 间接方式:激活机体的免疫潜能细胞,提高其识别和杀伤肿瘤细胞的能力。

(4) 提高肿瘤放疗敏感性的基因治疗:

1) 外源基因转染诱导放射敏感性,从而增加射线对肿瘤细胞的杀伤作用。

2) 外源基因转染的肿瘤细胞发生细胞周期阻滞,出现瘤细胞同步化,增加放射治疗杀伤作用。

3) 基因诱导放射防护,降低正常组织放射损伤。通过导入外源性基因可以提高正常组织的抗药物或放射线损伤的能力。如多药耐药(MDR)基因导入人骨髓细胞,使骨髓细胞能耐受多种化疗药物抑制作用,从而可以加大化疗药物剂量。

3. 血管生成抑制剂与抗肿瘤转移　肿瘤转移过程中伴随着持续和失去控制的血管生成。血管生成加速了肿瘤细胞脱离原发灶进入循环系统,并为肿瘤细胞在继发转移灶的生成提供足够的血液供应。多种实体瘤微血管数量和密度与肿瘤的浸润和转移的能力密切相关,故肿瘤的血管生成是肿瘤转移的一个重要步骤。而正常组织中的血管通常处于极度静止状态,更新率极低。所以,目前认为抗肿瘤血管生成有可能成为抗肿瘤转移治疗的一个靶点。

应当指出的是,肿瘤治疗的最终目的是通过多种途径以最大限度地消灭肿瘤组织,同时保护正常组织以延长患者寿命和提高生活质量。除了传统的治疗方法,分子靶向抗肿瘤药尤其是基因治疗目前还仍未在临床上广泛开展。

(刘继斌　杨俐萍)

第七章 肿瘤免疫

学习目标

1. 掌握肿瘤免疫及肿瘤抗原的概念。
2. 熟悉肿瘤抗原的分类方法;细胞免疫及其机制;免疫逃逸。
3. 了解肿瘤免疫在肿瘤发生、发展及在肿瘤治疗中的作用及意义。

第一节 概 述

一、肿瘤免疫的定义

机体的免疫功能状态与肿瘤的发生、发展及侵袭、转移等恶性生物学行为密切相关。随着分子细胞生物学、分子免疫学的发展,现代肿瘤免疫学理论不断丰富,免疫学技术不断推陈出新,人们从细胞和分子水平上对肿瘤与免疫系统的相互作用关系有了更深刻的认识。肿瘤免疫学(tumor immunology)即是研究肿瘤的抗原性,机体对肿瘤的免疫应答,机体的免疫状态与肿瘤发生、发展的相互关系以及肿瘤的免疫诊断、预防和治疗等的学科。

二、肿瘤免疫学的研究历程

早在1909年Ehrlich就指出机体具有保护自己,抵抗癌变细胞的能力,并建立了肿瘤免疫的概念。1959年Thomas提出了免疫监视(immune surveillance)的机制。20世纪60年代以后,大量的体外实验证明,肿瘤患者的淋巴细胞、巨噬细胞(macrophage,Mφ)和细胞毒抗体等均有抗肿瘤效应。1970年Burnet对此加以精辟的分析并提出肿瘤的免疫监视学说,为肿瘤免疫学理论的建立打下了基础。20世纪70年代单克隆抗体的问世,推动了肿瘤免疫诊断技术和肿瘤免疫治疗的发展,特别是20世纪80年代中后期,随着分子生物学和免疫学的迅速发展和交叉渗透,对肿瘤抗原的性质及其呈递过程,抗体的抗肿瘤免疫机制等有了新的认识,推动了肿瘤免疫的发展同时也促进了肿瘤免疫诊断与治疗的应用。

三、肿瘤的发生、发展与机体免疫状态

肿瘤的发生与机体的免疫功能状态密切相关,原发和继发免疫缺陷者容易发生肿瘤。先天性免疫缺陷者淋巴系统恶性肿瘤的发病率增高。继发性免疫缺陷可见于医源性免疫缺陷,如长期应用免疫抑制剂的器官移植者易发生肿瘤,大量化疗、放疗引起的免疫抑制可能在原有肿瘤被有效治疗的同时产生另一种肿瘤,这可能与长期或大量使用免疫抑制药物损害淋巴网状系统免疫监视功能,降低机体对肿瘤细胞或突变细胞的监视作用有关。艾滋病患者由于HIV病毒摧毁人体免疫力,会增加淋巴瘤、卡波西肉瘤等恶性肿瘤的发生率。

从年龄方面看，恶性肿瘤可发生于任何年龄，但就大多数恶性肿瘤来说，其发病危险性随着年龄的增大而增大。根据统计，恶性肿瘤主要见于40岁以上的人，50～60岁时发生率达最高峰，70岁以后递减。

第二节 肿瘤抗原的概念及分类

一、概 念

肿瘤抗原(tumor antigen)是指细胞癌变过程中出现的新抗原(neoantigen)及过度表达的抗原物质的总称。

二、肿瘤抗原产生的分子机制

(1) 细胞癌变。
(2) 基因突变。
(3) 异常的细胞蛋白降解产物。
(4) 隐蔽的抗原表位暴露。
(5) 膜蛋白分子的异常聚集。
(6) 胚胎抗原或分化抗原的异常高表达。

三、肿瘤抗原的分类和特征

1. 根据肿瘤抗原特异性分类

(1) 肿瘤特异性抗原(tumor specific antigen，TSA)：TSA仅存在于肿瘤细胞表面而不存在于正常细胞或其他种类的肿瘤细胞。这类抗原是通过近交系小鼠间进行肿瘤移植排斥的方法得到证实的。研究者先用化学致癌剂甲基胆蒽(methylcholanthrene，MCA)诱导小鼠皮肤发生肉瘤，当肉瘤生长至一定大小时，予以手术切除。将此切除的肿瘤组织移植给正常同系小鼠后可生长出肿瘤。若将此肿瘤植回原来的肿瘤小鼠，则移植的肿瘤被排斥，表明该肿瘤具有诱导机体产生特异性免疫排斥反应的抗原。由于此类抗原是由动物肿瘤移植排斥实验所证实，故又称肿瘤特异性移植抗原(tumor specific transplantation antigen，TSTA)或肿瘤排斥抗原(tumor rejection antigen，TRA)。TSTA或TRA是TSA的一种表现形式，理化因素或病毒诱导产生的肿瘤抗原多属于TSA。TSA主要诱发T细胞免疫应答。

(2) 肿瘤相关抗原(tumor associated antigen，TAA)：TAA是指非肿瘤细胞所特有，在正常细胞上也有微量表达，只是在细胞发生癌变时表达明显增加。此类抗原只表现出量的变化而无肿瘤特异性。目前已发现的肿瘤抗原多为TAA。TAA一般可活化B细胞产生相应抗体。

2. 根据肿瘤抗原产生的机制分类

(1) 理化因素诱发的肿瘤抗原：实验动物的研究证明，某些化学致癌剂或物理因素可诱发肿瘤，而产生肿瘤抗原，这些肿瘤抗原的特点是：特异性高而抗原性较弱，常表现出明显的个体独特性。例如，同一化学致癌剂或同一物理方法如紫外线、X-射线等诱发的肿瘤，在不同的宿主体内,甚至在同一宿主不同部位诱发肿瘤都具有互不相同的抗原性。由于人类很少暴露于这种强烈化学、物理的诱发环境中,因此大多数人肿瘤抗原不是这种抗原。由于突变的肿瘤抗原间很少有交叉成分,故应用免疫学技术诊断和治疗此类肿瘤有一定困难。

(2) 病毒诱发的肿瘤抗原:实验动物和人类肿瘤的研究都证实,某些肿瘤可由病毒诱发。由病毒诱发的肿瘤产生的抗原可归纳为两类:一类是由病毒基因编码的肿瘤抗原;另一类是病毒诱发宿主细胞产生的肿瘤抗原。病毒基因编码的肿瘤抗原与物理、化学致癌物诱发的肿瘤抗原有明显不同,前者的特点是同一株病毒在不同品系动物甚至异种动物所诱发的肿瘤都表达相同的病毒特异性抗原,多属于 TAA;而后者有明显的个体特异性,即同一致癌剂对不同品系、甚至同一个体的不同部位所诱发的肿瘤都具有不同特异性,属于 TSA。已知诱发人类肿瘤的 DNA 病毒有:EB 病毒与 B 细胞淋巴瘤、鼻咽癌的发生有关;人乳头状瘤病毒(HPV)与人宫颈癌的发生有关;乙型肝炎病毒(HBV)与肝细胞癌有关。而属于 RNA 病毒的人类嗜 T 淋巴细胞白血病病毒Ⅰ(HTLV-Ⅰ)与 T 细胞白血病有关。

(3) 异常表达的肿瘤抗原:此类抗原可在特定种类的正常细胞中表达,但在肿瘤细胞中发生了异常表达,例如,正常的人黑色素细胞表达的抗原(melanoma antigen recognized by T cells,MART)在人黑色素瘤细胞中表达量增高。

机体睾丸或卵巢等生殖细胞中可表达一类其他组织不表达的独特抗原,得益于生殖细胞不表达 MHC Ⅰ类分子,正常情况下无法提呈此类抗原,因而不会激活细胞毒性 T 细胞(cytotoxic T lymphocytes,CTL)识别和杀伤,但在多种肿瘤细胞,此类抗原基因可被激活表达,且能诱导 CTL 或抗体应答,因此将此类抗原称为肿瘤睾丸抗原(cancer/testis antigen,CTA),例如,黑色素瘤 B 抗原(B melanoma antigen,BAGE)、黑色素瘤抗原(melanoma antigen,MAGE)等。

(4) 胚胎抗原(fetal antigen):胚胎抗原是指癌变时合成的胚胎组织产生的抗原。胚胎抗原是胚胎发育期由胚胎组织产生的正常成分,出生后可能控制编码该抗原的基因受阻遏而逐渐消失,或表达量很低。当细胞癌变时,受抑制的基因脱阻遏,胚胎抗原重新合成,大量表达于肿瘤细胞表面,也可分泌到血清中,成为诊断肿瘤的一个重要辅助指标。人类肿瘤中已发现多种胚胎抗原,其中对甲胎蛋白和癌胚抗原的研究最为深入。①甲胎蛋白(alpha-fetoprotein,AFP):是一种分泌性胚胎抗原,主要由胎肝和卵黄囊产生的 70 kD 分子量的糖蛋白。正常成人血清中含量极微,用常规免疫方法不能检出。肝细胞发生癌变时,AFP 在血清中的含量急剧增加,常超过 500ng/ml,在癌组织提取液、腹水中也可检测出。虽然少数其他肿瘤(如胃癌、肺癌等)、肝炎、肝硬化患者以及孕妇血清中也可检出 AFP,但其含量明显低于肝癌患者血清中的水平。肝癌患者血清 AFP 升高比其临床症状早出现 3~8 个月,因此 AFP 可作为肝癌早期普查、诊断,判断疗效,监视复发的一项重要免疫学指标。②癌胚抗原(carcinoembryonic antigen,CEA):是一种膜结合性胚胎抗原,分子量为 180 kD 的糖蛋白。最初在结肠癌和直肠癌组织中检出,由于高水平 CEA 出现于 2~6 月胎儿肠、胰和肝脏等组织,故称为癌胚抗原。正常机体由消化道分泌的 CEA 大多进入肠腔,血清中水平极低。细胞癌变时所分泌的 CEA,其极性可发生改变,并进入血液,使血清中水平增高。CEA 除在结肠癌、直肠癌患者外,在内胚层来源的恶性肿瘤(如食管癌、胃癌、肝癌和胰腺癌)以及其他一些非肿瘤性疾病(如肾病、肝硬化、肠息肉和消化道炎症等)患者的血清也可见增高,故它不是消化道特异性的肿瘤抗原。由于早期结肠癌 CEA 的检测率低,一般不用于诊断。但在临床上,观察 CEA 动态水平,有助于疗效的判断及复发、转移的观察。

(5) 组织特异性分化抗原:组织特异性分化抗原是机体细胞在分化发育过程的不同阶段表达的正常分子,仅在某些特定的组织细胞和特定的分化成熟阶段表达。恶性肿瘤细胞通常停留在细胞发育的某个幼稚阶段,其形态和功能均类似于未分化的胚胎细胞,称为肿瘤细胞的去分化(dedifferentiation)或逆分化(retro-differentiation),故肿瘤细胞可表达其他正常组织的分化抗原,如胃癌细胞可表达 ABO 血型抗原,或表达该组织自身的胚胎期分化抗原,Melan-A、gp100 和 tyrosinase 等属于此类抗原。

(6) 糖基化异常等原因导致的肿瘤抗原:某些肿瘤细胞表面常过量表达异常的糖脂(如神经节甘脂)或糖蛋白(如黏蛋白)。

第三节　肿瘤免疫反应机制

一、肿瘤抗原的识别与递呈

1. 外源性抗原提呈[专职抗原提呈细胞(antigen-presenting cell,APC)递呈]　αβT 细胞包括主要组织相容性复合体(major histocompatibility complex,MHC)Ⅰ类抗原限制的 $CD8^+$ CTL 和 MHCⅡ类抗原限制的 $CD4^+$辅助性 T 细胞(helper T lymphocyte,Th),两者活化都需要双重信号刺激。①第一信号(抗原刺激信号):从肿瘤细胞脱落下的肿瘤抗原,经 APC 摄取,加工成多肽分子,并由细胞表面 MHCⅡ类分子呈递给 $CD4^+$Th 细胞。肿瘤抗原在肿瘤细胞内加工成肿瘤肽,与 MHCⅠ类分子结合后共同表达于细胞表面,而被 $CD8^+$CTL 细胞识别。②第二信号(协同刺激信号):T 细胞除通过 TCR-Ag-MHC 分子复合体接受抗原信号外,还通过 APC 或肿瘤细胞表面某些分子如细胞间黏附分子(intercellular adhesion molecules,ICAMs),淋巴细胞功能相关抗原-3(lymphocyte function-associated antigen-3,LFA-3),血管细胞黏附分子-1(vascular cell adhesion molecule 1,VCAM-1),B7 等与 T 细胞表面相应受体结合,提供 T 细胞协同刺激信号,才能使 T 细胞有效活化。活化的 $CD4^+$T 细胞可产生大量淋巴因子,促进 $CD8^+$T 细胞活化,激活 Mφ,参与抗肿瘤作用。

2. 内源性抗原提呈(肿瘤细胞递呈)　肿瘤抗原多数由正常细胞基因突变而来,虽属非己成分,但其产生具有内源性抗原的特点。在肿瘤细胞,结合了肿瘤抗原肽的 MHCⅠ类分子从内质网进入高尔基体,经糖化修饰后,通过胞吐空泡被转运到细胞表面,供 $CD8^+$CTL 细胞识别。

二、宿主对肿瘤的免疫反应

1. 细胞免疫应答

(1) CTL 杀伤肿瘤细胞:CTL 是机体重要的抗肿瘤效应细胞,可直接杀伤带有致敏抗原的肿瘤细胞。CTL 杀伤肿瘤靶细胞的过程分为三阶段:

1) 效靶细胞结合:CTL 与肿瘤靶细胞结合,CTL 的 TCR 和 CD8 分子与靶细胞表面的抗原肽-MHCⅠ类分子复合物结合。

2) 致死性打击:①分泌途径,由穿孔素和颗粒酶介导;②非分泌途径,又称配体诱导的受体介导的凋亡激活途径,激活的 CTL 表达 Fas 配体(Fas ligand,FasL)与肿瘤细胞上的

Fas/APO-1 分子结合,促进肿瘤细胞凋亡。

3) 靶细胞裂解:①细胞坏死,CTL 作用使靶细胞膜溶解;②细胞凋亡,发生核浓缩、核碎裂、核溶解。

(2) $CD4^+T$ 细胞辅助 CTL、激活 Mφ、NK 杀伤肿瘤:$CD4^+T$ 细胞不能直接识别肿瘤细胞,而是依赖 APC 提呈相关的肿瘤抗原对其进行特异性激活后才分泌淋巴因子,激活 B 细胞、Mφ、NK 等免疫细胞发挥抗肿瘤作用,其机制包括:①释放 IL-2 促进 CTL 增殖、激活 NK 细胞;②释放 IL-4、IL-5 促进 B 细胞活化、分化和抗体形成;③分泌肿瘤坏死因子等发挥抗肿瘤作用。

2. 体液免疫应答　B 淋巴细胞可直接识别肿瘤细胞释放的某些成分,活化、增殖、分化为浆细胞;但在绝大多数情况下,是在 $CD4^+Th$ 细胞的辅助作用下,活化分化为浆细胞,浆细胞合成抗体,抗体可通过以下方式发挥抗肿瘤作用。

(1) 补体依赖的细胞毒作用(complement dependent cytotoxicity,CDC):细胞毒性抗体(IgM)和某些 IgG 亚类与肿瘤细胞结合后,可在补体参与下,溶解肿瘤细胞。

(2) 抗体依赖细胞介导的细胞毒作用(antibody-dependent cell-mediated cytotoxicity,ADCC):IgG 抗体通过 Fab 段与肿瘤细胞结合,通过 Fc 段与表达 FcγR 的效应细胞(包括 NK 细胞、Mφ 细胞和中性粒细胞等)结合发挥 ADCC 效应,使肿瘤细胞溶解。

(3) 抗体的调理作用:吞噬细胞可通过其表面 Fc 受体的调理作用,增强对肿瘤细胞的吞噬或杀伤。

(4) 抗体的封闭作用:抗体能通过封闭肿瘤细胞上的某些受体(如转铁蛋白受体等),或干扰肿瘤细胞的黏附特性而抑制肿瘤细胞的增殖。

(5) 抗体抑制肿瘤细胞生长和转移。

3. 非特异性免疫应答

(1) NK 细胞:NK 细胞是细胞免疫中非特异性成分,是一群广谱的杀伤细胞。其杀伤作用无须预先致敏,不依赖于胸腺,也不依赖抗体和补体,无肿瘤特异性,也不受 MHC 限制,而且能选择地杀伤 MHC Ⅰ类分子表达低下或缺如的肿瘤细胞。因此,NK 细胞是在肿瘤早期起作用的效应细胞,是机体抵抗肿瘤发生及转移的第一道防线。NK 细胞杀伤靶细胞的主要机制:①通过释放穿孔素和颗粒酶引起细胞溶解;②通过配体诱导的受体介导的凋亡激活途经引起靶细胞的凋亡;③释放细胞因子(细胞毒因子、胞肿瘤坏死因子)杀伤靶细胞;④ADCC 效应。

(2) γδT 细胞直接杀伤肿瘤:γδT 细胞分化发展早于 αβT 细胞,多分布在全身各处上皮组织内,所发挥的细胞毒作用可能不受经典 MHC 分子限制,且能杀伤对 NK 细胞不敏感的靶细胞,因此 γδT 细胞与 NK 细胞一样也认为是抗肿瘤免疫监视功能的第一道防线。

(3) Mφ 在特异性和非特异性抗肿瘤免疫中起双重作用:Mφ 在抗肿瘤免疫中具有重要作用。如果 Mφ 功能被抑制,可加速肿瘤生长;若使用卡介苗或短小棒状杆菌等激活 Mφ,肿瘤生长会受到抑制,转移能力下降。肿瘤组织周围有明显 Mφ 浸润的肿瘤患者,肿瘤转移发生率低,预后较好,反之预后较差。Mφ 抗肿瘤活性与肿瘤的恶性程度、细胞增殖周期和肿瘤抗原结构无关。激活的 Mφ 可选择性杀伤肿瘤细胞,对于放射抵抗与化疗耐药的肿瘤细胞仍然有效,而对正常组织细胞无影响。Mφ 可通过多种途径在特异性和非特异性抗肿瘤免疫中发挥双重抗肿瘤作用:①处理和递呈肿瘤抗原,促进 T 细胞活化和增殖,产生特异性抗肿瘤免疫应答;②激活的 Mφ 通过释放溶酶体酶和 NO 等氧化代谢产物直接杀伤肿瘤细胞;③Mφ 表面表达 Fc 受体,通过 ADCC 效应杀伤肿瘤细胞;④激活的 Mφ 可释放 IL-2,TNF-α,IFN-γ,CSF 等直接作用于肿瘤细胞或发挥免疫调节作用。

第四节　肿瘤免疫逃逸

一、免疫监视理论

Burnet 创立了免疫监视学说,其主要内容是:机体在生长发育过程中,体细胞经常发生突变,其中部分突变会引起细胞恶性转化,产生新的抗原。机体免疫系统可以识别和清除任何表达新抗原的"异己"成分或突变细胞,从而维持机体内环境的稳定。免疫监视的作用即在于及时识别和清除那些在临床上尚不能识别的原位肿瘤,将其消灭于萌芽状态。当机体免疫监视功能低下,无法有效清除"异己"成分或突变细胞,就可能导致恶性转化细胞在体内持续生长并形成肿瘤。

二、免疫系统对肿瘤的免疫雕刻

肿瘤往往带有其起源免疫环境的印迹,"免疫印迹"导致产生能更好地承受机体免疫系统抗肿瘤作用的肿瘤细胞,在这个过程中免疫原性高的肿瘤细胞被清除,遗留下来的是那些能够在有免疫能力的个体中生存的变异体(它们的免疫原性下降,或者是获得了其他的一些能够逃避或抑制机体免疫攻击的机制)称为免疫系统对肿瘤的免疫雕刻(immunologic sculpting)。

三、肿瘤免疫编辑

假说认为,免疫系统既可能清除肿瘤细胞或对肿瘤细胞产生非保护性免疫反应,又可能促进免疫无反应性或免疫耐受的产生。先天性免疫和获得性免疫都参与了这一过程。一般将免疫编辑分为 3 个过程:免疫清除(elimination)、免疫平衡(equilibrium)和免疫逃逸(escape),又称为肿瘤免疫编辑的"三 E 过程"。

1. 免疫清除(elimination)　肿瘤"免疫监视"假说的基本观点包含在免疫清除过程之中。如果机体免疫系统能够成功的清除发展中的肿瘤,该过程称为"完全的免疫编辑",免疫编辑的后继过程将不再发生在免疫清除的过程中。

2. 免疫平衡(equilibrium)　如果免疫细胞和细胞因子不能完全杀伤肿瘤细胞,免疫系统和肿瘤细胞的相互作用进入动态平衡过程,称为免疫平衡。在这个过程中,部分淋巴细胞和干扰素继续向肿瘤细胞施加免疫选择的压力,抑制但不能完全清除那些残存的肿瘤细胞。残存的肿瘤细胞因其基因组的不稳定性,不断产生新的变异,在这个"达尔文"式的选择过程中,最初逃逸出的肿瘤细胞的变异株大多还是被破坏掉了,但是又产生了新的、带有不同的突变的变异株,这些突变可赋予它们更高的抵抗免疫攻击的能力。免疫平衡过程可能是肿瘤免疫编辑中时间最长的阶段,有时甚至长达数年。

3. 免疫逃逸(escape)　残存的肿瘤细胞通过遗传学或表达遗传学变化的后果是获得对免疫监视和免疫清除的不敏感性,并开始具有不受控制的自主增殖能力,称为免疫逃逸。

此时,免疫系统不仅对肿瘤无能为力,而且出现免疫细胞或免疫因子促进肿瘤细胞生长和转移的可能性。

四、肿瘤细胞与肿瘤免疫逃逸

1. 肿瘤细胞抗原表达、递呈能力下降

(1) 抗原缺失或抗原调变:肿瘤细胞仅表达低水平的TSA或TAA,且大多数肿瘤抗原的免疫原性弱,不能诱发有效的抗肿瘤免疫应答。另外,宿主对肿瘤抗原的免疫应答可导致某些肿瘤抗原表位减少或丢失,从而使肿瘤细胞不易被机体免疫系统所识别,得以逃避宿主的免疫攻击,这种现象称抗原调变。

(2) 肿瘤细胞MHC-Ⅰ表达异常:肿瘤细胞表面MHC-Ⅰ类分子表达下调或缺失造成肿瘤抗原递呈能力下降,影响宿主的T细胞对肿瘤细胞的识别,使其能够逃避免疫细胞的攻击,造成肿瘤在宿主体内持续性生长、转移性增强和预后不良。某些肿瘤细胞表面表达人类白细胞抗原G(human leucocyte antigen-G,HLA-G),属于非经典的MHC-Ⅰ类分子,具有低度多态性和限制性分布的特点,可直接抑制树突状细胞(dendritic cells,DCs)、CTL、和NK等效应细胞的功能,并可诱导免疫调节性细胞的生成。

(3) 肿瘤细胞的表面共刺激分子及黏附分子表达下降:淋巴细胞的激活同时需要第一信号(抗原刺激信号)和第二信号(协同刺激信号),仅有抗原刺激而没有共刺激分子及黏附分子的协同刺激信号,易产生免疫耐受。肿瘤细胞表面不表达或低表达B7分子,从而影响B7-CD28共刺激通路,诱导免疫系统对肿瘤产生免疫耐受。

2. 肿瘤细胞表面表达免疫抑制因子

(1) 肿瘤细胞表面表达FasL:Fas蛋白属于TNF受体家族,当与其配体FasL结合后,能诱导表达Fas蛋白的细胞凋亡。在机体免疫应答过程中,活化的特异性T细胞、NK细胞等效应细胞早期会表达Fas,后期也会表达FasL,通过FasL/Fas途径引发效应细胞凋亡,目的在于控制活化的效应细胞数量,保持免疫应答反应的平衡,避免免疫过度反应而损害机体正常组织。肿瘤组织的细胞表面也会高表达FasL,因此肿瘤细胞可通过FasL/Fas途径介导免疫效应细胞凋亡,从而削弱机体抗肿瘤免疫应答的能力。

(2) 肿瘤细胞表面表达Toll样受体(Toll-like receptors,TLRs):TLRs家族是一类进化保守的模式识别受体,激活TLRs对天然免疫应答和特异性免疫应答的诱导均有作用,是天然免疫和获得性免疫反应的桥梁。人类实体瘤细胞表面表达有TLRs,激活此类分子,能促进肿瘤细胞增殖,抑制其凋亡。

(3) 膜结合补体调节蛋白(membrane-bound complement regulatory proteins,mCRP):肿瘤细胞表面可表达mCRP,包括CD35、CD46、CD55和CD59等。CD46参与补体C3b和C4b的降解;CD55与C3b和C4b结合,加速C3和C5的降解;CD59与补体C8和C9结合,阻止攻膜复合体(membrane attack complex,MAC)的穿孔作用。由于这些mCRP的存在,使利用补体反应来治疗肿瘤的可能性降低,也对利用抗体治疗肿瘤的功效有所影响。

(4) 表达CD44介导的免疫抑制:肺癌细胞高表达CD44,可被特异性抗体或细胞外基质中的透明质酸等激活,减弱Fas介导的肿瘤细胞凋亡,同时导致CTL细胞分泌IFN-γ减少,减弱其肿瘤细胞杀伤能力。

3. 肿瘤细胞"漏逸" 少量肿瘤细胞不易引起机体致敏,等到机体建立免疫应答时,已经不易杀伤肿瘤细胞了。

4. 肿瘤导致的免疫抑制 肿瘤细胞刚出现时，抗原量少而弱，持续刺激宿主则能诱发免疫耐受性，使宿主失去对肿瘤的免疫应答能力。

五、肿瘤微环境与肿瘤免疫逃逸

肿瘤微环境(tumor microenvironment)是指肿瘤生长过程中，由肿瘤局部浸润的免疫细胞、间质细胞及所分泌的活性介质等与肿瘤细胞共同构成的特殊局部内环境，这一环境具有肿瘤组织内血供不平衡、间质压力较正常组织高、营养物质相对缺乏的特点。作为肿瘤免疫效应阶段的执行场所，肿瘤微环境内存在许多负性调控因素参与肿瘤的免疫逃逸。

1. 肿瘤浸润性树突状细胞 肿瘤浸润性树突状细胞(tumor infiltrating dendritic cells, TIDCs)受肿瘤微环境中 VEGF、IL-10 和 TGF-β 等免疫抑制因子的影响，抗原递呈功能出现严重障碍，不仅使其肿瘤抗原的递呈能力降低，而且有助于诱导肿瘤免疫耐受的发生，从而导致肿瘤的免疫逃逸。TIDCs 数量较少，其形态也与正常 DCs 不同，TIDCs 的表面 MHC Ⅱ类分子(HLA-DR)、共刺激分子 CD80(B7-1)和黏附分子 CD54(ICAM-1)等低表达或不表达。肿瘤细胞分泌的免疫抑制因子可能是导致 TIDCs 功能低下、无法有效激活机体的免疫系统启动抗肿瘤免疫反应的原因之一。

2. 调节性 T 细胞 调节性 T 细胞(regulatory T cells, Treg)广泛存在于多种肿瘤组织中，发挥免疫抑制作用。Treg 是抑制性 T 细胞的一种功能亚群，可分为两类：天然 Treg (natural Treg, nTreg)和诱导型(induced Treg, iTreg)。目前认为 nTreg 来源于胸腺，主要为 $CD4^+CD25^+$Treg，约占外周血及脾脏 $CD4^+$T 细胞的 5% ~ 10%，$CD4^+CD25^+$Treg 除表达 CD4 和 CD25 分子外，其特征标志为其高表达转录因子叉头框蛋白 3(forkhead box protein P3, Foxp3)，主要通过细胞接触机制发挥免疫负调控功能。iTreg 是外周幼稚 T 细胞在小剂量持续性抗原刺激及 IL-10, TGF-β 等免疫抑制性细胞因子诱导条件下产生，包括 Tr1, Th3 等细胞。Tr1 细胞主要分泌高水平的 IL-10、中等水平的 TGF-β 和 IFN-γ，不分泌 IL-4 和 IL-2，可抑制幼稚型和记忆型 T 细胞增殖反应。Th3 细胞在抗原特异性激活后可分泌 TGF-β 和水平不等的 IL-4 和 IL-10，对 Th1 和 Th2 型反应都有免疫抑制作用。

3. 肿瘤相关 Mφ 在单核细胞分化成为 Mφ 的过程中，可根据细胞的形态和功能改变，将 Mφ 分为 2 类：

(1) M1 型 Mφ：又称经典活化途径的 Mφ(classically activatedmacrophage)，这类 Mφ 能高水平地表达杀伤分子，分泌多种细胞因子，表达细胞因子受体，分泌趋化因子以及共刺激分子。M1 型 Mφ 在 Thl 型免疫应答中分泌大量的细胞因子，激活人体免疫反应，作为诱导细胞和效应细胞参与杀伤病原体和肿瘤细胞。

(2) M2 型 Mφ：又称替代活化途径的 Mφ(alternatively activatedmacrophage)，M2 型 Mφ 在不同的诱导信号下将分化为不同的亚型，这包括：由 IL-4 与 IL-13 诱导的 M2a 型，由免疫复合物/TLR 配体诱导的 M2b 型，由 IL-10 和糖皮质激素诱导的 M2c 型。M2 型 Mφ 抗原提呈能力差，并通过下调 M1 型 Mφ 的功能等方式影响炎症反应，并具有修复损伤、促进血管形成以及组织重构的作用。

在肿瘤组织中，Mφ 占据的比例常超过 50%。由于 Mφ 具有很强的可塑性，暴露于肿瘤微环境中的肿瘤相关 Mφ(tumor associated macrophages, TAM)具有 M2 型 Mφ 的特征，并非发挥抗肿瘤作用,而是在调节肿瘤进展中的各个关键步骤中发挥效用,进而起到促进肿瘤生长、转移等作用,与恶性肿瘤的不良预后相关。

4. 髓源性抑制细胞 髓源性抑制细胞(myeloid-derived suppressor cells,MDSC)是骨髓来源的一群异质性细胞,是DCs、Mφ和(或)粒细胞的前体细胞,具有显著抑制免疫效应细胞应答的能力。MDSC可通过分泌Arg-1、iNOS、ROS抑制淋巴细胞功能,还可以诱导Treg产生,间接发挥免疫抑制功能。在正常生理状态下,MDSC在骨髓中占20%~30%,在脾脏中占2%~4%,淋巴结中无分布,也不具备免疫抑制能力。病理状态下,特别是肿瘤发生时,大量的非成熟状态的细胞聚集于多种器官及肿瘤组织中,通过细胞与细胞直接接触或分泌抑制性细胞因子等途径,对T细胞发挥免疫抑制作用。

5. 肿瘤局部微环境内的免疫抑制性因子

(1)抑制性细胞因子

1)转化生长因子:转化生长因子(TGF-β)可由多种肿瘤细胞产生释放。有多种抗肿瘤效应。如抑制淋巴细胞产生IL-12,通过影响IL-12信号转导途径,TGF-β可以抑制T细胞的增殖;阻碍NK细胞和CTL细胞的诱导和成熟;抑制由IFN-γ诱导的巨噬细胞对肿瘤的杀伤活性。

2)IL-10:IL-10主要由Th2细胞产生,抑制Th1应答,促进Th1/Th2的平衡向Th2漂移,减弱T细胞免疫,增强体液免疫。IL-10在单核细胞存在的前提下,直接抑制T细胞增殖,抑制CD8+细胞、NK细胞产生IFN-γ。

3)IL-6:肿瘤通过自分泌或旁分泌IL-6来调节细胞的生长,并可通过抑制p53来辅助肿瘤细胞抗凋亡。同时,IL-6的升高与抗肿瘤的Th1细胞活性降低有关。

(2)肿瘤诱导的体液抑制因子:研究结果表明,癌症患者血清中含有起免疫抑制作用的可溶性物质,阻止T细胞和NK细胞等对肿瘤的杀伤作用,抑制淋巴细胞活化,促进肿瘤生长,其抑制作用有的表现为肿瘤特异性。主要分为两大类:封闭因子和血清抑制因子(血清免疫抑制蛋白)。

1)封闭因子:存在于肿瘤抗血清中的免疫球蛋白、循环免疫复合物和肿瘤可溶性抗原,具有三种性质:①封闭抗体,附在肿瘤细胞表面,遮盖肿瘤表面抗原。②可溶性抗原,可封闭效应细胞的抗原受体,使之失去活性。③肿瘤抗原抗体复合物,通过抗体与肿瘤表面相关抗原结合,封闭肿瘤细胞,阻断效应细胞对肿瘤细胞的特异性杀伤作用。

2)血清抑制因子(血清免疫抑制蛋白):是癌症患者血清中的急性期反应蛋白和正常免疫抑制血清蛋白。具有对肿瘤患者体内肿瘤的非特异免疫抑制作用。如对PHA诱导的淋巴细胞增殖反应具有抑制作用。

(3)其他免疫抑制因子的作用

1)血管内皮细胞生长因子:血管内皮细胞生长因子(VEGF)除可促进血管生长外,也具有免疫抑制作用,能强烈抑制$CD34^+$造血干细胞向DC的分化及成熟,促进DC的免疫耐受,进而影响肿瘤特异性CTL的形成。

2)肝细胞生长因子:正常细胞和肿瘤细胞都有表达肝细胞生长因子(hepatocyte growth factor,HGF),但在肿瘤细胞中的表达更为丰富,对肿瘤生长、扩散、侵袭和远处转移都有重要作用。HGF有助于肿瘤的血管生长,同时又是免疫抑制剂,能阻断DC的成熟,参与肿瘤免疫耐受的形成。

3)一氧化氮:一氧化氮(NO)具有多种生物学效应,既是神经信号传导的调质,又是血管壁的松弛素，同时又是免疫抑制剂。

4）前列腺素：前列腺素 E2（prostaglandin E2，PGE2）抑制淋巴细胞产生淋巴因子，降低 NK 细胞和单核巨噬细胞对肿瘤细胞发挥细胞毒作用，抑制 CTL 和 LAK 细胞的诱导成熟。

5）吲哚胺 2，3 双加氧酶：吲哚胺 2，3 双加氧酶（indoleane-2，3-dioxygenase，IDO）是色氨酸代谢的限速酶，IDO 表达增高导致微环境中色氨酸沿犬尿酸途径进行分解代谢，使局部微环境保持色氨酸缺乏和高犬尿酸状态。T 细胞对色氨酸耗竭特别敏感，在色氨酸浓度较低时 T 细胞增殖会静止在 G_1 期，从而抑制了抗原特异性 T 细胞的增殖反应，而且此种微环境有利于初始 T 细胞向 Treg 方向转化，既可诱导 Treg 的扩增，又可诱导 Treg 的活化。IDO 酶解作用产生的色氨酸代谢产物也能激发 Treg 的活性。IDO 主要由内皮细胞、Mφ 与 DC 等间质细胞分泌，肿瘤细胞也可表达 IDO。

6）精氨酸酶：精氨酸作为免疫营养剂可以促进淋巴细胞增殖，促进 CD3 的表达，增强 T 细胞的免疫反应等。若微环境中缺少精氨酸，将直接导致 T 细胞表面的 CD3 链表达下调，继而影响效应 T 细胞的活化过程，导致 T 细胞功能缺陷。多种肿瘤细胞及 Mφ 可表达精氨酸酶，通过降解肿瘤微环境中的精氨酸发挥免疫抑制作用。

7）肿瘤代谢产物及其他：某些肿瘤细胞的代谢产物也具有免疫抑制活性，在肿瘤局部阻止免疫细胞对肿瘤的杀伤作用。如腺苷是一种核酸代谢产物，对淋巴细胞功能有抑制作用。

六、宿主免疫功能与肿瘤免疫逃逸

宿主的机体免疫系统功能障碍与肿瘤的发生、发展密切相关。先天性免疫缺陷、HIV 感染、长期服用免疫抑制剂等影响免疫系统功能的因素有助于肿瘤细胞免疫逃逸。

（何向锋　杨俐萍）

第八章　肿瘤诊断的基本原则

学习目标

1. 掌握肿瘤的诊断依据分级。
2. 熟悉常见恶性肿瘤的高危因素。
3. 了解肿瘤临床诊断思路。

肿瘤是一类病因复杂,表现很不一致的疾病。临床上肿瘤的诊断和其他疾病一样,都是以病史为依据,通过详细询问病史、体格检查,结合各项化验结果和有关特殊检查,对全部资料进行综合分析后才能做出正确的临床诊断。肿瘤的确定,无论对患者还是医生都是十分重要的,一个确切的及时的诊断能使肿瘤得到及时、合理的处理,从而达到疗效好、痛苦少、医疗费用低的目的。相反,一个延误或失误的诊断,势必使肿瘤由早期发展到晚期,由可手术变为不可手术,由可治疗变为不可治疗,进而危及生命。

一、肿瘤的诊断依据

肿瘤的诊断是为临床治疗所服务,其中诊断依据不仅是合理治疗的前提,且还反映了肿瘤资料的可靠程度。随着医学新技术和新方法的不断出现,肿瘤的诊断依据也变得更精确可靠。目前把肿瘤的诊断依据分为5级:

1. 临床诊断　仅根据患者的临床症状、体格检查,参考疾病的发展规律,结合肿瘤学知识及临床医师的实践经验,在排除非肿瘤性疾病后所做出的推测诊断。一般不能作为治疗依据,仅能用于回顾性死因调查。

2. 专一性检查(理化)诊断　指在临床符合肿瘤表现的基础上,结合具有一定特异性的影像、理化检查阳性结果而作出的诊断,包括实验室检查、生化检查、X线、B超、CT和MRI检查等。如:肝癌的甲胎蛋白(AFP)、大肠癌的癌胚抗原(CEA);肺癌的胸片上所见的肿块影;食管癌的钡餐造影;骨肿瘤的CT和MRI等。

3. 手术诊断　经外科手术或各种内镜检查,仅以肉眼看到的肿物而做出的诊断,未经病理学取材证实。

4. 细胞病理学(Cytopathology)诊断　根据各种脱落细胞学、穿刺细胞学检查而做出的诊断,包括白血病时的外周血片检查等。

5. 组织病理学(Histopathology)诊断　各种肿瘤经粗针穿刺、钳取、切取、切除后,制成病理切片后进行组织学检查后的诊断,包括白血病的骨髓穿刺涂片检查。

在这5级中,其诊断的可靠性依次递增,以组织病理学为最理想的诊断依据。肿瘤患者在治疗前一般至少要依据专一性检查(理化)和细胞病理学检查方能诊断;对在院外已确诊的肿瘤患者,尚须复查全部病理切片和/或涂片,以保证肿瘤病史资料的完整性,纠正可能产生的诊断失误。

二、肿瘤的诊断原则

肿瘤的诊断一般遵循以下基本原则：①重视肿瘤筛检：通过健康查体和对高危人群的筛检可发现无症状的亚临床肿瘤病灶；②重视肿瘤的早期信号：对患者表现出来的症状要提高警惕，首先宜排除肿瘤再考虑良性疾病，减少对肿瘤的漏诊；③全面准确把握病情：对肿瘤的临床诊断要求定性、定位和定量。

1. 肿瘤的筛检　无症状人群肿瘤的筛检包括健康查体和高危人群筛检两方面内容。随着我国经济的发展和人口老龄化，健康查体日益受到重视，在部分地区已经成为定期进行的常规工作。健康查体能对多器官、脏器进行检查，较为全面。由于肿瘤是威胁人类生命的主要疾病，肿瘤相关的检查已经成为健康查体的主要内容之一，对提高肿瘤检出率十分有益。汤钊猷等曾分析复旦大学肝癌研究所近年来收治的早期肝癌患者，其中由各种形式的健康检查发现已占52%，由此可见健康检查在癌症早期发现中的重要地位。

高危人群的筛检是针对特定的、肿瘤发生率较高人群进行的定期筛检，这种方式的筛检肿瘤检出率较高。首先需要根据流行病学资料确定肿瘤的高危人群。在美国和欧洲国家，乳腺癌、大肠癌、前列腺癌等肿瘤的高危因素及筛检流程已经写进肿瘤临床指南之中。我国医务人员针对我国常见肿瘤的高危因素也展开了长期深入的研究，确定了食管癌、胃癌、大肠癌、肝癌、乳腺癌和肺癌等肿瘤发生的高危因素。

（1）食管癌高危因素：大于60岁的男性；有长期吸烟史；长期大量饮酒；Barrett食管病患者；贲门失弛缓症患者或食管慢性炎症患者；常吃腌菜者；长期饮用污染的水、使用熏烤食物者；长期吃过热饮食者；肥胖、长期胃酸反流、膈疝以及食物中缺乏新鲜蔬菜；食管外伤，尤其是碱烧伤。

（2）胃癌高危因素：长期进食高盐、熏制品、盐腌食品者，对胃癌的发生和发展有促进作用。有不良的饮食习惯，如进食快、爱吃热烫食物以及一日三餐不按时进食等；患有萎缩性胃炎、胃溃疡、胃息肉、肠化生、恶性贫血及做过胃大部分切除术后的残胃等，都有癌变的危险；有胃癌家族史者；年龄在40岁以上，胃病久治不愈者。A型血型同时又合并有以上因素者，更易患胃癌。

（3）大肠癌高危因素：大肠腺瘤患者；家族性腺瘤样息肉病（AFP）家族成员；遗传性非腺瘤病性结直肠癌（HNPCC）家族成员；有慢性炎症性肠病史和相应肠道症状；有APC、hMSH2或MLH1基因变异者。

（4）肝癌高危因素：肝炎病毒携带者；有肝炎肝硬化病史；肝癌高发地区的人群；有长期酗酒史。

（5）乳腺癌高危因素：女性35岁以上，月经初潮<12岁或绝经>55岁，或月经不规则者；没有生育或>30岁生育者；乳腺良性增生性病变者如乳腺导管内乳头状瘤；接受过放疗者；乳腺癌家族史者；有BRCA（breast cancer susceptibility gene）1、BRCA2、p53或PTEN基因突变者；接受雌激素或孕激素替代治疗者。

（6）肺癌高危因素：有长期吸烟史；有长期吸入有害物质经历；肺部良性疾病反复发作。

（7）其他肿瘤高危因素：男性>50岁，血清PSA升高，宜警惕前列腺癌；皮肤黏膜白斑、黑痣、慢性溃疡者警惕皮肤恶性肿瘤的发生等。

肿瘤筛检检测中所用的方法应当经济、方便、准确，并且易于受检者接受。目前，较成功的方法有宫颈涂片细胞学检查筛检子宫颈癌；甲胎蛋白联合超声检查筛检肝癌等。筛检试验不具有诊断意义，试验阳性或可疑阳性者必须做进一步的诊断性检查才能确诊。当筛检出的肿瘤患者一旦确诊，应给予及时而积极有效的治疗。

2. 肿瘤的早期发现　恶性肿瘤是一种持续性进展性发展的疾病。早期的恶性肿瘤通常可以治疗或治愈，随着病程的进展，其治疗越困难，预后也越差。因此，如果无法预防肿瘤的发生，应尽量做到早期发现，通过早期的治疗来改善其预后。

肿瘤的早期症状很少具有特异性，当其生长到一定程度才会引起人体不适，出现相应的症状。患者早期表现出来的症状常不具有肿瘤特异性，易于被患者甚至医务人员所忽略，所以应提高广大患者和医务人员对肿瘤早期症状的警惕性，以期尽早发现肿瘤。经过临床长期观察，有些表现可以被视为常见肿瘤的早期信号：贫血、发热、淋巴结肿大需警惕消化系统肿瘤、淋巴瘤、恶性血液病；吞咽不畅、上腹饱胀需警惕食管癌、胃癌；肝区疼痛、消化不良需警惕肝胆系统肿瘤；咳嗽血痰、胸闷胸痛需警惕肺癌；鼻涕带血、鼻塞耳鸣需警惕鼻咽癌；乳房肿块、乳头溢液需警惕乳腺癌；无痛血尿、间歇出现需警惕泌尿系统肿瘤；白带增多、阴道流血需警惕宫颈癌；大便变形、黏液带血需警惕大肠癌；慢性溃疡、久治不愈需警惕恶变。

3. 肿瘤的临床诊断　肿瘤的诊断要以临床表现和体格检查为线索，结合实验室、影像学和病理学检查，做到定性诊断即明确肿瘤的良恶性、组织学分类、分化程度及肿瘤细胞其他生物学行为特点；定位诊断即明确肿瘤的原发部位；定量诊断即明确肿瘤的大小、数量、有无转移等。

（1）临床表现：肿瘤引起的症状可以分类为以下几方面：

1）肿瘤引起的局部症状：根据肿瘤发生的部位不同，表现为消化道狭窄引起进食或排便不畅、呼吸道狭窄引起肺不张或继发感染症状、肿瘤压迫周围血管引起静脉怒张及局部肿胀、压迫神经引起疼痛、肿瘤局部糜烂引起溃疡及病理性分泌物、破坏靶器官引起器官功能障碍等。浅表肿瘤可以以肿块为主诉。

2）全身症状：良性、早期的恶性肿瘤，多无明显的全身症状，或仅有非特异性的全身症状，如贫血、低热、消瘦、乏力等。一旦肿瘤影响营养摄人（如消化道梗阻）或并发感染、出血等，则可出现明显的全身症状。恶病质是恶性肿瘤晚期全身衰竭的常见表现。

3）肿瘤伴随综合征：表现较为复杂，可以为皮肤色素沉着、红斑、关节疾病、肌炎、神经炎、静脉炎以及高血糖、血清离子异常等内分泌与代谢紊乱、当患者出现上述症状时宜进行必要检查排除恶性肿瘤的可能，免致漏诊。

（2）体格检查：体格检查是肿瘤诊断的重要部分，除了根据患者主诉某些症状的特点，对其相应的器官进行细致而有目的的检查外，还需要进行系统的全身一般性检查和肿瘤局部的检查。

1）全身检查：其目的在于确定病人是否患有肿瘤，其性质是良性还是恶性，是原发性还是继发性，有无远处转移，心、肺、肝、肾、中枢神经系统、骨髓等重要器官的功能情况，能否接受较大的手术治疗、放射治疗或化学治疗等措施。

2）局部检查：其目的在于确定肿瘤发生的部位，如果发现肿块则需要描述：部位、大小、形状、质地、边界、活动度，与周围组织脏器的关系，以及是否伴随红、肿、热、痛等症状，能否手术治疗，着重检查肿块与区域淋巴结受累的情况。

（3）实验室检查：常规实验检查虽然不能诊断肿瘤，但是对于鉴别诊断和决定肿瘤治疗方案是不能缺少的。

1) 血、尿、粪常规检查:消化道肿瘤患者常有贫血表现,红细胞计数和血红蛋白定量呈中度或轻度降低,一般为正血红蛋白、正细胞性贫血。尿液中出现大量红细胞是泌尿系肿瘤的重要指征之一。粪便带血可能是胃肠道恶性肿瘤的早期信号,应注意鉴别。

2) 生化检查:由于致癌因素引起细胞基因表达失常,导致细胞癌变,某些酶或其他代谢物质产生过多或活性异常增高,可通过通透性增加的细胞膜渗出,进入血循环。也可因癌细胞破坏,直接释放出代谢物和各种酶,进入血循环。这样从患者血清中可以测出异常的代谢物或过高的酶活性,有助于肿瘤诊断。如碱性磷酸酶(AKP)有助于肝癌、胰头癌、胆管癌和骨转移瘤等的诊断。

3) 肿瘤标记物:用化学或免疫学方法,从机体的体液或组织细胞中检测出的可以提示患有亚临床肿瘤的化学物质,称为肿瘤标记物。其不仅有益于肿瘤的诊断,在肿瘤的治疗效果评价、预测肿瘤复发等方面也有意义。常用的肿瘤标记物有:①甲胎蛋白(AFP),主要用于诊断原发性肝癌和生殖腺肿瘤,极少数继发性肝癌 AFP 含量也可升高;②癌胚抗原(CEA),在大肠癌、胰腺癌、肺癌、乳腺癌、卵巢癌等均可升高。

(4) 影像学检查:影像学检查是判断肿瘤原发部位和转移范围的主要手段。根据患者的临床表现和体格检查结果,可以有目的地选择适当的影像学检查方法。

1) 常规影像检查:如 X 线摄片、计算机 X 线断层扫描(CT)影像、磁共振(MRI)影像、超声影像学等。

2) 功能影像检查:如核医学的 ECT、PET-CT 等。PET-CT 是目前核医学最高档次的显像技术,主要用于肿瘤、心血管疾病、神经系统疾病等领域。由于癌组织大量摄取 F-FDG(氟脱氧葡萄糖),因此 PET-CT 可以早期、准确地诊断肿瘤,并能准确分期,诊断准确率高于现行其他技术。

3) 内窥镜检查:目前常用的有喉镜、胃镜、肠镜、支气管镜、膀胱镜、胸腔镜、腹腔镜等。内镜检查不仅能发现病灶,还可以钳取可疑组织送病理检查。

(5) 病理学检查:病理学检查是肿瘤获得明确诊断的依据,病理学诊断被认为是最后诊断,是金标准,必须遵循"没有组织病理学诊断,就没有肿瘤的诊断和治疗"的原则。其主要检查方法有:

1) 脱落细胞学检查:主要是收集痰液、胃液、胸水、腹水、尿液、阴道分泌物等,离心或直接涂片,用特殊染色法在显微镜下找癌细胞。对于肺癌、宫颈癌、膀胱癌、恶性浆膜腔积液的诊断有决定意义。

2) 活检诊断:对于影像学发现的病灶,通过活检获得组织,明确肿瘤的性质。如果是恶性肿瘤,需进一步明确其组织来源、分化程度;同时还要进行相关蛋白组学和基因组学的检测如表皮生长因子受体(epidermal growth factor receptor,EGFR)、原癌基因人类表皮生长因子受体 2(human epidermalgrowth factor receptor-2,HER2)、Kras、Nras、Braf 基因等,为开展肿瘤的综合治疗和个体化治疗提供依据。

3) 术中快速冷冻病理学检查:内脏肿瘤术前难于获得病理诊断者,在手术时需进行术中快速冷冻病理学检查,明确肿瘤性质,指导术后方式的选择。

三、肿瘤的病情(分期)评估

恶性肿瘤诊断成立之后,必须经过全面地检查与评估,准确地进行肿瘤的分期,准确的肿瘤分期是制定合理的、规范的治疗方案的前提。目前肿瘤的分期常根据国际抗癌联盟(UICC)所推荐的临床分期标准进行。国际统一的临床分期为TNM分期(表8-1)。

表8-1　TNM与分期的对应关系

分期	T_0	T_1	T_2	T_3	T_4	M_1
N_0期	0	Ⅰ	ⅡA	ⅢA	ⅢB	Ⅳ
N_1期	ⅡA	ⅡA	ⅡB	ⅢA	ⅢB	Ⅳ
N_2期	ⅢA	ⅢA	ⅢA	ⅢA	ⅢB	Ⅳ
N_3期	ⅢB	ⅢB	ⅢB	ⅢB	ⅢB	Ⅳ
M_1期	Ⅳ	Ⅳ	Ⅳ	Ⅳ	Ⅳ	

T表示原发肿瘤的范围，用T1～T4表示浸润范围的递增，T0表示未发现原发灶，Tis表示原发癌，Tx为原发病灶无法评估。

N表示区域淋巴结情况，用N1～N3表示转移程度的递增，N0表示无区域淋巴结转移，Nx为无法评估远处转移的情况。

如分期需要参考组织学分级时，用G表示，G_1为高分化，G_2为中分化，G_3为低分化，G_4为未分化。

临床TNM分期需要通过体格检查和影像学检查才能完成。随着影像学技术的进步，尤其是PET-CT的日益广泛应用，TNM分期的精确性明显提高，对肿瘤治疗决策的指导作用越来越大。需要指出的是，不同的肿瘤由于生物学行为有各自特点，检查方法也有所不同。近年来有些研究者提出了肿瘤的分子分期(molecular staging)的概念，其目的是在原来的TNM分期上，把分子生物学的最新研究结果结合到分期中，为肿瘤的预后和治疗决策提供更有力的证据。但分子分期远没有成熟，原因是没有标准化的检测方法，没有多中心大系列的病例研究，可信性不高。

四、全身状况的评价

肿瘤患者能否耐受手术治疗或化疗、放疗、生物治疗、分子靶向治疗等抗肿瘤治疗，与患者的全身状况密切相关；抗肿瘤治疗的效果如何，不但取决于肿瘤的分期和治疗方法，也与肿瘤患者的全身状况有关。患者的全身状况包括患者体能状况的评分，也包括全身各重要脏器功能状态的评估。

正确评价生活质量是决定治疗方案的前提。1949年卡诺夫斯基(Kernofsky)等报道用此方法对癌症患者的化疗进行临床评价，将患者的体能状况分为不同等级，从100分的无病状态到0分的死亡。得分越高，健康状况越好，越能忍受治疗给身体带来的副作用，因而也就有可能接受彻底的治疗。得分越低，健康状况越差，若低于60分，许多有效的抗肿瘤治疗就无法实施，见表8-2。近年来亦有采用更为简便的Zubrod-ECOG-WHO(ZPS)评分方法，将患者的体力状况从正常的0分到死亡的5分，分为6个等级，见表8-3。此两种方法不仅可用于晚期癌症患者全身状况的评估，还可作为一种定量的检测指标，用于一般肿瘤患者和其他慢性危重患者的功能状态的预测，并作为肿瘤患者治疗前后疗效的客观评估指标之一。

表 8-2 Karnofsky(KPS)功能状态评分标准

Karnofsky(KPS)	等级
正常、无症状及体征	100
能正常活动,有轻微症状及体征	90
勉强正常活动,有症状及体征	80
生活可自理,但不能维持正常	70
有时需人扶助,但大多数时间可自理	60
常需人照顾	50
生活不能自理,需特别照顾	40
生活严重不能自理	30
病重,需住院治疗	20
病危,临近死亡	10
死亡	0

表 8-3 体力状况评分标准

Zubrod-ECOG-WHO(ZPS)	等级
正常活动	0
有症状,但几乎完全自由活动	1
有时卧床,但白天卧床时间<50%	2
需要卧床,但白天卧床时间>50%	3
卧床不起	4
死亡	5

总之,肿瘤的诊断必须完整,一般应包括临床诊断、病理诊断、肿瘤分期、相关基因组学的检查结果和全身状况的评价,只有这样,才能提出合理的治疗策略和规范的个体化治疗方案。

五、常见恶性肿瘤的诊断步骤

1. 原发性支气管肺癌

(1) 病史采集

1) 注意询问与肺癌发生有关的病史,如长期吸烟、职业环境、家族史等。

2) 症状:包括肺内症状、肺外症状、全身症状。注意有无咳嗽、咯血或血痰、胸痛、声嘶、胸闷、气急、发热、消瘦、关节胀痛、皮肤改变、血栓性静脉炎等。

(2) 体格检查:包括全身系统检查和专科检查。专科检查包括以下几方面:

1) 视诊:有无 Horner 氏综合征、上腔静脉压迫征、杵状指(趾)、发绀、皮肤损害等。

2) 触诊:有无锁上、腋下淋巴结肿大,有无肝脏肿大、皮下结节,骨骼有无压痛及叩痛。

3) 听诊:有无声音嘶哑、肺部罗音、哮鸣音、肺不张及胸腔积液等。

(3) 辅助检查

1) 胸部 X 线检查:包括胸透、胸部正侧位及体层片。

2) 胸部 CT 检查:包括平扫、增强、CT 引导下进行经皮肺穿刺活检等。

3) 痰细胞学检查:无咳嗽咳痰者,可采用雾化引痰法。

4) 胸水细胞学检查。

5) 纤维支气管镜检查:观察肿瘤的部位和范围、活检或刷检进行组织学或细胞学检查。

6) 活体组织检查:可明确组织学诊断,包括转移淋巴结的活检、B 超或 CT 引导下的经皮肺穿刺针吸活检、经纤支镜的活检、皮下转移结节的活检、胸膜活检及开胸探查、术中冰冻切片活检等。

7) B 超检查:有助于远处转移的了解(肾上腺、肝、脾、腹腔淋巴结及锁上淋巴结等),B 超引导下经皮肺穿刺活检等。

8) 有骨痛的病人应做骨 ECT 检查。

（4）肿瘤的分型与分期。

2. 食管癌和贲门癌

（1）病史采集

1）有无吞咽哽噎感、食物下咽停留感、喉部异物感、胸骨后不适感，症状发生的时间以及与进食的关系。

2）出现吞咽梗阻的时间长短、进展情况，有否伴呕吐食物或唾液。目前能进食何种食物（饮水、流质、半流、软食、普食）。

3）出现胸骨后疼痛的时间长短、性质，有否伴胸背部疼痛。

4）有无上腹疼痛、黑便、呕血、进食时呛咳、声嘶及发病后体重减轻情况。

5）询问个人史，如出生地、居住地、吸烟、饮酒、嗜食腌制食品、浓茶等。有无家族肿瘤史。

（2）体格检查：在常规检查的基础上，重点检查包括锁骨上及颈部淋巴结有无肿大、气管情况、有无胸水、上腹部包块、肝脾肿大、腹水等。如有声嘶应作咽喉部及声带检查。

（3）辅助检查

1）钡餐检查：采用气钡双重对比造影，更有助于对病灶的观察，尤其是对贲门癌。

2）纤维内镜检查：了解病灶发生部位、长度、食管狭窄程度以及活检病理诊断。

3）细胞学检查（拉网检查）：对具有临床症状而反复行钡餐透视及纤维镜检查，未能发现病灶或有可疑病灶而未能确诊者，行拉网细胞学检查，能提高检出率，及时发现早期病人。

4）CT 检查；了解食管与周围脏器关系，肿瘤外侵程度，食管管壁增厚，上段食管扩张，淋巴结及远处脏器转移情况；贲门癌 CT 扫描可显示癌瘤大小，外侵程度，邻近器官受侵，腹腔淋巴结及肝转移情况。

5）其他检查：胸部 X 线摄片、心电图、大便隐血等，有条件者行食管腔内 24h PH 测定及压力测定。疑有远处器官转移者应作相应的检查。

（4）肿瘤的诊断与分期。

3. 大肠癌

（1）病史采集：大肠癌因发病部位和病期的不同，临床表现也各异。因此询问病史主要有下列内容：

1）大便习惯和性状改变，如便频、腹泻、便秘或两者交替及排便不尽，肛门坠胀、大便变形、变细等。

2）便血，如便血颜色、便血量、便血时间，有无黏液等。

3）腹部肿块，发现腹部肿块时间、肿块部位、大小、形状、肿块质地、活动度等。

4）不全肠梗阻或肠梗阻，如腹胀、隐痛不适或阵发性腹痛、肠鸣、排便困难、排气停止等。

5）有无贫血、消瘦、发热、乏力等。

（2）体格检查：包括①视诊：病人有无贫血、消瘦、脱水、恶病质等；②触诊：检查锁骨上、腋窝、腹股沟淋巴结是否肿大（注意：其硬度、数量、活动度）；③腹部检查：腹部有无隆起、凹陷，有无肠型，有无压痛、反跳痛，有无肿块（注意：肿块部位、形状、大小，肿块质地及表面状况、活动度）。肝脾是否肿大，有无腹水，肠鸣音有无异常；④直肠指检：直肠有无肿块，肿块与肛门缘距离，肿块大小、质地、活动度，肠腔狭窄程度和出血等。

（3）辅助检查

1）大便隐血试验：为大肠癌普查初筛方法和结肠疾病的常规检查。

2）结肠 X 线检查：结肠气钡双重对比造影是发现结肠病变的重要手段，观察肠黏膜有无破损、肠壁僵硬、肠管狭窄等。

3）结肠镜检查：能在直视下观察病灶情况，并能取活检作为病理学诊断，是结肠癌最可靠的诊断方法。

4）CT 检查：主要适用于了解肿瘤向肠管外浸润的程度和有无淋巴结转移或远处脏器的转移。亦可为术前分期及术后复查提供依据。

5）癌胚抗原（CEA）检查：对判断癌肿预后，监察疗效和复发方面具有一定帮助。

（4）肿瘤的诊断与分期。

4. 乳腺癌

（1）病史采集

1）询问相关病史，如月经情况、婚育史、哺乳史、既往有无乳腺疾患、有无过多的 X 线胸透或胸片检查史、有无妇科疾病、有无乳癌家族史。

2）发现乳腺肿物的时间，有无疼痛、疼痛与月经期有无关系。

3）乳头有无溢液或糜烂。

4）腋下有无肿块，发现时间。

5）有无胸痛、咳嗽、骨痛等。

（2）体格检查

1）视诊：首先检查两侧乳腺外形、大小及位置是否对称，皮肤有无橘皮样改变、水肿、破溃及卫星结节，乳头表皮有无糜烂及脱屑。

2）肿块触诊：触诊必须轻柔，用手指平触，如发现肿物，要明确部位、外形、边界、大小、个数、表面状况、硬度与活动度。

3）乳头检查：乳头是否与肿物粘连或固定，有无溢液。

4）腋窝及锁骨上淋巴结检查。

（3）辅助检查

1）乳腺 X 线摄影及 B 超检查。

2）CT：乳癌 CT 表现与钼靶 X 线片相似，并可清晰显示腋淋巴结与内乳淋巴结。

3）疑有肺、肝或骨转移者应作相应的检查。

4）病理学检查：包括脱落细胞学检查、针吸细胞学检查、活组织检查。

（4）肿瘤的诊断与分期。

（王建红　宋　丽）

第九章　肿瘤标志物及其应用

学习目标

1. 掌握常用肿瘤标志物的名称及临床意义。
2. 熟悉肿瘤标志物检测的主要意义。
3. 了解肿瘤标志物的概念和发展史。

第一节　概　　述

肿瘤标志物(tumor marker,TM)是1978年Herberman在美国国立癌症研究院(National Cancer Institute,NCI)召开的人类肿瘤免疫诊断大会上提出的,次年在英国第七届肿瘤发生生物学和医学会议上被大家确认并开始引用。近二十年来,由于免疫学、生物化学、分子生物学、细胞工程学和遗传工程学以及相应新技术的发展,对于肿瘤细胞膜的结构、功能有了新的认识,并发现了一系列特异性酶、蛋白质、受体和癌基因与肿瘤的发生机制有关,对肿瘤标志物的研究与检测也从传统的体液肿瘤标志物发展到基因水平标志物。至今为止,已发现各类肿瘤标志物200多种,其中有数十种常用于临床,成为临床肿瘤检验的重要组成部分。肿瘤标志物的检测对于恶性肿瘤的早期筛检、辅助诊断、器官定位、分类分期、疗效判断、转移复发监测及治疗药物选择等方面有着重要的意义,发挥着不可替代的作用。

一、肿瘤标志物定义

肿瘤标志物是指在恶性肿瘤发生和发展过程中,由肿瘤细胞合成分泌或是由机体对肿瘤细胞反应而产生和(或)升高的、可预示肿瘤存在的一类物质。存在于血液、体液、细胞或组织中。

绝大部分体液中的肿瘤标志物既存在于肿瘤患者中,也存在于非肿瘤患者与正常人群中,但是肿瘤患者的标志物浓度高于后者。多数肿瘤标志物可在多种肿瘤中呈阳性,称之为广谱肿瘤标志物。只有PSA等极少数肿瘤标志物和特定的器官相关联而呈现器官特异性。

二、肿瘤标志物发展史

肿瘤标志物经历了100多年漫长的发展历程,归纳起来可分为五个阶段。

第一阶段:1846年英国医生兼药剂师Henry Bence Jones首次描述了多发性骨髓瘤患者尿中出现凝溶性蛋白:酸性条件下加热至45~60℃时,沉淀出现,煮沸后溶解,降至60℃时沉淀再现,后命名为本周氏蛋白(BJP),被确认为世界上第一个肿瘤标志物。

第二阶段:1929年~1962年,发现一些激素、酶、同工酶和蛋白质在肿瘤发生时异常。

第三阶段：1963～1975年，Abelve发现甲胎蛋白可用于肝细胞癌的诊断，其后Gold和Freedman从结肠癌组织中发现了癌胚抗原。

第四阶段：1976年后，随着应用B淋巴细胞杂交瘤制备肿瘤单克隆抗体技术的不断成熟，出现了大量的抗肿瘤的单克隆抗体，并与同时出现且日新月异的免疫学检测技术相结合，发现了糖蛋白类肿瘤标志物，并不断地应用于临床，成为肿瘤患者的一个重要检查指标。与此同时，Bishop分离出第一个病毒癌基因，肿瘤标志物的研究也从蛋白水平深入到基因水平。

第五阶段：近二十年来，随着生物芯片技术、质谱技术、组学技术的飞速发展以及检测手段持续进步，多种形式的肿瘤标志物不断被发现，在临床的应用范围也更为广泛，特别是对肿瘤治疗药物的选择发挥了重要作用。

20世纪80年代以来，国际肿瘤标志学会多次组织召开学术会议，研究并制定相关应用规则。我国从事肿瘤标志物研究及应用的科技和医务工作者，也积极创造条件开展了这一领域的科研与临床应用工作。1992年1月成立了“中国抗癌协会肿瘤标志专业委员会”，以后各省市也先后设立了抗癌协会肿瘤标志专业委员会相关组织，推进了“肿瘤标志”这一领域的学术交流和发展。2013年11月17日，清华大学宣布，罗永章教授团队完成了Hsp90α作为肿瘤标志物的临床试验，并通过了欧盟认证，获准进入中国和欧盟市场。这也是中国人首次发现并拥有完全自主知识产权的肿瘤标志物。

三、肿瘤标志物分类

肿瘤标志物的分类和命名较为复杂，通常采用以下两种分类方法。

1. 根据肿瘤标志物的性质　分为蛋白质类、糖蛋白类、酶类、激素类、病毒类、基因及其产物类、多胺类。其中多胺类是比较敏感的广谱肿瘤标志物，由于只能用高效液相色谱荧光衍生法测定，所以难在临床推广。

2. 根据肿瘤标志物的来源　分为体液肿瘤标志物和组织细胞肿瘤标志物。

体液肿瘤标志物由肿瘤细胞产生和分泌，或是因宿主对体内新生物反应而产生并进入血液或其他体液中的物质。包括蛋白质类、糖蛋白类、酶类、激素类、病毒类等。近年来，在血浆中还发现了一些游离的核酸成分如microRNA与肿瘤发生密切相关。体液肿瘤标志物的特点是：留取标本方便、创伤性小、操作简单、报告快捷、便于动态观察。

组织细胞肿瘤标志物是指存在于肿瘤细胞膜表面、胞浆或胞核中的物质，包括癌基因、抑癌基因及其表达产物、肿瘤相关抗原、膜上抗原、表面受体等。组织细胞肿瘤标志物的特点是：可以从基因水平发现疾病的本质，在肿瘤的早期诊断、个体化治疗和预后判断等方面能发挥指导作用。相比体液肿瘤标志物，其取材操作复杂，检测时间长且具有一定创伤性。

第二节　肿瘤标志物检测

随着科学技术的发展，如今肿瘤标志物的检测技术已将生物化学、核医学、免疫学、细胞学、病理学、分子生物学等诸多学科融合在一起，检测手段的不断创新，不仅使得检测项目不断增加、检测的灵敏度和特异性不断提高，而且检测范围也由血清学水平发展到组织学水平、细胞学水平和分子学水平。

一、血清学水平

1. 放射免疫技术(radio immunoassay,RIA) 1959年由Yalow和Berson首先将RIA用于糖尿病患者血浆胰岛素含量测定,这是医学和生物学领域中方法学的一项重大突破,开辟了医学检测史上的一个新纪元。RIA是一种具有高灵敏度、高特异性的超微量分析方法,广义来说,凡是应用放射性同位素标记的抗原或抗体,通过免疫反应测定的技术,都可称为放射免疫技术。但是随着标记免疫分析技术的不断进步,各种免疫分析技术如化学发光免疫、时间分辨荧光免疫等分析标记技术的出现和完善,许多原有的RIA检测项目被非同位素标记技术取代。

2. 酶免疫技术(enzyme-linked immunosorbent assay,ELISA) 是将抗原抗体特异性反应和酶的高效催化作用相结合的免疫学技术,分为酶免疫组织化学技术和酶免疫测定技术。酶免疫测定技术主要用于检测液体标本中的微量物质,具有高度的特异性和敏感性,试剂稳定,无放射性危害。

3. 免疫荧光技术(immunofluorescence,IF) 是在免疫学、生物化学和显微镜技术的基础上建立起来的一项技术。利用荧光素标记的抗体,使其与涂片或组织切片标本中的抗原呈特异性结合,继用一个高发光率的点光源,经过滤色板发出的紫外光,激发与标本结合的荧光素而使受检物产生荧光,借荧光显微镜观察。

4. 发光免疫技术(luminescent immunoassay,LIA) 将具有高灵敏度的化学发光测定技术与高特异性的免疫反应相结合,是继放免分析、酶免分析、免疫荧光分析之后发展起来的一项新免疫测定技术。该技术可分为两大类:①用发光物质标记抗原或抗体的发光免疫分析法;②用于判断细胞免疫和体液免疫功能的细胞化学发光。化学发光技术具有快速、准确和定量的功能,现已成为肿瘤标志物检测的主要方法,在临床广泛应用。

二、组织学水平

1. 免疫组化法(immunohistochemistry,IHC) 应用抗原与抗体特异性结合的原理,通过化学反应使标记抗体的显色剂(荧光素、酶、金属离子)显色来确定组织细胞内抗原,对其进行定位、定性及定量的研究。

2. 原位分子杂交(in situ hybridization,ISH) 通过各种方法将核酸分子固定在固相支持物上,然后用标记性探针与被固定的分子杂交,经显影后显示出目的DNA或RNA分子所处的位置。

三、细胞学水平

1. 流式细胞术(flow cytometry,FCM) 利用细胞表面特异性标志对特定细胞亚群进行分析和分选的一种先进技术方法。它可以快速测量、存贮、显示悬浮在液体中的分散细胞的一系列重要的生物物理、生物化学方面的特征参量,并可以根据预选的参量范围把指定的细胞亚群从中分选出来。如检测白血病和淋巴瘤标志(CD系列),可用于诊断和鉴别诊断白血病的类型。

2. 电镜技术(electric mirror,EM) 是一门技术性很强的综合性学科,就电镜技术而言,属现代物理学范畴;就组织和细胞的超微结构而言,属现代分子细胞生物学及形态学范畴,包括酶细胞化学技术、免疫电镜技术、原位杂交电镜技术。

四、分子学水平

1. 聚合酶链反应(polymerase chain reaction,PCR) PCR 是一种极为简单、敏感、高效、特异和快速地在体外进行扩增 DNA 的技术,应用广泛。目前,检测的主要标志基因有:CK19 mRNA 用于上皮性恶性肿瘤;CEA mRNA 用于结直肠癌、胃癌、胰腺癌、乳腺癌等 CEA 分泌性肿瘤;AFPmRNA 用于肝细胞癌转移。

2. 生物芯片技术(biochip technology) 通过缩微技术,根据分子间特异性相互作用原理,将生命科学领域中不连续的分析过程集成于硅芯片或玻璃芯片表面的微型生化分析系统,以实现对细胞、蛋白质、基因及其他生物组分的准确、快速、大信息量的检测。按照芯片上固化的生物材料的不同,可以将生物芯片分为基因芯片、蛋白质芯片、细胞芯片和组织芯片等。

第三节 常用肿瘤标志物及评价

一、蛋白质类

蛋白质类肿瘤标志物是最早发现的标志物。这类标志物特异性稍差,但检测方法相对容易。有的蛋白质只在胎儿期表达,但成年细胞发生癌变时,一些关闭的基因被激活,重新分泌胚胎期特有的蛋白,称为胚胎蛋白,如甲胎蛋白、癌胚抗原等。

1. 甲胎蛋白(alpha-fetoprotein,AFP) AFP 是胎儿发育早期由肝脏和卵黄囊合成的一种血清糖蛋白,存在于胎儿血清中。婴儿出生后 AFP 合成很快受抑制,周岁时接近成人水平(AFP<20μg/L)。

AFP 是肝细胞癌的最灵敏、最特异的标志物,阳性率达 70%以上。肝细胞癌患者血清 AFP 含量变化的速率和程度与肿瘤组织分化程度高低有一定相关性,分化程度较高的通常 >500μg/L。AFP 测定主要用于肝细胞癌的辅助诊断、疗效判断、复发监测和高危人群的筛检。其他相关疾病如生殖细胞癌、胚胎细胞癌、卵巢畸胎瘤、消化道肿瘤、肝硬化、慢性肝炎等 AFP 也可能升高。

不同组织细胞合成的 AFP 其糖链结构有所不同,称为 AFP 分子异质体。

2. 癌胚抗原(carcino-embryonic antigen,CEA) CEA 由胎儿胃肠道上皮组织、胰和肝的细胞所合成,通常在妊娠前 6 个月内含量增高,出生后血清中含量已很低下。CEA 属于非器官特异性肿瘤相关抗原,分泌 CEA 的肿瘤细胞大多位于管腔脏器,胃肠道、呼吸道肿瘤时因极性消失,其反流入淋巴液或血液中。血清 CEA 显著升高见于结直肠癌、胃癌、肺癌、胰腺癌;乳腺癌、膀胱癌和卵巢癌等也会升高,但多数为转移性肿瘤,异常升高提示预后不良。

3. M 蛋白(MP) 血清 MP 是浆细胞或 B 淋巴细胞单克隆恶性增殖所产生的一种异常免疫球蛋白,多见于多发性骨髓瘤(multiple myeloma)、巨球蛋白血症(macroglobulinemia)及恶性淋巴瘤(malignant lymphoma),因其都是以英文 M 开头的疾病,故称为 M 蛋白。

本周蛋白是进入尿液中的单克隆游离免疫球蛋白轻链,为多发性骨髓瘤的典型标志物,慢性淋巴瘤、骨肉瘤、肾病时也会阳性。

4. β2-微球蛋白(β2-microglobulin,β2-MG) β2-MG是人类白细胞抗原的轻链部分,它可从有核细胞中脱落进入血循环,使血液中的β2-MG升高。临床上多用于诊断淋巴增殖性疾病,如白血病、淋巴瘤及多发性骨髓瘤。其浓度水平与肿瘤细胞数量、生长速率、预后及疾病活动性有关。在肾衰竭与多种血液系统疾病及炎症时也会升高。

5. 铁蛋白(ferritin,Fer) Fer是一种铁结合蛋白,存在于各种组织中,病理状态下释放进入血液。白血病、肝癌、恶性淋巴瘤、肺癌等多种恶性肿瘤会升高。血清Fer不是肿瘤特异标志物,色素沉着、炎症、肝病等也可能升高。

6. 细胞角蛋白19片段(cytokerantin-19-fragment,CYFRA21-1) 肿瘤细胞中最丰富的角蛋白(CK)支架成分有CK18和CK19,细胞分解后释放至血液中。CYFRA21-1属CK19片段,是非小细胞癌(NSCLC)最敏感的肿瘤标志物。其他鳞状上皮相关肿瘤如宫颈癌、食管癌、膀胱癌、鼻咽癌也可升高。CYFRA21-1对鳞状细胞癌的早期诊断、疗效观察、预后监测有重要意义。

7. 高尔基体蛋白73(golgi protein73,GP73) GP73是存在于高尔基体的一种跨膜蛋白,主要由胆管上皮细胞表达,肝细胞表达很少甚至不表达。当肝细胞受到病毒感染后可引起GP73的表达上调,肝癌显著升高。GP73是继AFP后用于肝癌早期诊断、病情评估和术后复发监测的又一血清标志物。

8. 人附睾蛋白4(human epididymis protein4,HE4) HE4是1991年Kirchhoff等从人附睾上皮内发现的一种小分子分泌型糖蛋白。HE4对卵巢癌的早期诊断、疗效监测和预后评估具有重要价值。联合检测血清HE4、CA125计算出的ROMA指数,有助于预测女性腹盆腔肿块患者患卵巢癌的风险性。

9. 热休克蛋白(heat shockproteins,HSP) HSP是细胞在某些环境因素或应激条件刺激下形成的一类具有分子伴侣特性的蛋白质。HSP90α是热休克蛋白家族中的一个重要组成成员,具有广谱的特性,是肺癌相关肿瘤标志物,在肝癌、乳腺癌、结直肠癌、前列腺癌、胰腺癌、胃癌等多种肿瘤中呈高表达,且与肿瘤的发生、增殖、分化等密切相关。

二、糖类抗原

糖类抗原(carbohydrate antigen,CA)是肿瘤表面的抗原物质或肿瘤细胞所分泌的物质。这类物质是用单克隆抗体技术从肿瘤细胞系(株)中鉴定出来的,故称为糖类抗原,包括血型类抗原和高分子黏蛋白抗原。糖类抗原在特定肿瘤的辅助诊断方面具有较高的准确性,目前广泛应用于临床。

1. CA19-9 CA19-9是胰腺癌和结直肠癌的主要标志物,胰腺癌患者85%~95%为阳性。胆囊癌、胆管癌、肝癌和胃癌等血清CA19-9阳性率也会很高,可用于癌症的早期诊断、疗效判断及复发监测。胰腺炎、胆囊炎也可能升高。

2. CA125 CA125是目前卵巢癌早期诊断、疗效观察、预后判断、监测复发及转移的最重要指标。血清CA125在卵巢癌转移时明显升高,卵巢癌复发在临床确诊前数月便可呈现。其他相关肿瘤如浆液性子宫内膜癌、输卵管癌、肺癌、胰腺癌、乳腺癌、肝癌、胃肠道恶性肿瘤血清CA125也可升高。轻度升高还见于一些妇科良性疾病如盆腔炎、子宫内膜异位症、卵巢囊肿、子宫肌瘤等,妇女月经期也可能升高。

3. CA15-3　CA15-3 是监测乳腺癌术后复发的最佳指标。当血清 CA15-3>100kU/L 时，可认为有乳腺癌转移性病变，其浓度变化与治疗效果密切相关。但在乳腺癌早期 CA15-3 一般不升高。其他恶性肿瘤如肺癌、胃肠道癌、卵巢癌等也可升高。

4. CA50　CA50 是一种广谱的肿瘤标志物，在多种恶性肿瘤中可以检出。胰腺癌、胆囊癌的阳性率可达 90%，肝癌、胃癌、结直肠癌及卵巢肿瘤等可能阳性。良性疾病如胰腺炎、结肠炎、肺炎等也可能升高，但会随炎症消除而下降。

5. CA72-4　CA72-4 是一种高分子量糖蛋白，消化道恶性肿瘤如胃癌、大肠癌等升高。CA72-4 也是黏液性卵巢癌的辅助诊断指标。动态测定血清 CA72-4 水平可用于上述肿瘤的病情监测、疗效评价及复发诊断。

6. CA242　CA242 主要用于胰腺癌和良性肝胆疾病的鉴别诊断和结直肠癌患者预后判断及复发监测。胃癌、肺癌、卵巢癌等也可能升高。

7. 鳞状上皮细胞癌抗原（squamous cell carcinoma antigen，SCCA）　SCCA 是从子宫颈鳞状上皮细胞癌组织中分离出来的糖蛋白，属于特异性好的鳞癌标志物。宫颈鳞癌及其他鳞状上皮肿瘤如肺鳞癌、头颈部鳞癌、食管癌等可升高。SCCA 浓度随病情加重而增高，可用于监测肿瘤的疗效、复发、转移和评价预后。

三、酶　　类

酶及同工酶是最早出现和应用的肿瘤标志物之一。肿瘤状态时，机体的酶活力就会发生较大变化，这是因为：①肿瘤细胞或组织本身诱导其他细胞和组织产生异常含量的酶；②肿瘤细胞的代谢旺盛，细胞通透性增加，使得肿瘤细胞内的酶进入血液，或因肿瘤使得某些器官功能不良，导致各种酶的灭活和排泄障碍；③ 肿瘤组织压迫空腔而使某些通过这些空腔排出的酶反流回血液。在肿瘤标志酶中，根据来源可将其分为两类：① 组织特异性酶，因组织损伤使储存在细胞中的酶释放，如前列腺特异性抗原等；② 非组织特异性酶，主要是肿瘤细胞代谢加强而释放至血液。

1. 前列腺特异性抗原（prostate specific antigen，PSA）　PSA 是由前列腺上皮细胞产生的蛋白分解酶，正常情况下被分泌入前列腺液或精液中，以有活性的游离形式（fPSA）存在。fPSA 可被 α1-抗糜蛋白酶结合为结合型 PSA（cPSA）而失去活性。循环中的总 PSA（tPSA）相当于 fPSA 与 cPSA 之和，fPSA 约占 tPSA 的 5%～40%。通常血液中不含或只有极微量 PSA，只有前列腺管上皮细胞遇到挤压或破坏时，PSA 才会增高，包括前列腺癌、前列腺增生或炎症等。

前列腺癌是男性泌尿系统的主要囊性肿瘤，血清 PSA 通常采用 4μg/L 的临床临界值。PSA 4～10μg/L 称为灰色区域，前列腺癌与前列腺增生或炎症均有可能，若此时进行前列腺活检，约有 25%～30% 可发现前列腺癌；当血清 PSA>10μg/L 时，对前列腺癌的阳性预测值达到 40% 以上。

PSA 是目前前列腺癌最理想的血清肿瘤标志物，用于前列腺癌的早期筛检、肿瘤分期、疗效监测和复发预报。90% 的前列腺癌术后患者血清 PSA 值可降至参考值以下，若术后血清 PSA 值升高，提示有残存肿瘤，预后差；术后血清 PSA 降至很低，以后又再次升高，提示肿瘤复发或转移，复发时血清 PSA 升高要早于临床复发征象六个月。

临床应用除了 tPSA 还包括 fPSA 和 fPSA/ tPSA 比值。fPSA 和 tPSA 比例对鉴别前列腺疾病的良恶性具有重要意义，特别是当血清 tPSA 处于灰色区域时，fPSA/tPSA 0.15 可作为前列腺增生和前列腺癌的鉴别点，前列腺癌主要以 cPSA 升高为主，因此 fPSA/tPSA<0.15 时前列腺癌的可能性大。

2. 岩藻糖苷酶（*α-L*-fucosidase，AFU）　AFU 是血清中的一种溶酶体酸性水解酶，广泛分布于人体组织细胞、血液和体液中，参与体内糖脂的代谢。肝细胞癌时血清 AFU 活性升高，可用于判断疗效、评估预后和预报复发。

3. 神经元特异性烯醇化酶（neuron-specificenolase，NSE）　NSE 是神经母细胞瘤和小细胞肺癌（SCLC）的标志物。SCLC 是一种恶性程度高的神经内分泌系统肿瘤，约占肺癌的 25%～30%，它可表现神经内分泌细胞的特性，有过量的 NSE 表达，血清检出阳性率高达 65%～100%，比其他类型肺癌高出 5～10 倍，可用于鉴别诊断、病情监测、疗效评价和复发预报。其他疾病如神经母细胞瘤、甲状腺髓质癌也可升高。

4. 碱性磷酸酶（alkaline phosphatase，ALP）**及其同工酶**　ALP 广泛存在于身体各组织中，阻塞性黄疸、肝癌、胆汁淤积性肝炎时血清中该酶活性升高。ALP 有 6 种同工酶，其中 ALP_2～ALP_5分别来自肝、骨、胎盘和小肠，属于正常的 ALP 同工酶；ALP_1和 ALP_6仅在病理情况下出现。

5. γ-谷氨酰转移酶（γ-glutamyl transferase，γ-GT）　血清 γ-GT 主要来自于肝脏，具有胚胎蛋白的性质，胎儿 γ-GT 活性高于成人 30 倍，随年龄增长该酶活性下降。肝癌或肿瘤肝转移时，肿瘤细胞逆向分化，γ-GT 合成增多，加上肿瘤细胞本身因素和周围炎症刺激使肝细胞通透性增加，导致血清酶活性明显升高。

6. 乳酸脱氢酶（lactatedehydrogenase，LDH）**及其同工酶**　LDH 是一种糖酵解酶，主要存在于心、肾、肝和肌肉组织中，当这些组织遭损害时，会导致血清该酶活性升高，如肝癌、心肌梗死、白血病、恶性淋巴瘤。LDH 有 LDH_1～LDH_5五种同工酶，正常血清 $LDH_2>LDH_1>LDH_3>LDH_4>LDH_5$，肝癌时 LDH_5升高；白血病时 LDH_3升高。LDH 对某些肿瘤的预后有参考价值，如恶性淋巴瘤 LDH 明显升高往往提示预后不良。

四、激　素　类

激素是一类由特异的内分泌腺体或散在体内的分泌细胞所产生的生物活性物质。具有分泌激素功能的细胞癌变时，就会使所分泌的激素量发生异常，这类激素称为正位激素。而异位激素则是指在正常情况下不能生成激素的那些细胞，转化为肿瘤细胞后所产生的激素，或者是那些能产出激素的细胞癌变后，分泌出的是其他激素细胞所产生的激素。

1. 降钙素（calcitonin，CT）　CT 是由甲状腺滤泡 C 细胞合成、分泌的一种单链多肽激素。主要作用是抑制破骨细胞的生长，促进骨盐沉积，增加尿磷，降低血钙和血磷。甲状腺髓样癌患者的 CT 升高，可用于辅助早期诊断和临床疗效观察。肺癌、乳腺癌、胃肠道癌以及嗜铬细胞瘤患者可因高血钙或异位分泌而使血清 CT 增加。

2. 人绒毛膜促性腺激素（human chorionic gonagotropin，HCG）　HCG 是由胎盘滋养层细胞所分泌的一类糖蛋白类激素，主要功能就是刺激黄体，有利于雌激素和黄体酮持续分泌，以促进子宫蜕膜形成，使胎盘生长成熟。HCG 在正常妊娠妇女血、尿中可以测出。各种滋养细胞疾病，如葡萄胎、绒毛膜癌及男性睾丸癌 HCG 升高；乳腺癌、卵巢癌、子宫内膜异位症、卵巢囊肿等疾病也可能增高。

HCG 结构中包括 α、β 两个亚基,α 亚基与 LH、FSH、TSH 近似。β 亚基为其独有,用其制备的特异性抗体测定血液中的 HCG,专名为 β-HCG,为肿瘤组织主要分泌,所以 β-HCG 也是临床常用的肿瘤检测项目。

3. 胃泌素前体释放肽(progastrin releasinggpeptide,ProGRP) ProGRP 是 SCLC 增殖因子胃泌素释放肽的前体,对 SCLC 有较高的灵敏度和特异度,可用于早期诊断、判断疗效、估计预后和复发预报。

五、病 毒 类

某些病毒能引起人或动物肿瘤生成或细胞恶化,称为肿瘤病毒。

1. 乙型肝炎病毒(hepatitis B virus,HBV) HBV 慢性感染与肝细胞癌的发生有着密切关系,这已被公认。我国肝癌患者血清中 HBV 阳性率可达 70%~90%。

2. EB 病毒(epstein-barr virus,EBV) EBV 与 Burkitt 淋巴瘤和鼻咽癌的发生密切相关,病毒抗体检查可用于早期辅助诊断。鼻咽癌是最常见的 EBV 感染性上皮性肿瘤,几乎 100%的非角化性鼻咽癌都有 EBV 感染。当颈部淋巴结出现转移癌时,如果 EBV 血清学检测呈阳性,提示原发肿瘤是鼻咽癌。

3. 人类乳头瘤病毒(human papilloma virus,HPV) HPV 感染与宫颈癌的发生密切相关,尤其是 HPV16、18、31、33、35、39 等黏膜高危型。HPV 阴性者几乎不会发生宫颈癌,阴性预测值>99%。宫颈分泌物 HPV DNA 检测可用于宫颈癌的筛检和预测术后复发的风险。

六、基因及其产物类

随着分子生物学技术的发展,从分子水平发现,基因结构或功能改变以及基因产物的非正常表达和细胞的物质变化,均可能与肿瘤的发生、发展密切相关。所以对于癌基因与抑癌基因及其产物、激素受体、生长因子受体、白血病表型等方面的研究已成为国内外肿瘤研究的热点之一。

1. 癌基因 癌基因是人类或其他动物细胞(以及致癌病毒)固有的一类基因,它们一旦活化便能促使人或动物的正常细胞发生癌变。

(1) *RAS* 基因:*RAS* 基因家族由 *K-RAS*、*H-RAS* 和 *N-RAS* 组成,临床上 *K-RAS* 基因突变多见,可见于胃肠道肿瘤、膀胱癌、胰腺癌、卵巢癌和乳腺癌等。*RAS* 基因突变后的表达产物 p21 蛋白增加与肿瘤浸润的深度及转移相关。

(2) *MYC* 基因:*MYC* 基因是从白血病病毒中发现的,包括 *C-MYC*、*N-MYC*、*L-MYC* 和 *R-MYC*。*MYC* 基因过度表达见于各种肿瘤,如肺癌、胃癌、乳腺癌、结肠癌、宫颈癌、粒细胞性白血病、视网膜母细胞瘤、成骨肉瘤、霍奇金病等。

(3) *C-ERBB* 基因:*C-ERBB* 基因编码一种具有酪氨酸激酶活性的跨膜糖蛋白,该家族包括 *HER*-1、*HER*-2、*HER*-3 和 *HER*-4,前两种最为常见。*HER*-1 过表达主要见于肺癌、大肠癌、卵巢癌及头颈部肿瘤。*HER*-2 癌基因通过基因扩增而激活,多见于乳腺癌、胃癌和卵巢癌。*HER*-2 编码的蛋白质 *p*185 过量表达,影响肿瘤的分化程度及恶性行为,与肿瘤扩散程度、淋巴结转移及预后有关,与临床分期呈显著正相关。

2. 抑癌基因 是一类抑制细胞过度生长、增殖从而遏制肿瘤形成的基因。抑癌基因的产物能抑制细胞增殖与迁移,促进细胞分化,因此起负调控作用。

(1) *p*53 基因：*p*53 基因表达产物为 *p*53 蛋白，野生型 *p*53 蛋白在维持细胞正常生长、抑制恶性增殖中起着重要作用，因而被冠上“基因卫士”的称号。若其突变，这一控制作用消失，诱发肿瘤。常见于乳腺癌、结直肠癌、SCLC、淋巴瘤和白血病等。

(2) *Rb* 基因：*Rb* 基因表达产物是一种核磷蛋白，这种蛋白被去磷酸化时，它和转录因子形成复合物，在细胞 S 期封闭基因的转录。当该基因发生突变时，这种封闭作用消失，会加速细胞增殖。该基因突变可导致视网膜母细胞瘤、骨肉瘤、白血病、淋巴瘤、肺癌和乳腺癌等多种类型肿瘤发生。

(3) *BRCA*1 和 *BRCA*2 基因：*BRCA*1 和 *BRCA*2 是两种具有抑制恶性肿瘤发生的优良基因，在调节人体细胞的复制、DNA 损伤修复、细胞的正常生长方面起重要作用。如果 *BRCA*1 和 *BRCA* 2 基因结构发生突变，那么它所具有的抑制肿瘤发生的功能就会受影响，与遗传性乳腺癌和卵巢癌有关。

(4) *nm*23 基因：*nm*23 编码的产物具有抑制肿瘤转移功能，在分化良好的肿瘤中呈高表达。*nm*23 基因表达与淋巴结转移呈负相关，与生存期呈正相关，因此可以作为判断肿瘤有无转移的一个重要指标。

第四节　肿瘤标志物的临床应用

临床实践中，如何正确而又有效的使用肿瘤标志物，国外一些有影响的组织如美国临床生化协会(National Academy of Clinical Biochemistry，NACB)、欧洲肿瘤标志物协作组(The European cooperative group of tumor markers，EGTM)和美国临床肿瘤学会(American Society of Clinical Oncology，ASCO)等均制定了关于肿瘤标志物临床应用与检测技术指南。而在我国，过去一直缺乏基于循证依据且符合我国国情的关于肿瘤标志物临床应用系统性指南，所以对它的认识存在着不同程度的误区。2012 年，中华医学会检验分会、卫生部临床检验中心和中华检验医学杂志编辑部共同发布了《肿瘤标志物的临床应用建议》，该建议广泛征求了临床肿瘤病学专家和检验工作者的意见，参考了国内外最新研究成果，共提出 44 条建议，阐明了肿瘤标志物临床应用的原则和方法，内容既全面系统，又言而不繁，对肿瘤标志物的临床应用具有重要指导意义，对我国肿瘤标志物的合理应用产生了积极影响。

一、在肿瘤早期筛检中的应用

在肿瘤诊断三大支柱中，病理学诊断是肿瘤诊断的“金标准”，但必须在肿瘤形成后取得肿瘤组织和细胞进行。检验学诊断则是利用免疫学、分子生物学等原理，在肿瘤形成时的分子变化过程中检出肿瘤标志物，所以较影像学诊断能提早 3～6 个月。因此，对于有恶性肿瘤家族史、相关的慢性病患者及年龄 50 岁以上的群体进行肿瘤筛检，能够起到早发现、早诊断、早治疗的目的，有效地提高恶性肿瘤治愈率，延长生存期。

但是，由于大多数肿瘤标志物既无器官特异性、又无良好的肿瘤特异性，而且一般肿瘤标志物在癌变初期敏感性很低(约 15%～20%)，因此，肿瘤标志物通常不适宜用于大范围无症状人群的普查。

对高危人群进行筛检应遵循下列原则：①肿瘤标志物对早期发现具有较高的灵敏度。②测定方法的灵敏度高、特异性和重复性好。③筛检费用经济、合理。④对筛检中肿瘤标志物异常增高,但无症状和体征的必须复查和随访;初次筛检结果阳性而未见任何异常的体检对象,应每隔 3~6 周复检一次,若连续三次呈持续阳性,应详细询问病史和进行各种影像学检查,进行肿瘤定位及继续跟踪作定期复检。

随着基因类等肿瘤标志物的不断深入研究,肿瘤标志物作为肿瘤发生的预警功能一定会发挥出更加强大的作用。

二、在肿瘤辅助诊断中的应用

由于常用的肿瘤标志物特异性不强,故不能仅凭肿瘤标志物阳性(或升高)来诊断恶性肿瘤,目前主要用于辅助诊断。如 AFP 明显升高结合影像检查来诊断肝细胞肝癌;血清 PSA 明显增高结合其他检查来诊断前列腺癌;CA125 水平的高低可用来鉴别卵巢肿瘤的良恶性。

三、在肿瘤器官定位中的应用

由于绝大多数肿瘤标志物的器官特异性不强,因此肿瘤标志物阳性往往不能对肿瘤进行绝对定位。但少数肿瘤标志物如 PSA、AFP、甲状腺球蛋白等对器官定位有一定价值。

四、在肿瘤分类与分期中的应用

同一组织器官不同病理类型的肿瘤会出现不同标志物的变化。以肺癌为例,SCLC 以 NSE 升高为主;NSCLC 以 CYFRA21-1 升高为主;肺腺癌以 CEA 升高为主。通常肿瘤标志物阳性率和浓度水平与恶性肿瘤的临床分期之间存在着一定的关联,分期越晚,阳性率或浓度水平越高。如前列腺癌的晚期患者 PSA 水平明显高于早期患者,当发生骨转移时血清 PSA 通常大于 100μg/L。

五、在肿瘤疗效判断中的应用

肿瘤标志物对于判断肿瘤治疗(化疗、放疗和手术治疗)效果具有重要意义。肿瘤标志物浓度在治疗前较高,治疗后一直处于正常水平,表明肿瘤已治愈;治疗后不下降仍处于高水平或继续升高说明治疗无效;治疗后未下降到健康对照组的参考水平范围内,预示疗效不佳;肿瘤标志物浓度的升高速度可用于评估肿瘤发展或转移情况。

虽然目前尚无用肿瘤标志物浓度来评价治疗有效性的标准,但 Beastall 等在 1991 年提出的疗效判断方案值得参考。无效:肿瘤标志物浓度与治疗前相比下降<50%;改善:肿瘤标志物浓度与治疗前相比下降>50%;有效:肿瘤标志物浓度与治疗前相比下降>90%;显效:肿瘤标志物浓度下降至非恶性肿瘤的参考值内。

治疗监测期间,对肿瘤标志物的首次检测与复查间隔时间的设置应根据不同肿瘤标志物的生物半衰期。肿瘤标志物的半衰期(T1/2)是指其浓度较治疗时的最初浓度降低 50%所需要的时间。此参数用于评价肿瘤经治疗缩小的速率。T1/2 值取决于治疗方式和治疗效果,当手术切除肿瘤后,T1/2 反映了肿瘤标志物的清除率;当进行化疗、放疗或激素治疗时,T1/2 也反映了可合成肿瘤标志物瘤组织的存在情况。在有效治疗的初期,可出现异常的肿瘤标志物增高,这是由于治疗所致的实体瘤坏死所致。不同的肿瘤标志物 T1/2 不同,所以监测的时间也应不同,通常选用治疗后该标志物的 3~5 个 T1/2 进行,如果间隔时间太短,会误解为肿瘤疗效不佳;若复查间隔时间太长,则无法区分是肿瘤复发还是初次疗效不佳。

六、在肿瘤复发监测中的应用

肿瘤标志物是肿瘤治疗后重要的非侵入性的监测指标。治疗后恢复到正常水平后又再度升高,预示肿瘤复发和转移。因此,肿瘤标志物作为监测肿瘤复发的指标有着重要意义。临床上应基于肿瘤标志物浓度的变化,建立一个监测日程表来观察记录各种标志物的动态变化。如果肿瘤标志物的浓度维持在低水平或正常范围内,没必要进行其他昂贵的检查;有时即使在参考值范围内的浓度变化可能也有价值,能为一段时间内肿瘤的转移和复发提供参考依据。

肿瘤标志物定期随访原则:恶性肿瘤治疗结束后,应对治疗前升高的肿瘤标志物作定期随访监测。国内外专家建议:治疗后 6 周做首次测定;3 年内每 3 月测定一次;3~5 年每半年一次;6 年后每年一次。随访中如发现有明显升高,应在 1 个月后复测一次,连续两次升高,可预示复发或转移,此预示常早于临床症状和体征,有助于临床及时处理。

七、在肿瘤治疗药物选择中的应用

由于肿瘤细胞生物学特性具有复杂性及多态性,每个肿瘤实体中都存在着生物学特性有很大不同的细胞,细胞表面的受体、抗原表位、表达的基因产物,肿瘤的生长速度、浸润性、转移性,对化疗与放疗的敏感性等方面都可能相差甚远。通常医生为恶性肿瘤患者选择化疗药物时,往往凭经验,因此有可能患者体内的癌细胞对此化疗药物毫无反应,而正常细胞却被大量杀死。耐药性已成为长期以来困扰医学界尤其是肿瘤治疗的难题。

近年来,随着分子靶向治疗时代的到来,基于分子靶点的抗肿瘤药物研发成为肿瘤治疗的新趋势,基于分子靶点的患者筛选和治疗获得很大成功,显著延长了患者的生存时间,改善了生活质量。靶向治疗是根据肿瘤发生发展的分子生物学特性,利用肿瘤细胞和正常细胞分子生物学上的差异,使用针对细胞受体、关键基因和调控分子为靶点的抗肿瘤治疗。药物进入体内会特异地选择致癌位点来结合发生作用,使肿瘤细胞特异性死亡,而不会波及肿瘤周围的正常组织细胞,所以明确“靶点”是靶向治疗的关键。

利妥昔单抗(美罗华)是应用于临床的第一个靶向药物,它的抗瘤机制是通过抗体依赖性细胞毒作用和补体介导的细胞毒作用杀伤 CD20 阳性的 B 淋巴细胞,因此 CD20 作为“靶点”,决定了美罗华对 B 细胞淋巴瘤的疗效。

乳腺癌内分泌治疗有效的患者预后好,长期生存率高。雌激素受体(estrogen receptor,ER)和孕激素受体(progesterone receptor,PR)是乳腺癌内分泌治疗的必检项目。实验证明:ER(-)/PR(-)采用内分泌治疗有效率仅为 9%;ER(+)/PR(-)有效率为 32%;ER(-)/PR(+)有效率为 53%;ER(+)/PR(+)有效率达到 71%,因此,测定乳腺癌组织中的 ER 和 PR,对于预测内分泌治疗的效果、决定治疗方案和预后评价具有极其重要的临床价值。

八、肿瘤标志物联合应用

理想中的肿瘤标志物应具备以下一些特征：①灵敏度高，能早期测出所有肿瘤患者；②特异性好，鉴别肿瘤和非肿瘤患者应100%准确；③有器官特异性，能对肿瘤定位；④血清中浓度与瘤体大小、临床分期相关，可用以判断预后；⑤半衰期短，能反映肿瘤的动态变化，监测治疗效果、复发和转移；⑥存在于体液特别是血液中易于检测。

然而，至今所有的肿瘤标志物中只有极少数几个能满足上述要求，尚无绝对理想的、具有100%灵敏度和100%特异性的肿瘤标志物。绝大多数肿瘤标志物不但存在于恶性肿瘤中，也存在于良性肿瘤、胚胎组织和正常组织中。同一种肿瘤可有一种或几种肿瘤标志物异常；同一肿瘤标志物也可在不同的肿瘤中出现，且在其不同的发展阶段或不同的肿瘤细胞类型中有所不同。因此，临床上常采取选用不同性质的、互补的、相对敏感的2~5个肿瘤标志物组成标志群来联合检测，用于提高灵敏度、治疗前筛选出能指示疗效和复发的肿瘤标志物以及区分肿瘤的不同类型。主要肿瘤常用的血清肿瘤标志物组合见表9-4-1。

表9-4-1　主要肿瘤常用的血清肿瘤标志物

恶性肿瘤	常用肿瘤标志物	恶性肿瘤	常用肿瘤标志物
肺癌	CYFRA21-1、NSE、SCCA、CEA、ProGRP	淋巴瘤	β2-MG、CA125、MPr
食管癌	SCCA、CA50、CEA 、CYFRA21-1	子宫颈癌	SCCA、CA125、CA50
胃癌	CEA、CA19-9、CA72-4、CA50	睾丸肿瘤	AFP、HCG 、LDH
肝细胞癌	AFP、γ-GT、Fer、AFU、GP73	卵巢癌	CA125、HE4、CA72-4
胰腺癌	CA19-9、CA242、CEA、CA50	甲状腺癌	CT、TG、ATG
直结肠癌	CEA、CA19-9、CA72-4、CA242	多发性骨髓瘤	MPr、β2-MG
乳腺癌	CA15-3、CEA、CA125、CA50	前列腺癌	PSA、FPSA、CEA

组合指标须经科学分析、严格筛选、控制费用，并通过临床应用，以循证医学观点来评价和修改联合检测的项目。

随着分子生物学和组学技术的飞速发展，肿瘤标志物的研究已进入前所未有的蓬勃发展时代。检测方法的进步使肿瘤标志物在肿瘤的发生发展过程的机制不断被揭示，对治疗效果和预后判断作用不断被确认；不同药物作用的靶点不断被开发，更加敏感、特异的肿瘤标志物不断地被发现。肿瘤标志学将会作为肿瘤学的重要分支，对肿瘤的预警、筛检、诊断、治疗、疗效预测、转移与复发监测提供更多更好的帮助，为人类攻克肿瘤发挥出更加重要的作用。

（朱自力　张金业）

第十章　肿瘤影像学诊断

学习目标

1. 掌握常见肿瘤的影像特征及鉴别诊断。
2. 熟悉不同系统和解剖部位病变的成像技术和检查方法的优选和综合应用。
3. 了解肿瘤影像学的现状和发展趋势及医学影像归档及通信系统。

第一节　概　　述

1895年德国物理学家伦琴发现了X线,随即应用于医学检查,形成放射诊断学新学科,并奠定了医学影像学基础。影像诊断学虽然是现代新兴学科,但发展极为迅速。20世纪50年代到60年代开始应用超声与核素扫描进行人体检查,出现了超声成像和γ闪烁成像。70年代和80年代又相继出现了计算机体层成像(computedtomography,CT)、磁共振成像(magneticresonanceimage,MRI)和发射体层成像等新技术,后者包括单光子发射体层成像(single-photonemissioncomputedtomography,SPECT)与正电子发射体层成像(positronemissionemission-tomography,PET)。近年来出现了PET-CT、PET-MRI等融合成像技术,而且原有的成像技术随着设备发展不断完善和创新,影像诊断已从单一依靠形态变化进行诊断发展成为集形态、功能、代谢改变为一体的综合诊断体系。影像学诊断方法繁杂多样,技术发展日新月异,为疾病诊断及疗效评价提供了科学和直观依据,在临床诊疗中起到不可替代的作用。

肿瘤影像学是利用肿瘤的影像表现特点进行诊断的一门临床学科。随着影像技术的发展,可以早期发现肿瘤病变,早期诊断,对疾病进行分期,评价疗效,评估预后,检测复发。肿瘤生物学行为复杂,不同成像技术在诊断中有各自的优势与不足。因此,需要了解不同的成像手段在不同疾病诊断中的作用与局限性,以便能选择恰当的一种或综合应用多种成像手段和方法来评价疾病,提高肿瘤性疾病诊断及疗效评价的准确性。

第二节　成像原理和新技术应用

一、X线成像原理和新技术应用

1. X线特性

(1) 穿透性:X线是由X线管发生的一种波长很短的电磁波,具有很强的穿透性,能穿透可见光不能穿透的物体,在穿透过程中因被照物体的密度与厚度的不同,发生不同程度的吸收而衰减,是X线成像的基础。

(2) 荧光效应:X线能激发荧光物质产生可见光,是透视检查的基础,也是间接转换型数字X线摄影(indirect digital radiography,IDR)的成像基础。

(3) 感光效应:涂有溴化银的胶片经X线照射后感光,产生潜影,经显影、定影处理,感光的溴化银离子被还原成金属银,沉积在胶片的胶膜内呈黑色,而未感光的溴化银被洗掉,呈胶片片基的透明本色,是传统X线屏-片摄影的基础。随着数字化摄影的逐渐普及,上述传统的X线屏-片摄影的应用已越来越少。

(4) 电离效应:X线穿过物体时会产生电离作用,是计算机X线摄影(computed radiography,CR)及直接转换型数字X线摄影(direct digital radiography,DDR)的成像基础。电离效应引起人体生物学方面的改变,是放射治疗的基础,也是必须进行放射防护的原因。

2. X线成像的基本原理 X线使人体组织结构在荧光屏、胶片或电脑显示器上成像,一方面是基于X线的特性,即其穿透性、荧光效应、感光效应及电离效应;另一方面是基于人体组织之间有密度和厚度的差异。由于这种差异,当X线穿透人体时被吸收的程度不同,使得到达荧光屏、胶片及各种影像探测器的X线量也不同,从而产生了明暗或黑白对比不同的影像。

3. X线检查方法及新技术的应用

(1) X线透视检查为实时成像,具有操作方便,价格低廉,可转动患者体位多方向观察,可了解器官的动态变化等优点。最初采用的荧光透视,因X线辐射剂量较大,影像对比度及清晰度较差,不能留下记录以便复查对比,已被淘汰。随着医学影像科技的发展,电视透视使得影像的亮度、清晰度得到显著提高,辐射剂量大幅度减低;数字透视使得图像可以存储、传输及后处理。

(2) X线摄片是应用最广泛的X线检查方法,具有分辨率高,清晰度好,能保存,便于会诊和复查对照的优点。缺点是不能观察器官的动态变化。传统X线摄影依赖屏-片系统,X线照片是模拟图像,不便贮存、传输、管理。现在广泛应用的计算机X线摄影(CR)、数字X线摄影(DR),摄影条件宽容度大,X线剂量小,得到的是数字影像,图像可进行后处理、储存、传输,可通过PACS系统进行图像浏览及远程会诊。乳腺X线摄影检查是一种特殊的软X线摄片检查技术,其采用钼靶和/或铑靶作为X线机的阳极面,产生穿透力相对弱的低能量X线,是目前诊断乳腺疾病重要手段之一。

(3) 造影检查人体组织结构中,有些组织器官密度相同,只依靠它本身的密度与厚度差异不能在普通X线检查中显示。将密度高于或低于该器官的物质引入器官内或其周围间隙,使之与周围组织产生对比差别以显影,此即造影检查。引入的物质称为对比剂,也称造影剂。临床工作中造影检查主要应用于消化道和尿路。消化道造影能较好显示消化道轮廓、黏膜面和腔内病变,是诊断食管、胃、小肠和大肠肿瘤的初筛方法。尿路造影主要用于肾脏、输尿管和膀胱肿瘤的诊断,但其价值有限,现已大部分被CT或MRI代替,CT和MRI也可行尿路成像,MRI更具有无电离辐射的优点。

(4) X线检查的优点和局限性

1) 优点:检查过程迅速快捷,设备简单,操作方便,价格低廉,辐射剂量低,适用于胸部、骨骼系统和消化道病变的筛检。

2) 局限性:图像为组织的重叠影像,分辨率低,对小病灶易漏诊,难以提供病灶精确位置及与周围组织关系等详细信息。不适用于脑与脊髓、腹部实质脏器及软组织病变的检查。

二、CT成像原理和新技术应用

1. CT成像原理 CT由扫描部分(X线管、探测器、扫描机架)、控制及数据处理部分

(计算机系统)、图像显示、传输及存储部分(显示器、照相机、PACS 系统等)组成。其成像原理为:①以 X 线束对人体检查部位一定层厚的层面进行扫描。②由探测器接收该层面的人体组织对来自多个方向 X 线的衰减值,经模/数转换输入计算机。③经计算机处理后得出扫描层面的组织衰减系数的数字矩阵,再通过数/模转换,以不同黑白度的灰阶等级在显示屏上呈现 CT 图像。

2. 发展及新技术应用　CT 自 20 世纪 70 年代应用于临床以来,设备快速更新换代,在成像速度、检查效率以及图像质量方面发生了根本的变化。CT 由最初的普通 CT 历经螺旋 CT、多层螺旋 CT、电子速 CT、能谱 CT、双源 CT 等快速发展历程,CT 扫描方式亦由当初的非连续旋转型发展为螺旋扫描方式,实现了容积扫描模式,获得了影像的三维信息,可以使 CT 图像进行任意方位的重建,为影像诊断及临床提供更多的诊断信息。能谱 CT、双源 CT 可应用于物质的定性分离和定量测定。

(1) 高分辨率 CT 扫描(high resolutionCT, HRCT):是以薄层扫描(1~2mm)、较大的矩阵以及骨算法重建图像,用于提高 CT 图像空间分辨率的一种 CT 检查方法,常用于显示微小组织结构的检查,如肺间质、肺的小结节(尤其是磨玻璃结节)。

(2) CT 灌注成像(CT perfusion, CTP):通过静脉快速注射对比剂获取局部组织的灌注参数(血流量、血容量、对比剂通过毛细血管的平均通过时间、对比剂到达峰值时间),并通过伪彩色处理得到有关图像,能够反映组织的血供及灌注特征,对肿瘤临床治疗计划的制订、肿瘤治疗效果的判断具有重要参考价值,对早期脑梗死的诊断亦有重要作用。

(3) CT 图像后处理技术:用 CT 连续扫描所得的数据在计算机上进行二维或三维图像处理。主要有以下几种:①多平面重组(multiplanar reformation, MPR):将 CT 连续扫描所得的多层横断层面图像经计算机叠加,根据需要重组成任意平面的二维图像,可从不同方位清楚了解病变的形态及其与周围组织的关系。②最大密度投影(maximum intensity projection, MIP):将扫描后的若干 CT 图像由计算机进行叠加,其中的高密度部分获得投影,低密度部分被删除,形成高密度部分三维结构的二维投影图像。主要用于血管成像,如脑肾肝肺等血管成像。③表面遮盖显示(shaded surface display, SSD):将大于某个确定域值的所有像素连接起来的一个三维数学表面模型,赋以一个电子模拟光源在三维图像上发光,通过阴影体现深度关系。能较好地体现复杂的三维结构。主要用于胸腹大血管、肺门及肺内血管、肠系膜血管、肾血管及骨与关节的三维显示。④容积演示(volume rendering, VR):是三维显示技术之一,以不同的灰阶及不同的透明度三维显示扫描容积内的各种结构。主要用于血管成像,骨与关节、尿路、支气管树等的良好显示。⑤CT 血管成像(CT angiography, CTA):经静脉快速注入对比剂强化靶血管,采用螺旋 CT 容积扫描结合计算机三维重组,多方位、多角度观察显示血管的一种技术。临床应用主要包括:血管性病变的检查(如动脉瘤、动脉狭窄或阻塞、冠状动脉成像、门静脉及下肢血管显示等)、评价肿瘤或病变与邻近血管的关系。⑥CT 仿真内镜(CT virtual endoscopy, CTVE):应用计算机软件功能,将螺旋 CT 容积扫描获得的数据进行后处理,重组显示空腔脏器内表面的立体图像,达到类似纤维内镜显示效果的一种技术。目前主要用于获得鼻腔、鼻旁窦、喉、气管、胃肠道、血管等空腔脏器的 CT 虚拟内镜图像。

3. CT 检查优势和局限性

(1) 优势:①检查方便、快捷,能够进行多部位、大范围的扫描。②横断位扫描避免了解剖影像的重叠,且空间分辨率和密度分辨率较高,能够发现早期肿瘤,如早期肺癌、微小肝癌等。可以发现传统 X 线不能或难以显示的隐蔽部位(后肋膈窦、心后、脊柱旁区、锁骨或肋骨下)的病变。③可以对正常或病变组织的密度作出可靠的定量测定(CT 值),识别出空气、脂肪、液体、软组织以及钙化等,从而对某些肿瘤作出定性诊断。④经静脉注射对比剂的 CT 增强扫描,对肿瘤的诊断与鉴别诊断有较高的价值,并且在肿瘤分期、术前可切除性评估、预后判断、治疗后的随访以及放疗计划的制订等方面发挥着重要作用。

(2) 局限性:①CT 检出病变的敏感性较高,特异性尚欠缺,对一些病变良恶性的判断准确性不够高。②CT 辐射剂量较大,对成人某些射线敏感部位及儿童的影响较大,限制了其应用。③碘对比剂过敏患者,检查过程中存在较大的风险。而仅作常规 CT 平扫,会影响病变的显示及性质的判断。

三、MR 成像原理和成像技术应用

1. 磁共振成像原理 磁共振成像是利用原子核自旋运动的特点,在外加磁场内,经射频脉冲激发后,发生核磁共振产生信号,再利用感应线圈采集磁共振信号,经过计算机按一定数学方法进行处理转换后在屏幕上显示图像。MR 设备包括:主磁场、梯度磁场、射频系统、计算机系统、数模转换器和辅助设备组成。

2. 磁共振成像技术应用

(1) 常规成像

1) T_1WI、T_2WI 图像:是 MR 的最基本成像。T_1WI 对解剖结构显示较清楚,而病变组织在 T_2WI 对比更明显。常见组织的 MR 信号较为固定,表现特征见表 10-2-1。

表 10-2-1 常见组织 MR 信号特点

序列	脑白质	脑灰质	血肿(亚急性)	肌肉	脑脊液和水	脂肪	骨皮质
T_1WI	稍高,白灰	中等,灰	高,白	中等,灰	低,黑	高,白	低,黑
T_2WI	中等,灰	稍高,白灰	高,白	中等,灰	高,白	较高,白灰	低,黑

2) 脂肪抑制序列:能够明确病变内有无脂肪组织,有利于含脂肪病变如脂肪瘤、髓脂瘤和畸胎瘤的诊断;还有助于肾脏平滑肌脂肪瘤和高分化肝细胞癌或肝细胞腺瘤的检出及鉴别诊断。

3) 水抑制序列:将组织中自由水(如脑脊液、关节液等正常组织中的水分子)的信号减弱,而结合水(肿瘤或水肿等病理组织中的水分子)的信号被显示出来。常用于脑部病变的检出,如脑梗死、脑肿瘤等。

(2) 增强扫描:是经静脉注入一定剂量的对比剂后进行扫描检查的方法。常用于感染性病变、肿瘤性病变的诊断及鉴别诊断。肿瘤病变血管丰富,注入对比剂后,病灶强化,可提示病灶范围,在放射治疗靶区制订中有着重要的作用。

(3) 特殊成像

1) 磁共振水成像:是利用相对静止的液体成像。磁共振胰胆管成像(MR cholangiopancreatography,MRCP)、磁共振脊髓成像(MR myelography,MRM)、磁共振泌尿系成像(MR urography,MRU)、磁共振内耳成像等已被临床广泛应用。特别是 MRCP 已成为胰胆系梗阻性病变诊断与鉴别诊断的重要手段。

2) 磁共振血管成像(magnetic resonance angiography,MRA):MRA 包括无需使用对比剂

(TOF/PC 法)和使用对比剂(CE-MRA)两种方法,前者主要应用于头颈部、下肢血管成像如颅内动脉瘤、静脉病变等;后者适用于全身血管成像,如血管畸形、肺动脉栓塞、主动脉夹层、肠系膜血管狭窄等。在肿瘤病变中主要使用 CE-MRA,可显示肿瘤供血动脉、引流静脉以及肿瘤邻近血管的影响,如压迫、侵犯、包裹以及血管内有无瘤栓等。

3) 磁敏感加权成像(susceptibility weighted imaging,SWI):是根据不同组织间的磁敏感差异提供对比增强机制的新技术,临床上主要应用于血管畸形、脑外伤、脑出血等方面;在肿瘤方面,主要在于显示肿瘤内部出血、肿瘤的引流静脉以及胶质瘤的分级等。

4) 磁共振功能成像(functional MRI,fMRI):是用影像学反映机体器官的代谢、兴奋、生物活性及血流状态的病理生理变化。磁共振功能成像包括如下内容:

a. 弥散加权成像(diffusion weighted imaging,DWI):DWI 应用广泛,除常规用于超急性期脑梗死诊断外,也用于肿瘤性病变诊断与鉴别诊断,在小转移瘤及小肝癌检出上具有重要的应用价值;根据 DWI 的信号改变,可以对一些疾病(如脓肿与肿瘤囊变或囊性肿瘤)做出诊断及鉴别诊断,也可用于恶性肿瘤病理级别评估和放化疗疗效评价及监测。利用多 b 值 DWI 成像得出表观扩散系数(apparent diffusion coefficient,ADC)值,在肿瘤良恶性鉴别上具有重要意义。全身弥散常用于查找和诊断原发恶性肿瘤和(或)转移灶。

MR 扩散张量成像(diffusion tensor imaging,DTI),是在 DWI 的基础上扩展出的一种新技术,可以进行脑白质束成像,显示白质纤维束的走行及与肿瘤、病变的关系,对指导外科手术有重要意义。

b. MR 灌注成像(perfusion-weighted imaging,PWI):主要用于缺血性病变诊断、肿瘤性病变诊断与鉴别诊断以及肿瘤恶性程度评估。肿瘤灌注可以评价肿瘤的血管分布,了解肿瘤放射治疗和(或)化疗效果,鉴别肿瘤复发与放射性损伤。

c. 磁共振波谱分析(magnetic resonance spectroscopy,MRS):是唯一可用来连续动态观察细胞代谢变化的非创伤性技术,具有活体观察和直接显示代谢过程的特点。MRS 的主要临床应用:脑肿瘤的诊断和鉴别诊断,如原发性肿瘤与转移瘤的鉴别、脑内或脑外肿瘤的定位、脑肿瘤治疗后复发与肉芽组织的鉴别;前列腺癌的诊断和鉴别诊断;鼻咽癌放疗后脑损伤与脑转移瘤的鉴别。

d. 血氧水平依赖性成像(blood oxygen level dependent imaging,BOLD Imaging),可以精确显示运动和感觉中枢的位置,以及脑的高级认知功能,如视觉、听觉、语言、计算、理解、情感等的中枢活动与联系。对中枢神经系统肿瘤患者,BOLD-fMRI 可以作为术前评估、术中导航,在保留功能的手术方案及制定合适的放疗计划方面具有重要价值。在某些体部肿瘤的乏氧性研究、器官特殊功能的研究尚属于探索阶段。

3. MR 成像优缺点

(1) 优点:①无电离辐射;②软组织分辨率高,能清楚显示脑、肌肉、脂肪等软组织和软骨、韧带、肌腱等结构;③多方位成像,能对检查部位行任意方位成像而无须变动受检者体位;④多参数成像,MRI 能获取 T_1加权相,T_2加权相和质子加权相等;除了能进行形态成像外,还能进行功能成像,例如弥散加权成像、MR 灌注成像和磁共振波谱分析;⑤不使用对比剂能实现心脏和血管成像。

(2) 缺点:①成像时间长;②对钙化不敏感;③显示骨皮质结构较差;④信号改变复杂;⑤伪影较多;⑥扫描禁忌证较多。

4. MR 检查的禁忌证　由于 MR 磁场对电子器件及铁磁性物质的作用,以下病人不宜进行检查:①有心脏起搏器、心脏人工金属瓣膜、血管瘤夹的患者;②有铁磁性异物,如金属避孕环、金属关节、金属假肢、枪炮弹片残存、眼球内金属异物;③体内胰岛素泵、神经刺激器患者;④早孕(3 个月内)患者;⑤顺磁性物质如假牙等;⑥具有幽闭恐惧症的患者。

四、PET 成像原理和新技术应用

1. 概述 人体正常组织细胞的结构完整性和生理功能主要是通过糖、蛋白质、脂肪及核酸的不断合成和分解来维持的。在疾病早期,即在形态结构发生改变之前,首先会发生代谢调控的异常。肿瘤组织具有无限增殖性,对 DNA 合成底物过度消耗,葡萄糖、蛋白质、和核酸代谢明显加快,与正常组织细胞代谢之间形成明显差异。这些变化正是肿瘤代谢显像的基础,代谢显像就是应用放射性核素标记参与正常代谢的生理性物质(如葡萄糖、氨基酸、脂肪酸等),制成与肿瘤发展各个阶段相关的特异性示踪剂,如^{18}F-脱氧葡萄糖(^{18}F-FDG)、^{11}C-脂肪酸、^{11}C-氨基酸等,引入体内后能参与细胞代谢,在体外通过 PET 或 PET-CT、PET-MRI 等显像仪器以图像形式直观地显示出来,能够精确、动态反映肿瘤组织与机体正常组织细胞代谢的差异。

2. 显像剂 PET 肿瘤显像剂很多,其中最为成熟而常用的是^{18}F-FDG。^{18}F-FDG 是葡萄糖类似物,静脉注射后,在葡萄糖转运蛋白的帮助下通过细胞膜进入细胞,在细胞内的己糖激酶作用下磷酸化,生成不能进一步代谢的 6-PO_4-^{18}F-FDG,而滞留在细胞内达几个小时。在葡萄糖代谢平衡状态下,6-PO_4-^{18}F-FDG 滞留量大体上与组织细胞葡萄糖消耗量一致,因而 ^{18}F-FDG 反映出体内葡萄糖利用状况。

葡萄糖为组织细胞的主要能量来源之一,绝大多数恶性肿瘤细胞具有高代谢的特点,其分裂增殖比正常细胞快,能量消耗相应增加,需要葡萄糖的过度利用。因此,肿瘤细胞内积聚的大量^{18}F-FDG,经 PET 显像可显示肿瘤的部位、形态、大小、数量及瘤内放射性分布。肿瘤细胞的原发灶和转移灶具有相似的代谢特性,一次注射^{18}F-FDG 能方便地进行全身显像,对于了解肿瘤的全身累及范围具有独特价值。

3. 定量分析 在 PET 的图像分析中,多采用标准化摄取值(standard uptake value,SUV),SUV 描述的是 FDG 在肿瘤组织中摄取的最大值是全身正常组织的多少倍。SUV 作为 PET 显像中定量分析参数,在诊断各种疾病,尤其是恶性肿瘤的诊断、疗效评价、预后判断方面有重要价值。

4. 临床应用中的若干问题

(1) ^{18}F-FDG PET-CT 肿瘤显像临床应用适应证:①肿瘤良恶性鉴别诊断;②临床分期;③肿瘤复发与放射性坏死、纤维化的鉴别;④治疗响应和疗效的监测;⑤PET-CT 图像引导下肿瘤放射治疗计划制订;⑥PET-CT 图像引导下肿瘤穿刺活检;⑦预后评价;⑧其他:寻找恶性肿瘤原发灶;原因不明肿瘤标志物升高;副癌综合征;不明原因的发热。

(2) 受检者准备及注意事项:①携带既往和近期检查资料;②注射^{18}F-FDG 前禁食至少 4~6h,不禁水;③显像前 24h 内避免剧烈运动;④检查前血糖原则上应低于 11.1mmol/L(200mg/dl),注射胰岛素者注射^{18}F-FDG 的时间应延迟至胰岛素注射 2h 后;⑤检查前避免服用止咳糖浆、糖锭类含糖药物或口香糖,避免静脉输入含葡萄糖液体;⑥妊娠妇女和哺乳期妇女原则上避免 PET-CT 检查。

(3) 生理性摄取:FDG不仅被肿瘤细胞所摄取,而且可被体内正常的组织和细胞所摄取,脑皮质、心肌(主要是左心室)、肾脏和膀胱在PET图像上表现为FDG的显著摄取,扁桃体摄取亦较多,腹部器官依次为肝、脾、胃、结直肠。棕色脂肪在环境温度较低时FDG摄取增高,尤以女性多见。子宫、卵巢存在生理性摄取并有周期性变化。

(4) 良性病灶摄取^{18}F-FDG

1) 局部或全身性感染性病灶(包括结核病、化脓性疾病等)尤其在肉芽组织形成期可致FDG的摄取增高;

2) 体内非特异性炎性疾病(如嗜酸性肉芽肿、慢性胰腺炎、非特异性淋巴结炎等)显著摄取FDG;

3) 许多良性肿瘤可不同程度摄取FDG;

4) 放疗后的组织反应性炎症(如放射性肺炎的肺实质及放疗后的胸膜)可出现FDG摄取的升高;

5) 手术后创口(FDG的高摄取可持续6个月至2年)。

(5) 假阴性:肿瘤太小(小于2倍PET系统分辨率)、细支气管肺泡癌、类癌、黏液成分高的肿瘤(如胃癌)、肝细胞癌、肾透明细胞癌、前列腺癌、低级别肿瘤(如Ⅰ~Ⅱ级星形细胞瘤)等FDG PET探测灵敏度偏低。

(6) 治疗对^{18}F-FDG摄取的影响

1) 化疗后对FDG分布的影响:造血系统(骨髓、胸腺)FDG摄取增加。骨髓和胸腺的摄取通常在结束化疗后4~6周增加,为评价治疗响应,宜在患者化疗前及第三疗程开始前进行PET显像比较。

2) 白细胞集落刺激因子(G-CSFs):促进骨髓造血组织的增生,引起骨髓对^{18}F-FDG的摄取增加,这种骨髓反应随疗程的结束很快下降,建议PET可在结束治疗后5天进行。

3) 炎性反应:放射治疗性炎症、感染等。放射治疗后早期FDG浓聚可增加,一般主张评价放射治疗的疗效应在放疗结束后3~4个月进行。

4) 创伤性诊断或治疗:活检、支架植入等。

5) 手术创伤:如胸部手术对肋骨的损伤FDG高摄取可持续数月至数年。

6) 近期大量激素治疗时FDG PET可出现假阴性。

5. 新技术应用及发展

(1) 评价靶向治疗效果:近年来兴起的靶向治疗对肿瘤的疗效评价提出了新的挑战。靶向治疗显效较缓慢,完全缓解率低而疾病稳定率高,依赖于检测病灶大小变化的传统影像学检查可能难以对疗效作出准确评价,PET-CT功能显像在这方面则显示出一定的优势,对治疗有反应的肿瘤组织,其代谢活性减低,细胞增殖减缓或停止,而这种变化在治疗开始后早期即可由PET-CT检查发现,具体表现在SUV值的降低,从而有助于早期、及时准确地评价治疗效果。对于行厄洛替尼治疗的非小细胞肺癌患者,治疗前和开始治疗后1周的PET-CT检查结果有助于预测最终的疗效。对于评价伊马替尼对胃肠道间质瘤的疗效,PET-CT也显示出了一定的价值。

(2) 联合CT增强扫描在诊断中的应用:在通常情况下,PET-CT中的同机CT主要是用来对PET图像进行衰减校正和定位,不能代替诊断CT,这是由于:①同机CT采用的是低剂量X线;②CT扫描时未屏气,取平静呼吸,双下肺底有一定的伪影;③一般只作平扫,而不是增强扫描。增强CT多期显像有助于病灶性质的鉴别诊断,对FDG摄取阴性的肿瘤的诊断价值尤为明显，CT 对比剂与 PET 显像剂的联合应用可提高对病变的诊断效能。

(3) 新型正电子药物的研制与开发：^{18}F-FDG 是最常用的 PET 显像剂，但是一种非特异性肿瘤显像剂，有一定的假阳性与假阴性。目前几个有发展前景的肿瘤显像剂包括：^{18}F-FLT，^{11}C-Choline，^{18}F-FET，^{18}F-FMISO，^{11}C-Acetate 等。^{11}C-Acetate 诊断肝细胞肝癌、^{11}C-Choline 鉴别诊断肺癌与结核有一定价值。采用^{18}FDG 和^{18}FLT 联合显像提高了对肿瘤诊断的灵敏度和特异性。采用多种示踪剂从细胞糖代谢、三羧酸循环、磷脂代谢、核苷酸合成、氨基酸摄取和代谢、受体和酶活性、基因表达等方面来反映细胞代谢、增殖以及细胞间信息传递，对肿瘤不同表型进行检测，获得更多的信息，有助于弥补^{18}F-FDG 在肿瘤诊断灵敏度和特异性方面的不足。

6. PET-CT 优势与局限性

(1) 优势：①不仅能够显示脏器和病变的位置、形态、大小，更重要的是提供有关功能、代谢和受体方面的信息；②由于肿瘤细胞代谢活跃，摄取显像剂能力为正常细胞的 2～10 倍，形成图像上明显的“光点”，因此在肿瘤早期尚未产生解剖结构变化前，即能发现隐匿的微小病灶（大于 5mm）；③显像范围大，可以同期全身显像，用于不明原发病灶的检测以及全身转移病灶的筛检。

(2) 局限性：①放射性核素具有一定的辐射危害；②放射性核素的制备、储存和运输等过程复杂，设备运行成本较高，检查费用较为昂贵；③生理性摄取、假阳性及假阴性等因素的干扰造成诊断困难。

第三节　医学影像归档和通信系统

医学影像存档与通信系统（picture archiving and communication systems，PACS）是建立在医学成像、图像处理、工作站及网络设计、数据库、软件工程和通信工程基础上的高技术产品，旨在全面解决医学图像的获取、显示、存储、传送和管理的综合系统。

一、临床应用

(1) 实现了图像数字化，提供缩放、移动、镜像、反相、旋转、滤波、锐化、伪彩、播放、窗宽窗位调节、三维重建等功能。

(2) 无胶片化存储，节约成本。

(3) 数据无损传输，为远程会诊服务。

(4) 大幅提高工作效率：科内传送、查询及调阅同时完成所有设备图像储存、分布和分诊及影像学资料的归档、储存及统计分析等，简化流程、缩短时间。

二、教学应用

(1) 收集典型图片建立教学病例储存库。

(2) 开发基于 PACS 的医学影像学网络教学软件，实现教学资料独立及长期储存。

(3) 为实习生设定适当的权限，可以获得最大的信息量，并进行初步的影像诊断工作。

第四节　常见肿瘤的影像学表现

一、星形细胞瘤

星形细胞瘤是指以星形胶质细胞所形成的肿瘤，属于神经上皮组织起源的肿瘤，为中枢神经系统最常见的肿瘤，占颅内肿瘤的13%～26%，占胶质瘤21.2%～51.6%，男性多于女性。星形细胞肿瘤可发生在中枢神经系统的任何部位，成人多见于大脑，儿童多见于小脑。肿瘤位于白质内呈浸润性生长，多数肿瘤切除后有复发可能，且复发后肿瘤可演变成间变性星形细胞瘤或多形性胶质母细胞瘤。按肿瘤的分化程度不同分为Ⅰ～Ⅳ级，Ⅰ级为良性，Ⅳ级（胶质母细胞瘤）为恶性，Ⅱ、Ⅲ级介于中间。

1. 临床表现　与肿瘤发生部位有关，常有局灶性或全身性癫痫发作、远动障碍及颅内压增高表现（头痛、呕吐、视神经盘水肿、复视等）。

2. 影像学检查方法选择　常规X线不能明确肿瘤的部位和范围，诊断价值不大，已基本被淘汰。CT和MRI检查不仅能明确肿瘤发生的部位，大多数还可以做出定性诊断，是目前神经系统检查的首选，其中MRI比CT更具优越性。PET-CT显像对星形细胞瘤的良恶性鉴别诊断具有一定的临床应用价值。

3. 影像学表现　在CT或MRI上，Ⅰ级肿瘤常常境界清楚，密度或信号均匀，占位效应轻微或无，增强检查一般无或轻度强化；随着肿瘤级别（Ⅱ级～Ⅳ级）增高，密度或信号变得不均匀，且常伴有出血、坏死等，增强扫描强化越明显，且不均匀（图10-4-1），瘤周水肿及占位效应也越显著。部分星形细胞瘤表现为囊性或囊实性，可见壁结节，增强扫描囊壁和壁结节常有不同程度强化。利用DTI白质纤维束成像能很好地显示皮质脊髓束的破坏情况。低级别星形胶质细胞瘤在^{18}F-FDG PET-CT显像表现为低代谢灶，放射性浓聚程度低于正常脑组织。高级别星形胶质细胞瘤表现为高代谢灶，以病灶边缘明显，病灶的中心坏死为低代谢。

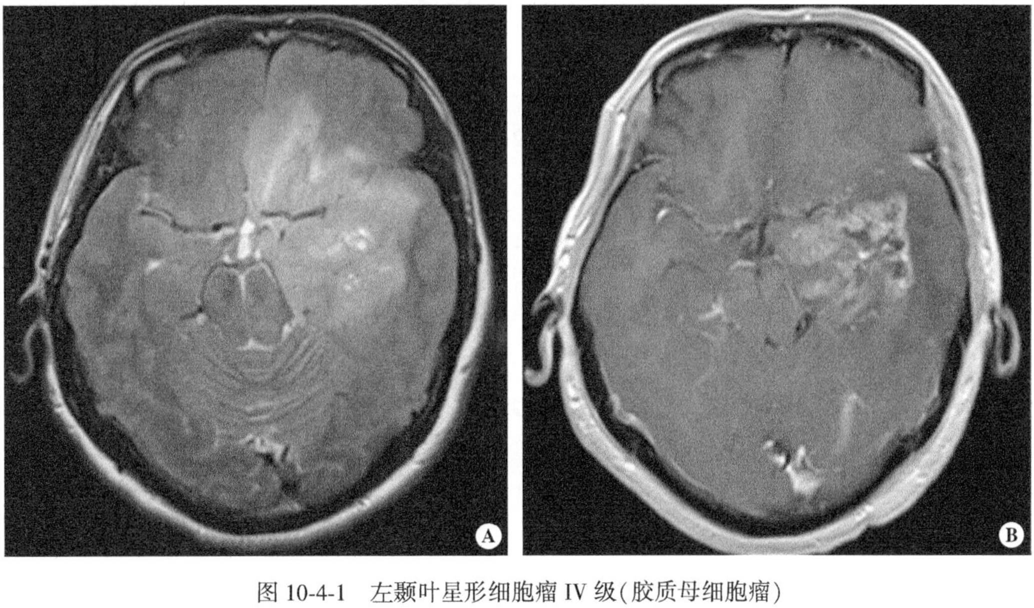

图10-4-1　左颞叶星形细胞瘤Ⅳ级（胶质母细胞瘤）

MRI横轴位T_2WI（A）显示左颞叶斑片状肿物，呈高信号；增强扫描（B）示肿瘤明显不均匀强化，周围水肿带无强化

4. 鉴别诊断

(1) 脑梗死:病变形态与血管供应区一致,一般为楔形,皮髓质同时受累,边界清楚,可有脑回样强化,急性期 DWI 明显高信号。

(2) 脑脓肿:壁较光滑,厚薄均匀,一般无壁结节。

(3) 脑转移瘤:壁较厚且不均匀,内缘凹凸不平,且瘤周水肿常更广泛。

结合^{1}H-MRS 和 DWI 检查对上述病变的鉴别诊断有较大帮助。

二、鼻 咽 癌

鼻咽癌是指发生于鼻咽部上皮的恶性肿瘤,大多来源于咽隐窝和顶前壁,是我国高发恶性肿瘤之一。多见于我国南方的广东、广西等,男性发病率为女性的 2~3 倍,我国病例报道年龄分布在 3~90 岁,但 30~50 岁是高发年龄区。具体病因不太明确,遗传、EB 病毒感染与多种化学致癌物质(如亚硝胺类及微量元素镍等)与发病有关。

1. 临床表现 鼻塞、涕中带血、耳闷、听力下降、复视及头痛等。部分患者以颈部淋巴结转移所致肿块而就诊。

2. 影像学检查方法选择 MRI 可以明确肿瘤部位、范围及对邻近结构的侵犯情况,清楚显示颈部淋巴结,为鼻咽癌首选影像学检查方法。CT 检查可以显示病灶的位置、周围组织侵犯情况,但显示组织受侵程度及范围不及 MRI。PET-CT 可较早的发现颈部淋巴结及远处转移,对肿瘤的定性与分期有一定的帮助。超声对鼻咽部肿瘤作用有限,但可以发现颈部淋巴结转移。

3. 影像学表现 MRI 表现为鼻咽黏膜增厚或鼻咽壁肿物,T_1WI 低信号、T_2WI 中高信号,侧隐窝消失,增强扫描中等强化(图 10-4-2);CT 表现为鼻咽部软组织肿块,中等强化。肿物常侵犯咽旁肌群、咽旁间隙、颅底骨质,可侵及翼腭窝或沿颅底孔隙侵入颅内累及海绵窦。

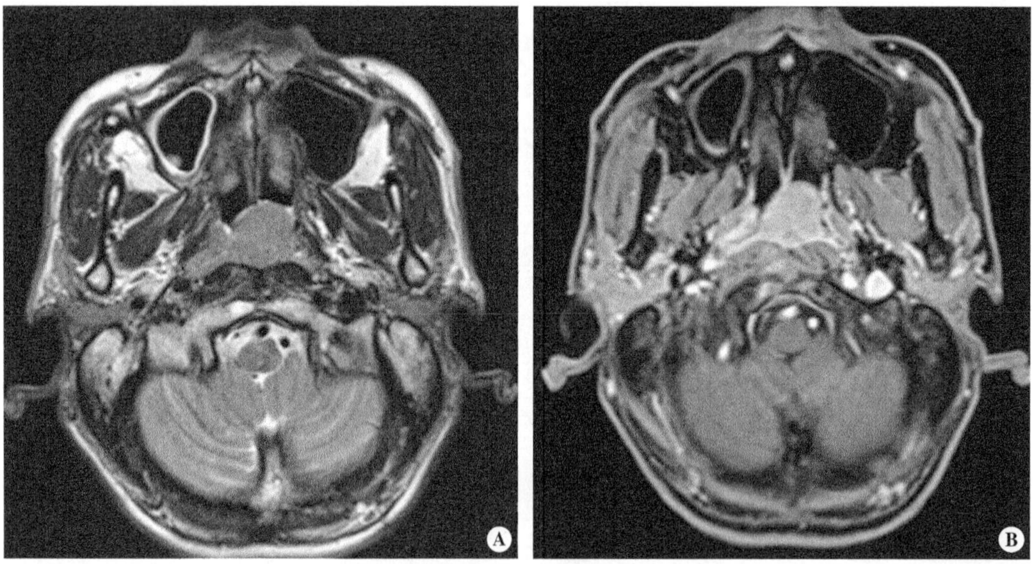

图 10-4-2 鼻咽部鳞状细胞癌

MRI 横轴位 T_2WI(A)显示鼻咽顶壁结节状肿物,呈高信号;增强扫描(B)示肿瘤明显强化

4. 鉴别诊断

（1）非霍奇金淋巴瘤：全身性疾病；T_2WI 上鼻咽部黏膜完整；颈部肿大的淋巴结信号或密度均匀。

（2）鼻咽纤维血管瘤：好发于男性青少年，反复大量出血。不规则肿物，T2WI 可见“盐和胡椒征”，明显强化。

（3）脊索瘤：起源于枕骨斜坡，以其为中心向颅内、外生长；鼻咽黏膜完整。

三、肺　癌

肺癌是我国最常见的恶性肿瘤之一，根据其生物学特性、治疗和预后，分为小细胞肺癌和非小细胞肺癌，非小细胞肺癌占 85% 以上。

1. 临床表现　①早期无症状，可为体检偶然发现。②常见症状：刺激性咳嗽、胸痛、咯血（间断性痰中带血丝价值更大）。③晚期出现转移的相关症状（如脑、骨骼、体表淋巴结转移）。

2. 影像学检查选择　X 线胸片是肺癌最基本的影像检查方法，但易遗漏隐蔽部位病灶及早期小病灶。CT 是诊断肺癌的首选影像检查方法，胸部低剂量 CT 则是早期肺癌普查的首选方法。MRI 在肺癌诊断中不作常规应用，但常用作肺癌脑转移的检查。PET-CT 作为分子影像学在肺癌的诊断与鉴别诊断（图 10-4-3）、分期和疗效监测中（图 10-4-4）有着重要价值。

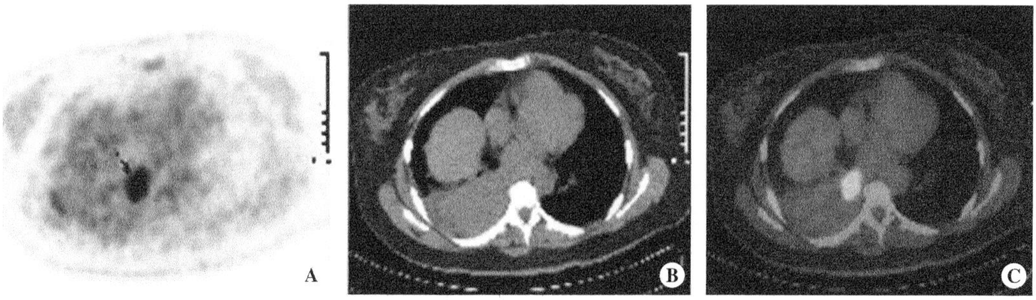

图 10-4-3　女 40 岁 右肺癌伴右肺下叶阻塞性炎症及不张

A 为 PET 图像，显示高摄取肿瘤组织（箭头）；B 为 CT 图像，不能区分肿瘤与不张肺组织；C 为 PET-CT 融合图像，清楚显示肺不张组织中的肿瘤病灶，为肿瘤放疗勾画生物靶区提供可靠依据

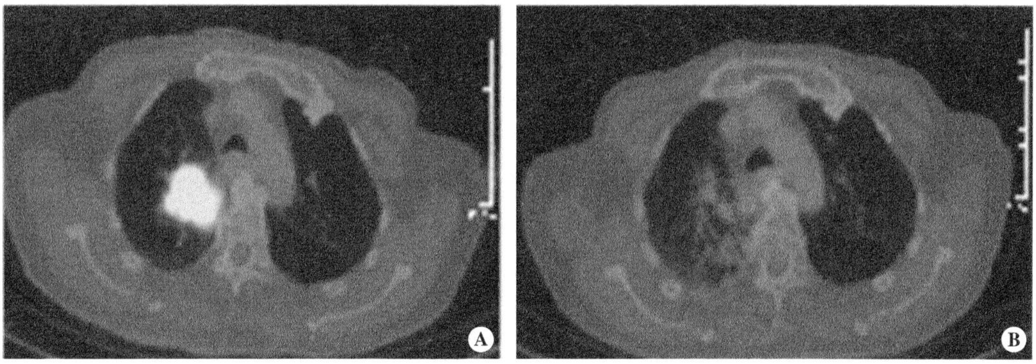

图 10-4-4　男 88 岁 2010-4-23 PET-CT 诊断右肺癌

A. SUV 最大值 14.2；B. 经伽马刀+口服特罗凯治疗后 2010-10-21 复查病灶明显消退，SUV 最大值降至 2.5

3. 影像学表现

(1) 中央型肺癌的表现:肿瘤发生于肺段和段以上支气管。

X 线胸片表现:①肺门部肿块影。②阻塞性肺气肿、阻塞性肺炎、肺不张。③典型征象:肺门肿块伴阻塞性肺不张,出现“S”或反“S”征(图 10-4-5)。

CT 表现:①支气管壁增厚、管腔狭窄或闭塞。②肺门软组织肿块显示更清楚。③阻塞性肺气肿、阻塞性肺炎、肺不张及“S”、反“S”征显示更佳(图 10-4-6)。④较好显示肿瘤外侵,肺门、纵隔淋巴结肿大,胸腔积液、肺内转移等情况。

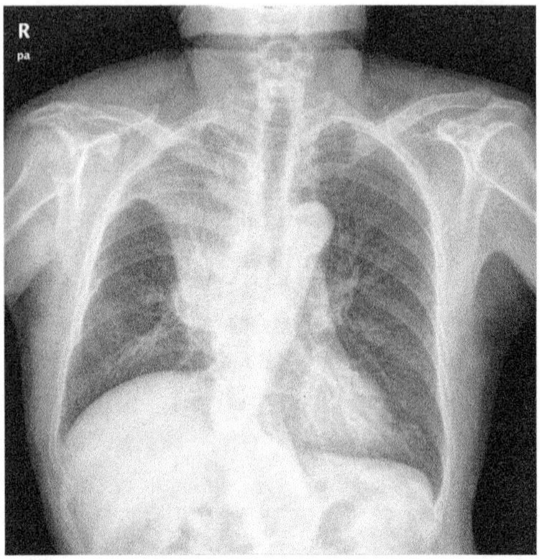

图 10-4-5　胸部正位片
右肺上叶中央型肺癌,显示右肺门肿块、右肺上叶阻塞性肺不张,呈反“S”征

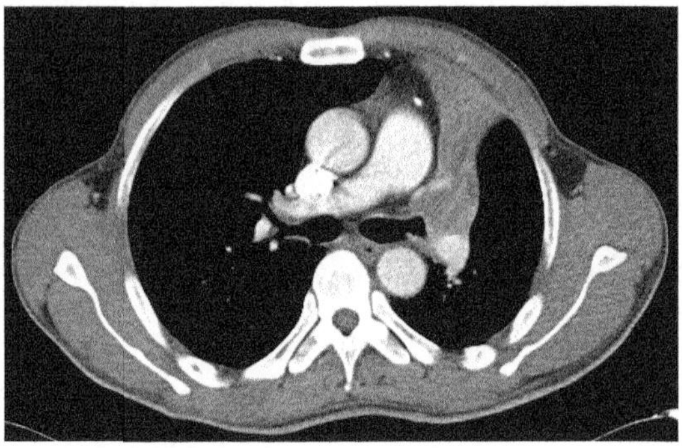

图 10-4-6　胸部 CT 增强横断位扫描
左肺中央型肺癌,左肺上叶支气管开口部肿块,支气管阻塞,伴阻塞性肺不张,呈现“S”征

(2) 周围型肺癌的表现:肿瘤发生于肺段以下支气管。①显示肺内结节(直径≤3.0cm)或肿块(直径>3.0cm)。②病灶边缘呈深分叶征(图 10-4-7)。③边缘见短细毛刺征(图 10-4-8)。④可见胸膜凹陷征(图 10-4-9)。⑤病灶内可见空气支气管征、空泡征。CT 对上述征象的显示明显优于 X 线胸片。常规 CT 扫描结合 HRCT 及图像后处理(MPR),有助于上述征象的显示,提高诊断正确率。⑥CT 增强扫描病灶呈轻、中度均匀或不均匀强化,动态增强时间密度曲线呈逐渐上升形态。

磨玻璃结节(ground glass opacity,GGO):是早期周围型小肺癌最常见的 CT 表现,分为纯磨玻璃结节(pure ground glass opacity,PGGO)、伴有实性结节的混合磨玻璃影(mixed ground glass opacity,MGGO)。行病灶局部高分辨率 CT 靶扫描,结合 MPR 等图像后处理技术,可以较好的显示病灶特征,获得有价值的诊断信息(图 10-4-10)。但炎性结节有时也呈磨玻璃样改变,因此对于>10mm 的磨玻璃结节,抗感染治疗后,如病灶持续存在,应警惕肺癌可能。

中央型及周围型肺癌 PET-CT 均表现为肿块呈高代谢,FDG>2.5。对于晚期肺癌可以发现全身多个脏器及骨转移性病灶。

4. 鉴别诊断　中央型肺癌需要与以下病变鉴别:

(1) 支气管内膜结核:①病变范围广,多个支气管受累;②支气管狭窄、阻塞区无肿块;③可见支气管播散灶;④肺门纵隔淋巴结肿大较少见。

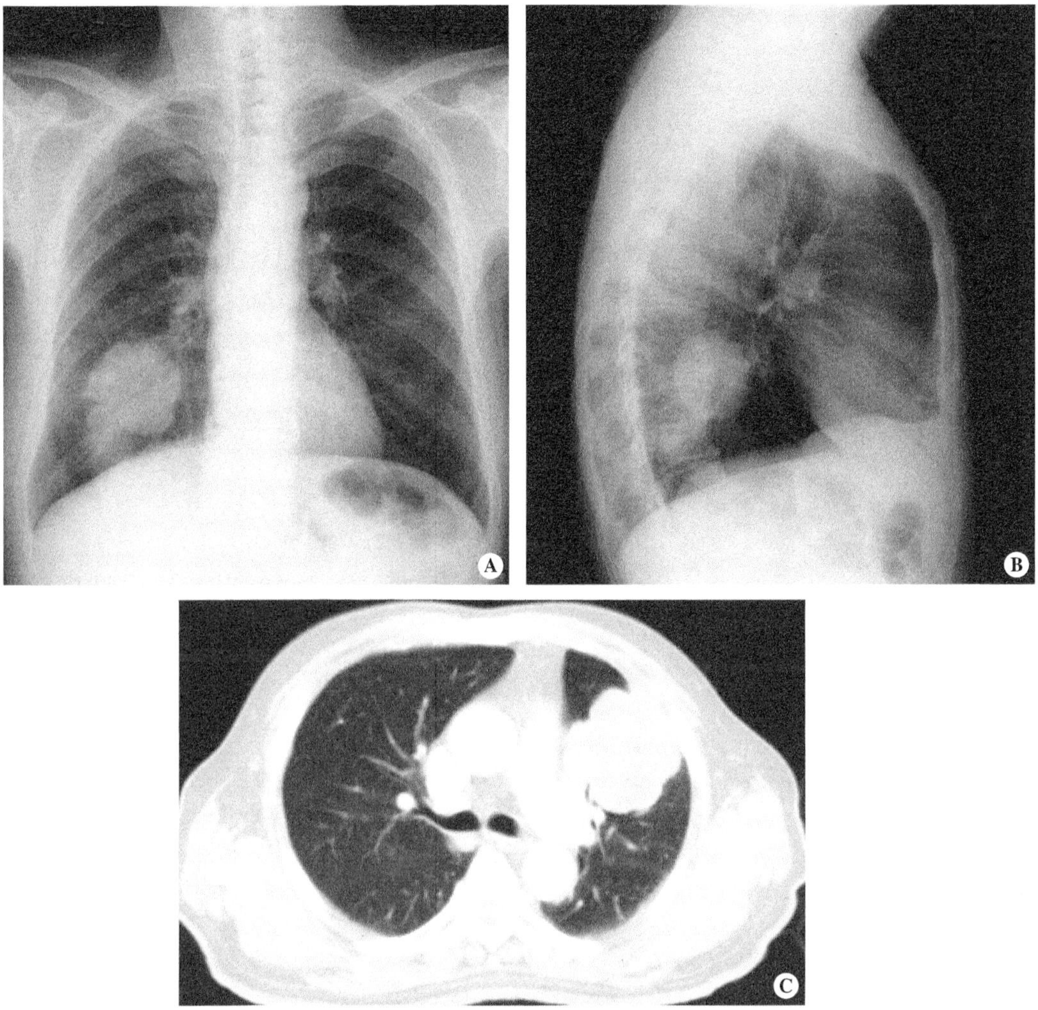

图 10-4-7　胸部正侧位片

A,B 右下肺周围型肺癌,见分叶征及阻塞性炎症;C 胸部 CT 横断位:左肺癌,肿块边缘分叶征象显示较清楚

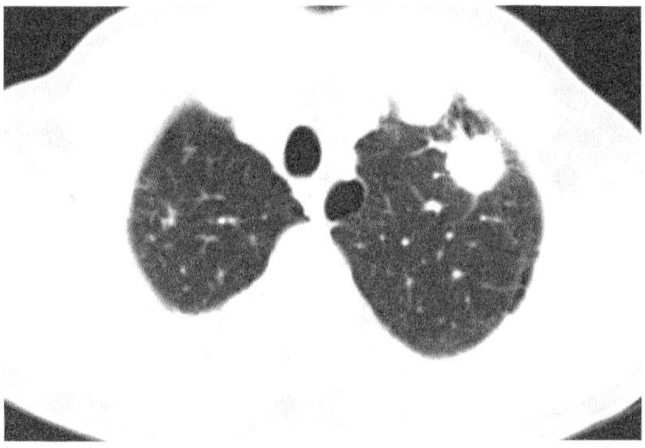

图 10-4-8　左上肺癌

肿块边缘见短细毛刺

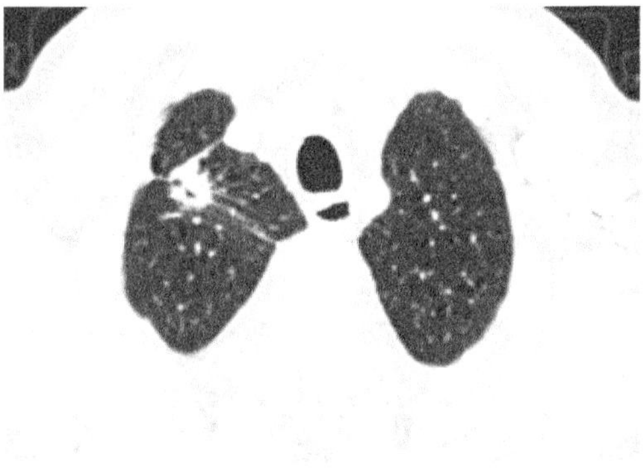

图 10-4-9　右上肺癌

病灶边缘见不规则毛刺及胸膜凹陷征

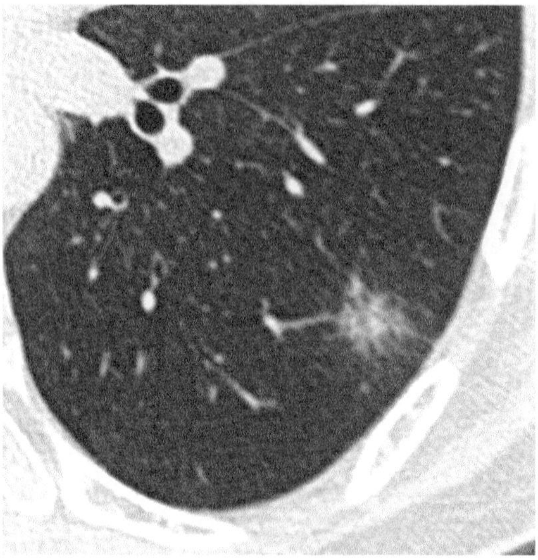

图 10-4-10 左肺下叶背段微浸润腺癌，高分辨率 CT 靶扫描横断位像

（2）支气管腺瘤：多位于主支气管、叶支气管，向腔内生长呈息肉状，表面光滑。与中央型肺癌支气管壁增厚、表面凹凸不平、支气管腔不规则狭窄不同。

周围型肺癌需要与以下病变鉴别：

（1）结核球：①病灶边缘光滑，多无明显分叶，偶有粗长毛刺。②病灶密度较高、不均匀，可有空洞形成。病灶内可见斑片状或边缘弧线状钙化。增强扫描病灶轻度边缘强化为主。③邻近胸膜增厚粘连。④周围肺组织内可见卫星病灶。⑤随访观察病灶较长时间无增大。

（2）错构瘤：①病灶边缘光整。②病灶密度不均匀，可见斑片状钙化或脂肪密度影，“爆米花”样钙化为其特征。增强扫描病灶轻度强化。③随访观察生长缓慢。

（3）炎性假瘤：①病灶边缘较光整，可有粗长毛刺。②密度中等、较均匀，增强扫描强化较明显。③病灶周围有炎症表现，邻近胸膜增厚、粘连。

四、食　管　癌

食管癌是我国最常见的恶性肿瘤之一，也是食管最常见的疾病。其发病率北方高于南方，山西、河南为高发区。食管癌的病因尚无结论性意见，与多种因素有关，如饮酒过量、吸烟、亚硝胺、真菌毒素、微量元素、食管上皮病变、营养缺乏、遗传因素等。病理学以鳞状上皮癌多见，腺癌或未分化癌少见，偶见鳞癌与腺癌并存的鳞腺癌。

1. 临床表现　食管癌发病率男性多于女性，多在 40 岁以上发生，50～70 岁占多数。早期很少有症状，或仅有间歇性的食物通过滞留感或异物感等，常不易引起注意。肿瘤逐渐增大后出现明显持续性、进行性吞咽困难。

2. 影像学检查方法选择

（1）X 线造影食管钡餐造影是食管癌的首选影像学检查方法。主要通过显示食管黏膜的改变、管腔的形态、管壁的蠕动情况，判断病灶范围、类型等。

（2）CT 检查 CT 检查是显示食管癌的位置、纵隔侵犯范围及淋巴结转移情况的常用影像学检查方法。增强扫描有利于提高诊断准确率。

（3）超声检查超声内镜检查是将内镜检查与超声检查相互融合的检查方法。可以较为准确地评估食管癌的浸润深度、食管旁淋巴结转移情况，对食管癌分期起到重要作用。

（4）PET-CT 检查 PET-CT 检查对病灶性质、范围及疗效评价具有重要提示意义，并可对全身转移情况进行评估。

3. 影像学表现　X 线气钡双对比造影，对发现早期病变很有价值，可全面显示中晚期病变的类型及交界面情况。

(1) 早期食管癌的 X 线表现:①黏膜粗糙呈细颗粒状或大颗粒网状,黏膜皱襞不规则集中、中断;②斑块状、息肉状充盈缺损;③不规则浅钡斑;④管壁边缘欠规则,扩张性略差(图 10-4-11)。

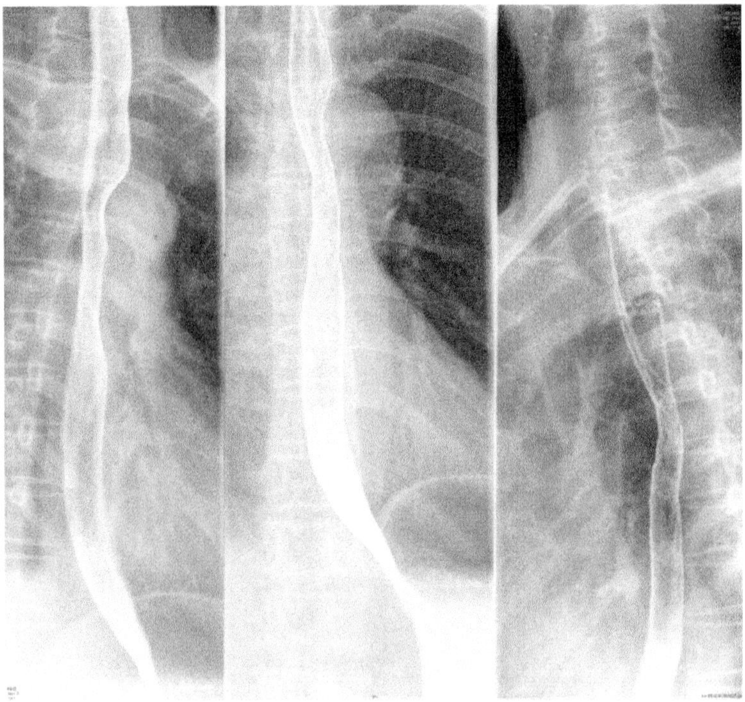

图 10-4-11　早期食管癌

管壁边缘欠规则,扩张性略差,黏膜粗糙呈大颗粒网状

(2) 中晚期食管癌的 X 线表现:①髓质型:范围较长的不规则充盈缺损,伴有表面大小不等的龛影,管腔变窄,病灶上下缘与正常食管分界欠清晰,呈移行性,病变处有软组织致密影。②蕈伞型:管腔内偏心性的菜花状或蘑菇状充盈缺损,边缘锐利,有小溃疡形成为其特征,与正常食管分界清晰(图 10-4-12)。③溃疡型:较大的不规则长形龛影,其长径与食管的纵轴一致,龛影位于食管轮廓之内,管腔有轻中度狭窄。④缩窄型(硬化型):管腔呈环状狭窄,范围较局限为 3~5cm,边界较光整,与正常区分界清楚,钡餐通过受阻,其上方食管扩张。中晚期食管癌各型病变均可发展为混合型。

早期食管癌 CT 不易发现。中晚期食管癌 CT 表现:①局部管壁不均匀增厚(图 10-4-13);②管腔偏心性变形、狭窄甚至闭塞,病变以上食管可有不同程度的扩张、积气、积液;③病灶与邻近器官间脂肪间隙模糊消失是衡量有无侵犯的一个标准,但不可靠;④纵隔淋巴结转移。

4. 鉴别诊断

(1) 消化性食管炎:溃疡小,黏膜皱襞无破坏中断,管腔变窄但尚能扩张。

(2) 腐蚀性食管炎:有明确的吞服化学腐蚀剂(强酸、强碱)病史,狭窄范围长。

(3) 食管下段静脉曲张:有肝硬化、门静脉高压病史,黏膜皱襞迂曲增粗呈蚯蚓状、串珠状,管壁柔软,管腔扩张,蠕动减弱。

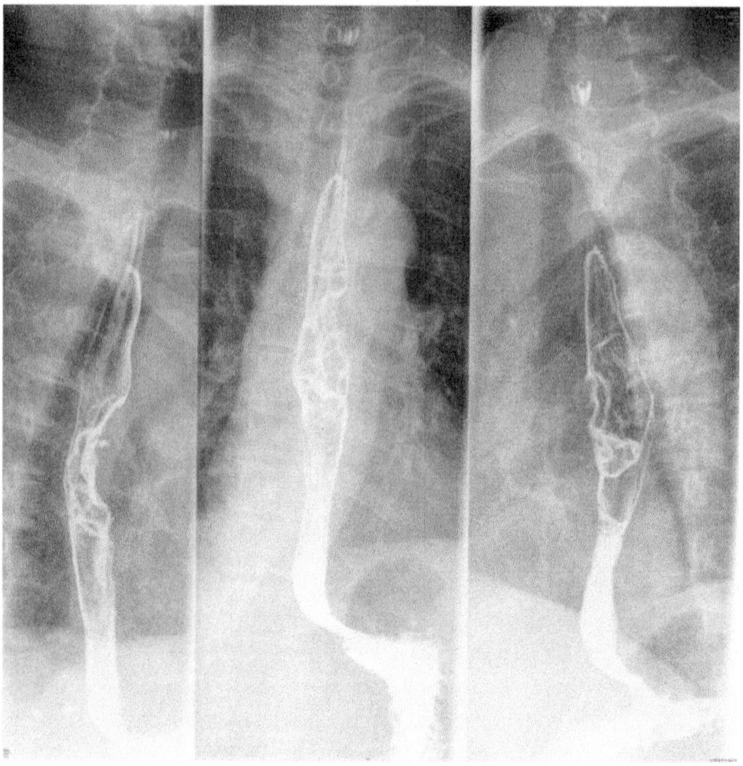

图 10-4-12　蕈伞型食管癌

偏心性菜花状充盈缺损，边缘锐利，表面小溃疡形成，与正常食管分界清晰

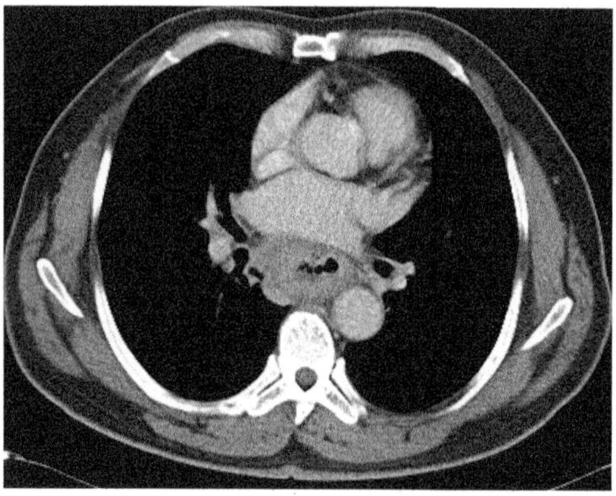

图 10-4-13　中晚期食管癌 CT 表现

局部管壁不均匀增厚，管腔偏心性变形、狭窄

五、乳　腺　癌

近年来，在大中城市乳腺癌发病率呈逐渐上升趋势，已成为女性首位或第二位常见的恶性肿瘤。其发病率城市高于农村，沿海高于内陆，尤以京、津、沪三大城市发病率为最高。早期发现、早期诊断和早期治疗是改善预后的重要因素，影像学检查是早期发现、早期诊断的重要手段。

1. 临床表现　乳腺癌好发于 40～60 岁绝经期前后的妇女。临床症状常为乳房肿块、乳房疼痛、乳头回缩、乳头血性溢液及腋窝、锁骨上淋巴结肿大。乳腺癌的病因未明，易患乳腺癌的危险因素包括：有母系乳腺癌家族史者，雌激素水平较高者，晚婚、未育、未哺乳者，月经初潮早、绝经晚、行经年限大于 35 年的人群。

2. 影像学检查方法选择

（1）X 线摄片乳腺钼靶摄影检查是欧美国家乳腺癌筛检和诊断的首选方法，是目前唯一被证明可降低乳腺癌死亡率的筛检方法。其优势在于对微小钙化检出敏感，能够发现无临床症状、触诊阴性的乳腺癌，但对致密型乳腺内的肿块敏感性低，靠近胸壁的乳腺癌容易漏诊。

（2）超声检查乳腺超声对致密型乳腺内的肿块敏感性高，但对微小钙化显示不佳。乳腺超声与乳腺 X 线摄片具有极强的互补性，两者是目前乳腺癌筛检的最佳组合。

（3）MRI 检查对乳腺癌的检出具有极高的敏感性，但特异性相对较低，假阳性率较高。MRI 对多中心、多灶性病变的检出，对胸壁侵犯、纵隔及腋窝淋巴结转移的显示，对乳腺癌术后复发的观察，对新辅助化疗疗效的评估具有重要价值。

（4）PET-CT 有助于良、恶性肿瘤的鉴别诊断，对乳腺癌进行正确的分期。在乳腺癌疗效预测、和监测乳腺癌的疗效评估等方面有其独特优势。

3. 影像学表现　乳腺导管原位癌 X 线表现为细小砂粒状、线状、分支状、蠕虫状钙化，成簇或沿导管走行分布（图 10-4-14）；MRI 表现为段样、导管样分布的非肿块异常强化。

浸润性乳腺癌 X 线主要征象

（1）肿块：呈类圆形、分叶状、不规则形，密度常不均匀，边缘多可见毛刺或浸润(图 10-4-15)。

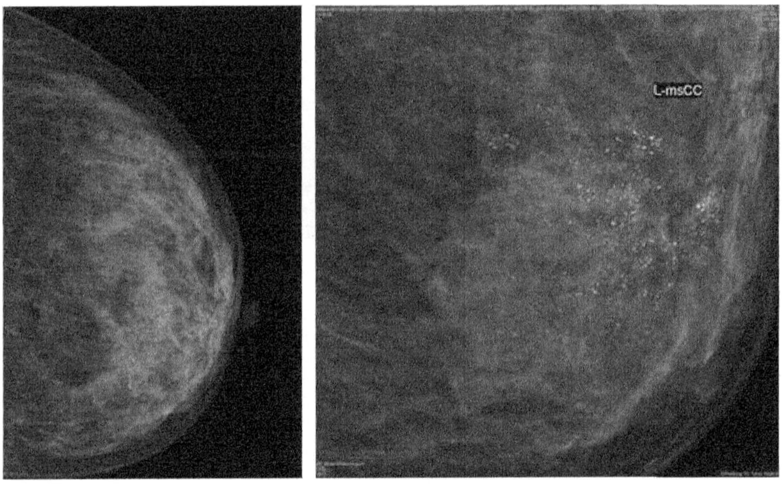

图 10-4-14　导管原位癌

细小砂粒状、线状、分支状、蠕虫状钙化，沿导管走行分布

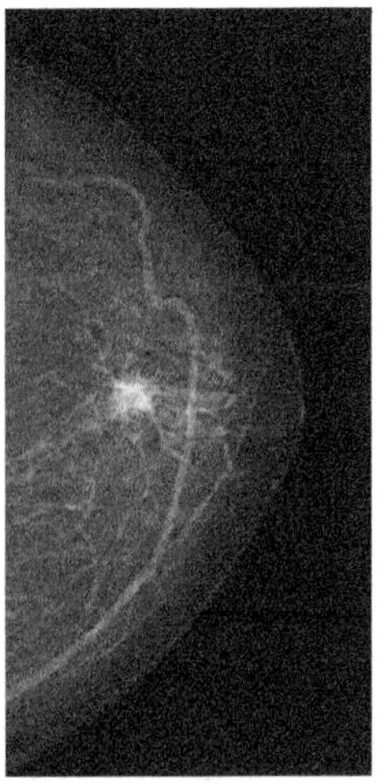

图 10-4-15　浸润性乳腺癌

分叶状肿块，密度不均匀，边缘见放射状毛刺

（2）恶性钙化：多表现为细沙粒状、针尖状、小杆状、小叉状，形态不同，大小不等，浓淡不一，常成簇分布，或呈线性、段样分布。钙化可在肿块内，可在肿块外，也可看不到肿块只见钙化。

（3）结构扭曲：正常结构被扭曲但无明确的肿块可见，包括从一点发出的放射状影和局灶性收缩。

次要征象：①皮肤增厚和局限性凹陷（“酒窝征”）；②乳头凹陷和“漏斗征”；③邻近血管增粗；④腋窝淋巴结肿大。

浸润性乳腺癌的 MRI 表现：T_1WI 多呈低信号；T_2WI 呈不均匀高信号。边缘不光整，可见分叶、放射状毛刺，增强“快进快出”，时间-信号曲线常呈流出型或平台型。强化多不均匀，或边缘强化，部分病变呈由边缘向中心的“向心性”强化（图 10-4-16）。

4. 鉴别诊断　乳腺癌需与纤维腺瘤鉴别，纤维腺瘤多发生在 40 岁以下，无明显症状，多为偶然发现。影像学表现为类圆形肿块，边缘光滑、锐利，密度均匀且近似正常腺体密度，部分可见粗颗粒状、爆米花状钙化。MRI 动态增强扫描，大多数纤维腺瘤表现为缓慢渐

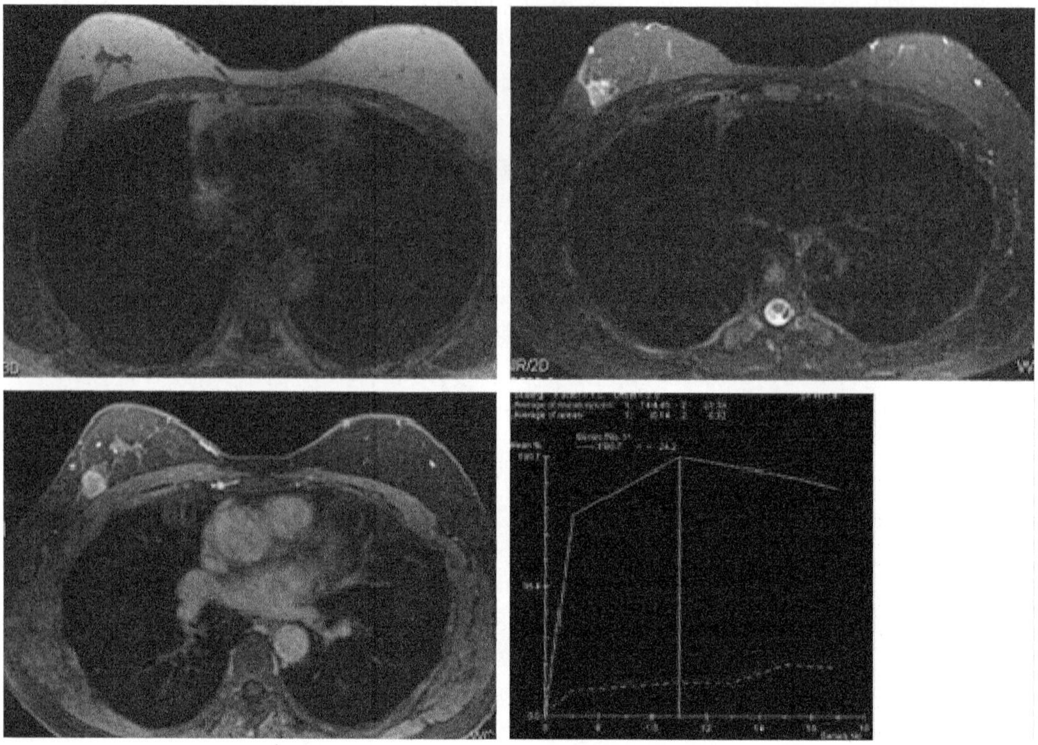

图 10-4-16 浸润性乳腺癌的 MRI 表现

T_1WI 呈低信号；T_2WI 呈不均匀高信号。边缘不光整，可见分叶、毛刺，增强不均匀强化，时间-信号曲线呈流出型

进性的均匀强化或由中心向外围扩散的离心样强化，DWI 上 ADC 值较高。

六、原发性肝癌

原发性肝癌亦称肝细胞癌，好发于 30～60 岁，为肝脏最常见的恶性肿瘤，其死亡率在消化系统恶性肿瘤中仅次于胃癌和食管癌，列第 3 位。

1. 临床表现 ①肝区疼痛、消瘦乏力、腹部包块。②60%～90%的患者血清肿瘤标志物 AFP 呈阳性。

2. 病因 ①病毒性肝炎，主要是乙型肝炎，其次是丙型肝炎。②肝硬化，主要为乙型肝炎后肝硬化，其次为丙型肝炎后肝硬化。③黄曲霉毒素代谢产物黄曲霉毒素 B_1 强烈的致癌作用。④饮用水污染。⑤其他：亚硝胺类、嗜酒、遗传易感因素。

3. 病理分型 按大体形态分 3 型：①巨块型，直径≥5.0cm，最多见（31%～78%）；②结节型，每个结节直径<5.0cm（19%～49%）；③弥漫型，弥漫性小结节分布全肝（1.5%～10%）。④小癌型，直径≤3.0cm 的单个结节，或 2 个结节直径之和不超过 3.0cm 的肝细胞癌，称为小肝癌。

4. 影像学检查选择 常规超声检查多用于肝脏病变的筛检，而不能作为单独完成临床诊断的手段。超声造影技术的应用，提高了对原发性肝癌的诊断准确性。超声引导下穿刺活检可用于肝癌的定性诊断。CT 及 MRI 对于大于 3cm 的原发性肝癌的诊断敏感性和特异性无差别，而 CT 扫描则是首选检查方法。对于早期肝癌或小肝癌，MRI 的诊断准确性高于 CT 扫描。

由于肝脏为肝动脉与门静脉双重供血，因此 CT 及 MRI 检查均必须作平扫及增强三期（动脉期、门脉期、肝实质期）扫描。与 CT、MR 比较 PET 分辨力低可以引起假阴性，所以 PET 在诊断亚厘米病变时应谨慎。肝脏高放射性背景也会影响病灶的检出形成假阴性。原发性肝癌 PET-CT 敏感性仅 50% 左右，肝癌^{18}F FDG 摄取程度与肿瘤细胞分化程度、肿瘤倍增时间和肿瘤大小相关，低分化肝癌^{18}F FDG 摄取程度高，而高分化及中分化肝癌^{18}F FDG 摄取程度低。

5. 影像学表现

（1）CT 表现：①CT 平扫表现巨块、结节、弥漫性低密度病灶。②CT 增强双期（或多期）扫描呈“快进快出”表现，即动脉期扫描病灶明显强化，门脉期或延时扫描密度下降，呈相对低密度（图 10-4-17A，B，C，D）。对小肝癌、微小肝癌（≤1.0cm）的检测尤其强调双期甚至三期扫描。③肿瘤假包膜，表现肿块边缘无明显强化的低密度带，或为包膜强化呈高密度环。④门静脉、肝静脉及下腔静脉受侵犯或癌栓。⑤晚期出现肝门部、腹主动脉旁、腔静脉旁淋巴结转移，肺、骨骼、肾上腺等器官转移。

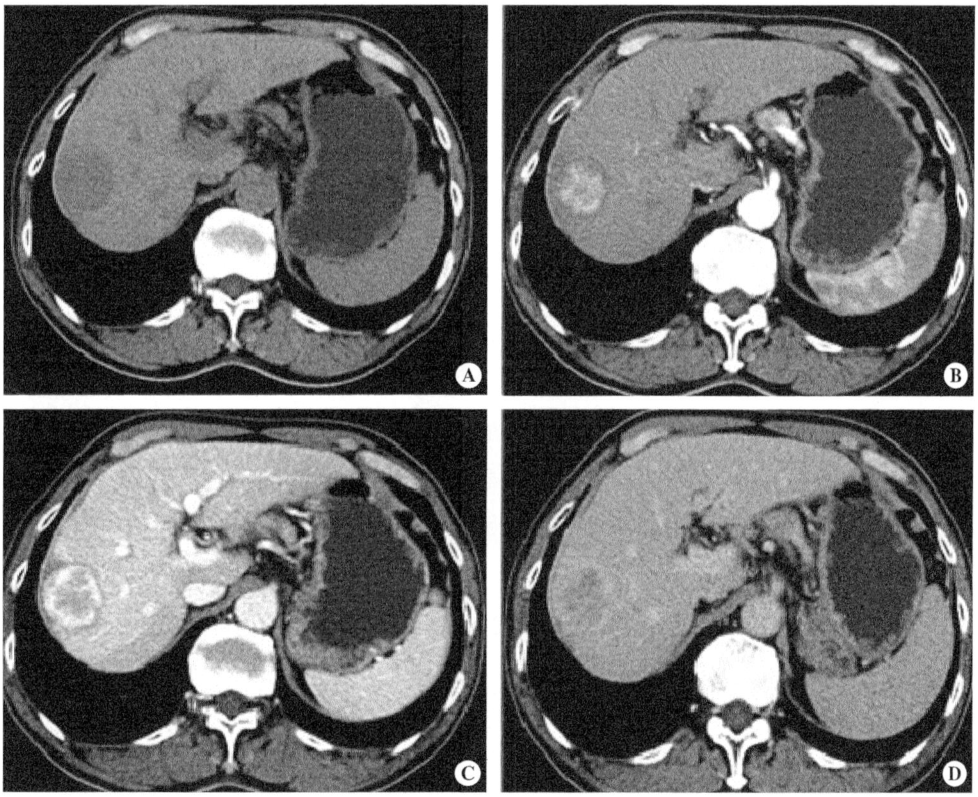

图 10-4-17　肝右叶原发性肝癌

A. CT 平扫呈低密度；B. 增强动脉期明显强化呈高密度；C. 门脉期病灶中央密度减低；D. 延时扫描呈低密度

（2）MRI 表现：①平扫在 T_1WI 像上为稍低信号或等信号，当肿瘤出血、脂肪变性时为高信号，肿瘤坏死囊变为低信号。肿瘤假包膜呈低信号环。在 T_2WI 像、弥散成像（DWI）上为略高信号（图 10-4-18A，B，C，D）。②MRI 动态增强表现与 CT 相似。T_1WI 动脉期明显强化呈高信号，门脉期病灶信号下降呈相对低信号（图 10-4-19A，B，C，D，E）。③可见到包膜强化呈高信号带。④门静脉、下腔静脉或肝静脉癌栓，血液流空效应消失。MRI 对肝癌出血、坏死、脂肪变性以及假包膜的显示优于 CT。

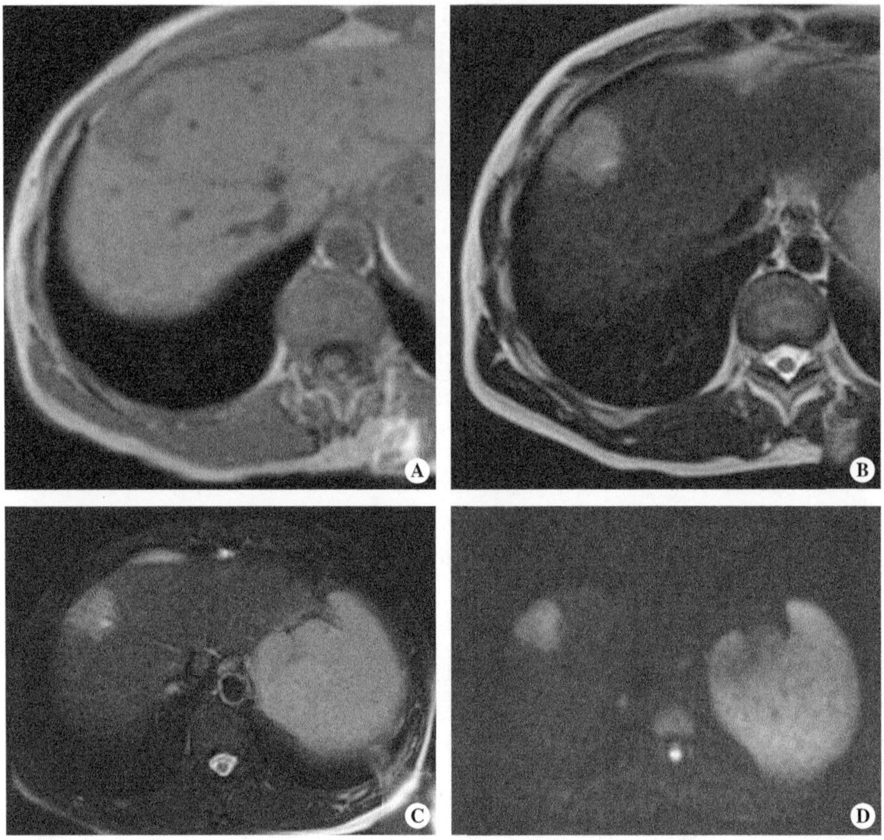

图 10-4-18　肝右叶原发性肝癌

A. T_1WI 呈低信号；B. T_2WI；C. T_2WI 抑脂；D. DWI 呈高信号

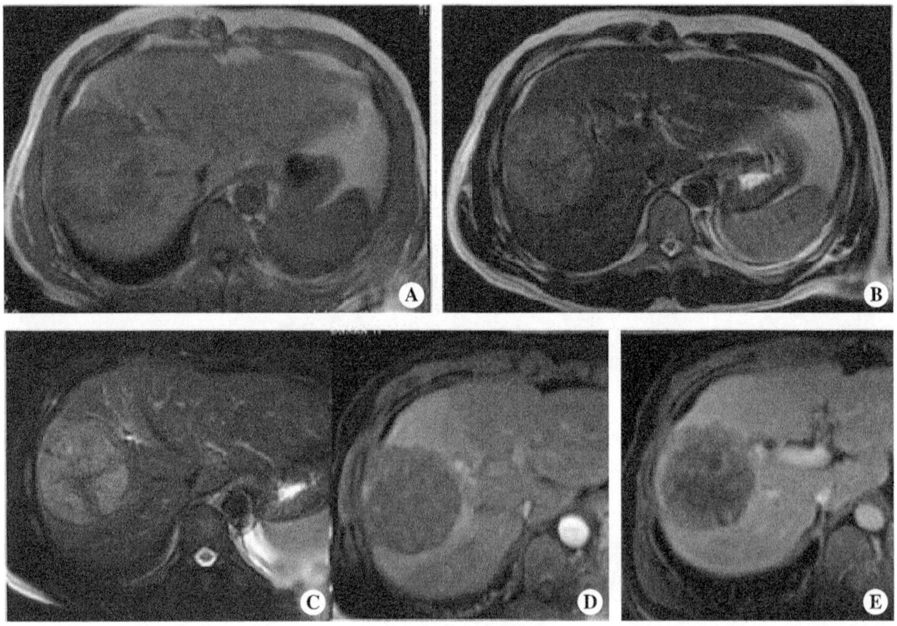

图 10-4-19　肝右叶原发性肝癌伴脂肪变性

A. T_1WI 呈低高混杂信号；B. T_2WI；C. T_2WI 抑脂呈高低混杂信号；D. 增强动脉期不均匀强化呈高信号；E. 门脉期信号减低

6. 鉴别诊断

（1）转移性肝癌：①有原发肿瘤病史或同时存在肝外原发肿瘤。②AFP 正常，可有其他肿瘤标志物升高。③CT 及 MRI 增强扫描病灶边缘环形强化，呈"牛眼征"。

（2）肝脏血管瘤：①无临床症状，多为偶然发现。②AFP 正常。③CT 及 MRI 动态增强扫描呈"快进慢出"表现。④MRI T_2WI 显示"灯泡征"。

七、胰　腺　癌

胰腺癌是胰腺最常见的恶性肿瘤，其发病率仅次于肺癌、结直肠癌、乳腺癌，列恶性肿瘤的第 4 位。多见于 40 岁以上的中老年人，男性多于女性，男女之比为 1.58∶1。

1. 临床表现　①腹痛为上腹深部持续性进行性加重的钝痛或钻心痛，餐后加剧，用解痉止痛药无效；夜间、仰卧时疼痛加剧，改变体位腹痛减轻；常有持续腰背部疼痛。②体重减轻迅速而明显。③黄疸进行性加重。④肿瘤标志物检测 CA199 升高。

2. 影像学检查选择　CT 是诊断胰腺癌的首选方法，并可行肿瘤分期以及对治疗效果、手术并发症进行评估。MRI 扫描在胰腺癌的诊断、血管受侵的判断以及进行准确的临床分期，有着较高的价值。MRI 水成像（MRCP）技术能准确判断病变部位，但定性不如 ERCP，ERCP 是最为有效、最早发现胰胆管病变的检查方法。PET-CT 对于发现病变及进行临床分期具有重要价值。超声检查对胰腺病变的诊断价值有限。

3. 影像学表现

（1）CT 表现：①胰腺肿块，表现肿块局部胰腺体积增大，其远侧胰腺萎缩。胰腺癌多数为乏血供肿瘤，增强扫描动脉期无明显强化，而动脉期正常胰腺组织显著强化，从而可以清楚显示呈低密度的胰腺肿块。因此，胰腺癌的 CT 诊断必须作 CT 增强双期扫描，对小胰腺癌的诊断，尤其强调抓好动脉期扫描。②肿瘤远侧胰管扩张，甚至形成潴留性囊肿（图 10-4-20A，B）。③胆总管扩张，为胰头癌侵犯胆总管下端所致。胆总管、胰管扩张，形成"双管征"，是诊断胰头癌的可靠征象。同时肝内胆管扩张，形成"软藤征"。④周围血管侵犯，这与胰腺癌具有嗜血管、嗜神经的特点有关。⑤周围脏器侵犯，可侵犯邻近十二指肠、胃窦后壁、结肠、大网膜。⑥肿瘤转移，经血行转移至肝，最常见；也可经血行转移至肺、骨骼。经淋巴转移至腹腔动脉、肠系膜上动脉根部的淋巴结，最常见；其次转移至下腔静脉、腹主动脉旁、肝门区及胃周淋巴结，形成淋巴结肿大、甚至融合。

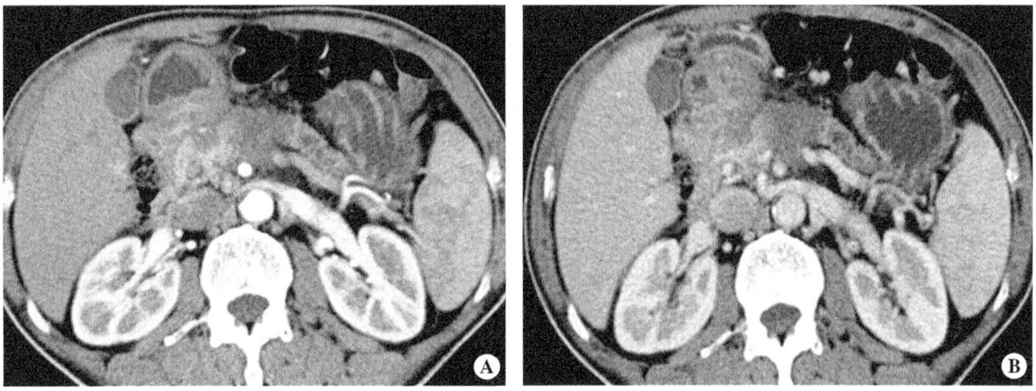

图 10-4-20　胰腺癌

A. 胰体部肿块；B. 远端胰管扩张

(2) MRI 表现:①胰腺肿块 T_1WI 呈等信号或低信号,T_2WI 呈稍高信号。肿瘤坏死囊变,T_2WI 呈不规则高信号。②MRCP 对胰头癌的诊断有独特的价值,可以清楚显示扩张的胰管和胆管,梗阻末端呈喙突状。

八、胃　　癌

胃癌是我国最常见的恶性肿瘤之一。其病因至今不明,好发年龄为 40~60 岁,可发生于胃的任何部位,以胃窦、小弯、贲门区常见。

1. 临床表现　①早期胃癌是指癌组织浸润仅限于黏膜层及黏膜下层,不论病灶大小,或有无转移。临床症状轻微,多与胃炎、溃疡类似,亦可无任何自觉症状。②进展期胃癌是指癌组织已侵入胃壁肌层、浆膜层,不论病灶大小,或有无转移。主要临床症状是上腹痛、消瘦与食欲减退,可有恶心、呕咖啡样物或黑便。症状呈渐进性加重,常有重度贫血与恶病质表现。

2. 影像学检查选择　钡餐 X 线造影是胃癌首选影像检查方法。CT 检查对判断胃癌的分期、手术可切除性的评估以及术后随访有重要意义。MRI 扫描对显示病灶范围,判断有无腹膜转移时,有一定的价值,当 CT 检查对对比剂过敏时,可选作 MRI 检查。PET-CT 对于发现病变,判断肿瘤分期,检出胃癌术后复发转移有重要价值。

3. 影像表现

(1) 早期胃癌的 X 线表现:Ⅰ型:隆起型,大小不等、不规则的充盈缺损,境界锐利清楚。Ⅱ型:浅表型,胃小区及胃小沟破坏,呈不规则颗粒状杂乱影,有轻微的凹陷与僵直,多数病灶界限清楚。Ⅲ型:凹陷型,表现形态不规则、边界明显的龛影,其周围黏膜皱襞可出现截断、杵状、融合。早期胃癌的 X 线诊断需要密切结合胃镜与活检结果。CT、MR 对早期胃癌的发现意义不大。

(2) 进展期胃癌的 X 线表现:①蕈伞型:见不规则充盈缺损,邻近胃壁稍僵硬,舒缩较差,黏膜皱襞在肿块周围消失(图 10-4-21A)。②溃疡型、浸润溃疡型:可见大而浅的腔内龛影,溃疡边缘可见"指压迹征"。龛影周围可见一圈不规则形透亮区,称"环堤征"。龛影周围黏膜纠集,至"环堤"边缘突然中断、破坏,断端呈杵状、结节状。邻近胃壁有不同程度的浸润,表现为胃壁僵硬、蠕动消失(图 10-4-21B)。③浸润型:局限浸润型表现为病变部位胃壁增厚、僵硬,蠕动消失,黏膜皱襞增粗、扭曲或展平、破坏。弥漫浸润型表现为胃壁增厚、僵硬,胃腔缩小,轮廓毛糙,蠕动消失,形如皮革囊,称"皮革胃"(图 10-4-21C)。

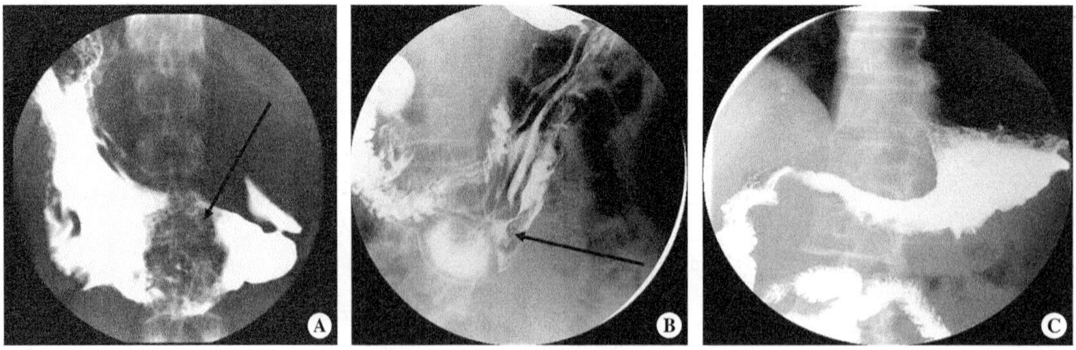

图 10-4-21　胃癌的 X 线表现

A. 蕈伞型胃癌;B. 溃疡型胃癌;C. 浸润型胃癌

（3）进展期胃癌的CT表现：①胃壁增厚、僵硬，软组织肿块向腔内或腔外生长，增强有中度强化，均匀或不均匀，邻近胃壁可有增厚；肿块可有坏死液化，可有腔内不规则溃疡（图10-4-22）。②邻近组织的侵犯：病变突破浆膜侵及邻近的组织与器官，表现为局部轮廓不清，浆膜面毛糙，周围脂肪间隙模糊、消失，病变区见伸向胃周的不规则索条状影。③淋巴结及脏器转移。CT能显示肿瘤腔内、腔外生长情况，周围脏器侵犯及远处转移，有利于分期。

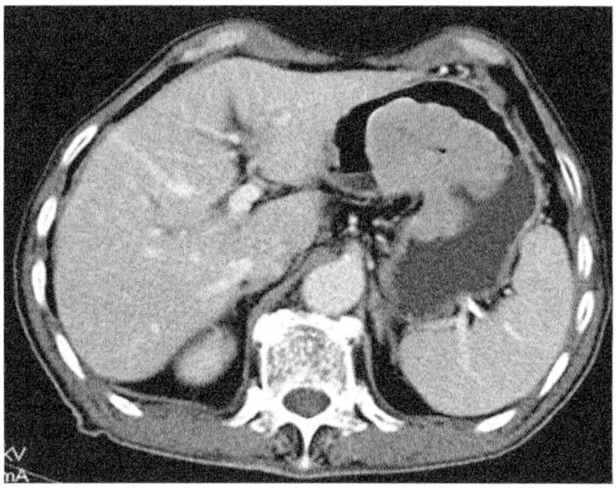

图10-4-22　胃体部胃癌
胃腔内见软组织肿块

4. 鉴别诊断　见表10-4-1。

表10-4-1　胃良性溃疡与恶性溃疡的鉴别诊断

鉴别要点	良性	恶性
龛影形状	正面观呈圆形或椭圆形，边缘光滑整齐	不规则，呈星芒状
龛影位置	突出于胃轮廓外	位于胃轮廓内
龛影周围与口部	黏膜水肿的表现如黏膜线、项圈征、狭颈征等 黏膜皱襞向龛影集中直达龛影口部	指压迹样充盈缺损，不规则环堤， 黏膜皱襞中断、破坏
附近胃壁	柔软有蠕动波	僵硬、峭直、蠕动消失

九、结肠、直肠癌

结肠、直肠癌是常见的消化道恶性肿瘤，发病率仅低于胃癌与食管癌，发病年龄以40~50岁最多见，男性患者多。病因不详，与高脂低纤维饮食因素及某些息肉病、血吸虫病、溃疡性结肠炎有关。

1. 临床表现　结肠癌常见的临床症状为腹部肿块、便血与腹泻、顽固性便秘，亦可有脓血便与黏液样便。直肠癌常见症状为便血、大便变细、里急后重感。

2. 影像学检查选择　钡剂灌肠X线造影为结肠癌的首选检查方法。CT、MRI检查对肿瘤分期有重要价值。然而CT检查有其局限性：①早期病变不易发现；②邻近脏器有无侵犯较难判断，脂肪层消失不一定代表受侵；③淋巴结有无转移判断不够准确，因淋巴结增大不一定有转移，而正常大小的淋巴结也可有转移。MRI在直肠肿瘤的检查中有很大的应用价值，直肠表面线圈的应用可显示肠壁的诸层结构，对早期肿瘤也可发现。对肠周受侵以及邻近脏器有无侵犯的判断优于CT，因而可使分期的准确性进一步提高。

CT、MR在直肠癌术后随访中有重要意义，特别是Mile's术后患者，内镜及钡剂灌肠均无法进行，而CT、MR不仅可以判断有无吻合口复发，而且对吻合口周围复发及骶前复发均易于发现。患者术后2~3个月做一次CT或MR检查作为基础，以后隔3~6个月复查，这样对复发与术后瘢痕的鉴别很有价值。在复发与瘢痕的鉴别方面MR优于CT。PET-CT对于发现病变，判断肿瘤分期，检出术后复发转移有重要价值。

3. 影像表现

（1）X 线表现：①早期结、直肠癌表现为扁平、无蒂的类圆形隆起病灶，其基底部可见到回缩和结肠壁线的缺损或不规则。②进展期结、直肠癌表现：为肠腔不规则充盈缺损（增生型）、不规则环状狭窄（浸润型）、不规则腔内龛影（溃疡型），均伴有局部黏膜皱襞中断破坏、肠壁僵硬毛糙、肠腔狭窄（图 10-4-23）。

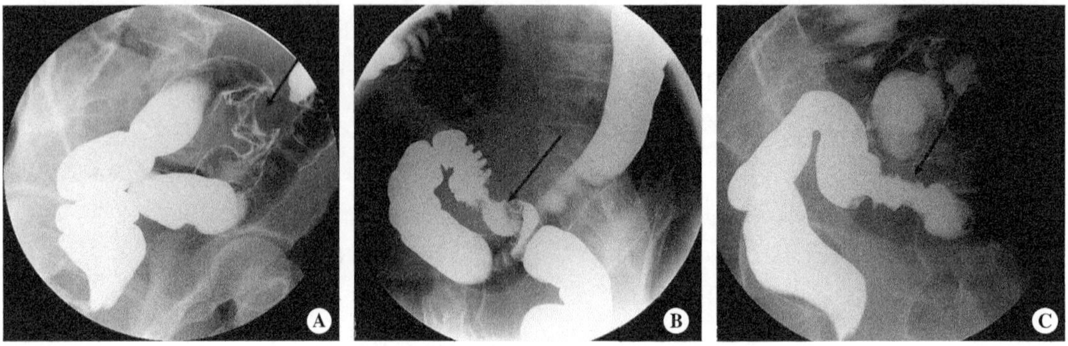

图 10-4-23　结、直肠癌 X 线表现

A. 增生型结肠癌；B. 溃疡型结肠癌；C. 浸润型结肠癌

（2）CT、MRI 表现：①早期结、直肠癌表现为局限性肠壁增厚（≥5mm），而邻近肠壁正常（图 10-4-24）。②进展期结、直肠癌表现：肠腔内偏心性分叶状肿块；③环形、半环形肠壁增厚；④肠腔狭窄、不规则肠壁僵硬；⑤肿瘤穿破浆膜层致肠壁模糊，邻近脏器受侵，局部或后腹膜淋巴结肿大；⑥远处转移。

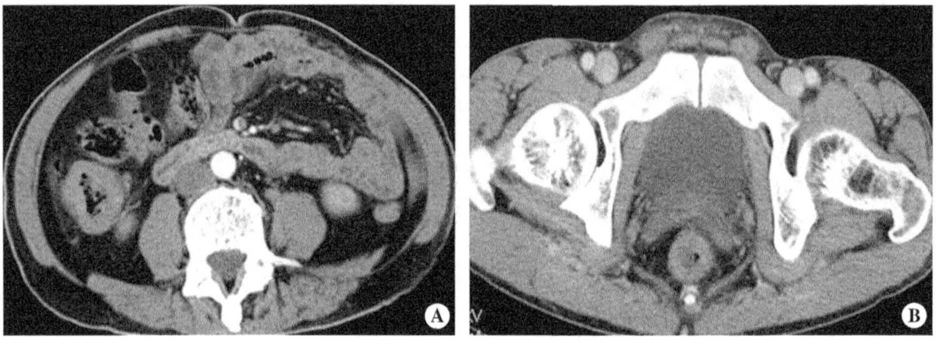

图 10-4-24　结、直肠癌 CT、MRI 表现

A. 结肠癌，升结肠管壁增厚；B. 直肠癌，直肠管壁增厚

4. 鉴别诊断

（1）肠结核：①多见于回盲部，常同时累及盲肠和回肠末段，病变范围较长。②钡餐造影或钡剂灌肠检查，显示明显的激惹痉挛征象。③肠腔狭窄，盲肠挛缩向上移位。

（2）克罗恩病：①好发于回盲部，以多节段受侵为特征。②肠系膜侧肠壁挛缩，肠系膜血管聚集呈“木梳征”。③肠黏膜增粗似铺路石状。

（3）息肉：①呈圆形或椭圆形充盈缺损，边缘光滑、锐利。②肠黏膜规则、蠕动正常。

十、宫　颈　癌

宫颈癌是最常见的女性生殖道恶性肿瘤，高危型人类乳头状病毒（HPV）持续感染是宫颈癌的主要危险因素，90%以上的宫颈癌伴有高危型HPV感染。多个性伴侣、初次性生活<16岁、初产年龄小、多孕多产等亦被认为与宫颈癌发生密切相关。宫颈原位癌高发年龄为30~35岁，浸润癌为45~55岁。

1. 临床表现　常以阴道出血、排液等症状或是由异常的子宫颈涂片而被发现、诊断，当肿瘤向周围侵犯时，可出现尿频、尿急、便秘、下肢肿痛等症状。

2. 影像学检查方法选择　宫颈癌的诊断尤其是早期诊断主要依赖细胞学检查，影像学检查的主要目的是显示肿瘤的侵犯范围和确定有无转移，以利分期和治疗。超声检查是妇科疾病常用的检查手段，可以发现宫颈肿物，由于超声分辨率有限，仅可粗略提示病灶大小、浸润深度等，对是否存在宫旁侵犯以及侵犯程度难以明确，对宫颈癌诊断价值有限。CT图像软组织分辨力低，对早期宫颈癌病变范围显示不佳，但可提示淋巴结转移、盆腔及远处转移。MRI可以清楚显示病灶范围、宫旁浸润程度等重要信息，是宫颈癌分期的首选影像学检查方法。PET-CT对Ⅰa期宫颈癌意义不大，对Ⅰb期以上的宫颈癌有较高的敏感度和特异度。且PET-CT在宫颈癌的随访检测中有重要作用，能早期检出复发灶，有利于改善预后。

3. 影像学表现　MRI表现：①宫颈增大；②宫颈内肿物，T_1WI等信号、T_2WI不均匀高信号；DWI高信号，ADC低信号；③增强扫描早期强化（图10-4-25）。超声表现为低回声或内部回声不均。CT表现为宫颈体积增大，内见等密度肿物，增强扫描肿物表现为不均匀强化，但略低于宫颈基质。

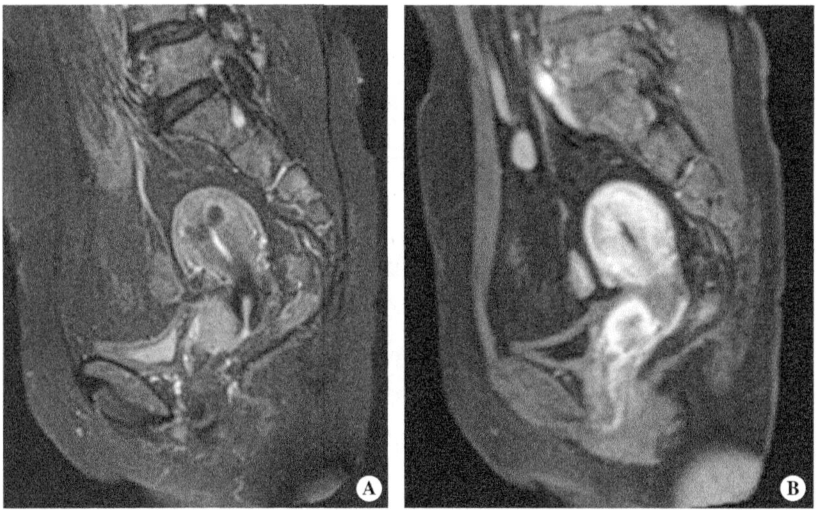

图10-4-25　宫颈鳞状细胞癌

A. MRI矢状位T_2WI，显示子宫颈前唇结节状肿物，呈高信号；B. 增强扫描，示肿瘤明显不均匀强化，并向下突入阴道上段

4. 鉴别诊断

（1）宫内膜癌宫颈浸润：病变主要导致内膜和子宫颈上皮的肥厚，肌层浸润很少波及与其相连的子宫颈间质强化程度相对较低。

（2）子宫颈息肉：临床上可有月经期出血，或接触性出血；宫颈息肉表面光滑，弹性好，病理可明确诊断。

十一、骨 肉 瘤

骨肉瘤亦称成骨肉瘤，是起源于骨间叶组织的最常见原发性恶性骨肿瘤，瘤细胞能直接形成肿瘤骨样组织和肿瘤骨组织为其特征。恶性程度高、发展快，多早期发生肺转移。

1. 临床表现 原发性骨肉瘤多见于青少年，好发年龄为 11～30 岁，男性多于女性。好发于股骨下端、胫骨上端和肱骨上端。局部疼痛、肿胀和运动障碍是骨肉瘤三大主要症状。实验室检查多有碱性磷酸酶明显升高。

2. 影像学检查方法选择

（1）X 线平片：是骨肿瘤的首选检查方法，绝大多数骨肉瘤可依靠 X 线平片确立诊断。

（2）CT 检查：对骨肉瘤小的破坏区及肿瘤骨的显示较 X 线平片敏感，能较好显示软组织肿块情况及肿瘤在骨髓腔内蔓延的范围。

（3）MRI 检查：显示细小骨化及钙化的能力不如 X 线平片和 CT，MRI 可以任意切面成像，可以清楚显示肿瘤与周围正常结构的关系，能准确显示肿瘤在骨髓腔内蔓延的情况，有利于治疗方案的确立。

3. 影像学表现

（1）X 线：骨肉瘤的基本 X 线表现有以下几种：

1）骨质破坏：多始于干骺端中央或边缘部分，呈虫蚀状、斑片状或大片状溶骨区，移行带宽，边缘模糊（图 10-4-26A）。

2）肿瘤骨：呈云雾状、斑块状、针状、棉絮状、象牙质样，位于骨破坏区和软组织肿块内（图 10-4-26B），是骨肉瘤本质的表现，也是影像诊断的重要依据。

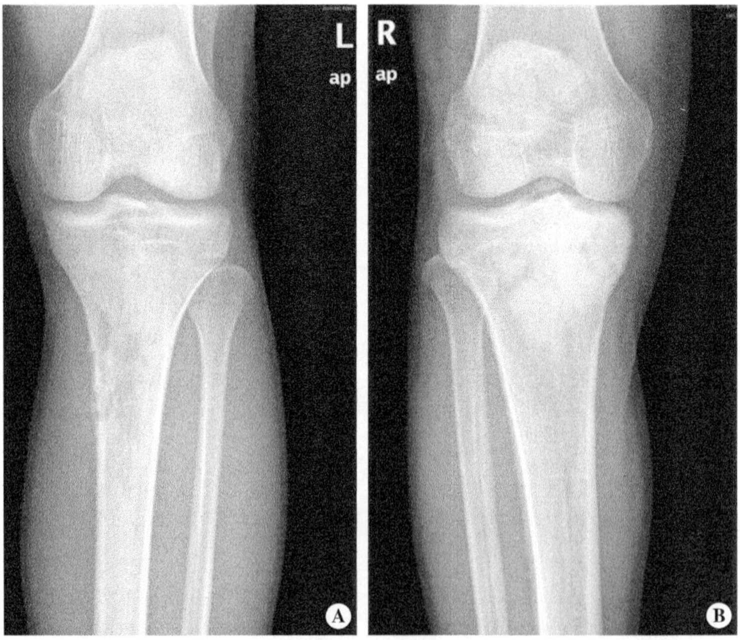

图 10-4-26 骨肉瘤的 X 线表现

A. 溶骨型骨肉瘤；B. 成骨型骨肉瘤

3）软组织肿块：肿瘤突破骨膜后，在骨外形成半圆形或卵圆形软组织肿块，境界多不清楚，其内可见瘤骨。

4）骨膜新生骨和 Codman 三角：两者虽是骨肉瘤常见的重要征象，但非特异，也可见于其他骨肿瘤及肿瘤样病变。骨肉瘤的骨膜新生骨可呈线样、层状、葱皮样、日光放射状、毛刷状。

在 X 线片上，据骨质破坏和肿瘤骨的多寡，可将骨肉瘤分为溶骨型、成骨型、混合型三种类型。

（2）CT：能较 X 线平片更清晰地显示骨质破坏、瘤骨及软组织肿块情况（图 10-4-27）；能很好地显示肿瘤与邻近肌肉、血管、神经、关节等结构的关系；能较好的显示肿瘤在髓腔的蔓延范围，表现为正常时的低密度含脂肪的骨髓为软组织密度的肿瘤所取代。

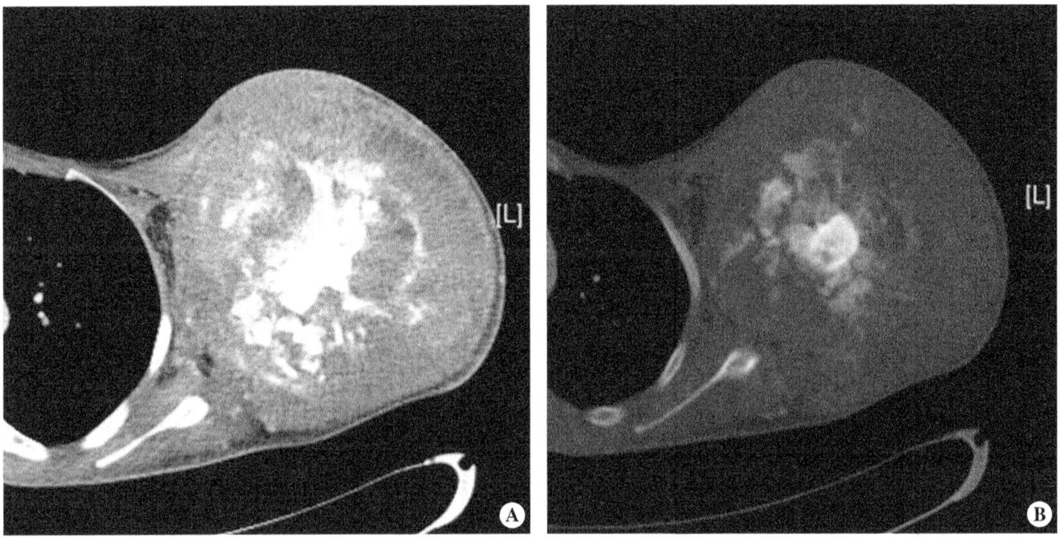

图 10-4-27　骨肉瘤 CT 表现

A. 软组织窗；B. 胃窗；肱骨上段成骨性破坏，周围软组织肿块形成，内见大量瘤骨

（3）MRI：骨质破坏、骨膜反应、瘤骨和瘤软骨钙化在 T2WI 上显示最好，其形态与 CT 所见相似，但 MRI 显示细小、淡薄的骨化或钙化的能力远不及 CT。大多数骨肉瘤在 T1WI 上表现为不均匀的低信号，而在 T2WI 上表现为不均匀的高信号，肿块外形不规则，边缘多不清楚，MRI 的多平面成像可以清楚的显示肿瘤与周围正常结构如肌肉、血管、神经的关系，也能清楚显示肿瘤在髓腔内以及向骨骺和关节腔的蔓延（图 10-4-28）。

4. 鉴别诊断

（1）骨转移：多有原发肿瘤病史，发病年龄较大，好发与躯干骨和四肢长骨骨端，常为多发性，较少出现骨膜反应和软组织肿块。

（2）化脓性骨髓炎：临床有急性感染病史，起病急、高热、明显毒血症状、白细胞增高；局部有红、肿、热、痛。

（3）骨巨细胞瘤：多见于已与骨干愈合后的骨骺部，发病年龄多在 20～40 岁，起病缓慢，症状较轻。X 线表现为偏心性膨胀性骨质破坏，骨破坏区内无新生骨。若进展较快，骨壳可不完整，但发病年龄、部位和破坏区内无新生骨影等仍有重要参考价值。

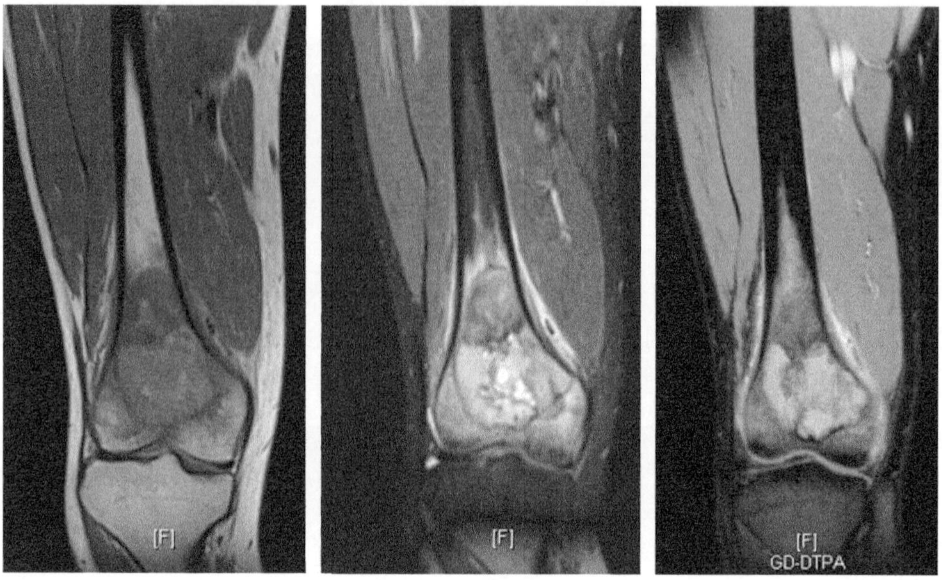

图 10-4-28　骨肉瘤 MRI 表现

T_1WI 呈不均匀低信号，T_2WI 不均匀高信号，不均匀强化

（4）骨纤维肉瘤：发病年龄较大（25～45 岁），好发于骨干，呈溶骨破坏。少见骨质增生，骨膜反应一般较少，破坏区内无肿瘤骨形成。

（强福林　夏淦林　冯　峰　李洪江　王汉杰　傅爱燕）

第十一章　肿瘤核医学诊断

学习目标

1. 掌握肿瘤显像的原理,骨肿瘤显像的优缺点、临床应用、特征性异常影像学表现,肿瘤代谢显像的原理、临床应用。

2. 熟悉肿瘤核素显像包括:骨肿瘤显像、肿瘤非特异性显像、肿瘤代谢显像、肿瘤放射免疫显像、肿瘤受体显像、肿瘤基因表达显像、肿瘤乏氧显像、前哨淋巴结显像的原理、方法、图像分析、临床应用。

3. 了解核医学基本概念、肿瘤显像方法与分类、常用肿瘤显像剂的类型。

第一节　概　　述

一、基本概念

核医学(nuclear medicine)是一门利用放射性核素发射的核射线对疾病进行诊断、治疗和研究的学科。它涉及核药学、生物化学与分子生物学、免疫学、应用化学、核物理、计算机等多种基础与边缘学科。

肿瘤核医学是肿瘤学与核医学相结合形成的一门学科。包括肿瘤的核素诊断和治疗。核医学影像诊断是利用放射性核素示踪原理,以被检脏器内、外及同一脏器的正常与病变组织间的放射性活度差异为基础,结合显像剂在人体内的生物学行为,并通过显像仪器分析它在脏器内的放射性分布特点,以及显示病变的部位、范围、性质、功能及代谢水平,从而对疾病进行诊断。

肿瘤核素显像的基本原理　肿瘤组织与正常组织,良性与恶性肿瘤之间的血供、代谢、生化及病理生理等改变使放射性核素及核素标记物在这些部位的摄取、分布、滞留和排泄产生差异。通过核医学显像仪器成像可分辨以上差异,从而对肿瘤的诊疗提供有用信息。

肿瘤核素显像不仅提供了肿瘤的位置、形态、大小等解剖学资料,更重要的是提供了肿瘤组织本身及局部组织器官的功能变化资料,反映了血流量和代谢变化。这些信息对肿瘤的诊断、临床分期、疗效判断和随访观察都具有很大价值。肿瘤核素显像具有特异性高、灵敏度佳、无创伤又具系统性的特点,与其他影像学检查方法(CT、MRI、超声等)相比具有独特的优势和特色。

二、放射性药物及显像仪器

1. 放射性药物　放射性药物是指含有一个或多个放射性原子而用于诊断和治疗的药物。其中诊断用放射性药物又可叫做显像剂或示踪剂。选择诊断用放射性药物,主要从以下几个方面考虑:

(1) 合适的半衰期:放射性核素的半衰期要能确保放射性药物的制备、给药和完成显像过程。但半衰期过长会增加受检病人的辐射剂量。

(2) 衰变方式:最理想的诊断用放射性药物应该是单纯发射γ射线,而且是单能最佳。常用的放射性核素是^{99m}Tc,而正电子发射断层显像(PET)则是需要放射性核素单纯发射正电子,如^{18}F、^{11}C等。

(3) 光子能量:适合γ-照相机和SPECT显像的光子能量一般选在100~200keV范围,PET选在511keV。

放射性药物的生物学特性:①在靶器官中积聚快,在血液里清除快;②在靶器官及病变组织中要比正常组织中分布多,即要有高的靶/非靶比值(T/NT)。

2. 显像仪器 放射性核素显像的发展从闪烁扫描机、γ-照相机、到SPECT、PET,从人体整体水平、器官水平到组织水平、分子水平,伴随当今医学的发展,把核医学影像诊断推到了一个崭新的水平。

γ-照相机是一次成像的核医学仪器,主要由准直器、晶体、光电倍增管、脉冲高度分析器及相关电子学线路组成。

单光子发射计算机断层(single photon emission computed tomography, SPECT),简称ECT。显像设备一般由1~3个大视野探头、计算机采集处理系统及相关电子学线路组成。能进行全身平面静态显像、局部断层显像、局部平面静态或动态显像、门控动态显像等,如配有符合线路者,同时兼有探测^{18}F正电子核素的功能。

正电子发射计算机断层(positron emission computed tomography, PET)专用于探测正电子核素,一个正电子在行进十分之几毫米到几毫米后遇到一个电子后发生湮灭,从而产生一对方向相反、能量为511keV的光子。这对光子,通过高度灵敏的照相机捕捉,并经计算机进行散射和随机信息的校正。经过对不同的正电子进行相同的分析处理,我们可以得到在生物体内聚集情况的三维图像。

从2000年开始,业界解决了PET和CT设备整合、同步扫描的问题。PET/CT不仅能够解决同步扫描的问题,同时,通过CT扫描得到密度图,用于散射校正,可以极大地提高精度和诊断准确率。目前,有公司正在试验核磁共振MR同PET的整合设备,叫做PET/MR,该设备可以充分整合MR在软组织密度探测方面的能力和PET在分子层面的探测能力,对于脑和神经系统疾病方面的诊断将有着非常重要的表现,值得期待。

三、肿瘤显像方法与分类

1. 根据核素探测肿瘤的基本原理

(1) 非特异性肿瘤阳性显像:利用放射性核素及其标记物对肿瘤有亲和力而缺乏特异性的一类药物显像。

(2) 非特异性肿瘤阴性显像:利用放射性药物和正常组织及肿瘤周围组织器官有亲和力,而肿瘤部位出现放射性药物浓聚少甚至无的一类药物显像。

(3) 特异性肿瘤阳性显像:某些放射性药物能选择性地浓集在特定的肿瘤中的一类药物显像。

非特异性肿瘤阳性或阴性显像是常规核素探测肿瘤的模式,大都对肿瘤的定性诊断有帮助,但缺乏特异性。而特异性肿瘤阳性显像,因显像剂在肿瘤中有高度选择性,所以其对肿瘤的定性诊断具有更高的价值。

2. 根据核素在肿瘤部位的分布特点

（1）阳性显像（热区显像）：核素标记亲恶性肿瘤化合物，引入机体后，被肿瘤细胞摄取或结合，聚集在肿瘤细胞内。肿瘤局部放射性核素浓度高于周围正常组织，病灶部位呈现“热区”。

（2）阴性显像（冷区显像）：病变部位不能摄取标记药物，局部呈现放射性稀疏或缺损。

3. 根据显像方式

（1）静、动态置像

1）静态显像：引入机体的显像剂在所到达的脏器或组织内达到平衡时进行的显像。

2）动态显像：引入机体的显像剂，或被脏器摄取后迅速排泌，或随血流流经某一系统或脏器组织，产生的放射性计数随时间而变化，此时迅速以设定的显像速度动态采集脏器的多帧连续图像。

（2）平面、断层显像

1）平面显像：放射性核素显像装置于患者体表的某一投影体位进行采集和成像。

2）断层显像：断层显像仪的探测器绕体表作180°或360°旋转，进行多体位投影信息采集，由计算机专业软件进行校正处理后，重建成断层显像。

（3）局部、全身显像

1）局部显像：仅限于身体某一部位或某一脏器的显像。

2）全身显像：指一次成像完成采集、显示全身各部位的放射性分布，形成一帧完整图像。

4. 根据显像时间

（1）早期显像：显像剂引入体内2h以内所进行的显像。

（2）延迟显像：显像剂引入体内2h以后所进行的显像。

第二节　骨肿瘤显像

一、显像原理

骨显像剂进入骨组织主要通过两种途径：①通过化学吸附与骨骼中的羟基磷灰石晶体表面结合；②通过有机成分与未成熟的骨胶原结合。

影响显像剂聚集因素：①骨骼局部血流灌注量；②无机盐代谢更新速度；③交感神经兴奋程度。

二、骨显像剂

理想的骨显像剂应具备以下特点：①亲骨性好；②血液清除快，组织本底，低无机盐代谢更新速度；③半衰期短，受检者吸收剂量低；④发射纯γ射线，能量适中。

目前最常用的骨显像剂为^{99m}Tc标记的磷酸盐药物，如^{99m}Tc-MDP（亚甲基二膦酸），其制备方法比较简单，在体内极为稳定，血液清除快，骨摄取迅速，主要经肾脏排泄，靶和非靶组织比值高。另外^{18}F和$^{186/188}$Re-HEDP也是非常好的骨显像剂，但由于价格昂贵或制备复杂，在临床推广应用中受到一定的限制。

三、骨显像优势及不足

优点:①一次成像即显示全身骨骼;②测成骨病变灵敏度高,一般比 X 线检查早 3~6 个月;③无绝对禁忌证;④价格相对较低。

缺点:特异性低且缺乏精细的解剖结构。

四、显 像 方 法

1. 骨动态显像　又称三相骨显像,它是在静脉注射显像剂后于不同时间点进行显像,分别获得血流、血池及延时骨显像的资料。有时在三时相基础上增加一次 24h 静态显像,称之为四时相骨显像。

2. 骨静态显像　使用高分辨准直器对疑有病变的部位进行局部显像。

3. 骨断层显像　在平面显像的基础上,以病灶或感兴趣区为中心,利用 ECT 沿人体纵轴旋转,连续采集不同角度的信息,经计算机断层重建获得断层影像。

4. 全身骨显像　是骨静态显像的一种不同的采集方式,它应用 ECT 扫描获得前位和后位的全身骨显像图。

五、具体操作步骤

1. 全身骨显像

2. 局部平面与断层显像

(1) 静注^{99m}Tc-MDP 555~740MBq(15~20mCi)。

(2) 饮水 1000ml 左右,摘除金属物品。

(3) 注射后 2~3h,排空尿液后进行全身骨显像,注意避免尿液污染。

(4) 对于怀疑有病变的感兴趣区,可以加用局部显像或断层显像。

3. 三相骨显像(骨动态显像)

(1) 血流相:"弹丸"式静脉注射后即刻动态采集多幅图像。主要反映大血管的通畅和局部动脉灌注情况。

(2) 血池相:血流相采集结束后 1~5min 内静态采集一帧图像。主要反映骨骼与软组织血液分布情况。

(3) 延迟相:2~4h 后采集的图像,主要反映局部骨骼骨盐代谢活性。

六、图 像 分 析

1. 正常动态骨显像

(1) 血流相:静脉注射骨显像剂后 8~12s 可见局部大血管显影,随后软组织轮廓影逐渐出现,两侧大血管和软组织显像剂分布基本对称,显影时间基本相同,骨骼部位显像剂分布很少。

(2) 血池相:软组织显影更加清晰,显像剂分布增多,基本均匀、对称,大血管影继续显示，骨骼显像剂分布稀疏，显影不清。主要反映软组织内的血运情况。

(3) 延迟相：反映显像剂在骨骼内的沉积，同骨静态显像。

2. 正常静态平面骨显像　正常的全身骨骼显像清晰，放射性分布左右对称。松质骨如扁平骨及长骨的骨骺端能摄取较多的显像剂，密质骨如长骨的骨干摄取的显像剂较少。肾脏及膀胱影像可见。鼻咽部及鼻窦部血流量多，放射性浓聚，在正常儿童四肢长骨发育期，关节软骨下骨板壳形成过程中直至骺线闭合，骨骺和骨化中心周围的软骨钙化带都表现为放射性增高带，为正常骨影像表现。

3. 正常变异　骨骼影像存在相当多的正常变异，如：颅骨放射性不均匀；胸骨影呈多样性；肋软骨钙化；甲状软骨钙化；脊柱融合不良致局部减淡缺损区；两侧肱骨三角肌粗隆不对称；乳腺聚集放射性等。正确识别骨影像的正常变异，有助于对疾病的诊断。

4. 异常所见

(1) 放射性增高影：是骨显像最常见的表现，病灶处浓聚显像剂明显高于正常骨骼，呈"热"区。①肿瘤：良性常见于骨样骨瘤、骨囊肿、骨软骨瘤；Ivory 骨瘤、成骨细胞瘤少见。恶性常见于成骨肉瘤、尤文氏肉瘤、骨肉瘤。转移性常见于肺癌、前列腺癌、乳腺癌、肾癌、甲状腺癌和神经母细胞瘤；②代谢 Paget' s 病、甲状旁腺功能亢进(原发性和继发性)、骨软化症、骨质疏松，不常见于骨的纤维发育不良；③血管性疾病：无菌性坏死(股骨头)、骨梗死(镰状细胞病)；④骨膜新骨形成：常见于肥大性肺骨关节病；⑤关节炎：骨关节炎、类风湿关节炎、急性风湿热、痛风、假性痛风、退行性骨关节病、关节强直性脊柱炎。

(2) 放射性减低影：破骨过程或破骨活性明显大于成骨活性时，在骨扫描上就呈现为光子缺少的"冷"区。"冷区"最多见于恶性骨肿瘤，约占 80% ~ 90%，胸骨、胸椎、骨盆多见。其他见于外科手术切除后、体内外致密物遮挡、伴有骨破坏或骨内血管阻塞的恶性肿瘤、局部血管受损、放射治疗后、骨囊肿等情况。

(3) 超级骨显像：在骨显像图上发现，骨中放射性示踪剂出现显著的、弥漫的摄取增加，多呈均匀、对称的异常放射性浓聚，软组织活性很少，而肾影常缺失。见于多发性骨转移及代谢性骨病。代谢性骨病影像特征：①全身骨骼显影异常清晰，放射性对称性浓聚，软组织本底极低；②颅盖骨"帽状"浓聚、下颌骨放射性增强；③肋软骨连接处呈串珠样放射性热点；④胸骨"领带征"；⑤肾脏、膀胱显影极淡甚至不显影；⑥关节周围的放射性摄取增加；⑦可见软组织钙化影。

(4) 甜面圈征：病灶中心显像剂分布缺损，呈明显"冷区"，而环绕冷区周围则出现显像剂异常浓聚的"热区"改变。通常称为"轮圈样"改变。多见于骨无菌性坏死、不愈合的骨折、急性骨髓炎等。

(5) 闪耀现象：骨骼转移病灶经过治疗后的一段时间，患者的临床表现有好转，但复查骨显像，可见病灶部位的放射性浓聚较治疗前更为明显，而经过一段时间后又会消退。闪烁现象是骨修复的表现，而不是转移性骨病加重的结果。多见于乳腺癌和前列腺癌骨转移患者。

七、转移性骨肿瘤

1. 骨显像的临床意义　①有恶性肿瘤病史，早期发现骨转移灶，以便疾病的分期随访、评价骨痛、预后判断及探测病理性骨折部位；②肺癌、乳腺癌、前列腺癌等易发生骨转移的患者应定期复查骨显像;③骨显像为首选检查项目。

2. 骨转移瘤的影像表现 ①多发性非对称无规律分布放射性增高区;②放射性减低区;③放射性增高区与减低区并存;④超级骨显像;⑤孤立性放射性增高影。

八、常见恶性骨肿瘤转移灶分布特点及临床应用

1. 肺癌 以血道播散为主:①肺静脉—体循环:胸椎、肋骨多见,其次为骨盆、腰椎;②毗邻转移:侵入胸壁,从而累及同侧肋骨;③局部侵犯:胸壁多发病灶。临床应用:①肺癌术后肋骨创伤可造成局部放射性增高;②术野放疗后依次出现软组织及胸椎放射性增高;③胸腔积液可见弥漫性放射性增高影;④肥大性肺性骨关节病(双轨征);⑤肺癌分期及预后判断。

2. 乳腺癌 以血道播散为主:易转移至肋骨、胸腰椎体。局部淋巴浸润为辅:易毗邻转移至胸骨、锁骨。临床应用:①乳癌术后,术侧肋骨放射性略高于对侧;②术野放疗后,野内肋骨因放射性炎症出现放射性增高;③乳腺癌软组织显影(骨外显像);④正常乳腺显影;⑤乳腺癌分期及预后判断。

3. 前列腺癌 以血道播散为主:以骨盆、腰椎转移多见。临床应用:①病灶数量多,可为超级骨显像;②应与老年良性骨骼疾病加以鉴别;③结合 PSA、B-ALP 指标;④前列腺癌分期及预后判断。

九、原发性骨肿瘤辅助诊断及疗效观察

许多良性和恶性的原发性骨肿瘤都可通过肿瘤骨显像的方法进行诊断和鉴别诊断。骨显像大都可提示原发性骨肿瘤的浸润范围,有助于确定手术范围、合理选取放疗照射野以及评价治疗效果。

临床应用:①恶性肿瘤:骨肉瘤、软骨肉瘤、尤文肉瘤和多发性骨髓瘤多见;②良性肿瘤:骨软骨瘤多见;③尽管不同来源的许多骨良恶性肿瘤的骨显像具有一定的特点,但缺乏特异性。因此,在一般情况下,骨显像不宜对原发骨肿瘤进行病因或定性诊断。

通常应用范围:①了解原发肿瘤多骨病变的部位;②了解是否发生肺、软组织及骨转移。

第三节 肿瘤非特异显像

一、^{67}Ga 肿瘤显像

1. ^{67}Ga 理化特性及显像原理

(1) 回旋加速器轰击^{68}Zn 产生,其衰变方式为电子俘获,物理半衰期 78. 1h。

(2) 产生 γ 射线,主要能峰 93、184、296 及 388keV。

(3) 生物特性类似 3 价 Fe,形式为枸橼酸镓。

(4) 肿瘤组织浓集^{67}Ga 机制:病灶血供增加、肿瘤血管通透性增加、局部 pH 降低引起枸橼酸镓分解,^{67}Ga 与转铁或乳铁蛋白结合,受体介导入细胞。

(5) 仅被生长活跃的存活肿瘤细胞摄取。

(6) 细胞摄取量与肿瘤代谢水平相关。

2. ^{67}Ga 显像方法

(1) 病人注射显像剂前需停用铁制剂一周,在显像前夜服轻泻药,或于检查前 1h 灌肠。

(2) 静脉注射^{67}Ga 枸橼酸镓 111~185MBq(3~5mCi)后 48h 显像,如增至 370MBq(10mCi)左右,可进行断层显像。

(3) 各部位采集计数:胸部:2000K;腹部:1500K;头颈部:600K。

3. ^{67}Ga 图像分析 正常分布在肝脏、脾脏、全身骨骼、骨髓。鼻咽部、泪腺、唾液腺、外生殖器及女性的乳房也有不同程度摄取。经泌尿及消化系统排泄,所以肾脏、膀胱及肠道见放射性分布。炎症或肿瘤病变表现为异常放射性浓聚。

4. ^{67}Ga 临床应用

(1) 淋巴瘤:何杰金淋巴瘤敏感性达 93%,非霍奇金淋巴瘤 89%,用于监测治疗效果。

(2) 肺癌:诊断敏感性约达 85%,了解病变范围和纵隔淋巴结是否有转移。

(3) 黑色素瘤:诊断敏感性达 80%左右,用于探测转移灶和监测治疗反应。

(4) 肝癌:鉴别肝癌与肝脏再生结节。

(5) 头颈部肿瘤:诊断敏感性达 70%左右,用于探测治疗后复发的肿瘤。

二、^{201}Tl 肿瘤显像

1. ^{201}Tl 显像原理

(1) ^{201}Tl 为正一价阳离子,通过细胞膜上的 Na^+-K^+-ATP 酶系统入细胞。

(2) 肿瘤细胞摄取^{201}Tl 与下列因素有关:局部血流量、肿瘤细胞活性、肿瘤类型、其他同向转运系统、钙离子通道等。

(3) ^{201}Tl 积蓄于有活力的肿瘤组织中,坏死组织不摄取。

2. ^{201}Tl 显像方法 静脉注射^{201}Tl 111~185MBq(3~5mCi)后 10~20min 采集早期像,2~3h后采集延迟像,必要时可进行断层显像。

3. ^{201}Tl 图像分析 正常情况下,心脏、肝脏、肾脏、肌肉及软组织吸收^{201}Tl。肿瘤病灶放射性分布明显高于健侧部位者为阳性,少许或无放射性分布为阴性。

4. ^{201}Tl 临床应用

(1) 脑肿瘤:判断恶性程度、寻找肿瘤复发或残留、监测疗效。

(2) 乳腺癌:判断肿瘤良恶性,诊断敏感性达 90%以上。

(3) 骨与软组织肿瘤:判断肿瘤良恶性、监测治疗效果。

(4) 肺癌:鉴别肺癌与良性结节,诊断敏感性达 85%左右。

三、^{99m}Tc-MIBI 肿瘤显像

1. ^{99m}Tc-MIBI 显像原理

(1) 是一种脂溶性阳离子化合物,脂溶性可被动弥散入细胞,带正电可被细胞内线粒体负电位吸引。

(2) 摄取与局部血流量、肿瘤细胞活性、肿瘤类型有关。

(3) ^{99m}Tc-MIBI 在肿瘤细胞内浓集与 Pgp 糖蛋白有关。

2. ^{99m}Tc-MIBI 显像方法

(1) 静脉注射^{99m}Tc-MIBI 740～1110MBq(20～30mCi)。

(2) 乳腺显像者采用专用显像装置,其他脏器显像采集方法同心肌显像。

3. ^{99m}Tc-MIBI 图像分析　正常情况下,心脏、肝脏、肾脏、甲状腺、纵隔、乳腺及软组织吸收少量的^{99m}Tc-MIBI。肠道的放射性须与腹部肿块相鉴别。

4. ^{99m}Tc-MIBI 临床应用

(1) 乳腺癌:判断良恶性、发现腋窝淋巴有无转移。

(2) 肺癌:判断良恶性、发现纵隔淋巴有无转移、预测化疗效果、进行疗效评价。

四、^{99m}Tc(V)-DMSA 肿瘤显像

1. ^{99m}Tc(V)-DMSA 显像原理　目前认为^{99m}Tc(V)-DMSA 是通过参与细胞的磷酸代谢,进入肿瘤细胞内。

2. ^{99m}Tc(V)-DMSA 显像方法

(1) 静脉注射^{99m}Tc(V)-DMSA 555～740MBq(15～20mCi)后 2h 行静态显像,必要时可行断层显像。

(2) 采集方法同其他锝标记化合物显像设置。

3. ^{99m}Tc(V)-DMSA 图像分析　正常情况下,^{99m}Tc(V)-DMSA 主要经肾脏排泄,所以肾脏放射性分布最高。脑实质、腮腺、甲状腺无放射性分布,鼻咽部放射性分布较高。肿瘤病灶放射性分布明显高于周围或对侧相应区域者。

4. ^{99m}Tc(V)-DMSA 临床应用

(1) 甲状腺癌:甲状腺髓样癌诊断、转移灶的寻找及治疗疗效监测。

(2) 软组织肿瘤:良恶性鉴别、恶性软组织肿瘤局部和远处转移灶探测。

第四节　肿瘤放射免疫显像

一、放射免疫显像(radio immuno imaging,RII)显像原理

用放射性核素标记肿瘤相关抗原的特异性抗体,并以抗体作为核素的靶向载体,定向地与肿瘤细胞的相应抗原结合,经一段时间后,肿瘤部位放射性聚集至一定浓度,用 SPECT 进行平面或断层显像即可显示肿瘤及其转移灶的大小、部位和范围。

二、影响 RII 的因素

1. 肿瘤的抗原　①每个细胞表面有足够多的能与抗体相结合的抗原决定簇;②肿瘤的所有细胞都表达抗原;③抗原表达稳定。

2. 肿瘤的环境　肿瘤的血供越好,则抗体在血液中停留时间越长,瘤体内抗体的浓度越高。

3. 抗体　目前多采用单克隆抗体技术。

4. RII 使用的放射性核素　^{131}I 是最早使用的核素，其优点是易于标记，标记物稳定；^{99m}Tc 是目前较理想的核素，制备简单，使用方便。

三、RII 的方法

1. 显像前患者的准备　使用放射性碘标记的抗体时，常规给药前 3 天开始口服卢戈氏液以封闭甲状腺；给药前皮试；对外源性蛋白过敏者禁忌 RII 检查；做好处理 HAMA 反应的预案。

2. 给药方法　将标记抗体加入生理盐水中静脉滴注；体腔给药；皮下注射；动脉插管给药；内窥镜或超声、CT 引导下给药。

3. 显像方法　①静脉注射标记抗体后 10min 显像，显示血供分布和非特异性结合的放射性分布，以便与延迟显像进行对比；②10min、6h、22h，进行系列显像，肿瘤病灶的特异性摄取逐步增加；③根据肿瘤病灶所在部位，采用不同的多种体位和断层显像进行采集。

4. 其他提高 RII 诊断质量的方法　①双核素减影技术：用两种不同能量的放射性核素分别标记抗体和其他化合物，同时采集同部位两种核素的平面显像信息，然后将两种核素的平面显像图像进行相减处理后得到的图像。使用该技术可改善图像质量，使肿瘤影像更加突出。②预定位技术：先将未标记的抗肿瘤抗体注入体内，使其在肿瘤部位聚集，待肿瘤结合抗体与未结合抗体之比达到最大时，再注射放射性核素标记的小分子化合物，使抗体和小分子化合物聚集在肿瘤部位，从而实现肿瘤显像。该技术可显著降低本底，提高 T/NT 比值。

四、RII 的图像分析

以^{99m}Tc 标记抗体显像为例，正常情况下，肾脏的放射性随时间推移升高，尿液里的放射性在注射药物后 6h 内升高，随后逐步降低。骨髓几乎不摄取放射性，22h 显影偶见结肠部位有大量放射性积聚。肿瘤病灶一般表现为早期显像正常，6h 时病灶放射性分布增加，22h 时有明显的浓聚。

五、RII 的临床应用

1. 结、直肠癌　①肿瘤的分期；②诊断复发病灶，其准确率可达 80%；③结、直肠癌肝转移的诊断；④结、直肠癌术前的放射免疫探测。

2. 肝癌　①目前常用^{99m}Tc 标记的抗 AFP 抗体进行动物实验，24hT/NT 比值为 2.68；②^{99m}Tc 标记的抗转铁蛋白受体进行的动物和人体实验，T/NT 比值为 1.36，人肝癌显像阳性率达 60%；③进行断层显像可提高 RII 诊断肝癌的准确性。

3. 卵巢癌　国内用^{99m}Tc 标记的抗 CEA 单克隆抗体（^{99m}Tc-C50）对 81 例盆腔包块患者进行 RII 显像，并与术后病理结果进行对比研究，敏感性 100%，特异性 75.4%，诊断准确性 80.2%。造成假阳性的主要原因为畸胎瘤、炎性包块和子宫肌瘤。联合超声检查可提高 RII 显像的准确率。

4. 肺癌　RII 诊断肺癌原发灶的敏感性达 90%，但特异性低。Buccheri 等报道采用^{111}In 标记的 FO23C5 的 F(ab')片段对 131 例小细胞肺癌患者的 RII 平面显像、断层显像和 CT

检查进行了对比研究，诊断肺癌淋巴结转移的准确率分别为 76%、74% 和 71%，敏感性分别为 45%、77% 和 64%，特异性分别为 88%、72% 和 74%，三者之间无显著性差异。

5. 脑胶质瘤 国外报道用 ^{131}I-SZ-39 和 ^{99m}Tc-MDP 双核素断层显像诊断脑胶质瘤的敏感性为 94.5%，而 CT 为 55%。

6. 其他肿瘤 头颈部肿瘤、膀胱癌、前列腺癌、乳腺癌、黑色素瘤等。

7. 肿瘤放射免疫导向手术（radioimmunoguided surgery，RIGS） 肿瘤 RIGS 源于 RII 技术，是在肿瘤手术前将放射性核素标记的抗肿瘤抗体经一定途径引入体内，其将在肿瘤部位聚集，术中使用手提式 γ 探测器对可疑病灶区域进行探测，以便快速而准确的判断肿瘤浸润及转移范围的一种新技术。RIGS 能够客观的指示肿瘤浸润及转移的范围，使手术更加合理与个体化，避免不必要的清扫，从而有利于延长患者的生存时间并改善生活质量。

六、RII 未来的发展

尽管已对 RII 进行了大量的基础及临床研究，但距临床大规模应用还有很大距离。肿瘤 RII 目前尚存在假阴性、图像对比度差以及抗体的鼠源性等问题，人们正在试图通过使用组合抗体、抗体片段、生物素-亲合素预定位技术、基因工程技术等加以克服。通过进一步改善抗体的生物学特性以及 RII 的显像技术，以便在诊治肿瘤的进程中发挥更大的作用。

第五节　肿瘤受体显像

一、受体显像（receptor imaging）原理

利用放射性核素标记的受体配体，包括各类激素、神经递质、神经调节剂、生长因子、生长抑素、细胞激动素等，能与肿瘤细胞高特异性受体相结合的原理，可显示受体的空间分布、密度与亲和力，使核医学由宏观的器官组织解剖定位诊断发展到微观分子水平的定性定量诊断。肿瘤受体显像就是利用放射性核素标记的配体，与存在于相关肿瘤的特异性受体相结合而使肿瘤显像的一种方法，进而可提示恶性程度和预后，指导治疗和判断疗效，其优点在于肿瘤诊断的高灵敏性和特异性。

二、生长抑素受体显像

1. 生长抑素（somatostatin，SST）**受体显像** 常用的显像剂为 ^{111}In 或 ^{99m}Tc 标记的奥曲肽（octreotide，OCT）。

2. 显像方法 一般在注射后 24h，多部位静态平面显像，必要时行断层显像。腹部检查者需要清肠。

3. 临床应用 ①肿瘤 SST 受体显像对许多神经内分泌及非神经内分泌肿瘤均有着较高的灵敏度，是目前胃泌素瘤、胰岛素瘤、胰高血糖素瘤等肿瘤术前定位的首选方法。②SST受体显像不仅用于肿瘤的定位诊断、分期与预后评价，而且在肿瘤导向手术及 OCT 治疗疗效评估中也具有重要价值。

三、血管活性肠肽受体显像

1. 血管活性肠肽(vasoactive intestinal peptide,VIP)受体显像　常用的显像剂为^{123}I标记的VIP。

2. 显像方法　①受试者在检查前口服碘化钾,以封闭甲状腺。②静脉注射^{123}I-VIP 148~185MBq(4~5mCi)。③多部位静态平面显像,必要时行断层显像。

3. 临床应用　①胃肠道腺癌和神经内分泌肿瘤定位诊断;②帮助制定肿瘤治疗方案,监测疗效;③受体在许多神经内分泌和非神经内分泌肿瘤中均有高表达,其中VIP受体显像对胃肠道肿瘤的灵敏度明显优于SST受体显像。

四、肿瘤类固醇受体显像

许多肿瘤细胞,如前列腺癌、乳腺癌,常保留有类固醇受体,因此,应用类固醇受体显像有助于上述肿瘤的诊断、定位、分期,并可用以指导肿瘤的治疗决策与估测肿瘤患者的预后。

1. 肿瘤雌、孕激素受体显像　①雌激素受体显像为体内测定乳腺癌及其转移灶的雌激素状态提供了有效手段,对评价预后和选择治疗方案有着重要价值,并可对抗雌激素治疗过程进行监测与疗效评估。若乳腺癌转移灶雌激素受体显像阳性者在接受三苯氧胺治疗后,若肿瘤转移灶不再选择性摄取显像剂,表明三苯氧胺及其代谢产物阻断了雌激素受体,为抗雌激素治疗有效的标志。②孕激素受体显像也可用于乳腺癌患者抗雌激素治疗后的疗效观察。由于三苯氧胺等药物在阻断肿瘤雌激素受体的同时对黄体酮受体具有短暂诱导作用,因此,接受三苯氧胺治疗后,肿瘤黄体酮受体显像剂摄取增加可作为治疗成功的早期指标。

2. 雄激素受体显像　雄激素受体显像则可全面了解体内前列腺癌病灶的雄性激素受体分布情况。前列腺癌在经过多种雌激素或雄激素生成抑制剂治疗后,内源性配体数量降低,导致未结合态雄激素受体数量增加,从而对雄激素受体显像剂摄取增加,表明治疗有效。

五、δ受体显像

δ受体是阿片受体的一种亚型,该受体的配体多样性是其特征之一。δ受体在黑色素瘤、前列腺癌、乳腺癌、结肠癌、肾癌、非小细胞肺癌及源于神经系统的肿瘤中均有过度表达,因此可用于上述肿瘤的受体显像。

六、肝受体显像

肝结合蛋白(HBP)是带有末端半乳糖残基的脱唾液酸的糖蛋白的特异性受体,存在于肝细胞表面。^{99m}Tc标记的新半乳糖白蛋白(^{99m}Tc-NGA)作为HBP天然配体的标记类似物,能选择性地与肝细胞膜上的HBP相结合而实现肝受体显像。^{99m}Tc-NGA已成功应用于临床,对区分肝癌和局灶性肝结节增生有很大帮助。据国内报道,新型肝受体显像剂^{99m}Tc-

HEDTA/HYNIC-NGA 动物实验已初步显示其对肝脏功能的全面评估有很大价值。

第六节　肿瘤基因表达显像

肿瘤基因表达显像是利用放射性核素标记的探针，在 mRNA 或蛋白质水平上，体内无创性探测肿瘤特定基因表达产物的一种显像方法，包括针对肿瘤癌基因的反义显像、针对肿瘤外源导入基因的报告基因显像和针对肿瘤多药耐药（MDR）基因的肿瘤 MDR 基因表达显像。

一、肿瘤反义显像

1. 肿瘤反义显像（antisense imaging）　是以反义基因技术为基础，合成与靶基因互补的反义寡核苷酸（antisense oligonucleotides, ASON），并以放射性核素标记，根据碱基互补结合的原则，对靶基因进行显像，能从分子水平显示癌基因的过度表达，达到对肿瘤病变早期、特异性的诊断。

2. ASON 的标记　用于核医学显像的标记物有^{99m}Tc 和^{111}In 等，^{99m}Tc 具有理想的物理半衰期（约 6h），适于显像的能峰约 140keV，容易获取，价格便宜，能在短时间内（<24h）对肿瘤进行显像，目前被广泛用于显像研究。

3. 常见癌基因的反义显像　c-myc 基因在白血病、Burkitt 淋巴肉瘤、小细胞肺癌及乳腺癌等恶性肿瘤中有高表达。据报道有学者以 DTPA 为螯合剂制备^{111}In 标记的反义探针，成功地进行了荷乳腺癌小鼠模型 c-myc 癌基因的 mRNA 显像，T/NT 比值在注射后 0.5h 达 21.48，第 24h 为 18.38。另报道用放射性核素^{99m}Tc 标记以 c-erbB2 为靶基因的 ASON，再与表皮生长因子连接，得到反义探针，探针注入荷乳腺癌裸鼠体内显像，在肿瘤部位可见到明显的放射性浓聚。

4. 存在问题　①存在 ASON 不能有效地进入肿瘤细胞这一难题，必须采用脂质体包裹和受体介导等手段，而脂质体本身对细胞膜有毒性；②由于 ASON 可能的非特异性基因封闭效果，有可能在体内产生非靶细胞毒性；③所获得的图像空间分辨率和组织分辨率有待提高。

二、肿瘤报告基因显像

1. 报告基因显像　是一种间接的基因显像方法，它主要是利用基因融合、双顺反子、双启动子及双向转录等重组技术，构建表达报告基因的病毒载体，将报告基因与治疗基因一同导入靶细胞或组织内，然后注射与报告基因耦合的核素标记的探针进行显像，从而间接监测治疗基因的表达。

2. 酶报告基因显像　目前常用的酶报告基因是野生型单纯疱疹病毒 1 型胸苷激酶（HSV1-TK）。以放射性核素标记的核苷类似物经主动运输通过 HSV1-TK 转染细胞，被该基因的编码产物 TK 磷酸化后，不能再次穿过细胞膜而“陷入”被转染细胞中进行成像，从而监测 HSV1-TK 的活性及表达程度。目前常用的报告探针为^{131}I-FIAU、^{125}I-IVDU、^{18}F-FHPG 等。

3. 受体报告基因显像　受体报告基因显像基本原理是将某些受体蛋白基因与治疗基因克隆在同一启动子下，然后利用放射性核素标记的相应配体进行显像，观察受体基因的表达情况，从而评价治疗基因的导入部位、表达水平和持续时间。目前常用的报告探针为^{123}I-IBZM、^{18}F-FESP 等。

4. 转运体报告基因显像　报告基因还可以编码一种转运蛋白，它可以特性地将示踪剂转运入细胞内，从而使信号扩增，检测低水平的基因转染。目前成功应用的报告基因为钠/碘转运体（sodium iodide symporter，NIS）。

5. 前景　尽管大部分基因治疗和基因显像还处于试验阶段，但随着人体基因治疗和分子显像技术的快速发展，报告基因显像技术对更好的理解基因治疗过程、人类基因治疗未来的发展和临床应用都很有意义。

三、肿瘤多药耐药基因显像

（1）肿瘤细胞同时对许多功能结构各异的细胞毒性化合物表现耐受的现象称为多药耐药（multidrug resistance，MDR）。MDR 的产生大多是由于 MDR 基因编码的磷酸糖蛋白（Pgp）和/或 MDR 相关蛋白（MRP）的过度表达所致。Pgp 和 MRP 均具有药物洗脱泵的作用，能将阳离子、亲脂性化合物及一些毒性物质转运至细胞外，使细胞内的化学物质浓度持续下降而失去对细胞的杀伤作用。^{99m}Tc-MIBI 等一些阳离子、亲脂性化合物亦能作为 Pgp 和 MRP 的底物被清除细胞外，在给予^{99m}Tc-MIBI 后，其在肿瘤细胞内的滞留量与 Pgp 和/或 MRP 表达呈负相关，因此可用^{99m}Tc-MIBI 作为显像剂来评价肿瘤的 MDR 情况。

（2）一般于静脉注射^{99m}Tc-MIBI 后 30min 及 2h 对肿瘤进行平面或断层显像，利用 ROI 技术计算肿瘤与正常组织的 T/NT 比值以及肿瘤对显像剂的滞留指数（retention index，RI）。通常肿瘤 T/NT 及 RI 值越低，表明肿瘤 Pgp 和/或 MRP 表达量越大，其对药物的耐受性也越强。目前肿瘤 MDR 显像主要用于肺癌、乳腺癌以及软组织肿瘤等实体肿瘤患者化疗前 MDR 的评价，化疗过程中和化疗后，动态监测 MDR 的改变，有助于抗癌药物的选择、化疗方案的制订和对疗效进行评价。

第七节　肿瘤乏氧显像

一、肿瘤乏氧显像原理

肿瘤的特点之一是无限制地生长。当肿瘤细胞生长的速度超过了其血管生长的速度，血流减少，供氧的能力随之减弱，局部肿瘤组织的氧分压降低，就形成了乏氧区域，导致肿瘤细胞对放疗及化疗的抗拒，从而大大地降低射线和某些化疗药物对肿瘤细胞的杀伤力，不能达到理想的治疗效果。一些单光子和正电子类放射性核素标记的乏氧显像剂能选择性浓集于肿瘤乏氧组织，用相关影像设备 SPECT 或 PET/CT 进行数据采集，从而在活体用影像的方式实时显示肿瘤乏氧区域，检测肿瘤的乏氧程度的变化，为临床提供肿瘤的氧态信息，因而用于肿瘤的诊断和判断肿瘤的分期，并可以使放疗照射野更加精细，为制定最佳治疗方案。

二、常用的乏氧显像剂

乏氧显像剂是一类阳性显像剂，它能选择性的滞留在乏氧组织或细胞中，并通过核医学显像探测组织器官的缺氧与否及程度。理想的乏氧组织显像剂应具有高渗透性和低氧化还原电位,前者便于它达到细胞内线粒体,后者利于它在正常细胞稳定而在乏氧细胞被异常高浓度的电子还原,由此乏氧显像剂可分为硝基咪唑类和非硝基咪唑类乏氧组织显像剂。

1. 硝基咪唑类 ^{18}F-MISO 是较早用于临床的^{18}F 标记的硝基咪唑类化合物,国外报道在 19 例软组织肉瘤患者中行治疗前^{18}F-MISO PET 显像,一局部组织与血中^{18}F-MISO 的摄取率比值≥1.2 为标准定义乏氧区域,结果显示 76% 的肿瘤组织存在乏氧区域。其他硝基咪唑类显像剂还有^{18}F-FETNIM、^{18}F-FAZA 及^{99m}Tc-PnAO 等。

2. 非硝基咪唑类 ^{99m}Tc-HL91 的显像能力明显优于硝基咪唑类化合物,却不具细胞毒性,是一种非常有开发前景的新型乏氧组织显像剂。而近年研究的热点^{64}Cu-ATSM,表现出较高的肿瘤吸收率,且在肝脏肿大量积聚,其标记的图像质量明显改善,是一种较有前景的选择性乏氧显像剂。

三、乏氧显像临床应用

图像上的乏氧程度可以通过:①SUV;②肿瘤/血浆比和肿瘤/肌肉比;③乏氧体积比(FHV)等指标来显示。

1. 肿瘤的显像诊断 乏氧显像可以用来鉴别良恶性组织,肿瘤乏氧程度越高,其恶性程度也越高,对放射治疗或抗癌药物敏感性越低,易产生药物耐受。国外报道^{18}F-FETNIM 在头颈部肿瘤患者中的 PET 显像,结果显示:^{18}F-FETNIM 在头部和颈部癌症的吸收最初为血流控制,之后,特别是在注射后 60~90min,即为乏氧滞留机制,注射后 180min 最大的肿瘤与肌肉吸收比为 1~4,优于^{18}F-MISO。国内学者对 38 例鼻咽癌患者行^{99m}Tc-HL91SPECT 显像,其中乏氧显像阳性者多达 32 例(84.21%)。在今后临床研究中,考虑使用一些血管扩张药来提高肿瘤细胞的乏氧程度,增大肿瘤/正常组织比值,从而提高显像诊断效能。

2. 肿瘤的疗效预测 1993 年 Hockel 等发表了第 1 篇关于乏氧可能是预测肿瘤患者预后指标的文章。Nordsmarkt 等报道了 35 例行放射治疗的进展期头颈部鳞癌氧分压与患者预后关系,结果显示,治疗前氧合好的肿瘤局部控制率高达 90%,而乏氧组仅为 45%。Eschmann 等证实,可以用^{18}F-MISOPET 显像来预测头颈癌和非小细胞肺癌患者放疗疗效,注射后 4h 的高 SUV、高肿瘤/肌肉比(T/Mu)、高肿瘤/纵隔(T/Me)比及时间-活性曲线呈累积型预示了放疗的不完全缓解。

3. 制定肿瘤治疗方案 肿瘤乏氧显像能提供有关肿瘤的氧合信息,从而为临床制定合理的治疗方案提供依据。对乏氧明显的区域,可增加照射剂量或使用放射增敏剂,来提高该区域的辐射敏感性。乏氧显像指导调强放疗是随着放疗技术及功能影像学的发展而产生的,可使乏氧组织的受照剂量。

四、前　　景

核医学乏氧显像剂的发展使我们能够检测到肿瘤的乏氧状态,不仅可以对肿瘤进行鉴别诊断,对疗效做出预测,还能根据肿瘤病灶的乏氧程度,给予个体化的治疗,这对我们今后制定肿瘤生物靶区,并进行适形、调强和精细放射治疗具有重要临床意义。但目前大多数肿瘤乏氧显像仍处于研究阶段,未能广泛地应用到临床,其实践价值仍需大量基础和临床研究的验证。

第八节 肿瘤前哨淋巴结显像

一、肿瘤前哨淋巴结显像原理及方法

肿瘤区域内淋巴引流的第一站淋巴结称为该肿瘤的前哨淋巴结(sentinel lymph node, SLN)。术前明确SLN内有无肿瘤转移对决定肿瘤的手术方式及淋巴清扫范围有着重要意义,而SLN的识别与定位又是决定SLN活检能否成功的关键。在肿瘤部位皮内、皮下或肿瘤周围注射的放射性胶体颗粒将沿局部淋巴管道逐级引流到其周围的各级淋巴结,通过动态显像观察肿瘤局部的淋巴引流情况,即可标定出肿瘤局部区域内首先显影的淋巴结,即该肿瘤的SLN。联合使用局部染料注射或术中应用手提式γ探测器进行探测可提高SLN活检成功率。

二、常用的淋巴显像剂

临床常用有以下三类:①胶体类,如^{99m}Tc-SC、^{99m}Tc-微粒体;②蛋白类,如^{99m}Tc-HSA、^{131}I-McAb;③高分子聚合物类,如^{99m}Tc-脂质体、^{99m}Tc-DX。

三、SLN显像临床应用

1. 乳腺癌 乳腺癌SLN活检的目的在于预测腋窝淋巴结是否有转移,若SLN内无肿瘤转移,则肿瘤发生远端淋巴结转移的几率极低,只需行局部肿瘤切除,从而缩小手术范围和保留乳房,以及避免对腋窝淋巴结无转移的患者进行过度清扫,减少术后上肢水肿和功能障碍等并发症的发生。若SLN内已有肿瘤转移,则发生远端淋巴结转移的几率大大增加,除应进行局部肿瘤切除外,尚需行相应淋巴引流区域内的淋巴清扫。因此,SLN显像对决定乳腺癌患者的手术方式及淋巴清扫范围提供了客观依据。

2. 黑色素瘤 淋巴结的微转移目前被认为是影响恶性黑色素瘤最重要的预后因素,因此,了解淋巴结的转移情况对临床治疗具有重要的意义。选用合适的淋巴显像剂,使之能在SLN中很好聚集,并用SPECT能发现SLN,协助定位。再利用γ探测仪行术前和术中检测,SLN活检准确性达100%。大量基础与临床研究表明γ探测仪结合核素淋巴显像检出的SLN能准确反映整个淋巴结状况,可有效找到临床上隐匿的淋巴转移,从而有可能针对性的进行选择性淋巴结清除。

3. 头颈部肿瘤 SLN显像可明确颈部淋巴结有无转移,避免过度清扫,指导头颈部肿瘤的临床分期及预后评估,提高头颈部肿瘤肿瘤患者的治疗生存率及生存质量。

4. 其他肿瘤 外阴癌、宫颈癌、胃肠肿瘤等。

四、核素SLN显像的不足及发展趋势

SLN定位主要有3种方法:即蓝染法、放射性核素标记法以及核素、蓝染联合定位法。

临床目前常用的前哨淋巴结显像剂,都是通过性显像剂,不能长时间滞留在前哨淋巴结,存在着特异性不强,次级淋巴结显像的问题。临床活检时,常面对多个淋巴结蓝染或多个热结节,操作者需要较长时间的学习熟练过程才能具有较高的成功率。另外核素、蓝染联合定位法虽然可以有较高的检出成功率,但是要两次注射,操作不便。新型前哨淋巴结显像剂的试验工作在不断地进行,期望得到更准确的前哨淋巴结显像。

目前显像剂存在两个发展趋势,一是特异性显像,利用受体和配体的特异性结合进行前哨淋巴结显像,如单抗显像、甘露糖受体显像;二是发展染料和放射性核素结合为一体的显像剂,如脂质体包含染料和^{99m}Tc,一次注射,即可体外显像,也可术中应用γ探针寻找热点,同时手术者可以直接肉眼观察,操作方便。

（崔学军）

第十二章　肿瘤超声诊断

学习目标

1. 掌握腹部、妇科、浅表器官常见肿瘤疾病的二维、彩色多普勒超声检查的诊断要点。

2. 熟悉腔内超声、介入超声、超声造影、三维超声检查的适应症、检查方法及临床应用。

3. 了解超声诊断物理学基础、超声诊断原理及诊断基础。

第一节　概　　述

超声影像诊断是利用超声波的物理特性和人体器官组织声学特性相互作用所产生的信息，经信息处理形成影像的诊断技术。超声影像诊断是现代医学影像诊断学的重要组成部分。

一、超声成像的基本原理

1. 超声波的定义　声源振动频率>20000Hz 所产生的声波称为超声波。临床超声诊断所用声波频率一般为 1～15MHz，常用 2.5～7.5 MHz。

2. 超声波的基本物理量

（1）振幅质点从平衡位置到最大位移的距离称为振幅。

（2）频率、波长、声速及三者之间的关系。

1）频率指单位时间内质点震动的次数(f)，单位为赫兹(Hz)、千赫(KHz)、兆赫(MHz)频率的倒数(1/f)为周期(T)。

2）波长指声波在介质中传播时，在一个周期的时间内所传播的距离，通常以 λ 表示。单位是厘米(cm)、毫米(mm)、微米(um)。

3）声速指声波在介质中传播的速度，通常以 C 表示。单位为米/秒(m/s)。

4）频率、波长、声速三者之间的关系 $\lambda = C/f$。从公式可见，波长 λ 与声速 C 成正比，与频率 f 成反比，在声速一定时，频率越高，波长越短。

3. 超声波的物理特性

（1）指向性超声波：由于频率高，波长短，在声传导介质中呈直线传播，称为超声波的指向性。这是利用超声探测人体组织器官进行超声诊断的基础。

（2）反射、折射和散射：超声波在介质中传播时，当遇到两种声阻抗不同的界面时，声波的能量一部分返回到原介质中，称为反射，另一部分进入到下一介质中，称为透射，如透射方向发生改变，则称为折射。当声波传播过程中，遇到大大小于声波波长的粒子时，粒子会吸收超声波的能量，并且再向四周各个方向辐射，称为散射，散射在超声成像中亦具有重要意义。

（3）衰减：声波在介质中传播时，由于介质的各种特性，导致声能量随传播距离增加，能量逐渐减小。人体组织成分不同，导致声衰减的强弱也不同，一般蛋白成分越多，衰减越显著，钙质成分越多，衰减也越多，组织中含水分越多，衰减越少。水几乎可视为无衰减。

（4）多普勒效应是指超声在介质中传播时，当遇到运动的界面时，其反射的声波频率会发生改变（频移）的特性。且上述频移的大小与运动界面的速度呈正比。多普勒效应是彩色多普勒超声应用的理论基础。

二、超声检查主要用途

超声检查主要用途有：①检测器官的大小、形状、物理特性及某些功能状态。②检测心血管的结构、功能与血流动力学状态。③鉴定占位病灶的物理特性及部分病理特性。④检测有无积液存在，并初步估计积液量。⑤随访药物或手术治疗后各种病变的动态变化。⑥应用介入性超声进行辅助诊断或某些治疗。

三、常用超声检查主要类型

超声影像检查目前临床常用的主要类型有 B 型、M 型和 D 型。根据成像技术和显示方式的不同，具体如下。

1. B 型超声 目前应用最广泛的二维超声。其采用多声束对选定切面进行检查，并以每条声束的所有回声依各自的回声时间先后（代表深度）和强弱，重新组成检查切面的二维图像。图像上的纵坐标代表回声时间即深度，而回声的强弱则用不同辉度的像素点来表示，故属于辉度调制型显示。在二维声像图上，根据组织内部声阻抗及声阻抗差的大小，将人体组织器官分为四种声学类型，即无反射型、少反射型、多反射型及全反射型。

2. M 型超声 类似二维超声成像方式，亦属于辉度调制型显示。所不同的是采用单声束检查，获取活动器官某一部位回声，并在横坐标方向上加入一对慢扫描波，使回声光点沿水平方向移动。如此可在某一段时间内获得采样部位不同深度组织回声随时间的变化曲线，即距离—时间曲线。在 M 型声像图上，纵坐标代表回声深度（距离），横坐标代表时间。

3. D 型超声 亦称多普勒超声主要用于测量血流速度、确定血流方向和性质（如层流或湍流）等，获得最大速度、平均速度、压差、阻力指数等有关血流动力学的参数。多普勒诊断法常用的主要有下面几种方式：

（1）连续波多普勒法是用连续超声波获得运动物体的多普勒频移信号，经处理而获得物体运动速度信息的技术。它没有深度分辨力，但可测量高速血流。

（2）脉冲波多普勒法是用一定宽度的调制脉冲超声波获得某一采样容积内运动物体的多普勒信号，经处理后得到物体运动速度和速度分布等信息的技术。它具有距离选通能力，提供深度信息，但检测深度受限，会出现折返现象，产生频谱混叠。CW 和 PW 都是采用多普勒频谱分析技术，即对运动物体所产生多普勒信号的频谱进行分析。多普勒频谱图的水平坐标表示时间，垂直坐标表示频率（或速度），而相应的信号幅度（与运动目标的数量或密度相关）则用密度或亮度表示。在频谱图中，横坐标代表频率，纵坐标代表振幅，频率与振幅的乘积即频谱曲线下的面积等于信号的功率。进行血流频谱分析时，常常用搏动指数（PI）、阻力指数（RI）、最大血流速度（PSV）以及收缩期/舒张末期血流速度比值（S/D）等作为血流动力学指标。

(3) 彩色多普勒血流成像(CDFI)用伪彩色编码技术来显示血流影像,是 CDFI 的基本原理。采用红、蓝、绿三基色,三色相混将产生二次色。红色表示血流朝向探头方向;蓝色表示血流背离探头方向;绿色、五彩镶嵌,表示湍流。颜色的辉度与速度呈正比。运动目标显示器(MTI)是彩色多普勒血流成像核心技术之一。自相关技术也是彩色多普勒血流成像的重要技术之一。彩色多普勒血流成像所显示的最大血流速度的彩色图像十分清晰,与 M 型、二维超声和频谱多普勒超声相结合,可获得可靠的诊断信息。

四、超声检查方法

1. B 型超声检查　能够实时动态清晰显示脏器形态、解剖层次及毗邻关系,以及血管和其他管状结构的分布,是目前应用最为广泛的超声检查方法。主要用于检查腹盆部脏器,眼、甲状腺、乳腺和涎腺等小器官,以及心脏、大血管和四肢血管。

2. M 型超声检查　M 型超声主要用于检查心脏和大血管。通过评估距离—时间曲线,可以检测房室和主动脉径线,左右室壁和室间隔厚度,瓣膜运动幅度和速度以及左右室收缩功能等。

3. D 型超声检查

(1) 频谱多普勒超声检查能够获取组织和器官结构及病变的血流信息,包括血流方向、速度、性质、压力阶差等,可对心脏、血管和脏器病变的血流进行定性和定量分析。

(2) 彩色多普勒血流成像(CDFI)　CDFI 检查,能够直观显示心脏、血管和脏器的血流状况,通过色彩改变可敏感地发现异常血流,但不能进行精确的定量分析。

(秦　信　葛艺东　强邦红)

第二节　肝脏肿瘤的超声诊断

一、正常肝脏超声解剖

肝中静脉将肝脏分成左半肝和右半肝。肝左静脉将左肝分成左外叶和左内叶。肝右静脉将右肝分成右前叶和右后叶。胆囊和下腔静脉之间作一假想线(肝中裂),将肝脏分成左半肝和右半肝。肝尾状叶位于下腔静脉的腹侧、门静脉左支的背侧。静脉韧带将尾叶和左肝内侧叶分开。

二、肝脏常用的二维超声切面

正常肝声像表现:外形近似楔形,右侧厚而大,右叶下缘角<60°;包膜光滑整齐清晰;肝实质回声为细光点,分布均匀;门静脉、肝静脉显示清晰(门脉壁厚,有结缔组织包围,回声强;肝静脉管壁薄,回声弱);胆管因管径细不易显示。

1. 第一肝门斜切面　主要用于观察第一肝门结构、门静脉主干及左右支(图 12-2-1)。

2. 第二肝门斜切面　主要用于观察三条肝静脉及下腔静脉(图 12-2-2)。

三、常见肝肿瘤超声表现

1. 肝血管瘤

(1) 超声表现:血管瘤是最常见的肝良性肿瘤,可分为高、低、混合回声三型。

1) 高回声型:最常见,多见于较小血管瘤,形态规则,圆形或椭圆形,边界清晰,边缘锐利,内部回声均匀,呈"浮雕征"或"线环征"。

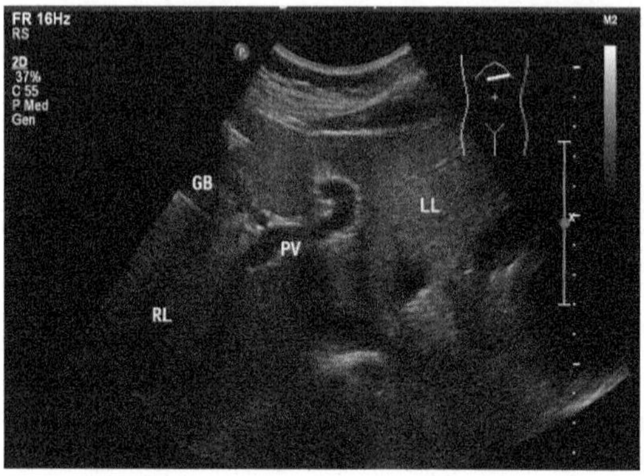

图 12-2-1 第一肝门斜切面

PV:门静脉左支横段;RL:右肝;GB:胆囊;LL:左肝

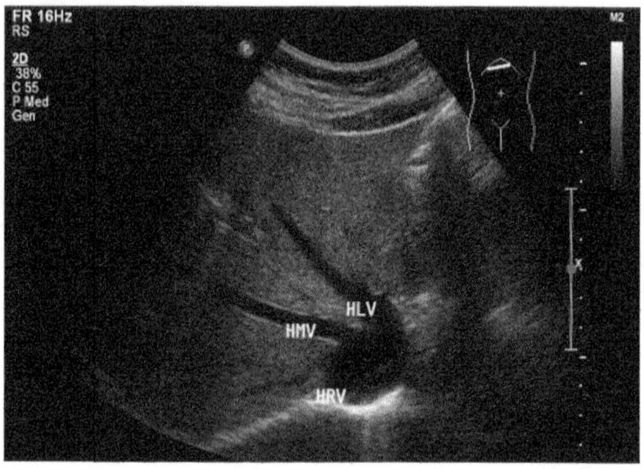

图 12-2-2 第二肝门斜切面

HRV:肝右静脉;HMV:肝中静脉;HLV:肝左静脉

2) 低回声型:见于较大的血管瘤,如稀蛛网状,边界清晰,周围通常有高回声环绕。

3) 混合回声型:多见于直径>5cm 的较大血管瘤,内部粗网格状或蜂窝状结构,瘤内血窦较大时,瘤体后方回声轻度增强。

(2) 鉴别诊断

1) 肝血管瘤与肝癌:前者多为稍高回声或筛网状结构,周边强回声环绕。后者多低回声或不均质高回声,周边低回声环绕,呈"声晕"征。

2) 局灶性结节增生:由增生的肝细胞及胆管上皮细胞组成,中心有星状疤痕。彩色多普勒血流显像(color Doppler flow imaging,CDFI)有时可见从中心向周围发出放射状血流信号,脉冲多普勒呈低阻力血流频谱。

2. 原发性肝癌

(1) 二维超声表现

1) 巨块型:直径>10cm 的肝癌,超声表现肝内巨大实性占位,类圆球状或分叶状,多数边缘有弱回声带,呈"声晕征",声晕通常较薄,宽窄不一,中断或残缺。瘤体内部回声不均匀,有时表现多结节融合,呈"瘤中瘤"或"镶嵌征"(图 12-2-3)。较大的肿瘤内部出血、坏死,可呈混合回声。

2) 大肝癌:多发于肝右叶,肿块直径 5 ~ 10cm,瘤体呈一个或多个圆球状或椭圆球状,轮廓线较整齐,多有边缘弱回声晕,与肝实质分界清楚。

3) 小肝癌:肝内单个低回声或高回声结节,周边有"声晕"、直径 2 ~ 5cm。

4) 微小肝癌:单个低回声结节、直径<2cm(图 12-2-4)。

5) 弥漫型:肿瘤数目众多、弥漫散布于肝脏,直径多在 1cm 左右。主要表现为全肝回声不均,肝实质呈粗大而不均匀的点状或斑片状回声,大小不一,形态不规则,排列杂乱,很难与硬化结节区别，肝内门静脉支管壁线显示不清或管腔内实性癌栓充填是其重要的特征（图 12-2-5）。

（2）CDFI：巨块型、结节型肿瘤内部彩色血流信号较丰富，部分肿瘤周围血流信号增多，典型的肿瘤内部血流信号呈“条状”“篮网状”，脉冲多普勒（pulsed wave Doppler，PW）测量肿瘤内部血流速一般较快，阻力指数（resistence index，RI）以高阻力为多（图 12-2-6）。

（3）周围组织声像图表现

1）肝内转移

卫星癌结节：多见于巨块型肝癌周围，直径<2cm，多为低回声。

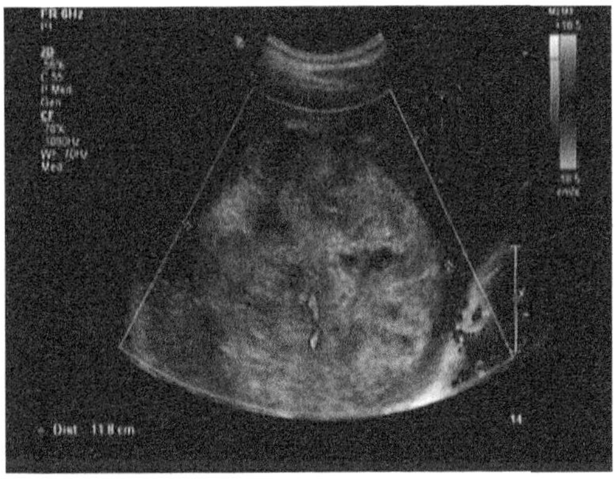

图 12-2-3　右叶巨块型肝癌

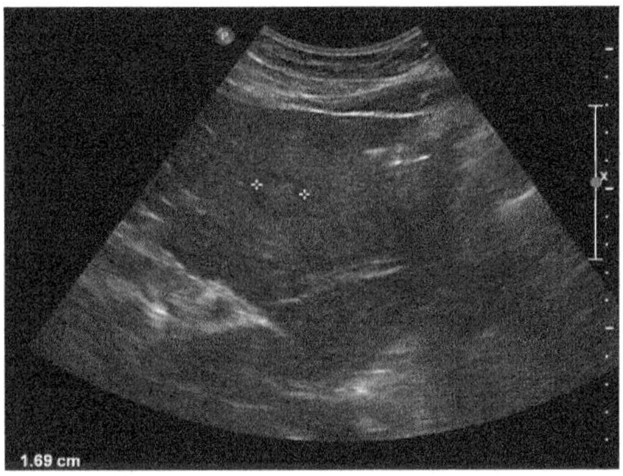

图 12-2-4　微小肝癌

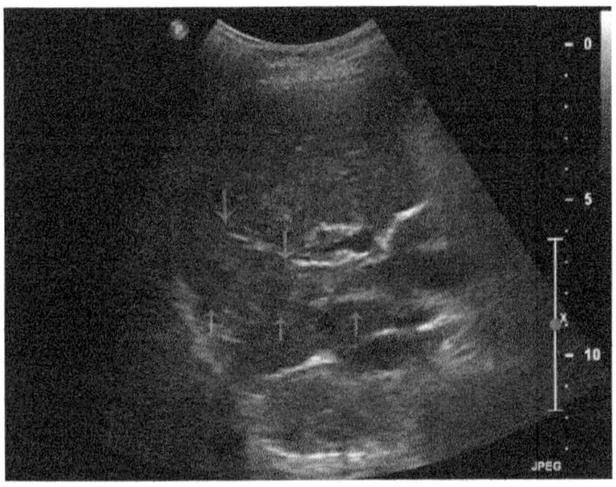

图 12-2-5　弥漫性肝癌（箭头示门静脉充填癌栓）

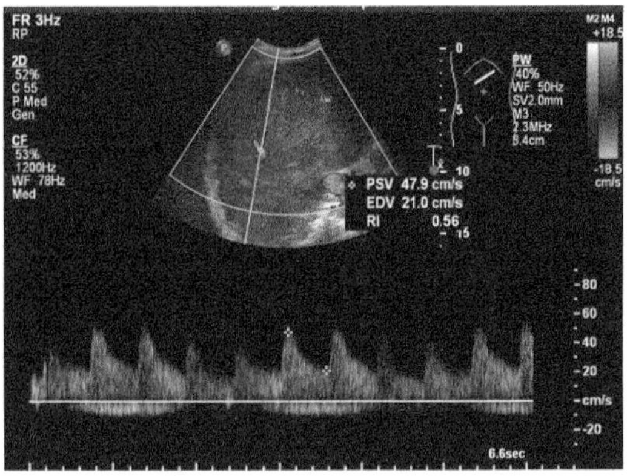

图 12-2-6　肝癌内部动脉频谱

门静脉癌栓：门静脉管壁粗糙不光滑，腔内低回声团块，完全阻塞时，门脉管壁显示不清。CDFI 示癌栓周围有静脉血流通过，内部有动脉滋养血流信号。肝静脉、下腔静脉癌栓：相应管腔内见低回声团块。

2）对周围组织的挤压征象：肿瘤压迫肝内血管，致血管移位、变形。压迫胆管，致局部胆管扩张。位于肝表面的肿瘤，挤压肝包膜致“驼峰征”。

3）并发症：巨块型肝癌受压时肿瘤破裂，肝包膜中断、可出现腹腔游离积血呈无回声。

（4）鉴别诊断

1）血管瘤：包膜完整，多呈圆形，边界清晰，内部可呈网格状改变，周边边界锐利的线状强回声环绕，探头加压后可变形。超声随访肿瘤生长缓慢、回声无明显变化。

2）转移性肝癌：一般多发，边界清楚，周边宽晕环，典型者为“牛眼征”。

3）非均匀脂肪肝与肝癌鉴别：前者系脂肪肝背景中见低回声正常肝组织，多数呈不规

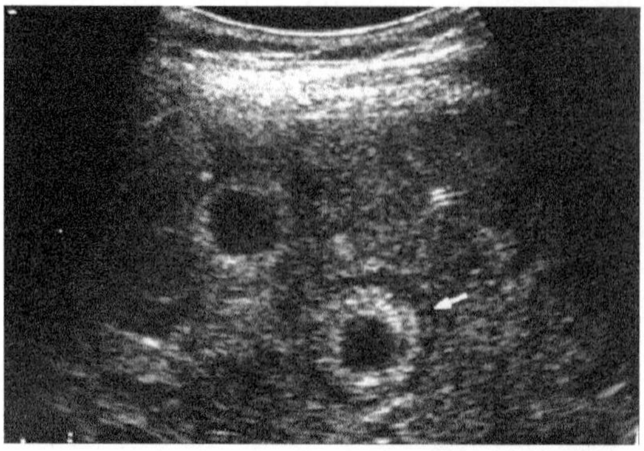

图 12-2-7 “牛眼征”

则形,不同断面扫查病变区无球体感,内部可有正常血管通过。后者有肝炎、肝硬化病史,肿物多呈低回声,有球体感,周边有声晕。

4) 早期肝脓肿:肝脓肿未液化时呈局限性低回声可能与肝癌混淆,但前者白细胞升高、AFP 阴性。抗感染治疗后数天或十余天超声复查病灶明显缩小;而后者 AFP 阳性,抗炎无效,病灶逐渐增大。

3. 转移性肝癌 肝脏是恶性肿瘤最常见的转移部位之一,原发灶以胸部、消化道来源最多。声像图:表现各异,形态不一,小病灶多见,直径多<3cm。多呈圆球状,大者椭圆球或不规则状,肝脏表面转移灶多为扁平状。肿瘤常为多发,弥漫分布或偶见融合成大团块,瘤体边界清晰光整,结构独立,病灶间肝组织多正常,合并肝硬化者少。瘤体边缘常常有较宽的弱回声晕环,形成特征性的“牛眼征”、“靶环征”(图 12-2-7)。

四、超声进展

原发性肝癌:超声造影表现为肿瘤动脉期(肘静脉注超声射造影剂后 12 ~ 30s)高增强,门静脉期(31 ~ 120s)或者延迟期(120s 后)消退致低增强。89% 的原发性肝癌呈现这种典型“快进快出”增强模式。肝癌主要由肝动脉供血,正常肝实质通常由门静脉供血,造影剂进入两血管有一段时间间隔,因此增强时间不同。“快进快出”是恶性肿瘤的造影特征模式(图 12-2-8)。

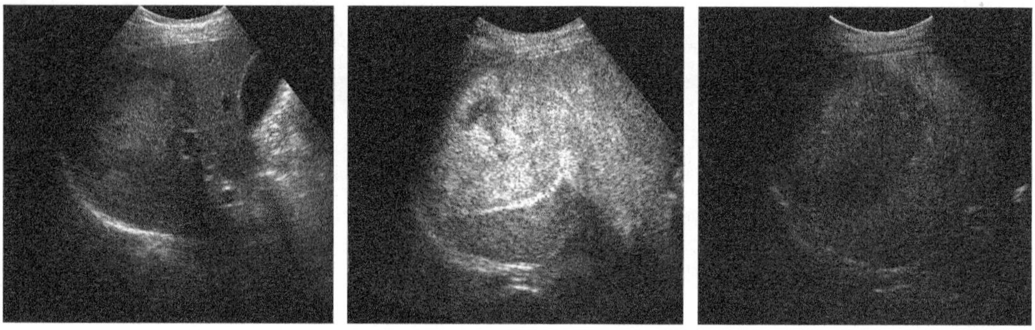

图 12-2-8 原发性肝癌超声造影

左:二维声像图;中:动脉期肿瘤高增强;右:门静脉期低增强

血管瘤:超声造影表现为动脉期肿瘤周边结节状或环状增强,中心无增强。门静脉期逐渐呈“向心性充填”模式。延迟期则完全充填(图 12-2-9)。

转移性肝癌:动脉期高增强,周边厚环状增强。门静脉期低增强,部分病灶延迟期增强更低,近似无回声,呈“牛眼征”。其造影模式也多表现为“快进快出”。

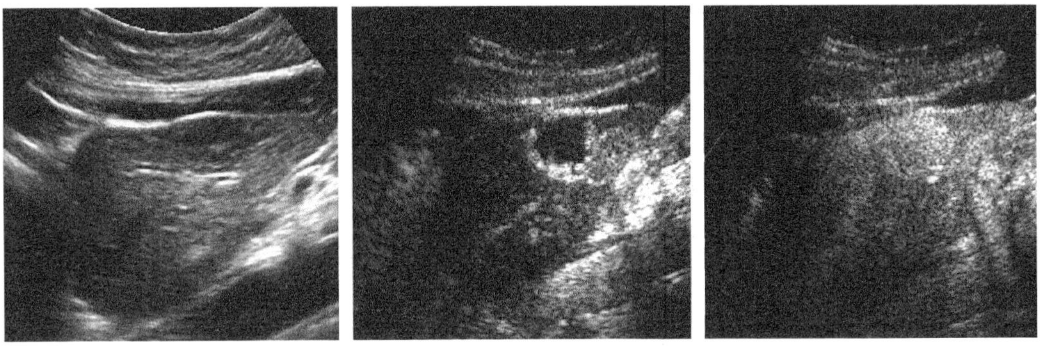

图 12-2-9　血管瘤超声造影

左:二维声像图;中:动脉期肿瘤“向心性”增强;右:延迟期高增强

第三节　胆囊、胰腺肿瘤超声诊断

一、胆囊肿瘤超声诊断

1. 正常胆囊超声解剖

胆囊:形态多呈梨形,分底、体、颈部。超声表现:轮廓清晰,壁薄光滑,厚 1 ~ 3mm,囊内胆汁为无回声,后方效应增强,正常胆囊超声测量值:长径<9cm,前后径<3cm。

胆总管:由肝总管、胆囊管汇合而成,长 7 ~ 9cm,内径 6 ~ 8mm。末端与胰管在肠壁汇合,开口于十二指肠。

2. 胆囊常用的二维超声切面

(1) 右侧肋下切面,主要用于观察胆囊结构(图 12-3-1)。

(2) 右侧肋间切面:主要用于观察门静脉、胆总管结构(图 12-3-2)。

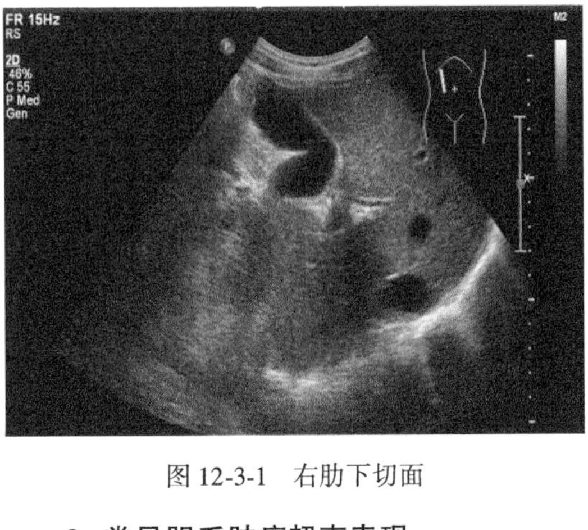

图 12-3-1　右肋下切面

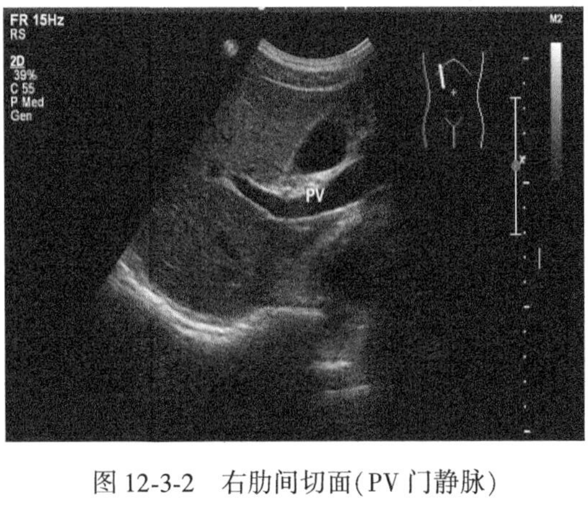

图 12-3-2　右肋间切面(PV 门静脉)

3. 常见胆系肿瘤超声表现

(1) 胆囊癌

1) 超声表现:囊壁回声增粗不均,有形态不规则、回声不均匀的团块状回声突向胆囊腔。因声能衰减,肿块远侧组织回声减弱。因与周围组织粘连,胆囊活动度受限(图 12-3-3)。由于

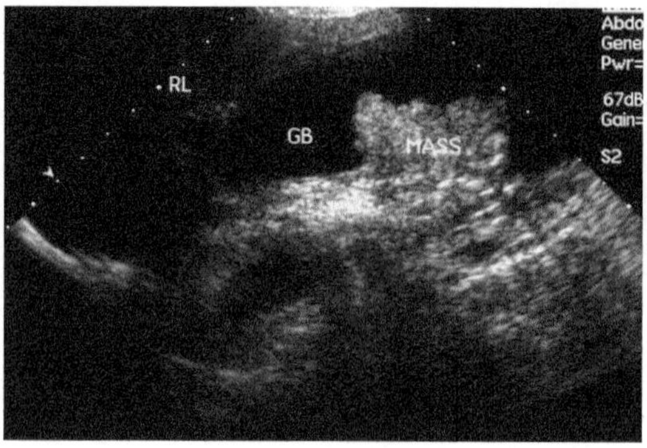

图 12-3-3 胆囊癌

肿瘤压迫，可致肝内胆管扩张。晚期转移可见上腹部淋巴结或肝内多发低回声病灶。

胆囊癌声像图上分五型：小结节型、蕈伞型、厚壁型、混合型、实块型。

①小结节型：好发于颈部，肿瘤 1.5 ~ 2.5cm，基底宽，表面不平整，不活动，无声影。

②蕈伞型：蕈伞状肿块突入囊腔，基底宽窄不一。

③厚壁型：胆囊壁不规则增厚，局限性或弥漫性。

④混合型：胆囊壁增厚伴有乳头状、蕈伞状肿块突入胆囊腔。

⑤实块型：胆囊癌浸润肝脏，肝与胆囊之间的强回声带破坏、中断甚至消失，胆囊肿大，正常液性腔消失，呈现为一个弱回声或回声粗而不均的实性占位，有时肿瘤内可见结石强回声伴声影。

2）鉴别诊断

a. 结节型胆囊癌与胆囊腔内异常回声：前者不规则、团块状、基底较宽，单发多见，好发于颈部，体积较大，多数>15mm，肿块内多可探及动脉血流信号。后者包括胆泥、沉积物、凝血块，均无血流信号显示，与囊壁间界限清晰，可移动。

b. 实块型胆囊癌与肝实质性肿瘤：正常肝主裂强回声线由门静脉右支根部指向胆囊颈部。肝肿瘤在肝、胆囊床可见强回声分界。肿块内有结石强回声伴声影，则多考虑病变来自胆囊。

c. 胆囊腺瘤：乳头状、基底较宽，一般为单发，亦可多发，好发于颈部、底部，直径 10 ~ 15mm。

d. 胆囊息肉：单发或多发，常多发，自囊壁向腔内突起乳头状或桑葚状高回声团块，附着于囊壁，多数有蒂，不随位置改变而移动，后方无声影。体积较小，通常直径<1cm。

（2）胆总管癌

1）超声表现：①门静脉前方的胆管呈梭形膨大，其内有不均匀的中等强度回声肿块，呈乳头状、结节状突起，堵塞管腔。或表现为扩张的胆管远端突然截断或狭窄闭塞，见不到有明显边界的肿块，肿瘤多为浸润性（图 12-3-4）。②肿块与胆管壁分界不清，不移动，后方无声影。③肿块以上的胆管明显扩张，与门静脉伴行，呈现“双筒猎枪征”，胆囊常肿大，肝左右叶胆管均扩张。④腹腔、肝门部可有淋巴结肿大，肝内转移病灶。

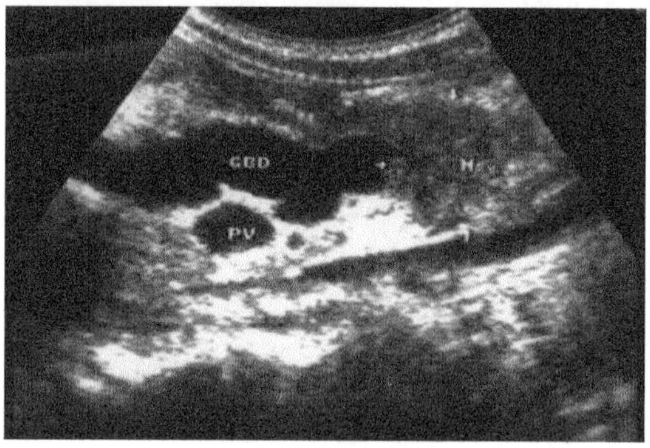

图 12-3-4 胆总管癌
M：肿瘤；CBD：胆总管；PV：门静脉

2）鉴别诊断：①非肿瘤性原因：胆管结石、胆泥、胆管炎等病变胆管扩张程度轻，抗炎后症状减轻；②肝门淋巴结肿大：胆管壁连续性好，胆管呈外压性改变。

4. 超声进展 胆囊癌超声造影：早期迅速高增强，迅速减低为低增强，胆囊壁连续性及完整性破坏,各层次结构显示不清。

肝外胆管癌超声造影:肿瘤强化与周围肝实质及胆管壁同步增强,呈高或等增强,动脉晚期消退,呈"快进快退"特点,门静脉期消退为边界清晰的低增强病灶,胆管壁连续中断。延迟期仍为低增强。

二、胰腺肿瘤超声诊断

1. 正常胰腺超声解剖　胰腺形态可分为:哑铃形、蝌蚪形、腊肠形。正常胰腺超声测量值:胰头<2. 5cm,胰体、尾<2cm。正常胰腺回声分布均匀,实质为中等或偏高回声,略高于肝实质。随着年龄增大,胰腺回声逐渐增高。胰腺后方的脾静脉系识别胰腺的主要标志。

2. 胰腺常用的二维超声切面　上腹部横切面,主要用于观察胰腺横断面头、体、尾结构(图 12-3-5)。

3. 胰腺癌超声表现

(1) 直接征象

1) 胰腺形态:肿大多呈局限性,广泛浸润时,整个胰腺不规则肿大。

2) 胰腺轮廓:不规则,边界不清,表面高低不平,向周围浸润呈蟹足样。

3) 内部回声:多数肿瘤为低回声(图 12-3-6),形态不规则,可夹杂不均点状、斑块状回声。

4) 后方回声:衰减或部分消失。

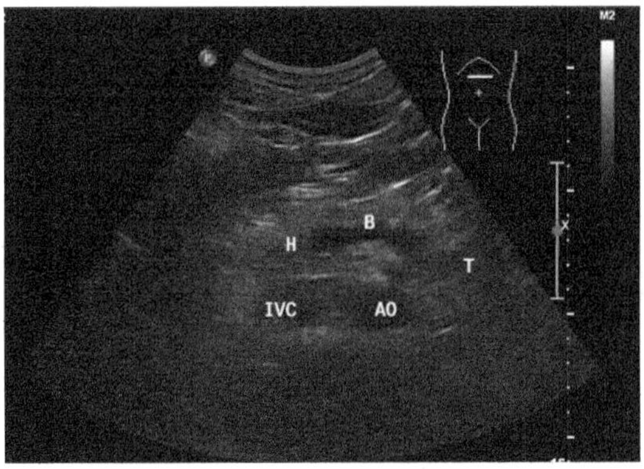

图 12-3-5　正常胰腺

IVC:下腔静脉;AO:腹主动脉;H:胰头;B:体;T:尾

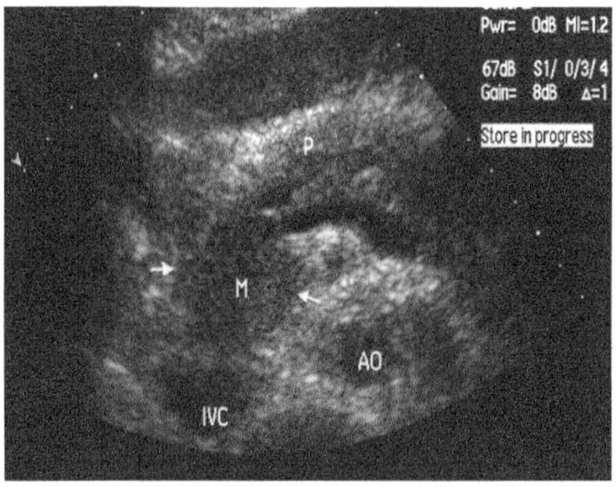

图 12-3-6　胰头癌

M:肿瘤;P:胰腺

(2) 间接征象

1) 主胰管受压,出现中断、扩张、移位。管壁尚光滑。

2) 胆道受压,胰头肿瘤可使整个胆道扩张,包括胆总管、肝总管、肝内胆管均扩张,胆囊肿大。

3) 血管受压,胰头癌可使门静脉受压,管腔变窄,胰体尾癌可压迫脾静脉、肠系膜上动脉、腹主动脉移位。

4) 后腹膜淋巴结转移肿大。肝转移时,肝内可出现多发圆形低回声区。

5) 腹水,肿瘤晚期腹膜转移,可探及腹腔液性无回声区。

(3) 不同部位的胰腺癌声像图特征

1）胰头癌：①胰头明显增大、增厚、形态不规则。②胆囊明显肿大，胆总管内径明显增宽，下端被突然截断，胆总管内径多在1cm以上，有时达2～2.5cm。肝内胆管明显扩张，达0.4～1cm，扩张的肝外胆管与其相邻的门静脉呈“双筒猎枪征”。③主胰管受压，内径扩大，甚至呈囊状。④钩突部癌可推挤肠系膜上静脉，使之向前移位。

2）胰体癌：①胰头可正常，胆道可不扩张，因此阻黄症状可不明显。②胰体部明显增厚，呈不规则形向前突起。③肿瘤呈低回声，境界模糊。④压迫胰管，可见扩张的胰管在肿瘤边缘突然被截断。⑤肿瘤向后压迫脾静脉致脾脏淤血性肿大，浸润脾静脉，局部脾静脉内径变窄。

3）胰尾癌：①受胃肠气体干扰，胰尾肿瘤常不易显示，需通过饮水后，或从肋间通过脾脏，或俯卧位从背部通过肾脏进行扫查。②如癌肿浸润结肠、肾、脾门等则声像图表现肿瘤与相邻组织结构分界不清。

（4）鉴别诊断

1）胰岛细胞瘤：功能性胰岛细胞瘤体积小，1～2cm，呈均匀性低回声，临床常有低血糖表现。

2）囊腺癌：胰腺多房或混合性肿块，体尾部多见，后方回声增强，可见乳头状实性回声自囊壁突入腔内。

4. 超声进展 由于胰腺癌有乏血供特点，因此CDFI很少探及血流信号。超声造影表现为癌组织增强较胰腺实质晚，可见瘤内缓慢向心性灌注，达峰时间长，强度低于周围正常胰腺组织。

第四节 肾脏、肾上腺肿瘤超声诊断

一、正常肾脏超声解剖

正常肾脏轮廓线光整，肾皮质部分为低回声区，厚约1.5～2.5cm。肾锥体显示底向外，尖向内的三角形暗区，呈放射状排列。肾的中部为肾窦回声，表现为浓密明亮点状回声，由肾盂、肾盏、血管、脂肪组织构成。

二、肾脏常用的二维超声切面

经侧腹冠状断面或背部纵断面，观察肾脏结构（图12-4-1）。

三、常见肾脏、肾上腺肿瘤超声表现

1. 肾细胞癌 二维超声显示肾内圆球、椭圆球占位性病灶，2～3cm多呈高回声；4～5cm多呈低回声，巨大肿瘤呈不均质回声（图12-4-2）。CDFI表现多样，肿瘤内部血流信号可丰富，也可稀疏，甚至无血流信号。血行转移时，肾静脉、下腔静脉出现低回声栓子。淋巴结转移时，肾门、腹主动脉旁出现淋巴结肿大。

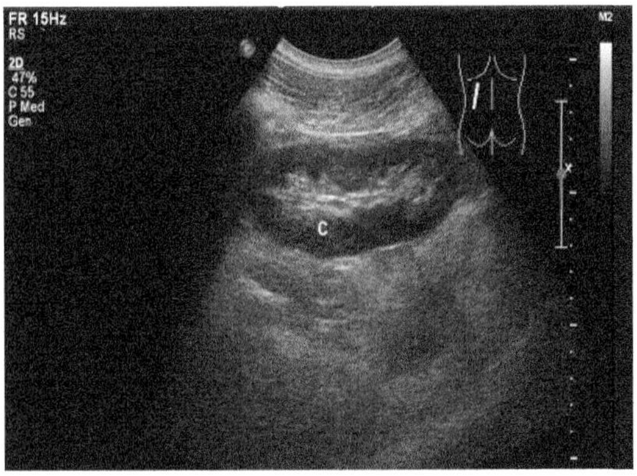

图 12-4-1　正常肾
C:皮质区

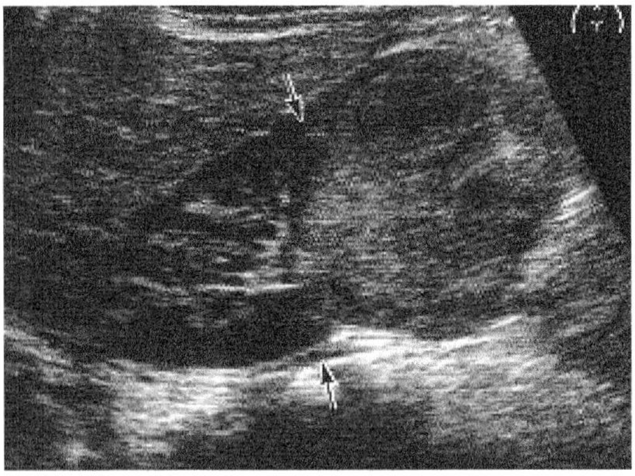

图 12-4-2　肾癌
(箭头系正常肾脏组织与肿瘤分界处)

2. 肾盂癌　超声表现:肾窦扩大,肾盏、肾盂内实性低回声肿块,可呈乳头形、平坦形、椭圆形等,肿瘤>1cm 时,可出现肾盂分离。肿瘤沿着肾盂地毯性生长时,则难以发现。CDFI 肿瘤内有彩色血流,信号稀少。肿瘤种植转移时,同侧输尿管、膀胱可以发现转移表现。

3. 肾母细胞瘤　又称 Wilms 瘤,儿童最常见肾肿瘤。好发于 2 ~4 岁小儿。

超声表现:肾内巨大不均质低回声,边界清晰,有包膜,形态饱满。CDFI 肿瘤内部点状、条状血流信号。较大的肿瘤肾盂受压引起肾积水。

4. 肾血管平滑肌脂肪瘤　最常见的肾良性实质性肿瘤

超声表现:肾实质内高回声、强回声团块,边界清楚,形态规则,无声影,内部回声均匀(与肝血管瘤相似)。当肿块较大且发生出血时,内部回声不均匀,高回声、低回声层层相互交错,平行排列,呈“洋葱片样”改变。

鉴别诊断:

(1) 肾柱肥大:肾皮质向髓质椎体间延伸的部分,回声强度与皮质相同且与皮质相延续,肾柱肥大呈圆形或类圆形,无球体感,也不会压迫肾盂引起积水。

(2) 肾脓肿:边界不如肾癌清晰,肾活动度受限,抗炎后体积缩小,而肾癌不会有这种动态变化。

(3) 凝血块:一般随体位改变而移动,血块排出后回声消失。

(4) 肾细胞癌与肾盂癌的鉴别:前者位于肾皮质、常向肾周边浸润、多侵犯肾静脉、下腔静脉。而后者位于肾盂或肾盏,肾盂积水多见,可使肿瘤清晰显示,肾周侵犯少,常向输尿管、膀胱转移。

5. 肾上腺肿瘤

(1) 醛固酮瘤:肾上腺皮质内 1 ~2cm 低回声,圆形,边界明亮清晰。

(2) 肾上腺腺癌:体积大,5 ~8cm,分叶状,肿瘤内常见出血、坏死、囊性变,CDFI 血流信号丰富。

(3) 嗜铬细胞瘤:肾上腺髓质肿瘤,边界清晰、球体感明显、4 ~5cm、常为低回声、如出血囊性变为无回声。CDFI 有时内部发现点状血流信号。肾上腺外的嗜铬细胞瘤多位于肾门附近,此外,腹主动脉旁、髂血管旁也可发现低回声的肿瘤。

四、超声进展

乏血供的肾癌超声造影表现为不均匀低增强。富血供的肿瘤造影表现为等或高增强，增强时间同步于或早于周边肾实质，多数病灶为不均匀增强，部分表现为周边环状高增强，消退期病灶造影剂消退较周边肾皮质慢。

（沈智勇）

第五节　妇科超声诊断

一、正常声像图

子宫浆膜层呈一线样强回声，肌层为均匀、细小、密集点状回声，宫腔为线状强回声，周围有低回声的内膜围绕，子宫内膜厚薄随月经周期发生变化。

子宫两侧的附件包括输卵管、阔韧带、输卵管系膜及卵巢。横向扫查可显示子宫角两侧延伸出输卵管、阔韧带和两侧卵巢。输卵管由子宫角部向外延伸。卵巢位置多变，月经周期中大小可有变化，外形呈扁椭圆形，中央部为髓质，回声略高，周围为皮质，回声略低，其内可显示大小不等原始卵泡回声。

二、妇科常见肿瘤超声表现

1. 超声表现

（1）子宫肌瘤：子宫肌瘤（ulterine myoma）是女性生殖器官中最常见的良性肿瘤，子宫肌瘤的声像图表现与肌瘤的位置、大小和有无继发变性等因素有关。

1）二维超声：子宫体积增大，形态饱满或失常，子宫局部回声改变，可以单发亦可多发，根据肿瘤位置不同分为肌壁间肌瘤，黏膜下肌瘤和浆膜下肌瘤，肿瘤以"低回声"多见，等回声和高回声亦可见，瘤体边界清晰，内部回声呈"葱皮样"改变，较大的肿瘤后方回声可有衰减，肌瘤发生变性时，瘤体漩涡状结构消失，无明显声衰减，内部回声多样化。临床常见的变性有：囊性变、钙化、红色变、脂肪样变及玻璃样变性等，以囊性变和钙化较具特异性。囊性变时瘤内出现大小不等、形状不规则的无回声区。钙化时瘤体可见环状或斑点状强回声伴后方回声衰减。

2）彩色多普勒表现：由于假包膜的存在，肌壁间子宫肌瘤周边有环状或半环状血流信号，并呈分支状进入瘤体内部，瘤体内血流信号较子宫肌壁丰富；浆膜下肌瘤可显示来自子宫的供血血管；带蒂的黏膜下肌瘤蒂部可显示供血血管。

3）频谱多普勒表现：瘤体周边及内部均可记录到动静脉性频谱。瘤体内部血流阻力略高，阻力指数在0.5左右。

（2）子宫内膜癌：子宫内膜癌（endometrial carcinoma）：又称子宫体癌，为女性生殖系统常见三大恶性肿瘤之一。

1）二维超声表现：早期病灶细小仅表现为内膜增厚，随病情发展，育龄妇女内膜厚度大于

1.2cm,绝经后妇女内膜厚度大于0.5cm,增厚内膜病灶区呈弱回声或强弱不均杂乱回声。当病变累及肌层时,局部内膜与肌层分界不清,肌层受侵范围较大时,肌层增厚,回声普遍降低不均匀,无法辨认正常子宫结构,晚期可出现子宫增大、轮廓模糊,与周围组织分界不清。

2)彩色多普勒表现:子宫内膜或内膜基底部可显示较丰富血流信号,侵犯肌层时,受累肌层局部血流信号增多,血供丰富。

3)频谱多普勒表现:子宫内膜、内膜基底部以及受累肌层出可见检测到异常低阻力型动脉血流频谱,RI<0.40,大多低至0.35以下。

(3)卵巢内膜异位囊肿(巧克力囊肿,pelvic endometrios):临床较为常见,是有活性的子宫内膜组织异位于卵巢部位,随月经周期性剥脱出血形成的囊性结构。

1)二维表现:囊肿外侧缘可见到部分正常含卵泡的卵巢组织,借此判断囊肿来源于卵巢,但囊肿较大时,则很难看到正常卵巢组织。典型的巧克力囊肿声像图表现为囊肿囊壁毛糙,内部呈密集颗粒状低回声悬浮于囊腔中,也可见实性低回声团块,有的可见分隔与分层现象。

2)彩色多普勒表现:可在囊肿表面探及高阻力动脉血流信号。

(4)囊性成熟性畸胎瘤(mature teratoma):俗称皮样囊肿,为生殖细胞肿瘤,由多胚层组织构成,体积大小不一,单侧常见,偶见双侧发病。

1)二维表现:常见声像图表现主要有“面团征”“星花征”“脂液分层征”等。

2)彩色多普勒:一般在瘤体内及囊壁上无明显血流信号。

(5)卵巢囊腺瘤(ovarian cystadenoma):属于上皮性来源的肿瘤,分为浆液性囊腺瘤(serous cystadenoma)和黏液性囊腺瘤(mucinous cystadenoma)。

1)二维表现:单房多见,囊壁较薄,边界清晰,内部液体透声可,内可见纤细分隔回声,分隔光滑而均匀,乳头状浆液性囊腺瘤囊壁上可见乳头状突起,内壁不光滑呈结节状或不规则状。黏液性囊腺瘤多为多房性,内液体透声差,可见云雾状回声分布,内可见分隔,体积一般较大,囊内较少见乳头。

2)多普勒表现:囊壁、囊内分隔以及乳头上可显示动脉血流信号,呈低速中等阻力动脉频谱

(6)卵巢囊腺癌(ovarian cystadenocarinoma):一般包括浆液性囊腺癌和黏液性囊腺癌,前者较后者多见。

1)二维超声表现:声像图上难以区别浆液性和黏液性囊腺癌,均表现为囊实性肿块,囊性为主的肿块囊壁较厚而不均,有厚薄不均的分隔,有囊内出血时液体透声差,实性为主则显示囊内壁实性团块状突起,中部可见大小不等的囊性区,乳头向外生长时肿块边界难辨。

2)多普勒表现:肿块边缘、分隔上和实性区可见到丰富的动脉血流信号,频谱呈为高速低阻表现。

(7)卵巢转移性肿瘤:体内任何部分的原发性癌均可能转移到卵巢形成卵巢转移癌,大多累积双侧卵巢,病灶表现为多发性结节,常见的卵巢转移癌为库肯勃(Krukenberg)瘤,为含明显印戒细胞成分的黏液性腺癌,大多来自胃肠道。

1)二维表现:双侧卵巢均受累,肿块无明显包膜,但边界清晰,呈肾形,内部回声呈实性不均质稍高回声,部分后方回声衰减。

2)多普勒表现:可显示肿瘤内血供丰富,以中等阻力为主(>0.40),此与原发卵巢的恶性肿瘤不同。

3）鉴别诊断

a. 带蒂浆膜下肌瘤与卵巢实性肿瘤鉴别：浆膜下肌瘤瘤蒂较细时与卵巢实性肿瘤鉴别较困难，尤其是肌瘤变性时声像图变化多样，但仔细寻找彩超可以探查到浆膜下肌瘤与子宫肌层相连续的动脉血流信号，此外，若能找到同侧正常卵巢，则诊断较易，如若绝经后妇女卵巢萎缩，则诊断较困难。

b. 内部回声较杂乱的畸胎瘤与囊腺瘤鉴别：卵巢囊腺瘤表现为囊壁稍厚，囊内可见分隔，囊内壁见乳头状高回声结节，分隔及乳头上可见血流信号进入，后方无声影，而畸胎瘤瘤体内一般无血流信号。

c. 卵巢黏液性囊腺瘤与囊腺癌鉴别：囊腺癌分隔较多，厚薄不均匀，当分隔多，血供丰富腹部同时查出腹水时，高度怀疑恶性可能。

2. 超声进展

（1）超声引导下可对巧克力囊肿进行穿刺抽液后给予无水酒精注入治疗，针对不同类型的巧克力囊肿选用不同粗细针头，如囊液过稠，可注射入生理盐水稀释再行抽液，较大的囊肿可再次治疗。

（2）对鉴别困难的肿块可行超声造影。超声造影能发现附件区包块的实性成分中CDFI难以发现的低速血流信号，判断包块是否真正有血供。

（葛艺东　汪珺莉　孙　静　尹薇薇）

第六节　介入性超声诊断

超声医学是现代医学发展中最令人瞩目的学科之一，作为超声医学的一个重要分支——介入性超声医学，于1983年在哥本哈根世界介入超声学术会议上被正式命名。现代介入性超声包括各种超声引导下的诊断与治疗、术中超声、侵入性超声、经腔超声、超声造影显像以及高能聚焦超声治疗等。介入性超声与其他介入性诊治方式相比有其特征与优点：①超声影像系统具有可视性及实时性特点以及特制的超声穿刺针，使得超声引导成为多种介入性技术的最佳选择；②超声仪器具有轻巧便携特性及无放射性；③超声显像可用来监测抽吸和引流过程并发现一些潜在的并发症；④超声引导介入性操作较CT引导及选择性手术活检成本低，易于在社区及农村地区普及推广。介入性超声应用广泛，几乎涉及所有临床医学学科，因此也是相关学科临床医师应掌握的技能。本章节着重介绍介入性超声一般操作及其在相关脏器肿瘤方面的介入诊断。

一、概　　述

介入性超声关键技术是在超声引导下将诊疗器械准确导入靶目标，根据需要及操作者的习惯，可以使用超声导向装置（如穿刺支架等），也可以徒手操作引导穿刺，两者各有利弊。

1. 仪器与设备

（1）导向装置：多数超声仪器制造厂家提供与超声仪器配套的专用穿刺导向装置，这些装置大致可分为两类：一类是为介入性超声专门设计的探头，即穿刺探头（图12-6-1A）；另一类是与通用探头配套组合使用的穿刺适配器，即穿刺架（图12-6-1B）。

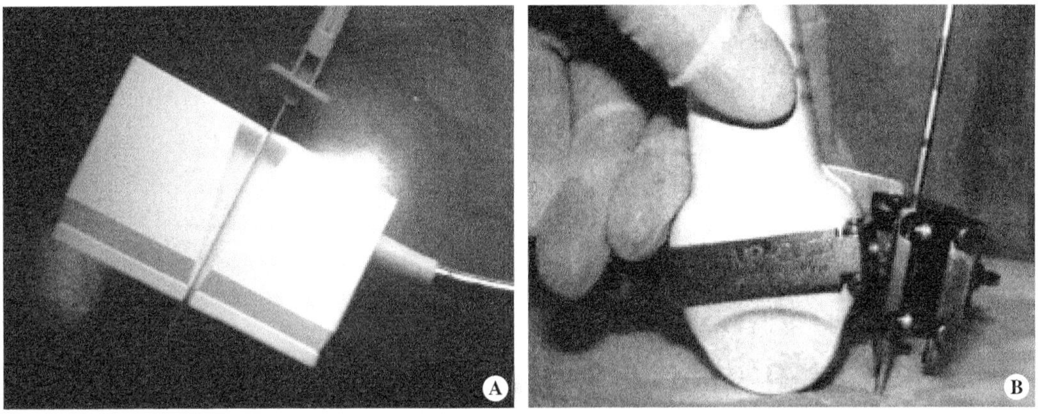

图 12-6-1　穿刺探头与穿刺架

（2）针具：针具包括穿刺针及与其配置的附件。穿刺针一般由针芯和针鞘两部分组成。穿刺针的规格依据其外径标记。国际标号通常以 G 表示，其前的数码越大，外径越小，其后标明长度。国产针与进口针规格对应关系见表 12-6-1。

表 12-6-1　国产针与进口针规格对应关系

国内规格/号	5	6	7	8	9	10	12	14	16	20	28
国际规格/G	24	23	22	21	20	19	18	17	16	14	12
外径/mm	0.5	0.6	0.7	0.8	0.9	1.0	1.2	1.4	1.6	2.0	2.8
内径/mm	0.3	0.4	0.5	0.6	0.7	0.8	1.0	1.2	1.4	1.8	2.4

（3）引导装置、针具的临床选用原则：超声引导系统以能清楚显示靶目标、穿刺径路和穿刺针为原则。对深部病灶，应选择低频探头；对表浅病灶，应选择高频探头；对血管密集、解剖关系复杂的病例，应选用彩超仪器。

针具的选择取决于穿刺的目的、病变部位、深度、大小、组织特征等。对实质性肿物进行细胞学检查时尽量使用细针。组织学活检时应视组织性质而定选择粗针或是细针。当穿刺针可能通过空腔脏器时，应选用细针，减少并发症发生。

2. 操作技术

（1）穿刺路径的选择：选择穿刺路径原则是在能够避开血管、肠管等重要脏器和穿刺障碍物的前提下，尽量缩短穿刺距离，这样一方面能提高准确性，另一方面减少组织损伤，降低并发症。但在使用粗针对肝组织活检时经过一定厚度肝脏，可以对针道产生压迫作用，以减少出血。

（2）穿刺前的准备：介入医师必须明确施行介入性超声操作的临床原因和预期效果，操作者必须清楚患者的临床病史以及相关影像学资料。必须征得患者的同意，方可施行，并签订知情同意书放入病历中。

二、临 床 应 用

1. 超声导向在盆腹腔疾病中的应用

（1）肝脏：超声引导细针抽吸细胞学检查，主要用于肝脏局灶性病变的良恶性鉴别诊断，尤其适用于 AFP 阴性的肝癌诊断。对非典型增生肝细胞，肝腺瘤与高分化肝细胞癌的鉴别诊断存在一定困难，必须依靠穿刺组织活检。目前临床常选用 18G 活检针，能满足绝大多数取材要求。

（2）胆道：胆道系统的细针抽吸细胞学检查应用较少，避免经游离壁穿刺胆囊肿物，原则上推荐使用细针。

（3）胰腺：胰腺组织学活检与细针细胞学检查成功率相似。但前者提供的诊断信息比后者丰富。近年来有人用超声引导细针穿刺进行胰腺癌基因诊断的尝试。

（4）脾脏：脾脏的原发性恶性肿瘤较少见，超声引导细胞学检查对脾脏局限性病变的鉴别诊断有一定的帮助。

（5）肾脏：肾脏组织活检要点：患者取俯卧位，腹部垫一硬枕，借以减少穿刺过程中可能出现的肾脏退让；穿刺术后应卧床 12h，并注意血压、脉搏变化。

（6）腹膜后肿物：穿刺要点：腹膜后穿刺目前多采用细针，即使穿刺通过胃肠道也很少发生出血、胃肠道穿孔和腹膜炎等。许多研究提示：组织学活检的取材成功率往往低于细胞学活检。

2. 超声引导穿刺活检在胸部的应用

（1）经皮穿刺胸壁和胸膜活检适应证主要是确定胸壁和壁层胸膜病变的病理类型。对脏层胸膜小于 2cm 的肿物禁忌穿刺检查。穿刺要点：对贴近肺表面的小病变活检必须控制好进针深度，以减少最可能的气胸并发症。

（2）经皮穿刺肺活检：穿刺要点：导向探头选用扇扫探头，对较大肿瘤活检，应从肿瘤边缘区标本，术后嘱患者静卧位休息 2～3h，重点观察有无咯血、气急或呼吸困难。

3. 介入性超声在浅表器官的应用 甲状腺细针穿刺针吸细胞学检查（FNA），通常选用 25G 穿刺针进行，在实施过程中应注意：避开大的血管神经及重要器官、拔针后要充分压迫止血，防止发生皮下出血，抽吸活检中一旦出现出血，立即停止操作，拔出针头压迫止血。

乳腺肿块常采取组织学活检，可替代外科手术活检技术。

骨骼肌肉中软组织肿瘤活检要点：活检取材应在肿瘤不同的包膜处获得，对较大肿瘤应取瘤体周边组织血供丰富的部位。

（葛艺东　赵月雷　李　莎）

第七节　心脏超声诊断

一、正常心脏超声解剖

正常心脏包含心包，心房室腔，心脏瓣膜、心肌及心脏出入大血管等结构。心脏内部结构主要分为左右心房、左右心室四个腔室，由房间隔分隔左、右心房，室间隔分隔左右心室，心房与心室间通道由房室瓣交通，二尖瓣连接左心房与左心室，三尖瓣连接右心房与右心室，心脏的输入血管包含连接左房的肺静脉、连接右房的上下腔静脉及冠状静脉，心脏的输出血管主要包含连接左室的主动脉，连接右室的肺动脉见图 12-7-1。

二、心脏肿瘤超声表现

1. 良性肿瘤　心脏黏液瘤是一种最常见的良性肿瘤，任何年龄都可发生，但多发于40岁以上的成年人，女性多见。黏液瘤可发生于心腔的任何部位，其中75%发生于左心房，18%在右心房，而发生于左、右心室各占4%。因此，心脏黏液瘤最常见的是左心房黏液瘤。其超声心动图改变为：

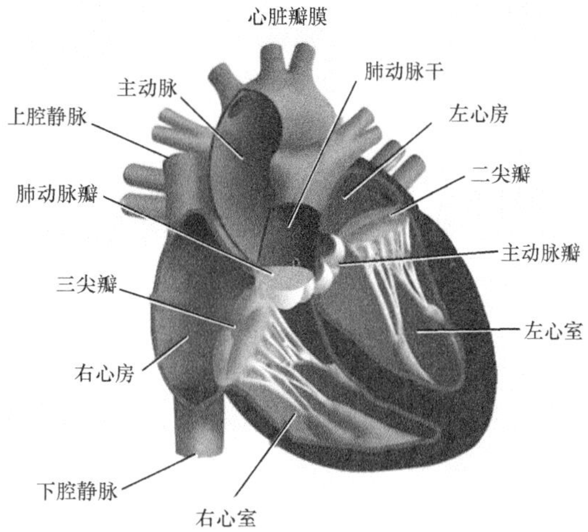

图12-7-1　心脏解剖示意图

（1）二维超声心动图：左心长轴切面及心尖四腔切面可见肿瘤有蒂附于房间隔中部，舒张期肿瘤脱入二尖瓣口阻塞二尖瓣口血流，收缩期返回至左房。见图12-7-2。

1）形态：左心房内见一致密反射光团，一般为5～6cm，均匀一致，如中心有坏死则中央可有液性暗区，瘤体形态可随心动周期发生改变，收缩期呈类圆形，位于左房内，舒张期移至二尖瓣口呈椭圆形。

2）部位：常借助瘤蒂附着于房间隔左房面的卵圆孔周围，蒂的基底部一般较窄，蒂长为2～5mm。心尖四腔心切面可较清楚的显示蒂的附着部位。

3）瘤体因有蒂连接，故其活动度较大。舒张期瘤体可移至二尖瓣口，甚至到达左室，引起二尖瓣口狭窄；收缩期则返回左房。瘤体大、蒂长、附着部位低时对二尖瓣口的阻塞程度较重。

4）当肿瘤位于左房阻塞二尖瓣口，影响二尖瓣的排空时，常导致左房扩大。

（2）M型超声心动图：在二尖瓣波群及心底波群可见左房中云雾状回声团块，M型可显示肿瘤活动与心时相的关系，舒张期二尖瓣后方有云雾状回声团，而收缩期云雾状回声出现于左心房内。但二尖瓣正常，无增厚表现。有时可见二尖瓣前叶扑动。舒张期瘤体移至二尖瓣口，阻塞左房血液排空见图12-7-3。

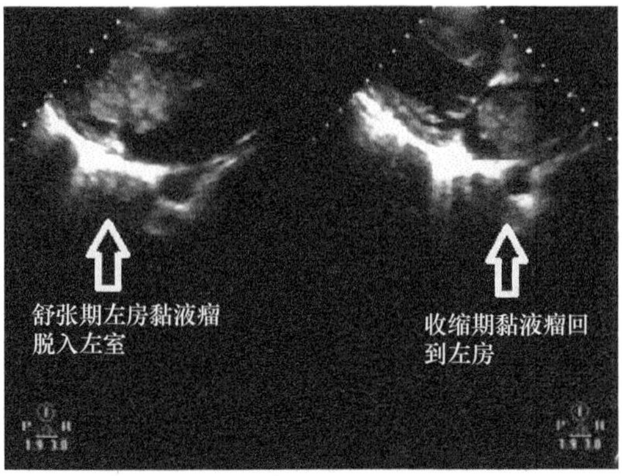

图12-7-2　左室长轴切面左房黏液瘤

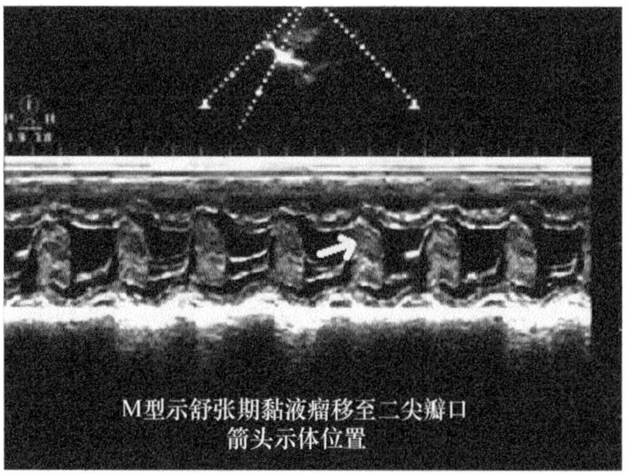

图12-7-3　M型左房黏液瘤

（3）鉴别诊断：①心房血栓：左房附壁血栓通常发生在二尖瓣狭窄尤其伴有心房纤颤的病例，血栓常附着于左心房后壁，基底宽，不活动，表面尚平整，新鲜血栓呈低回声，如血栓机化则回声增强、分布不均匀，常见的附壁血栓不难鉴别。但左房内活动性血栓不易鉴别，如血栓受血流冲击可与壁脱离成为带蒂血栓或游离血栓,经血流冲击呈类圆形,不能通过狭窄的瓣口而往返于二尖瓣口与心房之间,游离血栓在心房中活动,位置不断变动,常伴有二尖瓣重度狭窄,而心房黏液瘤二尖瓣无病变。②赘生物:常发生于感染性心内膜炎的基础上,可在二尖瓣瓣叶上出现大小不等、回声不均的团块,与瓣膜附着紧密,活动度较小。可通过询问病史及临床表现加以鉴别。

2. 恶性肿瘤

(1) 原发性恶性肿瘤:心脏原发性恶性肿瘤少见,约占心脏原发性肿瘤中的25%,其中肉瘤占30%,心脏肉瘤为心脏最常见的恶性肿瘤,心脏的恶性肿瘤可起自任何心脏组织,肿瘤可位于心室,也可位于心房内,瘤体多较大,呈分叶状或不规则形,内部回声分布不均匀,多呈浸润性生长,活动度小。

(2) 心脏肉瘤:超声心动图改变主要为肿瘤侵犯部位和范围大小,以及对心脏血流动力学的影响和常常伴发的大量心包积液。血管肉瘤好发于右心房,而骨骼肌肉瘤和纤维肉瘤等则可以发生在心脏任何部位。因此,心脏内和心壁内融合性的占位病变并发心包积液往往是基本的超声改变。

(3) 鉴别诊断:心脏恶性肿瘤与良性肿瘤,术前两者难以区别,一般常在术后切除肿瘤标本得到正确的病理诊断。超声心动图对良恶性肿瘤的鉴别诊断多根据二维(图12-7-4)与彩色多普勒(图12-7-5)相结合方式鉴别,帮助临床提供初步的判断,主要鉴别要点见表12-7-1。

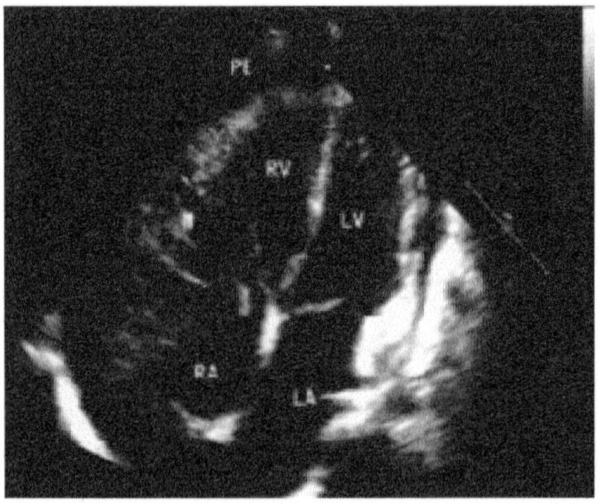

图12-7-4　心脏横纹肌肉瘤二维声像

右心实性肿块(M:肿块;PE:心 包积液)

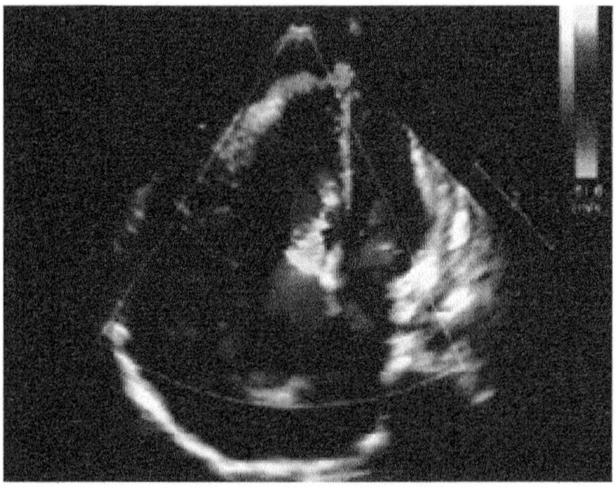

图12-7-5　右心横纹肌肉瘤

彩色多普勒图肿瘤内未见明显血流

表12-7-1　心脏良恶性肿瘤超声鉴别要点

	良性肿瘤	恶性肿瘤
形态	规则	分叶状或不规则
内部回声	均匀,后期坏死时可出现无回声区	不均匀
基底	窄	宽
蒂	多有	多无
蒂附着位置	房间隔中段	房间隔以外
活动度	幅度大	幅度小而固定
血流信号	多无血流信号	多有血流信号
心包积液	少数有心包积液	多有心包积液

3. 心脏肿瘤的超声诊断新进展

(1) 三维超声心动图:通过对肿瘤的三维重建,尤其是动态三维超声心动图对心脏占位性病变的诊断十分重要。三维超声心动图可显示肿瘤的立体结构、能更为准确地观察肿瘤的大小、形态、附着部位和活动度;可立体地显示肿瘤与周围结构的关系,从而更为准确地判断肿瘤梗阻引起的血流动力学改变。

（2）心脏超声造影:心脏超声造影通常采用造影剂 Sono Vue(声诺维),经静脉团注入,行造影检查,心脏超声造影判断实性病灶的性质主要依据是不同病变的血流灌注特点,良性肿瘤一般血供较差,造影是病变处增强程度低于周围心肌,即部分增强。恶性肿瘤细胞生长迅速,因此多数恶性肿瘤具有丰富的新生血管,造影过程中可观察到病变部位与周围正常心肌相比明显增强。

（葛艺东　耿　峰　解育新　强朝晖）

第八节　浅表器官超声诊断

一、乳　　腺

1. 乳腺肿瘤声像图

（1）乳腺纤维腺瘤:肿块呈圆形、椭圆形,也有呈分叶形及不规则形;边界光滑、完整,有完整包膜;内部回声均匀,呈低或弱回声;后方回声增强或不增强,肿块可有侧方声影;少数肿块内部有钙化,呈颗粒状,由于退化性改变所致。CDFI 示多数肿块为无血流或少血流型,见图 12-8-1。脉冲多普勒可测及低速动脉血流信号。

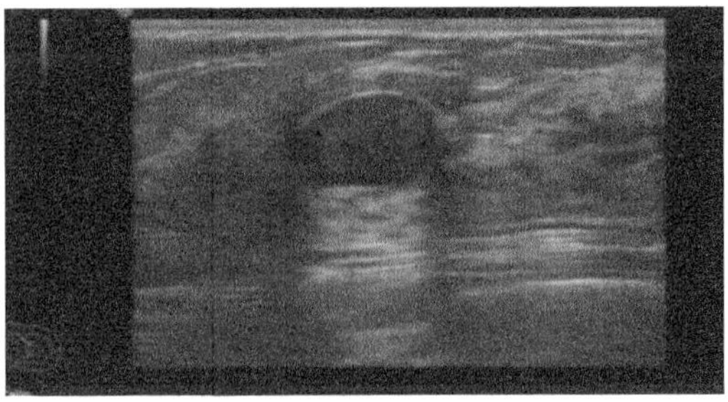

图 12-8-1　乳腺纤维腺瘤声像图

（2）乳腺导管内乳头状瘤:乳晕下导管内可见乳头状低回声或中强回声,直径多小于 1cm,近端导管扩张。CDFI 示部分导管内乳头状瘤中可见丰富血流,呈轴心性的血流信号,部分导管内乳头状瘤无明显特异性与正常组织相似,见图 12-8-2。

（3）各种类型乳腺癌超声表现(图 12-8-3)

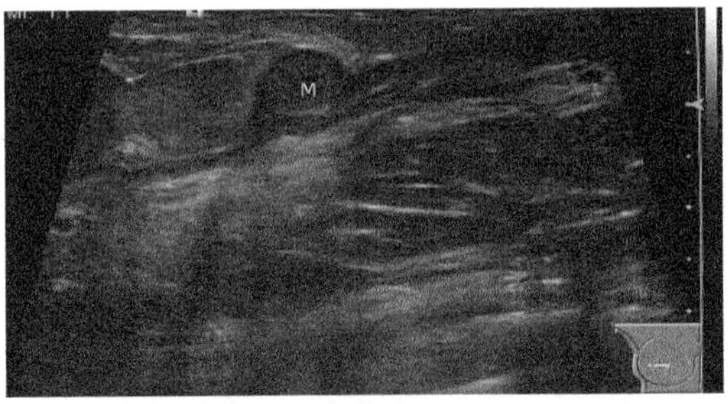

图 12-8-2　导管内乳头状瘤声像图

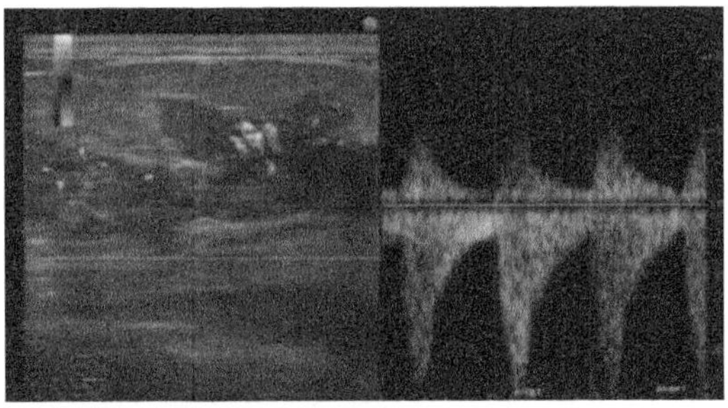

图 12-8-3　乳腺癌频谱多普勒声像图

1）硬癌:硬癌又称浸润性导管癌,约占乳腺癌的 70%～80%,肿物内部及后方回声明显衰减是其特点,同时边界不整,境界不清。

2）髓样癌:髓样癌体积较大,直径可达 4～6cm,肿物直径较大,常达 4～6cm,圆球形,边缘比较光滑，内部等回声或部分无回声区。有时内部亦可见散在不均的光点伴无回声区，后方回声一般不减弱。

3）乳头状导管癌：在乳腺的中心导管内，可见癌组织呈乳头状充满管腔，癌瘤累积导管范围很广，呈多中心性散在分布。挤压乳房或乳头可有黏液或血性分泌物。

2. 鉴别诊断　见表 12-8-1。

表 12-8-1　乳腺恶性肿瘤与良性肿瘤的鉴别

	良性肿瘤	恶性肿瘤
形态及边缘	圆形或椭圆形，边缘规整	不规则，呈毛刺样
边界	清晰光滑	欠清，不光整
包膜	纤细光滑	无
内部回声	均匀、一致	强弱不等，分布不均
钙化	短棒状、粗大	细小、多、团簇状
后方回声	无改变或略增强	无改变或后方回声衰减
皮肤浸润	无，界限清楚	有，凹凸不平
纵横比	小于 1	大于 1
活动程度	好	差

二、甲　状　腺

1. 肿瘤声像图表现

（1）甲状腺腺瘤：腺瘤呈圆形或椭圆形，边界光滑，包膜完整，内呈低回声多见，囊性变时为无回声或混合性回声。彩色多普勒显示其周边声晕处见较丰富的环状血流信号，肿瘤所在侧的甲状腺上动脉的峰值流速高于健侧，见图 12-8-4。

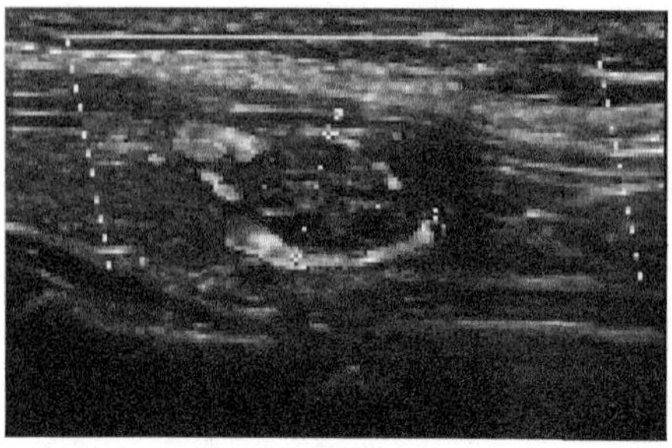

图 12-8-4　甲状腺滤泡状腺瘤声像图

（2）甲状腺癌：病理分类有乳头状癌占 50%～80%，滤泡状癌占 20%，其他有髓样癌、未分化癌。肿块边界不清、形态失常，向周围组织浸润，呈“蟹足样”，无包膜或包膜不完整，内部回声不均，后部可有声衰减。可因坏死、出血而呈不均质回声或囊性改变。实性部分可有纤维化或粗糙的沙砾样钙化。多有颈部淋巴结肿大。彩色多普勒显示肿块内可有丰富的血流信号，频谱多普勒呈高速高阻动脉血流信号，见图 12-8-5，图 12-8-6。

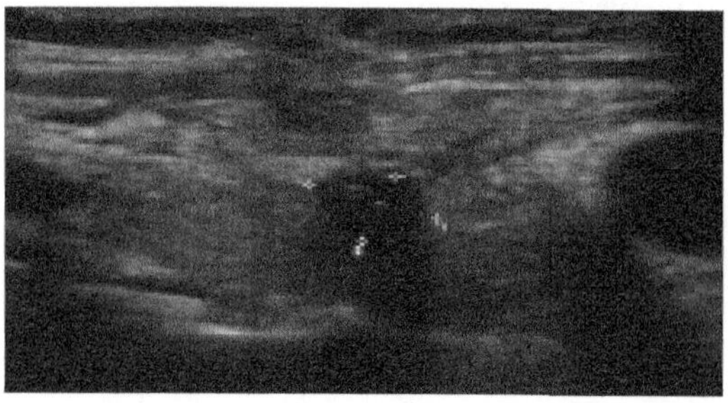

图 12-8-5　甲状腺乳头状癌声像图

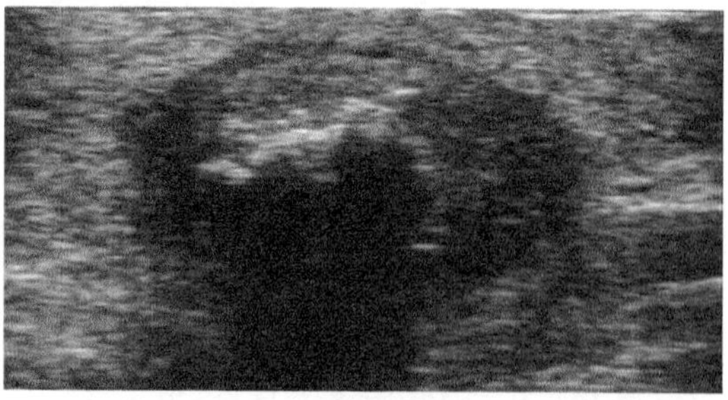

图 12-8-6　甲状腺髓样癌声像图

2. 鉴别诊断　见表12-8-2。

表12-8-2　甲状腺癌与甲状腺腺瘤、结节性甲状腺肿的鉴别

	甲状腺癌	甲状腺腺瘤	结节性甲状腺肿
数量	单发常见	单发常见	多发常见
形态	不规则	规则	规则或不规则
边界	模糊	清晰	清晰或模糊
内部回声	多为不均质低回声	均匀	回声水平不等
囊性变	见	常见	常见
晕环	多无晕环，或不规则晕环	常有规则晕环	有或无
环绕血流	无或小于1/2圈	常有，大于1/2圈	有或无
钙化	微小钙化	少见，粗大	常见，弧形、颗粒形
后方回声	衰减或无变化	无变化或增强	无变化、增强或衰减
血供	癌灶血供丰富，分布不规则	血供丰富，分布尚规则	血供程度不一
颈部淋巴结转移	可伴有	无	无

三、甲状旁腺

1. 肿瘤声像图表现　（图12-8-7）

（1）甲状旁腺腺瘤：在甲状腺背侧可见圆形、椭圆形等低回声肿物，单发、均质，有包膜。彩色多普勒血流信号呈点状及环绕肿物。

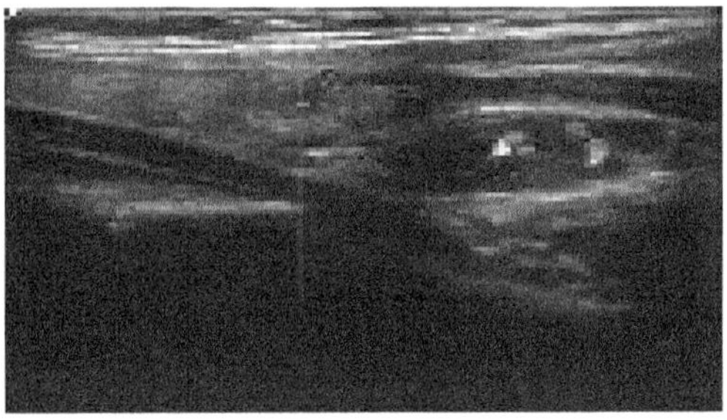

图12-8-7　甲状旁腺腺瘤声像图

（2）甲状旁腺癌：少见。常呈分叶状或不规则形不均匀低回声，边界不清，形态不规则，常侵犯包膜，易发生钙化，其内部及周边血供丰富。

2. 鉴别诊断

（1）甲状旁腺腺瘤与增生的鉴别：腺瘤常为单发，而增生常为多发；腺瘤一般大于2cm，而增生一般小于2cm。

（2）甲状旁腺腺瘤与腺癌的鉴别：根据肿瘤内部回声明显不均、有钙化灶、侵犯邻近组织和颈部淋巴结转移癌有助于提示腺癌。

四、涎　腺

1. 肿瘤声像图表现

（1）混合瘤：又称多形性腺瘤。多为圆形或椭圆形，部分呈分叶状，内部回声为均匀性低回声区，有的内可见无回声区或钙化灶，其边界清晰，形态规则，后方回声常增强。彩色多普勒常显示较丰富血流信号呈“提篮样”或“环绕状”，频谱多普勒多为低速动脉血流频谱，见图12-8-8。

（2）腺样囊腺癌：当肿瘤较小时，边界清晰，内部呈均匀性低回声区，较大时呈圆形或椭圆形,可侵犯神经,有疼痛并导致面神经麻痹。彩色多普勒显示血流信号较丰富,频谱多普勒多为高速动脉血流频谱,见图 12-8-9。

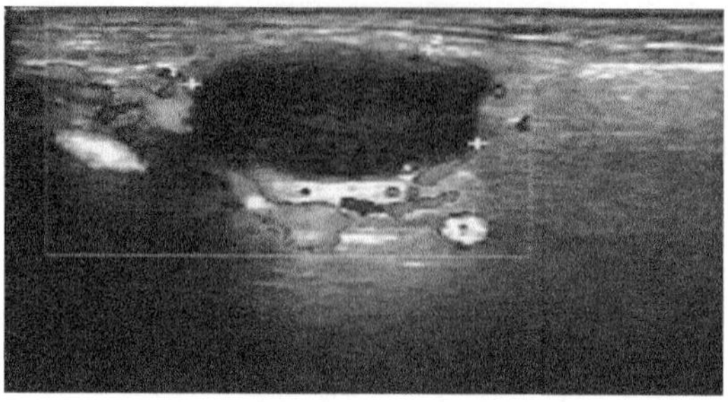

图 12-8-8　腮腺混合瘤声像图

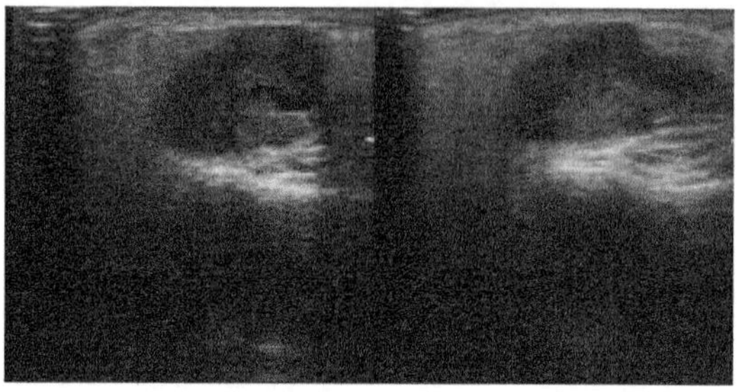

图 12-8-9　腮腺腺样囊腺癌声像图

2. 鉴别诊断　混合瘤要注意与乳头状淋巴囊腺瘤、恶性混合瘤相鉴别。恶性混合瘤:多由良性混合瘤发展而来,声像图特点与良性混合瘤相似,但如有钙化或彩色多普勒显示 PSV>60cm/s 时,应考虑恶性。乳头状淋巴囊腺瘤(亦称 Warthin 瘤):可呈多发性、多个涎腺分布,瘤内多呈囊实性,表现为多分隔的无回声区,瘤体边界清晰,后方回声常增强,彩色多普勒显示实性区可见到少量血流信号。

五、眼

1. 肿瘤声像图表现

(1) 脉络膜黑色素瘤:是成人中最常见的眼内肿瘤。二维超声表现为玻璃体内出现蘑菇形或半圆形肿物,边界清楚,内部回声前方强,后方渐次衰减,呈"挖空"现象。肿瘤所在部位的脉络膜受肿瘤侵犯,较相邻部位回声低,呈现盘状的"脉络膜凹陷"。肿瘤后眼球壁及球后脂肪受肿瘤影响,声衰减明显,形成"声影"。彩色多普勒在肿瘤基底部有明显的血流信号,频谱多普勒为中速低阻血流信号,见图 12-8-10。

(2) 视网膜母细胞瘤:是婴幼儿时期常见的眼内恶性肿瘤,临床上是白瞳症最常见的致病原因。二维超声表现分为玻璃体腔内显示球形或半球形的肿物,起源于眼底,有的肿物形态不规则,内部回声不均,可有无回声区,80% 以上的病灶内可见拖有声影的钙斑;少数肿瘤坏死明显者,可见与肿瘤相连的弱回声团漂动。彩色多普勒表现为瘤体内可见红、蓝相伴的血流信号,与视网膜中央动、静脉相延续,频谱多普勒显示收缩期的血流速度明显高于视网膜中央动脉,见图 12-8-11。

2. 鉴别诊断

(1) 脉络膜黑色素瘤

1) 脉络膜黑色素痣:病变边界清晰,表面光滑且隆起度一般不超过 0. 2cm,其回声均匀且回声强度强,彩色多普勒检查病变内无异常血流信号。

2) 脉络膜血管瘤:其为均匀的中等回声,无脉络膜凹陷和声衰减。

(2) 视网膜母细胞瘤

本病主要需与其他同样表现为白瞳的疾病进行鉴别。

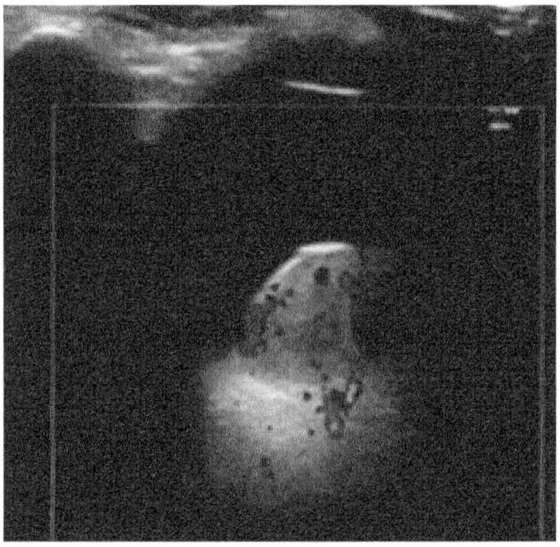

图 12-8-10　脉络膜黑色素瘤声像图

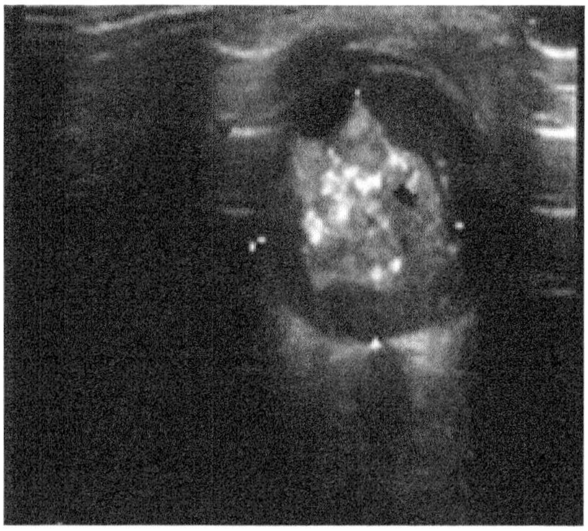

图 12-8-11　视网膜母细胞瘤声像图

（葛艺东　陈节庆　沈春云）

第十三章　肿瘤内镜诊断

学习目标

1. 掌握各种常见内镜的临床应用。
2. 熟悉常见肿瘤内镜诊断。
3. 了解内镜的类型及诊断方法。

第一节　概　　述

内镜最初从1805年硬式的直管，以烛光为光源，经历了半可曲式内镜、纤维内镜、电子内镜和胶囊内镜等几个阶段，它能深入全身各个系统的外腔、管腔内或闭合式的体腔内（如胸腔、腹腔、关节腔等）进行诊断和治疗。目前，最新、最细的内镜已能深入到乳头导管内，观察诊断乳腺导管内的病变。

一、内镜的类型

1. 硬式内镜　最初由德国的Bozzni于1805年设计，利用烛光通过直通的硬管道，可观察到直肠和泌尿管内腔。而后经不断实践和改进，所创立的硬管的内镜器材，以灯泡为光源位于直管前方，可比较清楚地观察到体腔和管腔脏器内部的情况。1932年Wolf等研制出半可曲式胃镜，可弯曲，能观察大部分胃黏膜，从而为内镜的发展奠定了基础。

2. 纤维内镜　1957年Hirscho Witz首创了纤维胃镜和十二指肠镜，从而推动了纤维胃镜的迅速发展。1963年日本开始研制纤维胃镜，并增加了摄影装置和活检孔道。而后，在视野角、光亮度、弯曲角、镜孔的大小、前视、斜视、侧视等方面不断改进。一直到1984年，由日本Olympus公司推出大钳孔全防水型的内镜系统，标志着纤维内镜的发展趋于成熟。同时，由硬管镜和纤维光导系统相结合的新型的硬管镜也得到改进和发展，如腹腔镜、膀胱镜、宫腔镜及阴道镜等。

3. 电子内镜　1983年，美国Welch ALLyn公司首先研制出电子内镜并应用于临床。而后，日本Olympus、Toshiba-Mzchida以及德国的Richad Wolf公司相继推出自己的产品。电子内镜最大的特点是内镜的前端安装了“微型摄像机”，即电子眼睛的固体摄像器件或称电荷耦合器（CCD）将光能转变为电能，经特殊处理系统处理后把图像清晰显示在电视监视器的屏幕上。因此，电子内镜的成像既不需要物镜，也不需要通过光导纤维进行导像。它的图像可以通过视频处理系统进行储存和再生，真正使内镜的发展跨入了电脑高智能化、高科技的医学科学行列。

4. 胶囊内镜　也称Given图像诊断系统，是一种无损伤性的消化道疾病诊断仪，目前常用的是Given M2A TM胶囊内镜。它通过胃肠道的自然蠕动促使M2A TM胶囊平滑无痛地通过消化道，实时传送彩色视频图像，使整个检查过程无碍患者日常活动。当患者用水吞服胶囊后,胶囊内镜即开始工作。固定在患者腹部的按阵形排列的自动传感器接受胶囊通过消化道时所获取的图像及数据。医师通过分析这些数据,可以了解消化道,尤其是小肠是否存在病变。胶囊式内镜最终将把普通内镜技术所能观察的区域,扩展到全消化道。但其仅能提供消化道的图像,对发现的病变无法取活组织做病理检查,也无法进行内镜下各种微创手术。因此,胶囊内镜无法替代常规内镜,尤其在微创治疗功能方面。

由于内镜的不断发展,进入了高科技、高智能化以及计算机系统,使最初的仅限于观察内腔,发展为在临床各个领域内镜下行各种功能检测以及复杂的微创手术。内镜诊疗操作简单,对患者损伤小或无损伤,插入性能好,弯曲度大,灵活方便、图像清晰。

二、内镜的基本结构及原理

1. 内镜的基本结构　内镜的基本结构由前端部、弯曲部、插入管、操纵部等组成。前端部是内镜的硬性部分,有多个小孔和窗,分别为送水送气出口孔、活检钳出口孔、镜导光窗;弯曲部位于前端和插入管之间,通过操控部能使内镜前端部向上下左右各方向活动;插入管又称镜身或软管部。其上方为操纵部,下端为弯曲部,其内部为传导束、送气送水闸通道、吸引活检管通道及多条钢丝通过;操纵部是术者操纵内镜的部位,可操纵各种旋钮,完成内镜检查。其操作部件包括角度控制旋钮和锁钮、吸引阀旋钮、送气送水阀按钮和活检插入口。角度控制旋钮和锁钮分别控制或固定内镜上下左右角度,以便全方位的观察;吸引伐旋钮主要用于控制吸引,将腔内内容吸引到腔外;送气送水阀按钮用于向腔内注气和注水;活检插入口是活检及各种治疗器械的入口。

电子内镜的前端部有一固体摄像器件也称CCD,是20世纪70年代开发的器件,它具有把光的强度变换成电信号的功能。因此与纤维内镜相比,电子内镜的基本性能、清晰度、亮度等都有更大改进和提高。

2. 电子内镜的特点和功能　电子内镜的基本配套器械为显示器、冷光源、图像处理系统、电子镜。其他配件有彩色打印机、照相机、录像机、内镜工作站。日本Olympus公司200型电子内镜配有索尼PVM1454QM型显示器,分辨率高,肉眼可以观察到清晰的腔内图像。CV200型图像转换处理系统,可获得逼真的图像和色彩,而且除了240型各种Q型的电子镜不能通用外,其他型号电子镜都可通用。CLV20型光源具有高钠氙灯,可随意调节光亮度;送气泵分高、中、低3档,根据所需可随意调节。索尼UP1800型彩色打印机,可随意打印获得单个、4个或16个所需图像。连接照相机,可用反转胶卷拍下所需图像制作幻灯;连接录像机,可以动态记录整个诊疗过程,便于随访对照;连接工作站,可以图文的形式记录患者的检查或治疗的病史资料,并存档。

第二节　内镜诊断方法

1. 形态诊断　内镜的检查最主要的目的是通过肉眼直接进行形态学观察,诊断脏器病变,并经活组织的检查来明确病变的性质。通过目镜或荧屏的显示,对检查的脏器应仔细观察其黏膜的完整度、色泽及血管纹理改变、有否隆起或浸润性改变,溃疡边缘有否虫蚀、有否杵状粗大黏膜、黏膜有否中断、溃疡表面苔的浊厚度、表面是否有渗血的现象、周围黏膜有否僵硬、内腔扩张是否佳,以及动态观察收缩和蠕动的情况。

2. 放大观察　电子内镜视频处理系统具有放大倍率的功能，对微细结构和微小病变能放大观察。如用 Olympus 260 型的电子内镜系统能对组织的微细结构和微小病变清晰观察，有利于微小癌的诊断与鉴别。

3. 染色、荧光　应用染色剂亚甲蓝（美蓝）和刚果红对可疑的部位喷洒染色，通过色素沉积的对比度（对比法）和色素吸收的深浅观察荧光显示，以判别病变良、恶性质，而且可对病变部位进行准确的取材，了解浸润范围。

4. 摄影录像　发现病变可进行摄影或录像，便于对比观察、动态追踪、随访及存档。

5. 病理活检　对疑有病变的部位，不能凭主观臆断，要通过活检明确病变性质。如良恶性溃疡的鉴别，腺瘤早期癌变的诊断，癌分化程度的确定等，均需通过活检后证实。

6. 细胞刷涂片　对早期病变及狭窄部位活检有困难者，细胞刷涂片有利于提高诊断的准确率。

7. 穿刺细胞学诊断　对黏膜下病变或黏膜下浸润性病变，活检很难取到黏膜下组织，通过内镜的注射针进行穿刺涂片细胞学诊断有利于明确病变性质。

8. 介入超声诊断　经活检孔道伸入小探头超声镜，能诊断癌的浸润深度和范围，肿瘤周围淋巴结转移的情况。对黏膜下肿瘤的诊断能区分肿瘤的性质等。

第三节　常见内镜的临床应用

一、胃　　镜

1. 适应证　上腹部不适，疑有上消化道病变，临床不能确诊者；出血原因不明，特别是上消化道出血者；X 线钡餐检查不能确诊或疑有病变、不能确定病变性质者；需要随访的病变如溃疡、萎缩性胃炎、胃癌前病变如肠腺化生、不典型增生等；需要胃镜进行治疗者，如止血、取异物、摘除息肉等。

2. 禁忌证　绝对禁忌证包括：严重心律失常，特别是心室率缓慢者，心肌梗死急性期及重度心力衰竭等；严重肺部疾病如支气管哮喘发作期、呼吸衰竭等；食管、胃及十二指肠等空腔脏器急性穿孔者；急性重症咽喉部疾病内镜不能插入者；腐蚀性食管、胃损伤的急性期；神志不清或精神失常不能合作者。

相对禁忌证包括精神紧张不能自控、脊柱畸形、食管狭窄等。如在检查前给病人充分解释检查的必要性、安全性，使病人有思想准备，配合必要的监护措施都可进行胃镜检查。

3. 并发症　内镜检查是安全的，但若医师没有很好地掌握内镜检查的适应证和禁忌证，检查者操作不熟练或动作粗野，或病人不能很好地配合也可出现并发症，严重者甚至危及生命，并发症发生率为 0.03% ~0.09%。

一般并发症：下颌关节脱臼、喉头痉挛、食管贲门黏膜撕裂、咽喉感染或咽后壁脓肿、腮腺肿大等。

严重并发症：心搏骤停、心肌梗死、心绞痛等；低氧血症；食管或胃肠穿孔；感染等。心搏骤停、心肌梗死、心绞痛等多系插镜时刺激迷走神经或检查时低氧血症所致，一旦发生应立即停止检查，并积极抢救如胸外心脏按压、人工呼吸等。低氧血症多系内镜压迫呼吸道造成通气障碍所致。食管或胃肠穿孔多由于病人不合作、操作粗暴、盲目插镜所致，如为食管穿孔立即出现剧烈的胸背上部疼痛、纵隔气肿和颈部皮下气肿，X 线检查可明确诊断。感染多数是在检查时应用大量镇静剂者可能并发吸入性肺炎,用内镜进行食管静脉曲张硬化剂注射、激光或微波扩张治疗或肿瘤诊疗后,也可能出现伤口部位继发感染。

二、十二指肠镜

1. 经内镜逆行胆胰管造影(ERCP)

(1)适应证:不明原因的梗阻性黄疸;疑有胆道结石或胆道肿瘤者;先天性胆囊、胆管、肝内胆管异常者;胆囊切除术后,或胆道术后再次出现黄疸者;慢性胰腺炎、胰腺囊肿、胰腺管肿瘤;急性化脓性胆管炎;急性胆源性胰腺炎;原因不明的上腹部绞痛,疑有胆道蛔虫症、胰管结石者;其他如疑有乳头括约肌功能障碍等。

(2)禁忌证:严重心肺功能不全;有脑部病变,如脑卒中、昏迷等;有碘造影剂过敏者;急性胰腺炎、慢性胰腺炎急性发作;有食管、贲门、幽门梗阻者。

(3)并发症及其预防:ERCP目前被认为是一项比较安全有效的检查方法,但也可出现并发症。早期并发症常发生于检查后24h。其中较为常见的并发症是注射造影剂后,引起急性胰腺炎,尤其是胰腺本身有炎症时更易诱发,多为造影剂过多充盈胰管、胰管机械性创伤或过量造影剂及空气进入胰腺实质所致。括约肌切开过程中如果过多凝固组织,导致胰管开口周围水肿,胰液引流障碍也会导致术后胰腺炎。此外尚有化脓性胆管炎、败血症、上消化道出血等。为防止并发症的发生:①要重视内镜和器械的消毒;②胰管反复显影不宜超过3次,压力不宜太高;③对于有胆道感染的患者检查前应进行治疗并预防性应用抗生素;④对于梗阻性黄疸行ERCP检查发现有胆管结石应立即行乳头括约肌切开或鼻胆管引流,冲洗引流胆道防止胆管炎发生;⑤处理胆道狭窄,放置内引流管。

2. 经内镜乳头括约肌切开(EST)及取石术

(1)适应证:胆总管结石;急性梗阻性化脓性胆管炎;胆道蛔虫症;乳头或胆总管下端炎性狭窄;乳头或壶腹部肿瘤;胆囊结石;乳头括约肌功能异常;胆道手术后胆漏;胆源性胰腺炎、慢性胰腺炎、胰管狭窄、胰管结石等。

(2)禁忌证:全身情况极差,不能耐受内镜检查者,包括心、肺、肝、肾功能严重衰竭者,以及脑梗死和脑卒中患者;内镜检查不能合作者;食管、幽门或十二指肠狭窄、十二指肠镜无法通过者;严重凝血功能障碍者;门静脉高压症:如肝硬化、脾肿大、脾功能亢进。而食管静脉重度曲张者,并非绝对手术禁忌证,但内镜经过食管下段时要轻柔,切忌使用暴力。

(3)常见的并发症:急性胰腺炎;急性胆管炎;败血症;出血;穿孔;取石网篮嵌顿等。其中急性胰腺炎是ERCP后最常见的并发症。

3. 内镜鼻胆管引流术(ENBD)　内镜鼻胆管引流术是一种较为常用的内镜胆道引流方法,它采用一细长的塑料管在内镜下经十二指肠乳头插入胆管中,另一端经十二指肠、胃、食道、咽喉等,从鼻孔引出体外,建立胆汁的体外引流途径。

适应证与禁忌证:鼻胆管引流的指征很宽,各种良恶性原因所致的胆道梗阻一般均可施行,尤其适合伴化脓性胆管炎的患者,随着胆管引流途径的建立,可有效控制胆道感染,必要时还可进行胆道灌洗。除ERCP的禁忌证外,ENBD并无绝对的禁忌证,但对有食道静脉重度曲张的患者则应慎重采用,以防术后引起静脉破裂出血。

三、小　肠　镜

(1) 适应证:各种原因的吸收不良综合征;消化道出血,经胃镜、结肠镜检查未明确原因者;疑为小肠病变,经 X 线钡餐检查未能发现病灶或发现病灶但不能确定性质者。

(2) 禁忌证:小肠广泛粘连;胃镜检查的各项禁忌证。

(3) 并发症:小肠黏膜损伤;小肠穿孔;经鼻腔进入者可并发鼻出血。

(4) 小肠镜的种类:推进式小肠镜;探条式小肠镜;肠带诱导式小肠镜;术中小肠镜;母子式小肠镜(SIF-MS 型);双气囊全小肠电子镜等。

四、结　肠　镜

(1) 适应证:结肠镜检查较钡剂灌肠检查更清晰,对怀疑病变的部位还可以作活检以明确病理诊断。临床上对于怀疑结、直肠和末端回肠病变者、有不明原因的便血、大便习惯改变、腹泻、腹痛、腹部肿块、消瘦以及贫血等症状的患者、钡灌肠怀疑有异常而需进一步明确病变性质者、转移性腺癌寻找原发病灶者、血 CEA、CA19-9 升高需查明原因和部位者,都需要结肠镜检查。对于明确结肠某一部位有肿瘤者仍需要作全结肠镜检查,以除外同时癌或伴有息肉。结肠癌和结肠息肉治疗后很有可能再发,因此必须定期作结肠镜随访,以便及时发现、及时治疗。结肠癌和结肠息肉还有一定的家族倾向,所以家族中有上述疾病者应该定期作结肠镜检查。通过结肠镜可以对多种结、直肠疾病进行有效、安全的治疗,如结肠镜下应用高频电凝、电切、套扎切除各种结、直肠息肉,包括带蒂息肉、广基息肉、息肉癌变、类癌及多发息肉等;结、直肠出血,应用高频电灼、电凝、微波等进行止血;结、直肠壁静脉曲张或静脉瘤,应用微波、硬化剂注射;结肠良性狭窄、吻合口狭窄进行扩张;结肠镜整复肠套叠,乙状结肠扭转;晚期结肠癌出血、梗阻,应用激光、微波等止血,扩张、放置支架,解除梗阻。

(2) 禁忌证:对于下列患者不宜作结肠镜检查:严重心脏疾病患者,包括严重心律失常、心肌梗死等;呼吸功能衰竭者;不能配合者;怀疑腹膜炎或结肠穿孔者;多次手术后腹腔内广泛粘连及严重腹水者。

(3) 并发症:肠镜检查治疗的并发症并非少见,包括结肠穿孔、出血、结肠系膜撕裂、气体爆炸、呼吸心搏骤停,以结肠穿孔、出血最常见。主要原因是操作不当,其他因素包括结肠扭曲、肠粘连、结肠肿瘤等。

(王建红　马洁云)

五、支气管镜

(一) 常规支气管镜检查

1. 适应证

(1) 诊断方面:①不明原因的咯血。②不明原因的慢性咳嗽。③不明原因的局限性哮鸣音。纤支镜有助于查明气道狭窄的部位及性质。④不明原因的声音嘶哑,可能因喉返神经引起的声带麻痹和咽喉部气道内新生物等所致。⑤痰中发现癌细胞或可疑癌细胞。纤支镜有助于寻找肿瘤病灶。⑥X 线胸片和(或)CT 检查异常者,提示肺不张、肺部块影、阻塞性肺炎、肺炎不吸收、肺部弥散性病变、肺门和(或)纵隔淋巴结肿大、气管支气管狭窄以及原因未明的胸腔积液等。⑦临床已诊断肺癌,决定行手术的治疗前检查,对指导手术范围及估计预后有参考价值。⑧胸部外伤、怀疑有气管支气管裂伤或断裂,纤支镜检查常可明确诊断。⑨肺或支气管感染性疾病(包括免疫抑制患者支气管肺部感染)的病因学诊断,如通过气管吸引、保护性标本刷或支气管肺泡灌洗(BAL)获取标本进行培养等。⑩疑有食管气管瘘的确诊。⑪纤支镜引导下选择性支气管造影。

(2) 治疗方面:①取出支气管异物。②清除气道内异常分泌物,包括痰液、痰栓、血块等。③在支气管镜检查中,明确了咯血患者出血部位后可试行局部止血,如灌洗冰盐水、注入凝血酶溶液或稀释的肾上腺素溶液等。④经纤支镜对肺癌患者作局部放疗或局部注射化疗药物。⑤引导气管插管,对插管困难者可通过支气管引导进行气管插管。⑥经纤支镜对气道良性肿瘤或恶性肿瘤进行激光、微波、冷冻、高频电刀、球囊扩张等治疗。⑦经纤支镜置入气管支架治疗气管狭窄。

2. 禁忌证　纤支镜检查现已积累了丰富的经验,其使用禁忌证范围亦日趋缩小,或仅属于相对禁忌范围。但在下列情况下行纤支镜检查发生并发症的风险显著高于一般人群,应慎重权衡利弊,决定是否进行检查。①活动性大咯血。纤支镜检查过程中若麻醉不充分,可引起患者咳嗽,有可能加剧活动性大咯血;而纤支镜的管腔较小,难以有效地将气道内大量的血液及时吸引出来,严重时可致窒息死亡;此外,在活动性大咯血时,支气管树内大部或全部区域纤支镜检查。②严重心、肺功能障碍。③严重心律失常。④全身情况极度衰竭。⑤不能纠正的出血倾向,如凝血功能严重障碍。⑥严重的上腔静脉阻塞综合征,因纤支镜检查易导致喉头水肿和严重的出血。⑦新近发生心肌梗死,或有不稳定心绞痛。⑧疑有主动脉瘤 。⑨气管部分狭窄,估计纤支镜不易通过,且可导致严重的通气受阻。⑩尿毒症,活检时可能发生严重的出血。⑪严重的肺动脉高压,活检时可能发生严重的出血。

3. 并发症及其抢救　纤支镜检查总的说来是十分安全的,但也确有个别病例因发生严重的并发症而死亡。并发症的发生率约为 0.3% ,较严重的并发症的发生率约为 0.1% ,死亡率约为 0.01% 。常见的并发症及其预防和处理措施:

(1) 纤支镜检查室必须配备有效的抢救药品和器械。

(2) 麻醉药物过敏或过量。丁卡因过敏反应的发生率高于利多卡因,要在正式麻醉之前先用少许药物喷喉,如出现明显的过敏反应,不能再用该药麻醉。气道注入麻醉药后约有 30% 吸收至血循环,因此,麻醉药不宜用量过多,例如利多卡因每次给药量以不超过 300mg(2% 利多卡因 15ml)为宜。对发生严重过敏反应或出现毒副作用者应立即进行对症处理,如使用血管活性药物,抗抽搐药物,对心跳过缓者应用阿托品,心跳停止者进行人工心肺复苏,喉水肿阻塞气道者立即行气管切开等。

(3) 插管过程中发生心跳骤停。多见于原有严重的器质性心脏病者,或麻醉不充分、强行气管插入者。一旦发生应立即拔出纤支镜,就地施行人工心肺复苏术。

(4) 喉痉挛或喉头水肿。多见于插管不顺利,或麻醉不充分的患者,大多在拔出纤支镜后病情可缓解。严重者应立即吸氧,给予抗组胺药或静脉给予糖皮质激素。

(5) 严重的支气管痉挛。多见于哮喘急性发作期进行检查的患者,应立即拔出纤支镜,按哮喘严重发作进行处理。

(6) 术后发热。多见于年纪较大者，除了与组织损伤等因素有关外，尚可能有感染因素参与。治疗除适当使用解热镇痛药外，应酌情应用抗生素。

(7) 缺氧。纤支镜检查过程中动脉血氧分压(PaO_2)下降十分常见，进行纤支镜检查时PaO_2一般下降 20mmHg(1mmHg = 01133kPa)左右，故对原来已有缺氧者应在给氧条件下或在高频通气支持条件下施行检查。

(8) 出血。施行组织活检者均有出血，少量出血经吸引后可自行止血。活检出血较多时可用下列方法止血：①经纤支镜注入冰盐水。②经纤支镜注入稀释的肾上腺素(肾上腺素 2mg，加入生理盐水 20ml 内，每次可注入 5 ~ 10ml)或稀释的麻黄碱。③经纤支镜注入稀释的凝血酶(凝血酶 200μg 加入生理盐水 20ml 内，该制剂绝对不能注射给药)。④必要时同时经全身给止血药物，此外出血量大者尚可进行输血、输液等。⑤纤支镜的负压抽吸系统一定要可靠有效，以保证及时将出血吸出，不使其阻塞气道。

(二) 经支气管肺活检(TBLB)

TBLB 多在 X 线透视监视下施行，经纤纤支镜的活检孔入活检钳，将活检钳送到预定的外周肺病灶进行活检。该技术克服了常规纤支镜只能对 3 ~4 级支气管内的组织取材的缺点，可对纤支镜直视范围难以见到的外周肺病变进行取材。

1. 适应证 ①普通纤支镜检查可见范围以外的肺组织内的孤立结节病变，经其他检查未能定性者。②肺部弥漫性病变性质不明者。

2. 禁忌证 除常规纤支镜检查所述禁忌证以外，在进行经纤支镜肺活检时以下情况禁忌：①病变不能除外血管畸形所致者。②怀疑病变为肺包虫囊肿者。③心肺功能较差，估计不能耐受并可能发生气胸者。④进行机械通气者。⑤有出血倾向者。⑥有肺动脉高压者。⑦活检部位有较多肺大泡者。

3. 并发症 ①气胸。②出血。其他并发症与常规纤支镜检查相似。

4. 注意事项 ①对于紧贴胸膜的病变，经皮肺穿刺较 TBLB 容易得到较为理想的标本。②对于穿刺病理结果一定要结合其他资料全面分析，以判断其代表性及可信性程度。③对于肺部弥漫性病变应根据影像学表现挑选病变较密集的部位作 TBLB，但应尽量避开纤维化严重的区域。因易发生气胸，不在右肺中叶或左肺舌叶行活检。

(三) 经支气管镜针吸活检术(TBNA)

经纤支镜纵隔针吸活检术(TBNA)对纵隔或大气道旁占位的定性、肺癌的分期有重要的意义，除了上述病变的确诊外，TBNA 还适用于直径小于 3cm 肺实质病灶、肺上沟癌、纵隔囊性病变、气道内黏膜下病变进行针吸活检。可以利用经支气管镜针吸活检术(TBNA)获取细胞学甚至组织学标本。近年来，随着定位方法和穿刺针的不断改进，其诊断的阳性率不断提高，其并发症在不断地下降。

1. 适应症 ①对已知或怀疑肺癌进行分期，指导治疗方法的选择。②纵隔或肺门淋巴结肿大原因不明。③纵隔肿瘤需明确病理者。④黏膜下病变。⑤肺周围性结节。⑥对气道内坏死肿瘤、出血性肿瘤病变进行诊断。⑦对纵隔囊肿及脓肿进行诊断和引流。⑧放射粒子植入。

2. 禁忌证 ①肺功能损害严重，无法耐受检查。②心功能不全、严重高血压或者心律失常者。③全身状态或者其他器官极度衰竭者。④穿刺部位有主动脉瘤。⑤出凝血机制严重障碍者。⑥哮喘发作或大咯血。⑦穿刺点有明显感染。

表 13-3-1　TBNA 的纵隔及肺门淋巴结定位标准

Wang 氏淋巴结分组	AJCC 分组	最佳穿刺点
前隆突淋巴结	第 7 组淋巴结	气管下端第 1 ~ 2 气管环间,12 点
后隆突淋巴结	第 7 组淋巴结	隆突后方,5 ~ 6 点位置
右气管旁淋巴结	右第 4 组淋巴结	气管下端 2 ~ 4 气管环间,1 ~ 2 点位置
左气管旁淋巴结	左第 4 组淋巴结	气管下端第 1 或第 2 气管环间,9 点位置
右主气管旁淋巴结	右第 10 组淋巴结	右主气管第 1 ~ 2 气管环间,12 点
左主气管旁淋巴结	左第 10 组淋巴结	左主气管第 1 ~ 2 气管环间,12 点
右上肺门淋巴结	右第 10 组淋巴结	右上叶分嵴的前上方
隆突下淋巴结	第 7 组淋巴结	右主支气管内侧壁,或近右上支气管开口,9 点位置
右下肺门淋巴结	右第 11 组淋巴结	于右中间支气管的前侧壁,9 点位置,或中叶支气管开口水平,12 ~ 13 点位置
隆突远端淋巴结	第 8 组淋巴结	位于中间支气管内侧壁,近右中叶支气管开口水平,9 点位置
左肺门淋巴结	左第 11 组淋巴结	左下支气管外侧壁近背支开口,9 点位置

（四）经气管镜超声引导针吸活检术

经气管镜超声引导针吸活检术（EBUS-TBNA）是近年来运用于临床的新技术之一,该技术在实时超声图像引导下对纵隔肿瘤或纵隔和肺门淋巴结进行穿刺,与传统的经支气管针吸活检术（TBNA）比较,EBUS-TBNA 可以实时监控下进行穿刺,能规避血管及肺组织,使得穿刺定位更加精确,显著地提高了临床穿刺的安全性和准确率,其诊断的阳性率不断更高,其并发症在不断地下降。

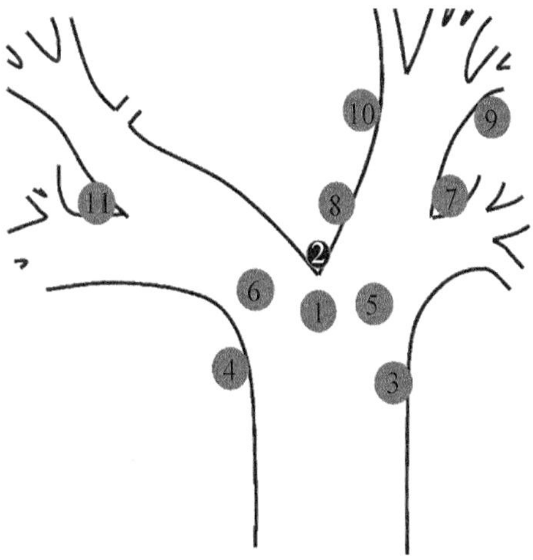

图 13-3-1　Wang 氏淋巴结分组

EBUS-TBNA 适应证及禁忌证与 TBNA 相似,手术前患者常规禁食、禁水 4 ~ 6h,操作前进行心电及脉氧监测,2% 利多卡因雾化吸入,患者取仰卧位,神志始终处于清醒状态,并经鼻腔或口腔滴注 2% 利多卡因,减少口咽部反应,适当给予镇静药咪唑安定和镇痛舒芬太尼。操作过程中注意患者生命体征变化,持续心电（心率、指脉血氧饱和度/min）监护及血压监测。先经鼻或口腔行常规支气管镜检查,如未能发现气管内病变,则在声门上下、隆突及穿刺部位充分使用 2% 利多卡因麻醉,以减少咳嗽反射。

既往纵隔镜是直接获取纵隔肿瘤及淋巴结标本的金标准。对不明原因的纵隔肿瘤及淋巴结肿大实施纵隔镜可以获得病理学诊断,纵隔镜能获取区域包括第 2、3、4 和 7 组淋巴结区。胸骨旁纵隔镜可活检的淋巴结包括 5（主动脉弓下）和 6（主动脉旁）,EBUS-TBNA 患者除发现纵隔肿瘤及淋巴结外,对位于 7、10、11、12 组区域的肿瘤及淋巴结也得到很好的声像显示、标本获取和病理诊断,显示 EBUSTBNA 的优势之一是在超声支气管镜的直接视觉下实时扫描能够清晰显示纵隔肿瘤及淋巴结。国内学者报道与纵隔镜检查比较,EBUS-TBNA 两者对肺癌的诊断和分期效能无明显差异。国外同样有学者报道 EBUS-TBNA 有与纵隔镜相近的肺癌外科分期效果，而且 EBUS-TBNA 可在局麻下进行，与纵隔镜相比，并发症更少，也更加安全、方便、经济。并在实时引导下准确的组织取材，不但可以对隆突前及气管旁的纵隔肿瘤及淋巴结取样，而且可以取到纵隔镜都难以取材的气管后及纵隔下部位，明显扩大了纵隔镜下纵隔肿瘤及淋巴结的可活检范围，使纵隔肺门肿瘤、淋巴结及分期以及初级诊断方面的临床确诊意义更大。

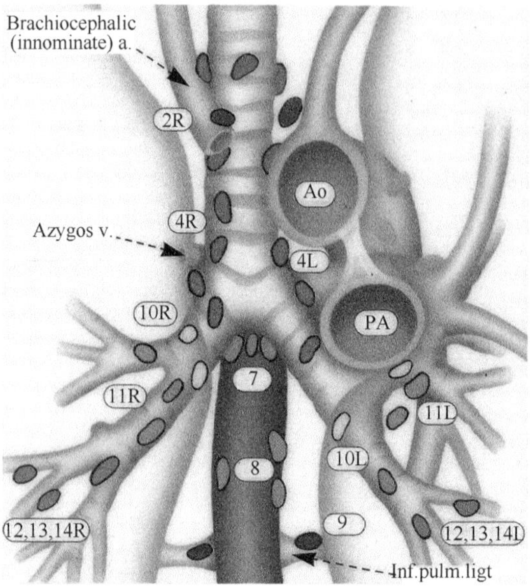

图 13-3-2　AJCC 淋巴结分组

(五) 经支气管镜介入治疗术

根据治疗方法不同可分为①热烧灼治疗技术：微波、电凝、APC、激光等。②冷冻治疗技术。③光动力治疗技术。④近距离放射治疗技术。⑤支架植入治疗。⑥球囊扩张。由于微波、电凝、APC、激光等治疗手段均由局部高温导致肿瘤组织坏死，操作过程相近，故本章节着重介绍支架植入治疗、APC 及球囊扩张技术。

1. 气管、支气管支架的临床应用

(1) 气道内支架置入的适应证：总的来说，气管、支气管支架置入的适应证目前主要包括三个方面：①中央气道(包括气管和段以上的支气管)器质性狭窄的管腔重建。②气管、支气管软化症软骨薄弱处的支撑。③气管、支气管瘘口或裂口的封堵。

(2) 气管、支气管支架的种类：目前临床常用的气管、支气管支架，按其制作材料大致可分成两大类：①硅酮(silicone)管状支架(有或无金属加固)。②金属网眼支架(覆膜或不覆膜)。

(3) 支架的选择：如前所述，目前市场上提供的支架大体可分为硅酮管状支架和金属网眼支架两大类，且各自具有各自的优缺点。与硅酮管状支架相比，金属网眼支架的置入比较方便，大多数患者均可在局麻下采用可弯曲支气管镜进行置入；其次是具有良好的弹性，故置入后移位的发生率相对较低；再次是支架本身较薄，同时可在一定程度上保留气道的黏液清除功能。同样金属网眼支架也存在着不足，主要包括：①价格相比较贵。②支架一旦植入两周后移出比较困难，通常要用激光将其切割成碎片后方能逐一取出。③对于无覆膜金属网眼支架来说发生肿瘤或肉芽组织穿过网眼生长致支架腔内再狭窄的发生率较高。因此，对于恶性气道阻塞或仅仅需要暂时性支架置入的患者，有条件开展硬质支气管镜操作的单位可优先选择硅酮管状支架。然而金属网眼支架由于其置入相对比较方便等优点，已使其在临床的应用范围变得越来越广，涵盖了各种良、恶性气道病变。但需要强调的是，对于良性气道狭窄，特别是病变部位尚处于急性炎症期的患者，金属网眼支架置入应当慎用；对血管外压性气道狭窄，多数学者认为金属支架一般不宜。

患者需要选用何种支架，还得根据手术实施者所处的环境、手术支持条件、术者的经验以及患者的经济承受能力来决定。

(4) 支架置入的常见并发症及其处理

1) 肿瘤及肉芽组织增生导致的支架腔内再狭窄：肿瘤组织增生后可以穿过金属网眼支

架的网孔，进而导致管腔再度阻塞，这种情况下常需要采取微波、电凝、APC、激光等、支气管腔内冷冻及腔内近距离后装放疗。由于激光在这种情况下易损坏支架，尽量避免使用。覆膜支架可以有效地阻止肿瘤组织穿透支架进入支架腔内，但两端更易出现肿瘤组织增生，堵塞气管。

支架两端及腔内的肉芽组织增生是良性气道病变支架置入后最棘手的并发症。原因在于机体对支架的过度反应，肉芽肿可发生于支架的任何部位。一般病变处于炎症增生期时，支架置入肉芽肿的发生率较高；倘若在瘢痕修复期置入，肉芽肿发生的机会则会明显减少。当支气管镜复查时见到的一些小的不引起临床症状的肉芽肿，一般无需处理。但当肉芽肿引起症状时，则需要处理。根据多位学者的经验，冷冻治疗对于新生肉芽肿的疗效要优于其他热烧灼方法，冷冻配合定期适时的球囊扩张，是解决肉芽组织增生致支架腔内再狭窄的有效方法。

2）支架移位：当肿瘤组织在接受放、化疗以后，肿瘤体积缩小，支架与气管之间的压力下降，支架就有可能发生移位。除此之外，支架直径过小及剧烈咳嗽也会导致移位。单纯金属网眼支架发生移位，一般不会导致严重后果；相反覆膜金属支架的移位则有导致患者急性肺不张的可能，故应特别注意。故一旦疑有支架移位，应立即行支气管镜检查，若发现支架移位应将支架取出或更换新的支架。

3）支架断裂：气道内支架持续的受到各种程度和各个方向上的压力，如肿瘤组织的持续性压迫、咳嗽时平滑肌的强力收缩所引起的迅速压迫等各种复杂类型的压力等，均可使支架产生疲劳性折断。相对于新型的镍钛合金支架来说，不锈钢支架则更易发生断裂。一旦发生金属支架的断裂和解体时，容易造成支架嵌入和穿透气道壁。这种情况下常常会导致气管、支气管瘘；侵及气道周围的大血管时，可引起致命性的大咯血。当发生这种情况时，往往需要外科开胸手术的介入，应尽可能将支架取出，以避免损伤周围组织及大血管而引起致命性并发症的发生。

2. 经支气管镜氩等离子体凝固术 氩等离子体凝固术(argon plasma coagulation，APC)已经广泛用于呼吸系统疾病的治疗，并成为治疗呼吸系统疾病的一项重要技术手段。经支气管镜氩气刀治疗主要适用于可视范围内的气管、支气管的局部出血，呼吸道腔内生长性隆起病灶、管腔狭窄以及异物，如呼吸道良性狭窄(吻合口疤，痕狭窄)、主气道及左右气管开口处癌性阻塞病灶、呼吸道肉芽增生性病灶、呼吸道内固定缝线异物、呼吸道黏膜广泛剥脱性病灶。

3. 经支气管镜支气管腔内的冷冻治疗 冷冻可以造成的损伤可以发生在分子、细胞、组织和器官水平。局部冷却和溶解的速度及所能达到的最低温度决定细胞能否存活，组织对冷冻的敏感性通常与其含水量相关，含水量多的组织对冷冻相对比较敏感，而含水量少的组织对冷冻的耐受性较好。一般肿瘤组织比普通细胞对冷冻更加敏感。

冷冻治疗适用于气管、支气管腔内恶性肿瘤的姑息性治疗；气管、支气管良性肿瘤的根治性治疗；支架植入后两端及腔内再狭窄的治疗；气管、支气管异物或血凝块等的摘除。

4. 经支气管镜球囊扩张术 经支气管镜球囊扩张术主要用于中心气道狭窄的治疗。其原理是将球囊置于狭窄的气道，通过高压枪泵加压扩张球囊，使狭窄部位的气管全周产生多处纵向小裂伤，裂伤处被纤维组织填充，从而达到狭窄部位扩张的目的。

(1) 球囊扩张术的适应证：球囊扩张术对病因无治疗作用，主要用于良性疤痕性病变所致的主气道狭窄，对恶性疾病所致气道狭窄仅作为辅助治疗手段。①气管、支气管结核性狭窄，主要是支气管结核治愈以后因疤痕收缩引起的支气管狭窄。②医源性气道狭窄：气管切开后、长期气管插管后、放射治疗后、肺部手术后吻合口狭窄（如肺移植、袖状切除和气管切除后）。③炎性疾病累及气道，如结节病、Wegner 肉芽肿病。④外伤后气道狭窄。⑤先天性气道狭窄。⑥恶性气道狭窄：外压性或合并外压性气道狭窄、辅助扩张气道，利于气道支架的伸展、协助置入治疗性气道导管。

（2）球囊扩张术的禁忌证：①狭窄远端丧失肺功能，气管虽然是通了，但肺功能不可能有任何好转。②严重的出凝血功能障碍。③严重心肺功能不全，患者不能耐受，失去治疗机会；但如果因主气管狭窄引起的心肺功能不全时，应积极治疗争取早日解决病因，达到治疗的目的。④外科袖状吻合术后，气管的张力已经不一致，在进行扩张治疗时易造成吻合口的撕裂伤，扩张治疗需慎重。⑤气管软化不是球囊扩张治疗治的适应证，支气管软骨被破坏导致气管壁的支撑作用消失，球囊扩张治疗治时管腔可扩开，但球囊一放松管腔又会马上回缩。

（3）常见并发症

1）管壁出血：出血是最常见的并发症。但一般情况下出血不多，无需处理；出血多时可于凝血酶或肾上腺素稀释后（1∶10000 局部用），明确出血点可予 APC 局部电凝治疗。

2）支气管破裂：治疗后患者出现纵隔或颈部皮下气肿，是扩张时气管破裂引起的。一般休息后绝大部分可以自愈。此时要注意让患者尽量减少咳嗽并给予预防感染治疗。

3）狭窄再复发：要区别是因结核感染未能控制引起的复发，还是因患者是疤痕体质造成瘢痕的增生、挛缩引起的再狭窄。第一种情况积极抗结核治疗。第二种情况需要反复扩张、冷冻，部分患者可采用放射治疗，抑制瘢痕的增生，即使经过上述治疗仍有部分患者狭窄不能控制，需要采取其他治疗手段。

（陆俊国　马洁云）

第四节　常见肿瘤内镜诊断

一、食管肿瘤

1. 早期食管癌内镜的表现

（1）形态分类：早期食管癌是指癌变局限于食管黏膜内及黏膜下层，主要特征为局限性充血、浅表糜烂、粗糙不平等黏膜浅表病变，与食管良性病变不易鉴别。内镜下早期食管癌分为充血型、糜烂型、斑块型和乳头型 4 种，见图 13-4-1。

1）充血型：病变区黏膜平坦，表现为小片状不规则充血，黏膜发红，质脆，触之易出血，管腔壁扩张良好，无僵直感。多经脱落细胞学普查发现，内镜检查容易遗漏。

2）糜烂型：最常见，约占 45%；病变处黏膜糜烂伴中央轻度凹陷，边界清晰，呈不规则的地图样，色泽较深。表面附有灰白色黏液，质脆，管腔尚柔软。

3）斑块型：病变黏膜变白，表面轻度隆起，粗糙不平，呈颗粒样改变，质脆，较大病灶可伴有浅表溃疡。浸润深度较前两种深，但管壁扩张度正常。

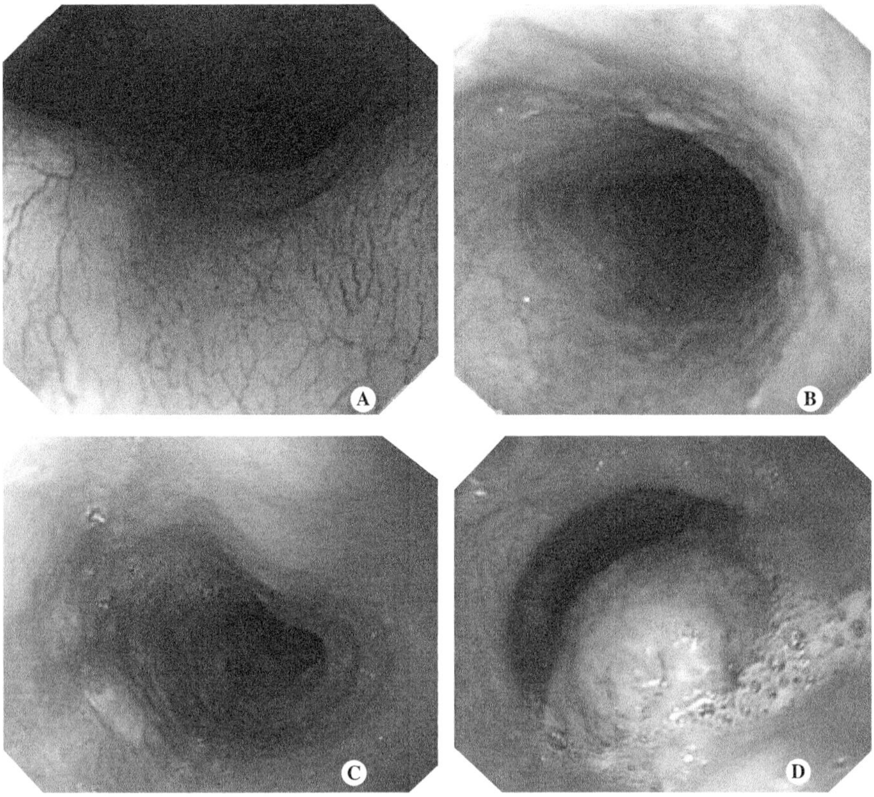

图 13-4-1　内镜下早期食管癌分型

A. 充血型；B. 糜烂型；C. 斑块型；D. 乳头型

4）乳头型：最少见，约占早期食管癌的 3%；病变黏膜不规则增厚，呈乳头样，小结节息肉样隆起，直径<1cm，基底宽，表面充血、糜烂，偶有出血。

（2）诊断：早期癌灶比较小，应重视内镜下活检，尤其是首次活检应选择最可疑部位，并多点、多块取检，提高活检的阳性率。为提高食管早期癌的检出率，常采用以下特殊内镜检查方法。

1）染色内镜：又称色素内镜，指通过各种途径（口服、直接喷洒、注射）将色素染料导入内镜下要观察的黏膜，使病灶与正常黏膜的区别更为明显，有助于辨认病变并针对性地活检。目前常用以下染色剂：①复方碘溶液（卢戈液）染色法。常用浓度为 1.2%～1.5%，正常食管鳞状上皮细胞含大量糖原，经卢戈液喷洒后染成棕褐色，而癌灶区糖原被癌细胞消耗殆尽，因此不染色，不典型增生可染色阴性。一般 3～5min 后褪色，故活检需迅速、准确，见图 13-4-2。②甲苯胺蓝染色法。甲苯胺蓝为亲肿瘤细胞核的染料，可以浸透 5～6 层细胞深度，染成蓝色，周边正常黏膜不着色；对于食管炎症、Barrett 食管、肿瘤可呈由浅到深的染色，但根据染色程度无法区分癌变和重度不典型增生。③甲苯胺蓝-复方碘双重染色法。利用不同染料的作用原理，可以弥补单一染色的不足，对食管病变的观察更为准确。复方碘染后癌灶呈不着色，与甲苯胺蓝进行双重染色后，蓝色区为肿瘤病灶，棕褐色为正常黏膜，两种颜色之间为浸润区，故双重染色法有助于确定病灶的性质及浸润范围。

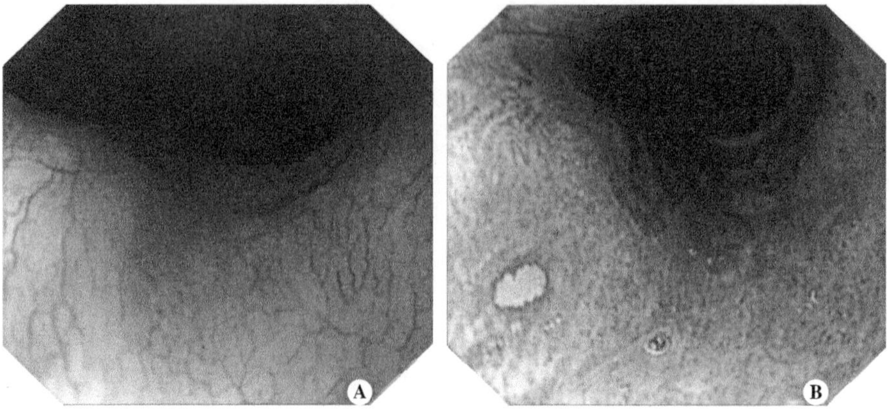

图 13-4-2　食管早癌染色内镜

A. 食管早癌;B. 碘染色后

2）超声内镜:超声内镜(endoscopic ultrasonography,EUS)通过显示肿瘤侵犯食管壁5层结构的深度和范围,周围器官和淋巴结有无转移,对病灶进行定性诊断,被认为是目前对食管癌 TNM 术前分期最准确的方法之一,为食管癌分型、分期和制订治疗方案提供依据。对于食管早期癌,EUS 可分辨病灶是否局限于黏膜层或已浸润至黏膜下层或肌层,可为治疗方案的选择提供依据。早期食管癌的内镜超声表现为管壁增厚、层次紊乱、中断及分界消失的不规则低回声。Shen 等检查 44 例可疑黏膜下损害病人,结果发现超声内镜有助于确定可疑黏膜内肿瘤的组织学特性。

3）放大内镜:放大内镜兼有常规内镜和放大观察双重功能,可将常规内镜所见的病变放大 35 ~ 170 倍再进行观察,可重点观察隐窝、腺管开口形态或黏膜下血管形态,然后在局部酌情喷洒卢戈液或甲苯胺蓝,以使病变在放大内镜观察更加清晰,故又称放大染色内镜。Kumagai 等结合对手术标本的实体显微镜观察和对应的病理结果,对放大内镜下食管黏膜表面的微小血管形态进行分类研究,提出乳头内毛细血管环的形态变化对区分正常、异常黏膜以及判断癌肿的浸润深度有重要意义。乳头内毛细血管环是由黏膜下引流静脉分出的树状血管发出的,正常为环形。多形的乳头内毛细血管环有助于食管癌的诊断。

4）内镜窄带成像:窄带成像(narrow band imaging,NBI)一种新兴的内镜技术,利用滤光器过滤掉内镜光源所发出的红、蓝、绿光波中的宽带光谱,仅留下窄带光谱,可以提高黏膜血管与周围组织的对比,用于诊断消化道各种疾病。主要临床用途首先从较远的视野发现病变,确定病变范围,然后近距离放大以识别黏膜细微形态和毛细血管模式的改变,鉴别病变性质。窄带成像技术与放大内镜相结合,通过观察乳头内毛细血管襻的形态,可以提高肿瘤浸润深度的识别,与病理诊断相比,对黏膜内癌和黏膜下癌诊断正确率可达到 85% ,见图 13-4-3。

5）荧光内镜:利用彩色成像技术,以氦-镉激光、氪激光为激发光源,有的辅以光敏剂加强肿瘤色带,用高敏摄像机摄取人体组织红和绿色谱,取得谱区荧光,利用成像颜色的差别区分良、恶性。荧光内镜诊断恶性肿瘤是一种既能定位诊断又有指导医师取活组织检查的有效诊断方法。有研究表明其对早期癌灵敏度高,尤其对癌前病变即不典型增生的检出率大大优于常规的诊断方法,符合率可达 95% 。与内镜活检相比,荧光内镜诊断早期食管癌具有快捷、一次多点检测、减少样本误差、显著缩短检查时间等优点。

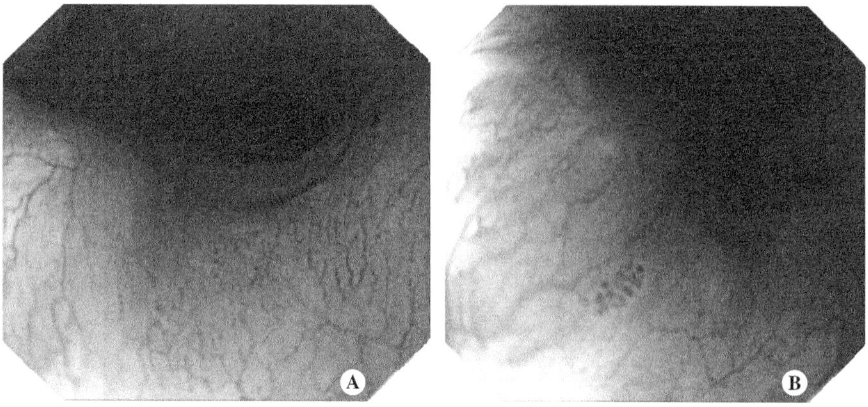

图 13-4-3 食管早癌内镜窄波成像

A. 食管早癌；B. NBI 后

2. 中晚期食管癌 中晚期食管癌可分为髓质型、蕈伞型、溃疡型、缩窄型和未定型，见图 13-4-4。

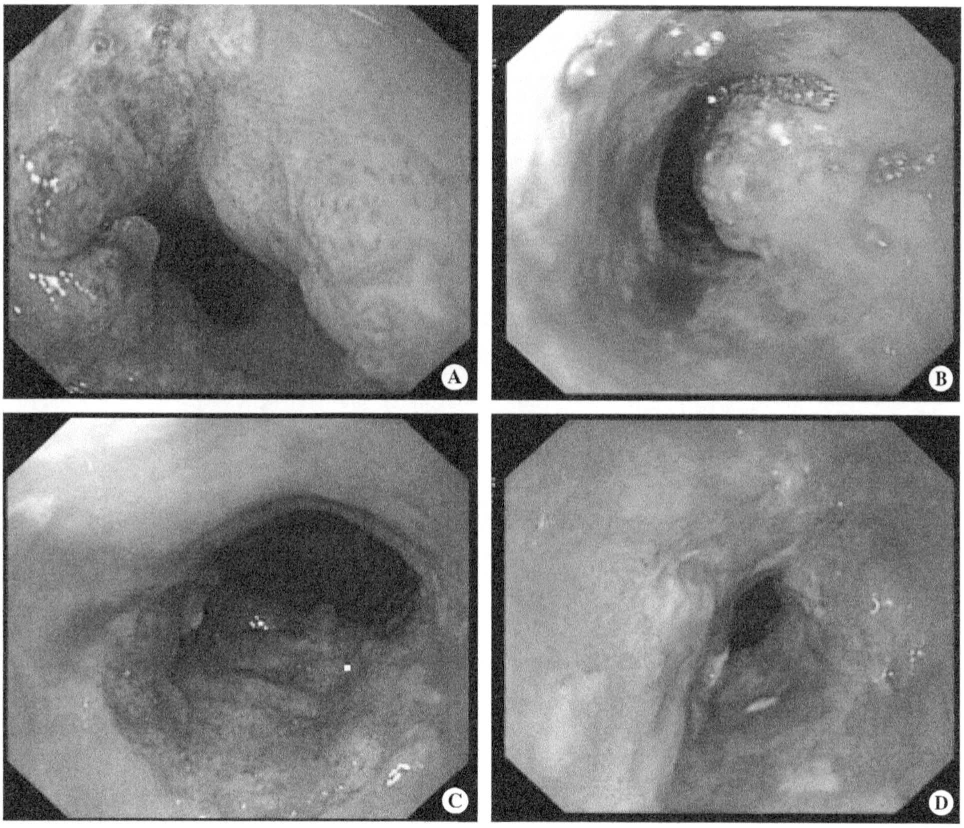

图 13-4-4 中晚期食管癌分型

A. 髓质型；B. 蕈伞型；C. 溃疡型；D. 缩窄型

髓质型呈坡状隆起，侵及食管壁各层及周围组织，切面灰白色如脑髓，恶性程度高。蕈伞型多呈圆形或卵圆形，向食管腔内突起，边缘外翻如蕈伞状，表面常有溃疡，属高分化癌。

溃疡型表面常有较深的溃疡,边缘稍隆起。缩窄型呈环形生长,质硬,涉及食管全周,食管黏膜成向心性收缩。少数中晚期食管癌不能归入上述各型者,称未定型。

3. 食管平滑肌瘤

食管平滑肌瘤好发于食管中下段,多来自食管壁内的黏膜肌层,食管下端近贲门处来自固有肌层。

大部分患者经胃镜检查偶然发现,肿瘤较大时可出现吞咽困难。内镜下主要表现为半球状或扁平隆起,小部分呈哑铃形隆起、长条形隆起或不规则隆起,绝大部分表面光滑,少部分可有充血糜烂;均为广基,活动度好,食管蠕动时可见肿块在黏膜内上下滑动;色泽与周围黏膜一致。不难与食管癌相鉴别,但与其他食管黏膜下隆起及腔外压迫等不易鉴别。通常活检不易取到黏膜下组织。如果考虑胸腔镜手术治疗,应尽量不要进行活检,以防发生术后食管瘘,见图 13-4-5。

超声内镜检查不仅能观察食管黏膜表面,而且能将食管壁的全层厚度及其 5 层结构清晰显示,故既能准确诊断黏膜及黏膜下病变,又能对表面覆盖正常黏膜管腔内隆起和腔外压迫等作出准确判断。根据病变所在管腔层次及其超声图像特点,可对肿瘤组织起源作出大致判断,对于食管平滑肌瘤的诊断准确率很高。平滑肌瘤位于黏膜肌层或固有肌层,特点为均质、低回声和边缘光滑的黏膜下肿瘤。来源于黏膜肌层者常具有以下特点:肿瘤向腔内突出明显,直径多在 2cm 以下,内镜检查时活检钳推之可活动,瘤体呈山田Ⅰ、Ⅱ型者圈套器套住后可呈Ⅲ、Ⅳ型,黏膜下注射生理盐水病变可抬举;来源于固有肌层者一般隆起较为扁平,直径多>2cm,活动度较差,圈套器易滑脱黏膜下注射病变不能抬举。超声胃镜引导下细针穿刺进行细胞病理学诊断,对难以鉴别的黏膜下肿瘤确诊与处理有重要意义,见图 13-4-6。

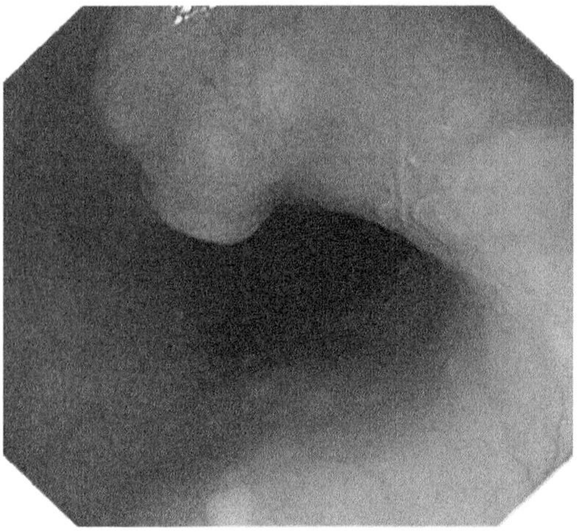

图 13-4-5　食管平滑肌瘤

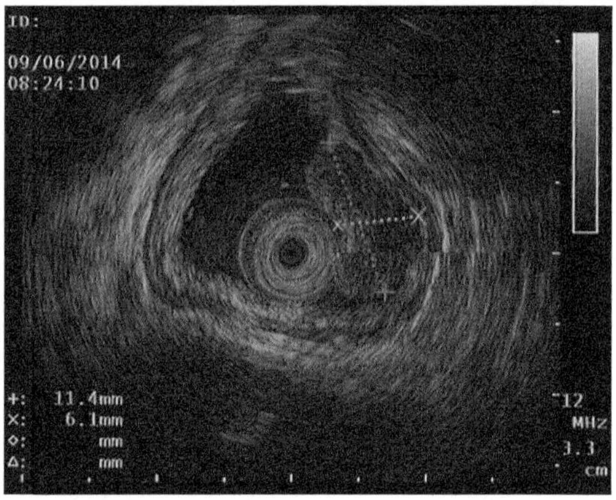

图 13-4-6　食管平滑肌瘤(超声内镜)

二、胃　肿　瘤

1. 早期胃癌　早期胃癌指癌侵犯黏膜及黏膜下层而未达到肌层,无论有无淋巴结和远处转移者。肿瘤未穿透黏膜肌层又称为黏膜内癌,直径<5mm 的称为微小胃癌。胃镜结合病理组织学检查仍是目前诊断早期胃癌唯一有效的手段。

（1）各型早期胃癌内镜特征

Ⅰ型即隆起型：表现为局部黏膜隆起呈息肉状，可有蒂或广基，表面粗糙或伴糜烂。

Ⅱ型即表浅型：表现为界限不明，可略隆起或略凹陷，表面粗糙，可分为3个亚型。

Ⅱa型即浅表隆起型：表面不规则，凹凸不平，伴有出血、糜烂，附有白苔，色泽红或苍白，见图13-4-7。

Ⅱb型即浅表平坦型：病灶既无隆起亦无凹陷，仅见黏膜色泽不一或欠光泽，粗糙不平，境界不清。

Ⅱc型即浅表凹陷型：最常见。黏膜凹陷糜烂，底部细小颗粒，附白苔或发红，可有岛状黏膜残存，边缘不规则。

Ⅲ型即凹陷型：病灶明显凹陷或有溃疡，底部可见坏死组织之白苔或污秽苔，间或伴有细小颗粒或小结节，有岛状黏膜残存，易出血

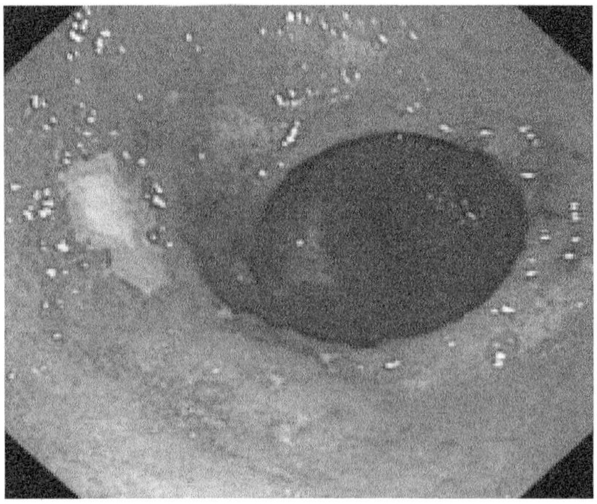

图13-4-7　浅表隆起型

（2）临床特点：早期胃癌以男性居多，发病年龄大多在45岁以上。除普查发现者外，大多数患者都有不同程度的上消化道症状，如不规则上腹部疼痛、反酸、嗳气等，这些症状与常见的慢性良性胃部疾病的症状并无区别。病变发生部位多在胃窦和胃体小弯处。早期胃癌预后良好，5年生存率>90%。

（3）诊断

1）胃镜：对中年以上有上消化道症状的患者进行胃镜检查，是目前发现早期胃癌的主要方法。早期胃癌的内镜表现缺乏特征性，主要表现为黏膜粗糙，触之易出血，斑片状充血及糜烂等。主要靠内镜医师进行全面仔细的观察，尤其是重视微小性或凹陷性病变及表浅糜烂点，在可疑处取活检，必要时行黏膜大块活检明确诊断。内镜医师应具有发现早期胃癌的意识，寻找病灶并进行活检。对于隆起型病变，活检病灶顶端或基底部，特别是糜烂、出血、变色及结节样改变、脆性增加、触之易出血处；对于平坦病灶，活检病灶中心；对于凹陷型病灶，活检凹陷内侧壁。取材时尽可能多点活检，以提高阳性诊断率。但是，由于内镜检查前制酸剂的使用、患者就诊时间的延迟、内镜医师对早期胃癌内镜下的表现缺乏认识，仍有部分早期胃癌患者在初次内镜检查时漏诊。随着内镜技术的发展，一些特殊的内镜检查方法也被运用。

2）超声胃镜：早期胃癌因类型不同而有不同的声像图，EUS能准确判断早期胃癌浸润深度和淋巴结转移情况，对癌巢浸润范围的诊断优于普通胃镜，与病理标本检查符合率高。隆起性胃癌黏膜粗厚，呈低回声；凹陷型胃癌黏膜层缺损，可侵入黏膜下层；对于肉眼不易发现的早期胃癌，癌灶局限于黏膜下层，而黏膜表面无明显形态和色泽改变者，EUS仍可判断。最新的三维内镜超声可对早期胃癌进行良好成像，从而评估肿瘤的浸润深度。

3）染色内镜：常用亚甲蓝，根据染料可与癌细胞所分泌的黏液紧密结合，并向癌组织间隙侵入的原理进行。细胞在异型分化的过程中，分化程度越差，分泌的黏液逐渐增多，其着色的程度逐渐加深。癌和各类异型增生的恶变程度不同，亚甲蓝染色的程度也不同；即亚甲蓝着色越深的部位，黏膜癌变的可能性越大。染色内镜的优点：良、恶性染色不同，容易进行鉴别诊断；对癌变区域判断更准确，可提高活检阳性率；能观察胃小区的大小、形态及

排列方式;能显示黏膜表面的细小凹凸结构,见图 13-4-8。

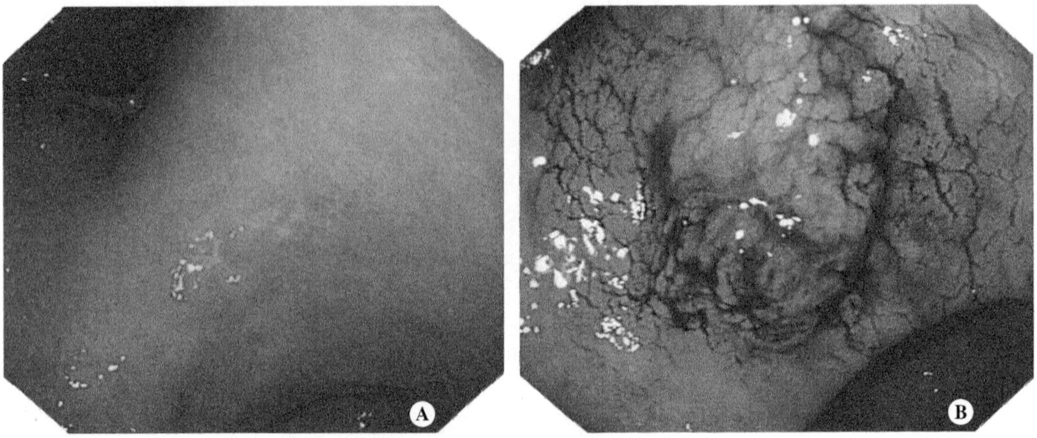

图 13-4-8　胃角早癌染色内镜

A. 胃角早癌;B. 亚甲蓝染色后

4）放大内镜:20 世纪 60 年代后期,放大内镜开始应用于胃黏膜观察。放大内镜的放大倍数可由操作者自行调节,目前最高可放大 100 多倍。由于放大倍数和图像清晰度的提高,放大内镜对消化道黏膜腺管开口形状、微血管的形态及病变的细微变化均清晰可辨。观察的对象主要为胃小凹和黏膜小血管,结合黏膜染色,可使病灶显示清晰;同时可观察开口分型,可以准确地反映病变组织的病理学背景,区分增生性、腺瘤性和癌性病变,从而大致判断是否有胃癌及癌前病变,对可疑部位进行定点活检,提高胃癌及癌前病变的检出率。

5）窄带成像:放大内镜加窄带成像(NBI)能较好显示黏膜血管,通过照射到胃黏膜中肠上皮化生的上皮顶端可产生淡蓝色冠,根据这一特点在萎缩性胃炎中识别肠上皮化生的区域,预测胃癌的组织学特征。NBI 作为一种新兴的内镜技术,已初步显示出它在消化道良、恶性疾病的诊断价值。由于 NBI 是通过血管的对比来增强病变,这与染色内镜通过增加病变表面形态对比有着机制上的差别。因此,这两种内镜技术应是互相补充,而不是相互代替。

6）荧光内镜:以荧光为基础的胃镜成像和胃肠道光谱学的最新技术作为普通胃镜的补充,有外源性荧光物质注射法和自体荧光诊断,检测结果可靠并可预测病情的发展。荧光内镜能够发现内镜下不明显的病灶,能够确定传统内镜下不清楚的胃癌病灶边界,而且不同经验水平的内镜医师诊断结果有较好的一致性。

7）共聚焦激光显微内镜:这是一种全新的内镜检查技术,已在科学实验中较普遍使用。这一技术的核心是在内镜头端加上一个极小的激光共聚焦显微镜。它提供放大 1000 倍的图像,可在内镜检查时进行活组织表面下成像,为体内组织学提供了快速、可靠的诊断。目前国外研究已将共聚焦激光显微内镜用于观察早期消化道肿瘤及其癌前病变,所得到的实时显微图像与传统的病理组织图像有很好地一致性,对胃癌及癌前病变作出即时诊断。

2. 进展期胃癌　胃癌突破黏膜下层累及肌层者即为进展期胃癌,也称为中晚期胃癌。内镜下分型多沿用 Borrmann 分类方法。

Ⅰ型(息肉型或蕈伞型):少见,向胃腔内生长形如菜花样隆起,中央可有糜烂与溃疡,呈息肉状,基底较宽,境界较清楚。

Ⅱ型(溃疡型):较多见,肿瘤有较大溃疡形成,边缘隆起明显而清楚,向周围浸润不明显,见图 13-4-9。

Ⅲ型(溃疡浸润型):最多见,中心有较大溃疡,其边缘隆起,部分被浸润破坏,境界不清,癌组织在黏膜下的浸润范围超过肉眼所见的肿瘤边界,较早侵及浆膜或淋巴结转移,见图 13-4-10。

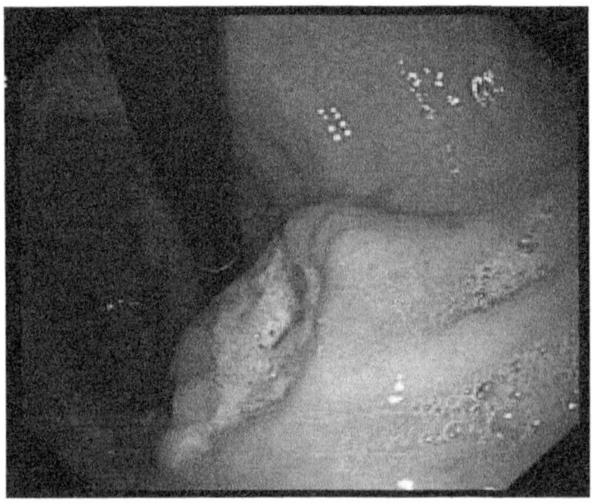

图 13-4-9　溃疡型

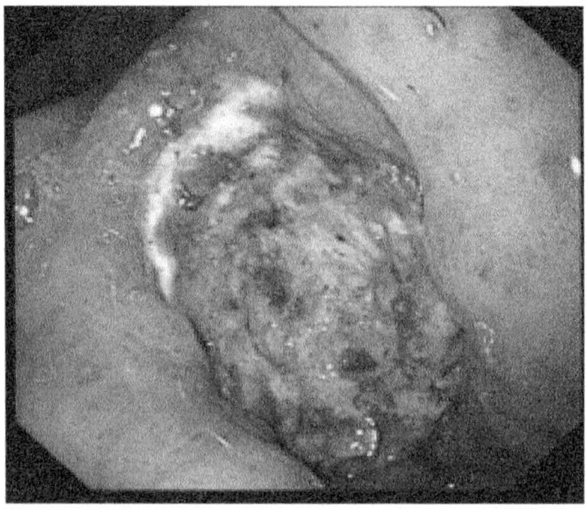

图 13-4-10　溃疡浸润型

Ⅳ型(弥漫浸润型):约占 10%,弥漫性浸润生长,边界模糊。因夹杂纤维组织增生,致胃壁增厚而僵硬,又称皮革胃。

3. 胃黏膜下肿瘤

(1) 临床特征:位于黏膜下的各种肿瘤,表面有正常黏膜覆盖,在内镜下形态相似,临床上统称为黏膜下肿瘤。黏膜下肿瘤起源于黏膜深层。根据其生长方向的不同可分为胃内型、壁内型、胃外型和混合型 4 种。胃内型易为内镜诊断,其特征为:①呈丘状、半球状或球状隆起;②基底多宽大、边界不太明确;③表面黏膜紧张光滑,色泽与周围黏膜相同,顶部有时可有缺血坏死性溃疡;④可见到桥形皱襞。桥形皱襞是内镜诊断黏膜下肿瘤的重要依据之一。它是正常黏膜皱襞被黏膜下肿瘤顶起而形成的自肿块向周围正常黏膜延伸的形似桥的黏膜皱襞。在肿瘤顶部,由于张力较大,皱襞可能消失。桥形皱襞在较小的黏膜下肿瘤很少见到,多见于直径 2cm 以上的黏膜下肿瘤。

(2) 内镜所见

1) 胃间质瘤:内镜下根据起始部位和发展方向,可分为壁间型、腔内型、腔外型及哑铃型即肿块同时向腔内外生长。也可根据其不同生长方向分为 3 型:肿块突出于胃腔内为黏膜下型,突出于腹膜腔者为浆膜下型,向腹腔和腹膜腔同时突出者为哑铃型,其中以黏膜下型多见。表面覆盖正常的黏膜,黏膜表面与肿瘤不相连,可光滑或呈中央凹陷,尤其在较大的病变时,凹陷为表面的溃疡。多为单发,有时也可见多发的病例,多发的间质瘤要注意有无基础疾病。内镜检查重要的是从多方面观察,毛细血管透见的程度,用靛胭脂染色观察黏膜表面,活检钳探视肿瘤的软硬程度、活动度等;表面光滑、缓坡样隆起性病变,伴桥形皱襞,是典型的鉴别特征;直径>5cm 病变的恶性可能比较小病变得更大,见图 13-4-11。

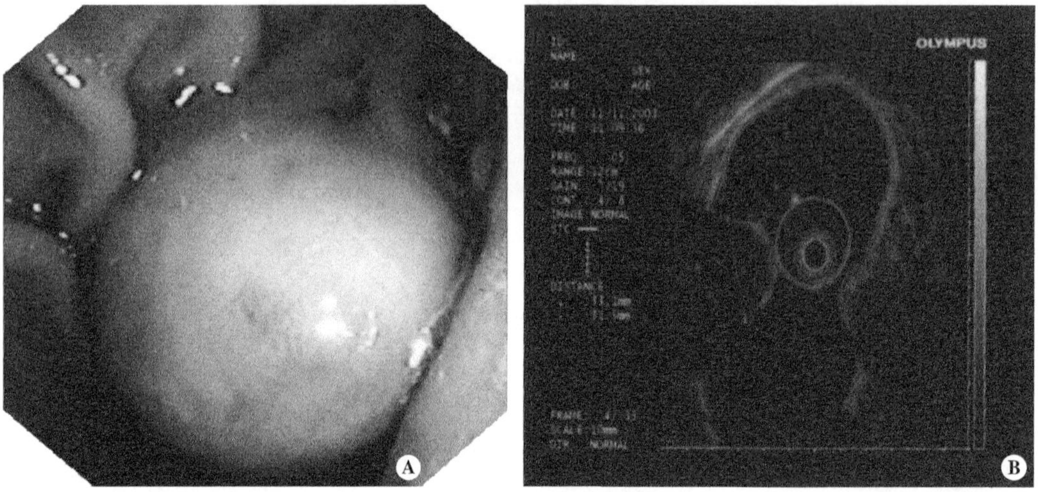

图 13-4-11　胃间质瘤

A. 胃间质瘤；B. 胃间质瘤（超声内镜下表现）

超声内镜下 GIST 多在固有肌层内，肿块一般呈低回声，良性瘤体内部回声多均匀，边界清晰；恶性倾向者多不均匀，坏死液化后表现为液性暗区，内部可见斑块状高回声，病变黏膜侧可见“断裂征”。在超声内镜下，可以根据超声图像测量肿块大小，有无坏死，判断肝脏转移、腹腔内种植及腹水情况。EUS 缺乏组织学诊断的特异性。近年来，超声内镜引导下的细针穿刺细胞学检查及切割针活检可对直径为 1 ~ 2cm 的 GIST 进行准确穿刺取材，有助于消化道黏膜下肿瘤的诊断，肿大淋巴结性质判定和胰腺肿块、囊性病变的组织学诊断。主要并发症是出血、穿孔和感染，但发生率低，目前尚未见针道种植转移情况的报道。

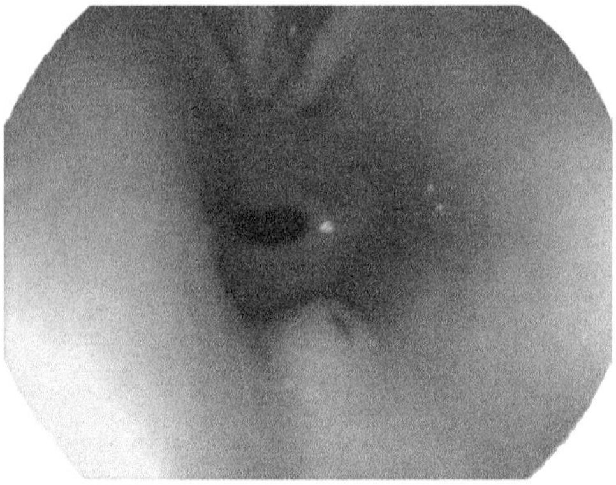

图 13-4-12　异位胰腺

2）脂肪瘤：多见于胃窦及胃体部，直径 1 ~ 5cm，也可更大，表面黏膜正常，有时可形成溃疡，引起出血。肿瘤表面黏膜正常，质地较软，可被活检钳压陷。

3）胃内异位胰腺：多见于幽门前区，呈圆形隆起，直径 1 ~ 3cm，肿块顶部有一脐样凹陷，为腺管的开口。异位胰腺往往与固有肌层紧密粘连，血供丰富，活检可能引起大出血，见图 13-4-12。

三、大 肠 肿 瘤

1. 大肠腺瘤

（1）临床特征：大肠腺瘤是由大肠腺上皮发生的良性肿瘤，由管状或绒毛状腺体结构组成，腺瘤上皮细胞具有核巨大、强嗜碱性和不同程度复层排列等肿瘤性特点，是大肠癌前病变。

(2) 内镜所见

1)管状腺瘤:腺管结构超过 80%,是最常见的大肠腺瘤。腺瘤大多有蒂(Ⅰp 型),少数亚蒂或无蒂(Ⅰsp 型、Ⅰs 型、Ⅱa 型、Ⅱb 型、Ⅱc 型),呈圆形、椭圆形或不规则形,直径数毫米至数厘米大小不等,质地软,表面光滑或有浅裂沟或分叶状,色泽粉红或接近正常黏膜,见图 13-4-13。

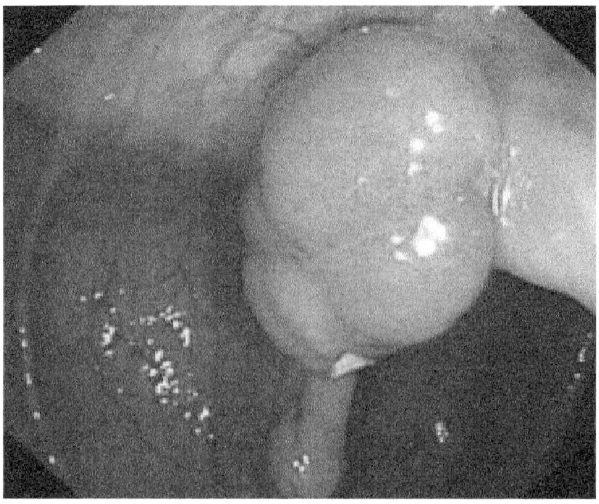

图 13-4-13　管状腺瘤

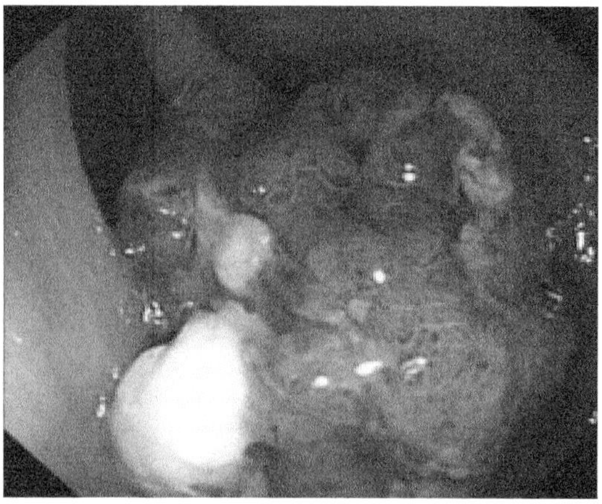

图 13-4-14　绒毛状腺瘤

2) 绒毛状腺瘤:绒毛状结构超过 80%,肿瘤多数无蒂或亚蒂,体积大,多>2cm,呈绒球状或菜花状,表面粗糙,色泽淡红,质地软而脆,易出血,常伴糜烂,见图 13-3-14。

3) 管状绒毛状腺瘤:腺管状和绒毛状结构成分均超过 20%。腺瘤多见粗短蒂或无蒂,部分光滑,质地软。

4) 侧向发育性肿瘤:侧向发育性肿瘤(laterally spreading tumor,LST)是一种大肠的平坦型病变,以侧向发展为特征。这种侧向发育型肿瘤在普通内镜下如不仔细观察,极易漏诊。对普通内镜下发现的任何可疑黏膜病灶,都应进行染色内镜检查,有助于提高对侧向发育型肿瘤的诊断率。

5) 锯齿状腺瘤:锯齿状腺瘤(serrated adenoma,SA)类似于化生性息肉,为增生性和腺瘤性息肉共同组成的锯齿样腺体,表面被覆的腺上皮呈锯齿状,腺管增生,密度增高,具有较高的不典型增生率。多呈亚蒂或无蒂,浅红色,质地软。

2. 早期大肠癌

(1) 临床特征:早期大肠癌是指局限于黏膜层和黏膜下层的病变。仅局限于大肠黏膜层内的恶性上皮 内瘤变称为高级别上皮内瘤变,一般无淋巴结转移,但累及黏膜下层的早期大肠癌 5% ~10% 有局部淋巴结转移。

(2) 内镜所见

1) 隆起型

a. Ⅰp 型和Ⅰsp 型:大部分为腺瘤和腺瘤内癌变,隆起病变处表面呈清晰脑回状结构常为管状腺瘤,表面呈绒毛状结构常为绒毛状腺瘤。表面结构消失、污秽、糜烂或出现平滑浅凹面,或有溃疡形成,常为腺瘤癌变处。

b. Ⅰs 型:广基且隆起度高度>3mm 的病变是新生癌或广基息肉癌变,癌变表现与Ⅰp 型早期癌相似。

2）表面型

a. Ⅱa 型：直径<3mm 的单纯隆起型癌变病灶，表面改变类似于Ⅰ型早期癌。

b. Ⅱa+dep 型：表面隆起伴有凹陷，染色放大观察周边隆起黏膜结构消失，凹陷处腺管开口正常。

c. Ⅱb 型：病变与正常黏膜处于相同高度，为黏膜内癌。

3）凹陷型：多为黏膜下早期癌，可根据超声内镜判断浸润黏膜下层深度。

3. 进展期大肠癌 进展期大肠癌的诊断并不困难，肠镜下表现为肿块型、溃疡型或浸润型，结肠镜下取病理检查可确诊。肿块型大肠癌呈广基息肉状、菜花样，向腔内生长，表面有结节样，有糜烂、小溃疡，质地硬，易出血。溃疡型大肠癌有大而明显的溃疡，周围呈结节状隆起，质地硬而脆，易出血。浸润型大肠癌呈肠壁增厚、质地硬，黏膜表面结节感。若环形浸润，肠腔呈管状狭窄，见图 13-4-15。

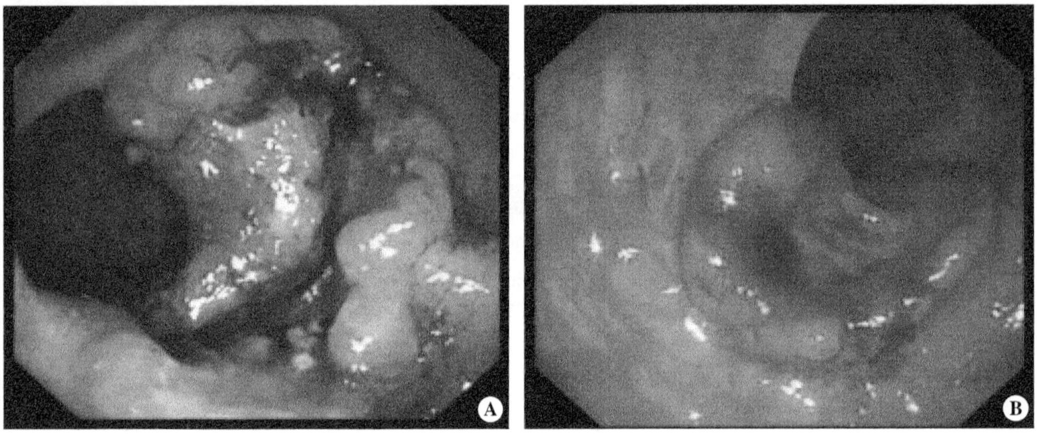

图 13-4-15 进展期大肠癌（溃疡型）

4. 大肠黏膜下肿瘤

（1）大肠平滑肌瘤

1）临床特征：大肠平滑肌瘤起源于肠壁固有肌层或黏膜肌层，可向肠腔内、外生长，或双向发展呈哑铃状，肠腔黏膜完整。具有恶性倾向，可浸润周围组织脏器或腹腔内种植播散，淋巴结转移较少见。

2）内镜所见：黏膜下半球形隆起，色调与周围正常黏膜相同，表面黏膜多光滑完整，顶部伸展无凹陷，基底部宽大。肿块较大时，表面黏膜可有溃疡形成。

（2）大肠间质瘤

1）临床特征：大肠间质瘤是一种起源于肠壁结缔组织前体细胞的间叶肿瘤，CD117 表达阳性，富于梭形、上皮样或多形细胞。根据肿瘤主体位置可分为腔内型、壁内型、腔内-腔外型、腔外型。大多数肿瘤呈膨胀性生长，为境界清楚的孤立性圆形或椭圆形肿块，偶尔呈分叶状或多发性。

2）内镜所见：与大肠平滑肌瘤相似。

（3）大肠类癌

1）临床特征：类癌是一种少见的、生长缓慢的上皮细胞肿瘤，具有恶性倾向，但较少发生转移。起源于肠黏膜隐窝深部嗜铬细胞，低度恶性，多呈局限性浸润性生长。类癌好发于阑尾、直肠等处。结肠类癌少见，仅占全部类癌的2%左右，以盲肠和升结肠为多。

2）内镜所见：肠镜检查类癌一般呈广基或亚蒂型灰黄色小硬结突出肠腔，表面多有正常黏膜覆盖，质地硬，边界清楚，直径多在1～2cm，少数瘤体较大者可出现溃疡，形成脐样外观。有时可伴有局部肠壁肌层的增厚及纤维化，引起肠管粘连。内镜超声显示为黏膜层低回声类圆形肿块，边缘清晰光滑，见图13-4-16。

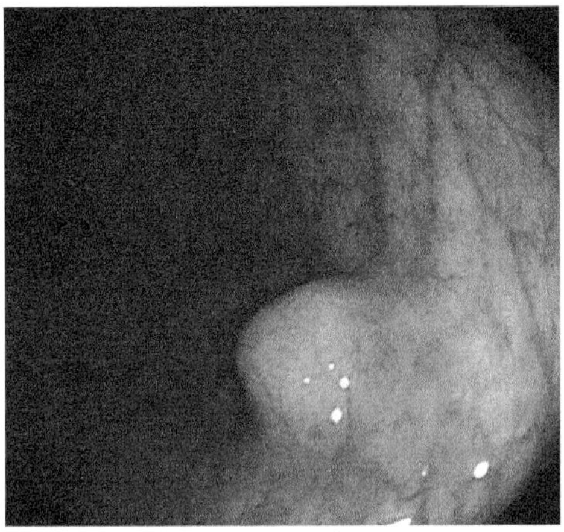

图13-4-16　大肠类癌

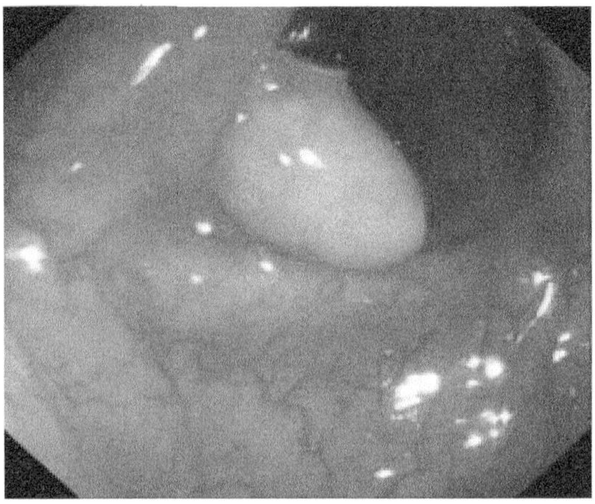

图13-4-17　大肠脂肪瘤

（4）大肠脂肪瘤

1）临床特征：大肠脂肪瘤为结肠内最常见的非上皮性良性肿瘤，分布部位以盲肠、升结肠较多，多为单发。

2）内镜所见：内镜下为黏膜下丘状隆起突入肠腔，可呈分叶状，部分成有蒂状，表面平坦呈浅黄色，可见透亮血管，质软，压之可出现凹痕。内镜超声显示黏膜下层的高回声肿块，后方伴声影，见图13-4-17。

（王建红　田晓锋）

第十四章　肿瘤的病理诊断

学习目标

1. 掌握肿瘤的组织形态、良恶性的鉴别。
2. 熟悉肿瘤的病理诊断。
3. 了解肿瘤的分子病理诊断。

肿瘤(tumor,neoplasm)是以细胞增殖为主要特征的一大类常见疾病,几乎可发生于机体的任何组织和器官,种类极其繁多,对人体的危害程度不一。某些肿瘤生长缓慢,不转移,对人体危害小,称为良性肿瘤;某些肿瘤生长迅速,侵袭性强,容易危及患者生命,称为恶性肿瘤。部分肿瘤的生物学行为和对人体的危害程度介于良恶性肿瘤之间,称为交界性、中间型或低度恶性潜能肿瘤。虽然随着医学科学的不断发展,诊断肿瘤的技术和方法不断提高,但迄今为止,病理诊断仍然是确诊肿瘤性质的唯一可靠方法。

第一节　概　　述

一、肿瘤的大体形态

1. 形状　肿瘤可呈息肉状、单(多)结节状、分叶状、乳头状、菜花状、绒毛状、蕈伞状、蟹足状、弥漫浸润状、溃疡状和囊状等。

2. 大小　肿瘤的大小不一,最小的肿瘤需要在显微镜下才能发现(如:原位癌),最大的肿瘤可达50cm(如:腹腔的脂肪肉瘤、卵巢的囊腺瘤)。一般来说,肿瘤的大小与肿瘤的良恶性质、生长时间和发生部位有密切的关系。生长于大的体腔内的良性或交界性肿瘤,可长得很大;位于体表或重要脏器(如颅内或椎管)内的肿瘤则一般较小。某些肿瘤(如:胃肠间质瘤)的体积大小可以作为判断其良恶性的指标之一,恶性肿瘤的大小常常作为其分期的一项重要依据。

3. 数目　绝大多数肿瘤常常是单发性的,但有少数肿瘤可多发(如:家族性大肠腺瘤病、子宫多发性平滑肌瘤、神经纤维瘤病、多发性骨髓瘤等)。恶性肿瘤也可以出现多发性的,分为两种情况,其中一种为同一个器官内同时发现多个相同类型的恶性肿瘤,称为多中心发生,比如食管不同部位发现两个或更多鳞状细胞癌病灶;另一种情况为同一器官或不同器官内同时发现两个或更多不同类型的恶性肿瘤,比如食管鳞状细胞癌和胃腺癌并存等。

4. 颜色　大多数肿瘤的切面多呈灰白或灰红色,但可因其含血量的多少、有无变性、坏死、出血,以及是否含有色素等而呈现不同的颜色。部分肿瘤的颜色具有特征性,如血管瘤多呈红色或暗红色,脂肪瘤呈黄色,黑色素瘤多呈黑色,绿色瘤呈绿色等。

5. 质地　通常情况下,肿瘤较其来源组织的硬度增大,其硬度与肿瘤的类型、瘤实质与间质的比例以及有无变性坏死等有关。如骨瘤很硬,脂肪瘤质软;实质多于间质的肿瘤一般较软,反之则较硬;瘤组织继发坏死时变软,发生钙化或骨化时则变硬。

6. 包膜　良性肿瘤大部分有包膜(例如:平滑肌瘤、脂肪瘤等),少数没有包膜(例如:肌间脂肪瘤、纤维组织细胞瘤等);恶性肿瘤多数没有包膜,少数恶性肿瘤有包膜(如:包膜内甲状腺髓样癌、少部分小肝癌)。

二、肿瘤的组织形态

1. 肿瘤的实质和间质　肿瘤实质是指构成肿瘤的全部肿瘤细胞,是肿瘤的重要成分。肿瘤的生物学特性和不同肿瘤的特殊性都是由肿瘤的实质决定的。机体内几乎任何组织都可发生肿瘤,因此肿瘤实质的形态也多种多样,通常根据肿瘤的实质细胞形态及其形成的结构、表达蛋白产物来鉴别不同肿瘤的分化方向、进行肿瘤的分类和命名;并根据其分化成熟程度和异型大小来确定肿瘤的良恶性质。肿瘤的间质一般由结缔组织和血管组成,常可见淋巴细胞等炎细胞浸润,有时还可有淋巴管。间质成分不具特异性,起着支持和营养肿瘤实质的作用,其中的免疫细胞参与机体抗肿瘤免疫反应。肿瘤细胞可刺激血管生成,是肿瘤生长、侵袭和转移的重要因素。

2. 肿瘤的异型性　肿瘤组织无论在细胞形态和组织结构上,都与其分化相似的某种正常组织有不同程度的差异,这种差异称为异型性(atypia)。异型性的大小可用肿瘤组织分化成熟的程度来表示。分化(differentiation)是指原始幼稚细胞可向不同方向演化,逐渐发育形成成熟细胞的过程。肿瘤的分化程度指肿瘤组织结构和细胞形态与其分化相似的某种正常组织的相似程度。肿瘤的异型性小,则分化程度高,恶性程度低。反之,肿瘤的异型性大,则分化程度低,其恶性程度高。异型性大小和分化程度是诊断肿瘤、确定肿瘤良恶性程度的重要组织学依据。如果肿瘤缺乏与机体任何成熟组织的相似性,称为未分化肿瘤,几乎都为高度恶性的肿瘤。肿瘤的异型性表现在两个方面:组织结构异型性和细胞异型性。

(1) 肿瘤细胞的异性型:良性肿瘤细胞异型性较小,与其相应的正常细胞相似,其异型性主要表现在组织结构方面。恶性肿瘤的瘤细胞具有明显的异型性,表现为:

1) 肿瘤细胞的多形性:恶性肿瘤细胞一般比相应正常细胞大,肿瘤细胞的大小和形态不一致,甚至出现胞体巨大的瘤巨细胞。但少数分化很差的肿瘤细胞较相应正常组织的细胞小,常呈圆形,且大小比较一致,例如小细胞肺癌。

2) 肿瘤细胞核的多形性:细胞核的多形性是判断肿瘤性质的重要依据,表现为:①肿瘤细胞核大小、形状不一;②细胞核增大明显,核浆比增大[正常细胞核浆比一般为1∶(4~6),恶性肿瘤细胞核浆比接近1∶1];③细胞核深染,染色质呈粗颗粒状,分布不均匀,常堆积于核膜下,使核膜显得增厚,甚至核呈空泡状,核仁大,数目也可增多;④肿瘤细胞核分裂象增多,特别是出现病理性核分裂象,即多极性、不对称性、顿挫型核分裂,对于诊断恶性肿瘤具有重要意义。

3) 肿瘤细胞质的改变:由于大部分恶性肿瘤细胞胞质内核蛋白体增多,细胞质嗜酸性染色常减弱。肿瘤细胞表达的某些蛋白质、产生的异常分泌物或代谢产物,例如激素、黏液、糖原、脂质、角蛋白和色素等,可作为确定肿瘤类型和肿瘤鉴别诊断的依据。

(2) 肿瘤组织结构的异型性:肿瘤组织结构的异型性是指肿瘤细胞在空间排列方式上与其相应正常组织的差异,失去相应正常组织的结构和层次。良性肿瘤组织结构异型性相对较小[例如肠腺瘤的腺体较丰富,腺体大小不一,腺腔扩张,但瘤细胞排列较为整齐,细胞层次增多不明显(图 14-1-1)]。恶性肿瘤的组织结构异型性较大[例如肠腺癌的癌细胞可排列成腺样结构,但腺体大小差异明显,形态十分不规则,甚至不形成腺腔;癌细胞排列紊乱,极向消失,细胞拥挤重叠,常为多层(图 14-1-2)]。

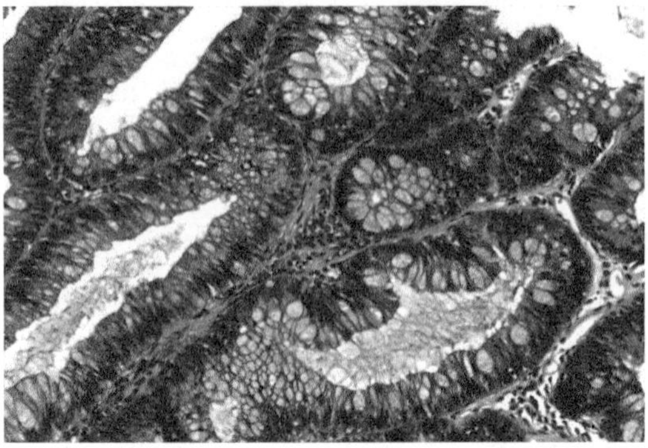

图 14-1-1 肠腺瘤(HE)
腺体增多、大小不等,瘤细胞排列较整齐、层次稍微增多

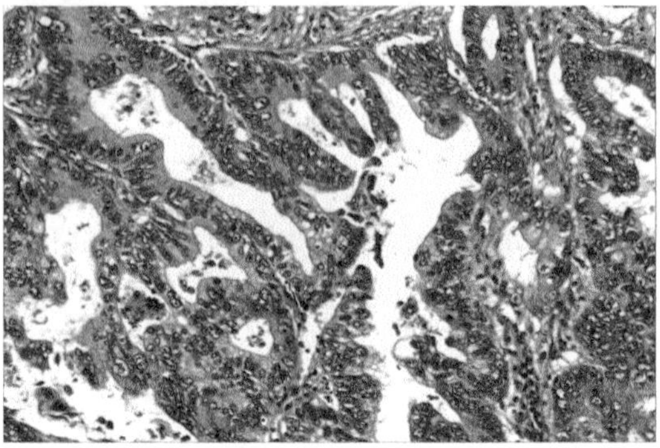

图 14-1-2 肠腺癌(HE)
癌细胞排列不规则,层次增多,细胞拥挤、紊乱

三、良性、交界性、恶性肿瘤的区别

1. 良性肿瘤与恶性肿瘤的区别 判断肿瘤的良恶性是病理诊断的首要任务,良性肿瘤、交界性肿瘤和恶性肿瘤在生物学特点上明显不同,因而对机体影响差别甚大。良性肿瘤对机体影响小,一般均可通过手术切除,治疗效果好;交界性肿瘤经常复发,一般需要扩大切除,部分病例多次复发后可恶变;恶性肿瘤对机体危害较大,治疗措施也复杂,疗效还不够理想。如果把恶性肿瘤误诊为良性肿瘤,就会延误治疗或治疗不彻底,造成复发、转移等。相反,如把良性肿瘤误诊为恶性肿瘤,可能会进行一些不必要、不恰当的治疗,使患者遭受额外的痛苦、伤害、精神和经济负担。因此区别良性肿瘤、交界性肿瘤与恶性肿瘤,对于正确的诊断和治疗具有重要的实际意义。现将良性肿瘤、交界性肿瘤与恶性肿瘤的主要区别进行列表比较(表 14-1-1)。

表 14-1-1 良性肿瘤与恶性肿瘤的区别

	良性肿瘤	交界性肿瘤	恶性肿瘤
分化程度	分化程度高,异型性小	高-中分化,轻-中度异型	分化程度低,异型性大
核分裂象	无或稀少,一般不见病理性核分裂	可见	多,常见病理性核分裂
生长速度	缓慢	中等	较快
生长方式	膨胀性或外生性生长,前者常有包膜形成,与周围组织一般分界清楚,故通常可推动	膨胀性或浸润性生长	侵袭性或外生性生长,前者无包膜,一般与周围组织分界不清,不能推动;后者常伴有侵袭性生长
继发改变	少见	肿瘤周围组织常见萎缩	常发生出血、坏死和溃疡形成等
转移	不转移	偶有转移	容易转移
复发	手术切除后不复发或很少复发	常有复发	手术切除等治疗后常有复发
对机体的影响	较小,主要是局部压迫或阻塞	有影响,肿瘤周围组织常见萎缩和压迫	较大,压迫、阻塞、破坏组织;恶病质,副癌综合征

四、肿瘤的命名、分类

1. 肿瘤的命名原则　人体任何部位、任何器官、任何组织几乎都可发生肿瘤，因此肿瘤的种类繁多，命名十分复杂。一般根据其分化方向和生物学行为来命名。

（1）良性肿瘤的命名：良性肿瘤在其分化的相似组织名称之后加“瘤”字。例如向脂肪组织分化的良性肿瘤称为脂肪瘤；向腺体和导管上皮分化的良性肿瘤称为腺瘤；同时含有腺体和纤维两种成分的良性肿瘤则称为纤维腺瘤。偶尔可结合某些肿瘤形态特点来进行命名，例如向皮肤鳞状上皮分化的良性肿瘤，外观呈乳头状，称为鳞状上皮乳头状瘤；腺瘤呈乳头状生长并伴有囊腔形成时，称为乳头状囊腺瘤。

（2）恶性肿瘤的命名

1）癌（carcinoma）：是指具有上皮组织分化特征的恶性肿瘤，命名时在其分化组织名称之后加“癌”字。如向鳞状上皮分化的恶性肿瘤称为鳞状细胞癌；向腺体和导管上皮分化的恶性肿瘤称为腺癌；由腺癌和鳞状细胞癌两种成分构成的癌称为腺鳞癌。有些癌还结合其形态特点命名，如形成乳头状及囊状结构的腺癌，则称为乳头状囊腺癌；呈腺样囊状结构的癌称为腺样囊性癌；由透明细胞构成的癌称为透明细胞癌。

2）肉瘤（sarcoma）：是指具有间叶组织（包括纤维结缔组织、脂肪、肌肉、脉管、骨、软骨组织等）特征的恶性肿瘤，其命名方式是在分化组织名称之后加“肉瘤”，例如纤维肉瘤、横纹肌肉瘤、骨肉瘤等、呈腺泡状结构的横纹肌肉瘤可称为腺泡状横纹肌肉瘤。

3）癌肉瘤（carcinosarcoma）：是指一个肿瘤中既有癌的成分又有肉瘤的成分，近年研究表明，真正的癌肉瘤罕见，多数为肉瘤样癌。

（3）肿瘤的特殊命名：有少数肿瘤不按上述原则命名：①来源于幼稚组织的肿瘤称为母细胞瘤，其中大多数为恶性，如视网膜母细胞瘤、髓母细胞瘤和肾母细胞瘤等；也有良性者如骨母细胞瘤、软骨母细胞瘤和脂肪母细胞瘤等。②有些恶性肿瘤因成分复杂或由于习惯沿袭，则在肿瘤的名称前加“恶性”二字，如恶性畸胎瘤、恶性神经鞘瘤和恶性脑膜瘤等。③有些恶性肿瘤冠以人名，如尤文肉瘤和霍奇金淋巴瘤。④白血病则是少数采用习惯名称的恶性肿瘤。因习惯对淋巴瘤、黑色素瘤和精原细胞瘤省去了恶性二字，但仍代表其为恶性肿瘤。⑤瘤病常用于多发性良性肿瘤，如神经纤维瘤病；或用于在局部呈弥漫性生长的良性或交界性肿瘤，如纤维瘤病、脂肪瘤病和血管瘤病。⑥畸胎瘤（teratoma）是性腺或胚胎剩件中具有多向分化潜能的干细胞发生的肿瘤，多见于性腺，也可见于人体中线部位，一般含有两个以上胚层的多种组织成分，如果其中见未成熟组织，则称为未成熟畸胎瘤或恶性畸胎瘤。

2. 肿瘤的分类　肿瘤分类是对肿瘤进行诊断、治疗和研究的前提和基础，为了明确诊断标准和统一诊断术语，世界卫生组织（World Health Organization，WHO）制定了各器官系统的肿瘤分类。自 2000 年以后 WHO 肿瘤分类是以常规组织病理学为基础的组织学分型，同时强调肿瘤的免疫组织化学、细胞和分子遗传学特征及生物学行为在肿瘤分类中的重要性。

五、肿瘤的分级

肿瘤的分级（grade）是描述肿瘤分化程度的一个指标，一般都是用于恶性肿瘤。病理学上根据恶性肿瘤分化程度的高低、异型性的大小及核分裂象的多少来确定恶性程度的级别。现在多数人采用简单易掌握的三级分级法,即Ⅰ级为高分化,恶性程度较低;Ⅱ级为中分化,中度恶性;Ⅲ级为低分化,恶性程度较高。某些肿瘤也常采用低级别(low grade)和高级别(high grade)的两级分级方法,例如低级别尿路上皮癌,恶性程度较低;高级别尿路上皮癌,恶性程度较高。

应当注意的是,肿瘤的分级与其恶性程度不是完全对等的关系,仅作为临床选择治疗方案和估计患者预后的辅助依据,不同级别的肿瘤对放疗或化疗的敏感性不同,所以疗效差异较大,而且肿瘤的临床分期不同,也是影响预后的重要因素。

第二节　肿瘤的病理诊断

病理诊断可以为临床提供大量珍贵准确的资料,为临床正确、快速诊断疾病提供技术支持。特别是在肿瘤的诊断、鉴别、分型方面更加突出了病理的重要性,集中表现在以下几方面:

一、肿瘤病理诊断的重要性

1. 确诊疾病　随着临床检验技术和影像医学的发展,有不少疾病在经过临床相关检查后就能做出临床诊断。然而,除以功能、代谢紊乱为主的疾病外,就大多数有明确器质性病变的疾病而言,无论目前的临床检查技术有多么先进,病理诊断仍然是不可替代的、最可靠和最后的诊断,因而被誉为疾病诊断的“金标准”。例如临床上可触及的各种肿块或经影像学检查出的占位性病变,内镜中观察到的各种病变,都需经病理活检才能确诊病变的性质,及时正确诊断疾病,从而制订治疗方案。如一女性患者,35 岁,因乳腺肿块就诊。该肿块究竟是炎性改变、乳腺增生、良性肿瘤,还是恶性肿瘤。无论临床医生有多丰富的经验、或是做各种影像学检查,都无法确诊具体的病变性质,只有病理学检查,才能确定是良性病变,还是恶性肿瘤;如果是恶性肿瘤,是癌,还是肉瘤;如果是癌,是导管癌还是小叶癌?是原位癌还是早期浸润癌?浸润深度怎样?有无淋巴结转移?有无血管、神经侵犯等信息均需经病理学诊断才能确定,临床上也才能制定准确的治疗方案。

2. 为临床选择治疗方案提供依据　患者就诊的直接目的就是为了治疗,而治疗首先必须对疾病进行诊断,因此,是否能及时正确进行治疗,关键在于是否能及时准确做出诊断。前已述及病理诊断是最可靠的诊断,正确的病理诊断,是临床采取有效、合理治疗的先决条件,特别是对恶性肿瘤等重大疾病的治疗,更是关键。例如,恶性淋巴瘤种类非常繁多,首先必须分辨清楚是霍奇金淋巴瘤还是非霍奇金淋巴瘤,这两种类型中又各自有若干亚型,不同亚型的治疗方案、预后不一样。因此,考虑恶性淋巴瘤,必须在做免疫组化或(和)基因分析进一步检测,以确诊亚型,选择正确有效的治疗方案。

3. 提供疾病的严重程度和预后的信息　病理诊断对许多疾病,特别是恶性肿瘤,通过提供许多形态学参数(如肿瘤的组织学类型、浸润的程度、有无转移、脉管内有无癌栓和神经有无侵犯等),从而判疾病的发展程度和预后。例如,同样是子宫颈癌,鳞癌比腺癌预后好,就 5 年生存率而言,原位癌可达 100%,早期癌可达 90%,浸润癌则降为 67%,临床医生根据癌组织的浸润深度、宫旁组织是否受累、淋巴结和脉管是否有转移以及神经组织是否受侵犯等进行临床分期，Ⅰ期鳞癌可以达到80%～90%，基本上可以治愈；Ⅱ期可达40%～50%；Ⅲ期为30%，Ⅳ期为20%；而腺癌的5年生存率则只有20%～30%。

4. 帮助临床判定病情取向及疗效　同一患者通过两次以上的病理活检可对疾病发展的取向和治疗效果做出更确切的判断，如对白血病患者进行骨髓移植，在移植前、后要做骨髓活检，才能确切地判断白血病细胞是否被杀灭、移植的骨髓细胞是否存活以及免疫排斥反应的情况等。

5. 其他　为科学研究积累宝贵的资料；为提高临床诊断水平以及为发现新病种、新类型等，从而推动医学的发展。

二、病理诊断的局限性

长期以来，“病理诊断是最后诊断”，是疾病诊断的“金标准”等观点，在临床医师中得到广泛认可。这就造成临床医师对病理诊断的过度依赖。甚至一些医师认为，不需要任何病史和辅助检查资料，只需将病人的病变组织都切下来送给病理医师，病理医师必须对疾病做出准确诊断。然而病理诊断并不像人们期待的那样有效，病理与其他所有医学检查技术一样，也常常会出现不能肯定的确切诊断，诊断上出现偏差，甚至错误等情况。特别是近年来，各种内镜检查及活检技术、细针穿刺活检技术的发展及其在临床中的应用，送给病理医生的小标本越来越多，组织很少，准确诊断越来越困难，甚至有时根本不能做出病理诊断。由于受上述主、客观因素的制约，导致病理诊断也有局限性。只有了解病理诊断也有其局限性，才能正确地、客观地评价它的重要性和地位。

1. 制约病理医生做病理诊断的外部因素

（1）来自送检临床方面的因素：临床医生由于受到条件限制、知识结构缺陷等因素影响，常可导致病理诊断出现困难：①病理诊断只能对有形态学改变的疾病、特别是对有特征性，有确定诊断性的病变进行诊断，但在疾病的早期，形态学改变不明显或不典型时，常常难以进行病理诊断。②一次活检的病理诊断只反映疾病的某一阶段的病理变化，多数疾病的发展有多阶段性，到了一定阶段才有特征性改变。此外，形态学的变化常有“滞后”性：如心梗需要6h后肉眼才能辨认出梗死灶。③标本取材不规范：如组织浅表、癌旁组织或组织细小、受挤压等都难以做出准确的诊断。又如肿大淋巴结，临床上本来首先考虑淋巴瘤，但手术医生未能完整取出淋巴结，全部是一些碎散组织，无法看清淋巴结的结构以及被膜情况；纤维支气管镜检查时过渡挤压，组织变性；胃镜取活检时只取到坏死组织、炎性渗出物、血凝块等，这些因素均无法做出正确的病理诊断。④取出的组织标本未能及时正确的固定：如手术切除的组织、器官常常需要立即用10%中性福尔马林固定，并且固定时间应足够，尤其淋巴结，如果固定不透，或未固定，常常导致制片质量低劣，结构模糊，严重影响病理诊断。⑤未能提供病理诊断所需的临床相关资料：病理诊断是由病理医生主要根据病变形态学特征做出的一种判断。但在多数情况下，既要依靠形态学变化特征为客观指标，又要结合临床资料，运用自己的理论知识和实践经验进行综合评断，是一种既不能附和临床诊断，又不能完全脱离临床的复杂智力劳动，因而必须有相关的临床资料作参考，否则很容易造成漏诊、误诊。如对于骨肿瘤的诊断，必须是临床资料、影像学资料和病理资料三结合才能做出正确的诊断；有时甚至病人的基本信息如年龄、性别都未填或填写错误，女性病人考虑子宫内膜的病变或希望了解激素水平，但根本没有填写月经史和用药情况等情况下，没有翔实的临床资料和主要辅助检查结果,病理医生很难做出准确的病理诊断。总之,只有做到正确取材、有效固定、及时送检,正确逐项认真填写好病理检查申请单,加强临床医生与病理医生的互相沟通,方能减少病理诊断的局限性,提高病理诊断的准确率。

(2)来自病理标本制作技术方面的因素:这也是一个制约病理医生做好病理诊断的客观因素,首先,取材医生由于经验欠缺或未按规范取材或取材不充分等等因素,均可导致病理诊断的漏诊甚至误诊;其次,由于制片过程中如固定、包埋、制片、染色等各环节中任一步骤达不到规范要求或是未能及时更换相应试剂,均可出现组织脱水过渡、脱蜡不干净、切片过厚、结构不清、刀痕过多、染色对比不良等严重影响切片质量,从而给病理诊断造成较大困难,甚至导致误诊。

2. 制约病理医生做病理诊断的内部因素 制约病理医生做出正确病理诊断的主观因素有很多,下述三个方面需要临床医生了解,有助于互相理解和共同提高诊断水平。

(1) 受病理诊断医师业务水平和经验的影响:病理知识覆盖面广,几乎涉及所有的临床学科,不仅仅涵盖了各个外科系统,也涵盖五官、皮肤、妇产、各内科系统、儿科等,可见病种之繁多,并且每一病种又有不同类型,大多类型又有不同的亚型,在疾病的早、中、晚期形态改变又有所不同,但一个病理医生精力有限,不可能做到样样都精通的专家,因此会出现一些掌握不好、经验不足的薄弱环节,导致诊断出现失误。因而,在大的综合医院病理科需要培养专科病理医生,不同专科医师间的专长互相补充;同时在专科医院里培养专科病理医生,从而增强对专科疾病的认识,提高诊断水平,更好地服务于临床。另外,病理诊断是一门依靠经验积累较强的学科,诊断标准各人掌握和认识不同,往往会有一张切片经不同专家会诊后会有不同的诊断结论的现象。

(2) 病理医生的层次和个人理论技术素质的差异:病理学和其他学科一样,不同职称和相同职称不同个体的思维方式和业务能力都会有所差异,因而在病理诊断能力上也不会完全相同,有时则会出现不同程度的误差。

(3) 病理诊断的主观性和经验积累方面的矛盾:病理诊断虽然是以病变的形态特征为基础做出的,但对于千差万别的病变,有限的形态特点是不够的,多数情况下,还要不同程度地运用临床资料、病理理论、技术和个人的经验等进行分析、综合、鉴别诊断才能做出比较合乎实际的诊断。因而病理诊断也常常是带有较大主观性的判断,主观判断就不可避免地有与客观实际分离的时候,若减少这种分离,在理论和技术达到某一水平时,主要是靠积累经验弥补,所以临床医生也要重视病理医生的实践经验。

另外,病理诊断随学科发展在不断更新,新的方法和技术不断涌现,但有的新技术,新方法还不够普及。有些病例因得不到新方法、新技术的帮助而无法确定诊断。

此外,少数肿瘤,其病变本身就是交界性肿瘤,加之病理诊断的主观性较强,因此,在不同的病理专家可能会得出不同的结论,导致诊断上的偏差。

三、肿瘤病理学诊断方法

取一定量的肿瘤组织,将其制成组织切片,再进行染色。通过显微镜观察病变的组织结构和细胞形态,从而明确病变的性质,确定疾病的诊断。特殊情况下,可通过电子显微镜观察组织的超微结构,或用组织化学、免疫组织化学方法鉴定组织中的特殊成分,还可以用分子生物学方法检测组织中特定的 RNA、DNA 序列以达到对疾病的诊断和鉴别诊断的目的。常规组织学病理诊断检查是诊断肿瘤、确定肿瘤性质和类型最可靠、最准确、最有效的手段。

1. 常规组织学病理诊断技术

（1）肿瘤标本的来源

1）手术切取的小标本：部分肿块组织、淋巴结、皮肤等。

2）内镜活检标本：胃镜、肠镜、支气管镜、喉镜、膀胱镜等钳取的病变组织。

3）粗针穿刺活检标本：肺、纵隔、肝、肾、乳房、甲状腺、前列腺、睾丸等包块穿刺组织。

4）其他：诊断性刮宫的子宫颈管或子宫内膜组织，通过活检钳夹取的子宫颈组织、口腔组织等。

5）手术切除大标本：外科手术治疗切除的器官、肿块或机体组织，无论术前是否作过活检，都必须完整全部送检，其主要目的是确定诊断。

（2）病理申请单填写要求：病理申请单的各项内容都是为了保障病理医师做出准确的诊断而设计的，其中的每一个项目对于病理医师来说都是诊断疾病时的重要参考，其和临床病历一样都是重要的医疗文件，同时也是非常有价值的科研资料。因此必须逐项、认真仔细填写，下级医生填写的申请单应由上级医生校阅。申请单一般包含患者姓名、性别、年龄、籍贯、主要病史、阳性体征、实验室检查结果、X 线检查结果，以及患者的既往史，特别是肿瘤病史包括全身各部位的肿瘤史，既往病理诊断史等。送检标本的部位、名称、临床诊断等，在申请单中都要分别说明。如果各项目填写不完整、不准确或填写过于简单等，都将影响病理医师在诊断时对病情的分析，不利于正确诊断，同时也不利于病例的分析总结和科研工作。这主要是对病理诊断的认识不够造成的，有些临床医师认为只要送检了病变组织，病理医师就能做出诊断。实际上有些疾病包括瘤样病变、肿瘤前病变、良性肿瘤、交界性肿瘤和恶性肿瘤的病理表现并没有截然的界限，是一个连续的带谱，完整的临床资料则有利于病理医师诊断时的鉴别。因此，临床资料对于病理诊断是必不可少的，临床和病理医师应密切合作，全面分析患者的临床及各项辅助检查结果，结合病变特点进行综合分析，方能得出正确诊断。

（3）肿瘤组织标本从固定到制片的全过程

1）标本固定：将组织浸入某些化学试剂中，让蛋白质等成分凝固并定位于原有部位，从而使组织和细胞能尽量保持其生活状态时的形态和结构，称为固定。组织固定的注意事项：①固定时间：除冷冻切片快速病理诊断标本外，其余病理标本都必须在离体后立即固定防止因溶酶体破裂引起的组织自溶和细菌繁殖导致的组织腐败；根据标本大小、固定温度、固定液种不同，固定时间一般为 3～24h，体积较大的实性标本除延长固定时间外，还应每隔 1～2cm 平行切开，以免固定不均匀。②固定液：根据不同染色方法选择不同的固定液，HE 染色最好选择 10% 的中性福尔马林，即磷酸缓冲液（phosphate buffer solution，PBS）为溶剂配制的 4% 的甲醛溶液。

2）标本存放：病理标本是诊断疾病的重要材料，部分标本甚至需要通过剖腹、剖胸或开颅手术才能获得，因此，在获取标本后必须妥善保管，防止发生人为破坏、错换或丢失。应注意：①标本应放入适当大小的广口容器中，避免组织受到挤压，加入足量固定液完全淹没标本，漂浮在液面的标本（例如肺组织），最好用纱布包裹或将纱布覆盖于标本表面固定。②盛装标本的容器上必须一一对应的编写患者基本信息及取材的组织和部位，所有信息都必须与病理申请单完全一致。③一般都是在常温下固定存放，不需要放入冰箱冷藏，更不能将固定后标本放入冰箱冷冻,冷冻会致冰晶形成,破坏细胞组织结构,严重影响诊断。④即时将固定后的病理标本和申请单一起送到病理科,或统一暂时存放于标本间,并由专人负责看管,然后送病理科,办理交接手续。

3）常规石蜡包埋组织切片:病理科收到标本后,统一进行登记编号,然后取材、固定、脱水、透明、浸蜡,一般于第2天包埋制作成蜡块,再经切片、贴片、脱蜡、水化、HE染色,脱水和透明、封片和编号后成为病理切片,在显微镜下观察分析做出病理诊断并打印诊断报告,这一过程一般在3～4个工作日内完成,如果需要做特殊染色或免疫组织化学标记,发放诊断报告的时间将延长。这是最常用、最可靠,也是最经典的病理检查方法。

2. 冷冻切片快速病理诊断技术　冷冻切片是一种在低温条件下使组织快速冷却到一定硬度,然后进行切片的方法。因其制作过程较常规石蜡切片快捷、简便,多应用于手术过程中的快速病理诊断,病理医师一般能在收到标本后30min内做出诊断报告,以协助临床医师选择最佳的手术治疗方案。主要应用于:①手术前无法确诊病变性质的肿块;②手术切缘是否存在癌瘤残存;③淋巴结是否发生恶性肿瘤转移,比如乳腺癌前哨淋巴结;④手术探查过程中意外发现的结节或肿块等。由于冷冻切片较厚、组织结构和细胞形态都可能出现改变、染色不如石蜡切片清晰,加之取材有限等因素,诊断报告的准确性不如石蜡切片高。因此,不能仅仅为了尽快获得病理诊断结果,而把冷冻切片看作为一种普通病理检查方法,否则将大大增加医疗风险。涉及严重致残的根治性手术、疑为淋巴瘤的标本或体积太小的标本,均不宜作冷冻切片快速病理诊断。

3. 细胞学病理诊断技术　通过采集病变部位的脱落细胞,涂片染色后进行诊断。这种检查设备简单、操作简便、患者痛苦小,常用于肿瘤的筛检。由于缺乏组织结构,诊断的准确率没有活检高。常用的取材及制片方法:①沉淀法:将腹腔积液、胸腔积液、尿液、脑脊液等先离心后涂片;②直接涂片法:细针穿刺细胞、支气管镜刷片、痰液等直接涂片染色;③组织印片法:手术切除的新鲜组织,在切面上印片。

4. 电子显微镜技术　电子显微镜(electron microscope)是以电子束为照明源,通过电子流对生物样品的透射以及电磁透镜的多级放大后在荧光屏上成像的大型精密仪器,简称电镜。按工作原理和用途的不同可分为透射电镜(transmission electron microscope,TEM)和扫描电镜(scanning electron microscope,SEM)两种基本类型。

(1) 透射电镜:主要用于观察细胞内部的微细结构,由于电子的穿透力较弱,故用于透射电镜观察的标本必须切成30～100nm的超薄切片。虽然与石蜡切片基本过程大致相似,包括取材、固定、漂洗、脱水、渗透与聚合、切片和染色等多个环节,但电镜样品的处理和超薄切片的制作技术比光镜制片更为精细和复杂。

电子显微镜技术使病理学对疾病的诊断和研究,从组织细胞的光镜水平深入到细胞内的超微结构水平,可观察细胞内的细胞器、细胞骨架或大分子水平的变化。在肿瘤的诊断和鉴别诊断中,电镜在确定肿瘤细胞的组织发生、类型和分化程度上起着重要作用。可根据各种肿瘤细胞的超微结构特点来协助区别分化差的癌和肉瘤、各种梭形细胞恶性肿瘤、各种恶性小圆细胞肿瘤、各种神经内分泌肿瘤及恶性黑色素瘤等。

(2) 扫描电镜:扫描电子显微镜就是采用电子束流照射待检测的样品表面,由于电子束与样品的相互作用产生各种信息,然后通过不同的检测器接收相应的信息,经过处理后显示出样品表面的形态特征。扫描电镜具有以下特点:①能够直接观察样品的表面的结构;②样品制备过程简单,不用制作超薄切片;③可以从各个不同角度对样品进行观察;

④景深大,图像富有立体感;⑤图像的放大范围广,分辨率也比较高;⑥电子束对样品的损伤与污染程度较小;⑦在观察形貌的同时,还可利用从样品发出的其他信号作微区成分分析。

在电镜下,癌细胞之间常见较多的桥粒连接或桥粒样连接,可与肉瘤相区别。在恶性小圆细胞肿瘤中,不同类型肿瘤也有其超微结构特点,如神经母细胞瘤常见大量树状细胞突,在瘤细胞体及胞突中均可查见微管和神经分泌颗粒;Ewing 瘤细胞常分化差,胞质内细胞器很少,但以大量糖原沉积为其特点;胚胎性横纹肌肉瘤可见由肌原纤维 Z 带构成发育不良的肌节;小细胞癌常可见细胞间连接和胞质内神经分泌颗粒;恶性淋巴瘤除可见不同发育阶段淋巴细胞的超微结构特点外,不见细胞连接、神经分泌颗粒、树状胞突和糖原沉积,从而可与其他小圆细胞肿瘤区别。

(3) 肿瘤超微结构观察的价值:肿瘤细胞与正常细胞之间或良、恶性肿瘤细胞间均未发现特异性的超微结构改变,而仅有量的差别。因此,鉴别是否为肿瘤或肿瘤的良恶性仍主要靠光学显微镜观察,但是电镜在确定肿瘤细胞的分化程度、鉴别肿瘤的类型和组织发生上可起重要作用。

5. 免疫组织化学技术　免疫组织化学(免疫组化)(在细胞病理学上称为免疫细胞化学),是利用免疫学抗原与抗体特异性结合形成“抗原-抗体复合物”的原理,即用标记抗体寻找组织细胞中抗原的方法来检测组织/细胞中化学成分的技术。偶尔也用标记抗原的办法检测组织内的抗体。抗原抗体反应进一步通过级联放大,增加敏感性,最后用辣根过氧化物酶(HRP)显色,从而确定免疫反应在组织/细胞中的定位。[相关概念:组织化学:在组织细胞上进行化学反应,用颜色的变化来判断或检测组织、细胞的成分。习惯上称为特殊染色(特染)。如:普鲁士蓝染色、网状纤维染色、嗜银染色、PAS 染色、苏丹染色、VG 染色、Masson 染色等。]

(1) 免疫组化染色方法:按照原理主要分为直接法和间接法。

1) 直接法:将酶或荧光素等标记物直接标记在特异性的第一抗体上,然后用标记的第一抗体与组织细胞中的抗原结合,显色后观察结果。如:增强聚合物一步法(EPOS 法)。

2) 间接法:将标记物标记在第二抗体或第三抗体(复合物)上,其方法是先将特异性的第一抗体与组织细胞中相应的抗原结合,再将标记的第二抗体与第一抗体结合,然后用显色剂显色观察结果。

常用方法:ABC(卵白素-生物素过氧化物酶复合物)法、LSAB(S-P)(酶标抗生物素蛋白链菌素-生物素)法、PAP(过氧化物酶-抗过氧化物酶复合物)法、EnVision(第二抗体与酶标葡聚糖连接,与已结合的第一抗体反应,最后与底物显色剂显色)法等。

(2) 免疫组化抗体的选择原则:合理的抗体选择总是依赖于全面的临床病史、认真的大体检查和细致的显微镜下检查,因为只有这些才能揭示肿瘤的诊断性区域,而免疫组化只是支持和证实常规 HE 诊断。一般情况下我们在选择抗体时,应该选择包括预期阳性及阴性的一组抗体而不是单个。必须牢记的事实是,没有任何一种抗体是绝对特异和(或)敏感的,意想不到的表型时有发生。

（3）免疫组化在肿瘤中的应用（图 14-2-1，图 14-2-2）

免疫组化应用于肿瘤主要有五个方面作用：①病例的诊断：例如恶性黑色素瘤一般 HMB45、S-100、Malen-A（+）。②病例的鉴别诊断：例如肺腺癌 CK7 、TTF1、NapsinA（+），而肺鳞癌 CK5/6 、P63（+），神经内分泌癌 NEC、Syn、CgA、CD56（+），Ki67 增值指数会很高。③判断肿瘤的分型：例如，经典型霍奇金淋巴瘤通常可见 CD15 和 CD30（+）的 R-S 细胞，结节性淋巴细胞为主型霍奇金淋巴瘤则 CD15 和 CD30（-）。④判断肿瘤的预后：例如 ALK（+）的间变性大细胞淋巴瘤预后较 ALK（-）的好。⑤对肿瘤治疗的相关靶点进行检测：例如 P21、HER2 和 EGFR 三者在胃腺癌组织中的联合检测，有助于判断胃腺癌的生物学行为和预后，也可为临床选择分子靶向药物治疗提供依据。

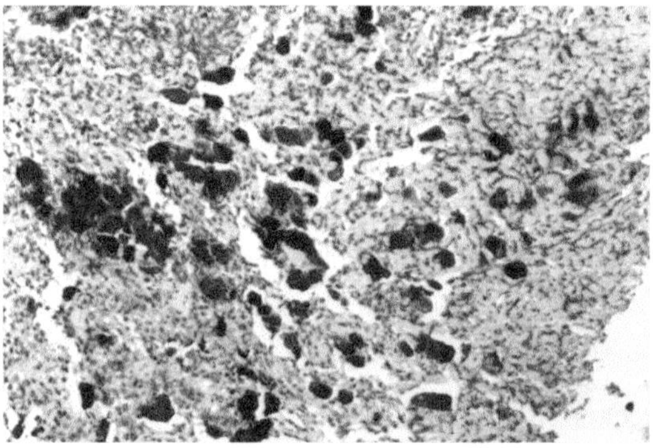

图 14-2-1 淋巴结转移性恶性黑色素瘤（IHC）HMB45（+）

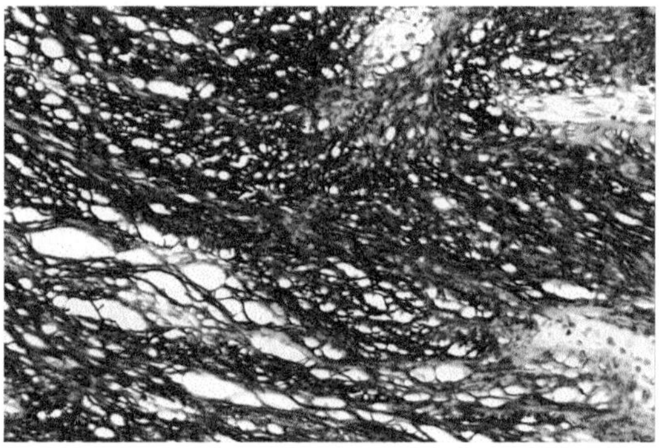

图 14-2-2 胃窦神经鞘瘤（IHC）S-100（+）

6. 流式细胞检测技术 流式细胞术（Flow CytoMetry，FCM）是一种在液流系统中，快速测定单个细胞或细胞器的生物学性质，并把特定的细胞或细胞器从流式细胞术群体中加以分类收集的生物学技术。用于对悬浮于流体中的微小颗粒进行计数和分选。通过快速测定库尔特电阻、荧光、光散射和光吸收来定量测定细胞 DNA 含量、细胞体积、蛋白质含量、酶活性、细胞膜受体和表面抗原等可以获得许多重要参数。流式细胞术是对悬液中的单细胞或其他生物粒子，通过检测标记的荧光信号，实现高速、逐一的细胞定量分析和分选的一门技术。

FCM 在肿瘤学中的应用是其临床医学中应用最早的一个领域。

（1）发现癌前病变，协助肿瘤早期诊断。

（2）在肿瘤的诊断、预后判断和治疗中具有一定的作用。

第三节 肿瘤的分子病理诊断

一、绪 论

在病理学领域，继器官病理学、组织病理学和组织化学、亚细胞结构电镜检查、免疫组织化学后，又出现了基因型分析，即 DNA 诊断。DNA 诊断是在核酸水平上，检测人体内基因核酸序列结构及其表达的异常。免疫组织化学是揭示组织、细胞在多肽和蛋白质水平上的生物标志物及其异常，反映基因表达产物的正常存在和异常。把免疫组织化学检查和

DNA 诊断结合起来综合分析肿瘤是认识肿瘤、诊断肿瘤的重大进步和革命。

肿瘤的诊断，既要从整体、器官和细胞水平上认识和分析，又应从蛋白质、mRNA 和 DNA 水平上来认识和分析。肿瘤的基因类型和基因表达特性和程度，可预示该肿瘤的生物学行为和临床处理及治疗反应。这些应该是全面、深入认识肿瘤不可缺少的指征。

从广义上来讲，肿瘤的分子病理诊断是指在蛋白质、mRNA 和 DNA 水平上诊断肿瘤，但我们平常所讲的肿瘤的分子病理诊断是在核酸（mRNA 和 DNA）水平上诊断肿瘤的。肿瘤分子病理诊断概括来讲，就是揭示肿瘤的外源性基因在体内的出现和存在，以及内源性基因突变及其表达和表达产物的异常。肿瘤的基因型分析是临床治疗，特别是靶向治疗选择的重要依据。

二、肿瘤的分子诊断的不同靶向和选择

分子诊断针对多肽、蛋白质，所应用的技术有蛋白质组学、组织阵列、免疫组织化学和流式细胞检查；针对 DNA 和 RNA，有原位杂交（in situ hybridization，ISH）、酶促体外核酸扩增即聚合酶链反应（polymerase chain reaction，PCR）、即时 PCR（real-time PCR）、反转录酶聚合酶链反应（reversetranscriptase-polymerase chain reaction，RT-PCR）、DNA 测序（sequencing）、指纹印记（fingerprint）和 DNA 微阵列（microarray）等。

传统的病理组织检查，是组织切片苏木精-伊红（HE）染色，显微镜下读片。由于分子生物学理论和技术的引进，病理学观察视野极大扩展（图 14-3-1）。

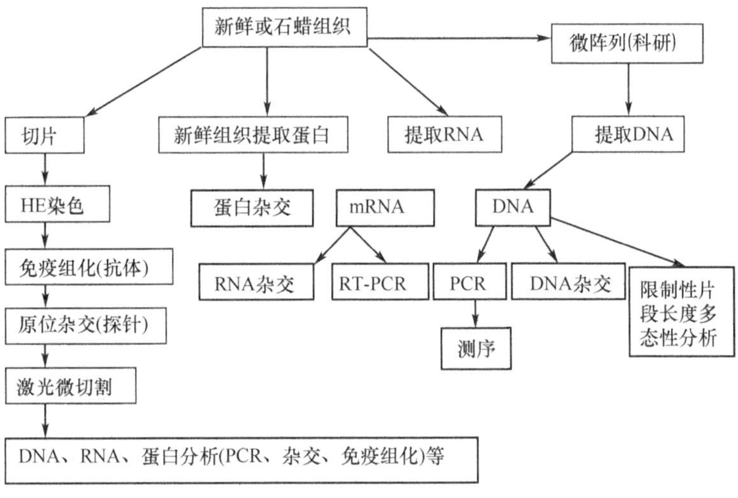

图 14-3-1　病理组织检查的不同靶向

组织学及蛋白、mRNA、DNA 不同水平的检测

三、肿瘤的分子病理诊断技术

在分子诊断方面，有六大技术，即免疫组织化学技术、流式细胞检测技术、原位杂交技术、常规 PCR 和 RT-PCR 技术、即时荧光 PCR 技术以及 DNA 测序和指纹印迹技术。免疫组织化学技术和流式细胞检测技术已在第二节详述。

1. 原位杂交技术　杂交的技术原理是核酸碱基互补，指 DNA 互补链、DNA 与 RNA 或

RNA 互补链间发生杂交。是互补碱基序列形成氢键,构成稳定的复合体或杂交体(hybrid)的过程(图 14-3-2),主要工具是标记的特定序列探针。探针种类主要有四类:双链 DNA、单链 DNA、反义 RNA 和自动化成的寡核苷酸探针,各有其本身和应用特点。双链 DNA 探针储存稳定;单链 DNA 探针多用于 mRNA 原位杂交;反义 RNA 探针制作流程短,制作效率高;而寡核苷酸探针,DNA 序列短,自动化合成简便,常采用多探针鸡尾酒式组合应用。目前应用的探针标记物多是非放射性核位素,如生物素、地高辛、碱性磷酸酶和荧光素等。在标记探针杂交的基础上,可进一步采用信号放大系统以增加敏感性。针对生物素、地高辛等标记探针,信号放大系统作用原理可与免疫组织化学抗原抗体反应相同,显色系统也相同。

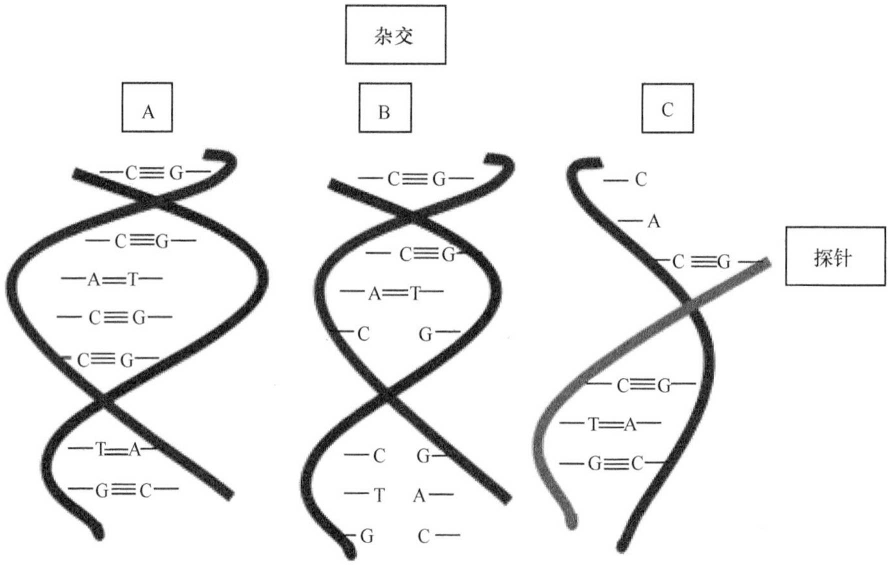

图 14-3-2　杂交反应模式图

A. 双链 DNA 碱基互补;B. 双链 DNA 出现解链;C. 探针在解链部分与靶基因互补序列杂交,形成氢键,构成稳定的复合体或杂体

在肿瘤中,存在应用原位杂交技术的成功经验。免疫组织化学与原位杂交在应用上可以相互补充。选择原位杂交检测,特别适合应用于下列几种情况:①不具备好的、可用的抗体;②抗体显色时背景高度着色;③细胞内蛋白分泌,但细胞内不储存;④细胞内所检测的核酸多于表达的蛋白质。

原位杂交的杂交型式,主要有三类:①荧光原位杂交(fluorescence ISH,FISH);②DNA 原位杂交③RNA 原位杂交,主要用于 RNA 病毒如丙型肝炎病毒(HCV)和基因表达水平的检测,如肿瘤的某种生物标志物以及病原微生物基因表达的 RNA,如 EB 病毒编码的小 RNA。

(1) 感染因子的检测:原位杂交一般比免疫组织化学显示更具特异性和敏感性。特别是 1998 年以来,原位杂交技术获得各种 DNA 修复(微波、酶消化、热修复等)和显色放大系统的支持,极大地增加了敏感性,达到检测出低拷贝的目的。以下列举几项检测:

1) 人类乳头状瘤病毒(human papilloma virus,HPV):是国际公认的第一类致癌物,特别列为女性高发肿瘤宫颈癌的重要病因,现已发现 HPV 有 200 多种亚型,HPV 可感染各种器官,其中 30 余种亚型或更多与生殖道感染有关。从 HPV 与癌发生的相关性,HPV 可分类为高危型和低危型。通常可以采用 HPV 广谱探针原位杂交，涵盖 20 余种常见亚型，作为病原诊断的初筛。也可以分别采用高危型（HPV16/18）或低危型（HPV6/11）明确诊断。HPV 原位杂交所采用的探针通常是双链 DNA。将 HPV 原位杂交检测与液基细胞学结合起来可以应用于宫颈癌筛检和预防。30 岁以上妇女如果细胞学阴性，HPV 也阴性，3 年内无需复查；如果细胞学阴性，高危型 HPV 阳性，应建议 6 ~ 12 个月复查；如复查 HPV 仍阳性，再考虑阴道镜和活体组织检查；如果细胞学检查发现未确定的鳞状上皮异型性（atypical squamous cells of undetermined significance），但原位杂交 HPV 检测阴性，此时可暂不采取阴道镜下活检，而继续细胞学追踪，因而减少尚不必要的阴道镜和活体组织检查，充分发挥无创伤的细胞学筛检作用。HPV 原位杂交用于组织学切片，除了明确病原诊断，尚可证实 HPV 已侵入上皮细胞，在上皮细胞内，HPV 主要定位于细胞核内，也可见于细胞质。

2）EB 病毒（Epstein-Barr virus）：EB 病毒与许多恶性肿瘤的发生有重要关联。在国际上也被列为第一类致癌物。最常见的有 Burkitt 淋巴瘤、霍奇金淋巴瘤、鼻型 NK/T 细胞淋巴瘤、肠型 T 细胞淋巴瘤、鼻咽癌、发生在几种器官的淋巴上皮癌例如肺淋巴上皮癌以及胃腺癌等。对上述疾病进行相关病原检测，最佳选择是采用单链 DNA 探针，与 EB 病毒编码的小 RNA（EBV encoded small RNA，EBER）进行原位杂交，其优势在于感染的细胞通常有 10^6 ~ 10^7 小 RNA 拷贝数，最容易捕捉获得确切结果（图 14-3-3）。

（2）细胞遗传学的检测：针对细胞遗传学疾病，原位杂交技术用于染色体数目畸变和结构畸变的诊断。

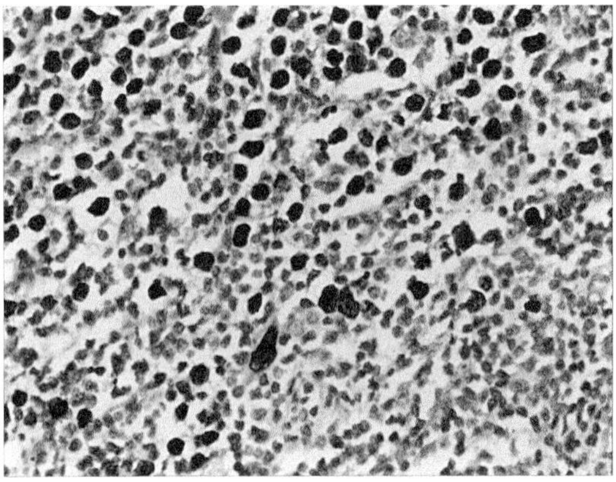

图 14-3-3　EBER 检测，霍奇金淋巴瘤显示 EBV 阳性肿瘤细胞

染色体数目畸变：通常选择的分子诊断技术是 FISH，以荧光素标记的针对各染色体特异 α-卫星序列的探针，该序列位于各染色体的着丝粒部位。这类探针也称为着丝粒记数探针，通过原位杂交，识别染色体数目异常，包括单体（monosomy）和多体（polysomy）等。

染色体结构畸变主要是染色体易位和基因扩增。白血病、淋巴瘤和软组织肿瘤的染色体易位备受关注和普遍应用。特异的基因易位和融合基因，有可能从根本上改变传统肿瘤分型，例如尤因肉瘤和原始神经外胚层肿瘤有相同基因易位，归结为同一疾病单位；罕见的内脏器官发生的滑膜肉瘤，可根据检测出特异的融合基因，明确滑膜肉瘤的诊断。同一肿瘤类型，但融合的断裂点不同，其生物学行为和预后可能有所不同。指明基因结构异常检测的重要性和必要性。检测基因易位常用的 FISH 方法，有两类探针设计：一种是双色易位融合探针，标记红色荧光和绿色荧光的两条探针，分别针对发生易位的两条染色体靶序列，发生基因融合时，双色出现融合信号，双色即红色和绿色叠加呈黄色；另一种是双色易位分离探针，标记红色荧光和绿色荧光的两条探针，是分别针对同一基因的 5′和 3′端，例如尤因肉瘤/原始神经外胚层肿瘤的 EWS 基因，有易位发生，则本应并列或叠加的融合信号出现分离现象，分别显示红色和绿色。双色易位分离探针，适用于基因片段长和特异断裂点多的基因易位，一次检测可以囊括几种不同的异性染色体易位，而双色易位融合探针只针对一种易位。尤因肉瘤/原始神经外胚层肿瘤有五处断裂点（EWSR1-FLI1，EWSR1-ERG，EWSR1-ETV1，EWSSR1-ETV4，EWSSR1-FEV），可以采用双色分离探针检测。

EWS 基因易位的肿瘤，不仅限于尤因肉瘤/原始神经外胚层肿瘤、也见于促结缔组织增生性小圆细胞肿瘤（EWS-WT1），透明细胞肉瘤（EWS-ATF1）、骨外黏液性软骨肉瘤（EWS-NR4A3），黏液性/圆细胞脂肪肉瘤（EWS-DDIT3）。此时双色易位分离探针可协助测定易位，但不能识别 EWSR1 基因片段与哪个基因、哪个部位相互易位，因而要结合组织学所见做出诊断。

（3）肿瘤生物标志物的检测：基于基因克隆和分析的进展，逐年大量积累关于肿瘤生物标志物的研究报道，但应用于病理诊断和鉴别诊断上的尚不够多，主要是该生物标志物的专一性、特异性问题。在神经内分泌肿瘤或神经内分泌细胞分化上，如果组织学上提示诊断，但细胞内无内分泌颗粒，免疫组织化学嗜铬素 A（chromogranin A，CgA）和（或）突触素（synaptophysin）阴性，可采用鸡尾酒式寡核苷酸探针进一步在 mRNA 水平上认证，确立诊断。其他如甲状腺髓样癌的降钙素（calcitonin）、生长激素腺瘤的生长激素、乳腺癌的雌激素受体（estrogen receptor）等都可采用类似的检测技术。针对肝细胞特有的白蛋白制备的寡核苷酸探针，可应用于鉴别肝细胞癌和来自其他脏器的转移癌以及胆管癌。正常肝细胞和肝细胞癌的癌细胞都具有白蛋白 mRNA 的表达，并具特异性。

2. 常规 PCR（convention PCR）**和 RT-PCR 技术** PCR 是体外酶促 DNA 扩增技术，只要有完善的引物设计，就可快速扩增出所选靶序列，达到预期识别的目的。常规 PCR 通过它的扩增产物，在凝胶电泳上根据扩增片段的大小，识别靶基因，或采取已知探针进行杂交，或仅根据片段大小作出判断。PCR 技术的应用具有广泛性、特异性和敏感性的优势。许多检测项目有待增加靶基因拷贝数的，也必选核酸扩增作为实验基础。以下列举几项检测：

（1）PCR-微卫星不稳定性检测：微卫星不稳定性是指在 DNA 复制过程中，由于错配修复基因（mismatch repair genes）功能缺陷而引起的简单重度序列的长度发生改变，出现插入或丢失。出现微卫星不稳定性，可以是生殖细胞错配修复基因突变所致。例如遗传性非息肉病性结直肠癌患者，常见是 hMSH2，hMLH1 错配修复基因突变，也见 hPMS1，hPMS2 和 hMSH6 的突变。在一些散发性结肠癌、子宫内膜癌、胃癌、胰腺癌等，也见到由于 hMLH1，启动子甲基化所致微卫星不稳定性。微卫星不稳定性检测，有助于遗传性非息肉病性结直肠癌的及时诊断，降低患者及其家族的死亡率，也有助于肿瘤分型和治疗药物选择。

（2）PCR-染色体杂合性丢失检测：染色体杂合性丢失检测（loss of heterozygosity，LOH）是肿瘤细胞遗传学常见的改变，特别发生在含有抑癌基因遗传位点上。例如视网膜母细胞瘤 Rb 抑癌基因的杂合性丢失。肿瘤细胞的杂合性丢失，在同一器官的不同类型肿瘤表现有所不同。当前所采用的方法是 PCR 基础上微卫星分析。选择靶向染色体的不同微卫星位点，首先对正常组织 PCR 产物进行电泳图谱分析，确认为信息个体（位点存在杂合性）后，与肿瘤组织的扩增条带比较，做出杂合性丢失的判断。鉴定杂合性丢失可用聚丙烯酰胺凝胶电泳银染显色、放射自显影技术、全自动 DNA 测序荧光毛细管电泳。

（3）PCR-基因重排（gene rearrangement）检测：此方法是白血病、淋巴瘤的常见检测技术，针对免疫球蛋白重链（IgH）和（或）T 细胞受体的 V（D）J 基因片断设计引物，得出 2% 琼脂糖电泳和（或）8% 聚丙烯酸胺凝胶电泳分析结果。通过基因重排检测，有助于鉴别肿瘤性增生（单克隆性，在靶向范围内出现特异性清晰条带）和反应性增生（多克隆性，散发性条带),有助于推断细胞来源于 B 细胞还是 T 细胞,完善淋巴瘤的分型。

(4) PCR-克隆化(clonality)分析:淋巴细胞的 T 细胞受体基因(TCR)或免疫球蛋白基因,在细胞分化、成熟中,发生基因重排。正是应用这一特性即重排的多样性,可区分出增生细胞的单克隆或多克隆性。女性的体细胞有两条 X 染色体,一条 X 染色体来自父亲,另一条来自母亲,其中一条在胚胎发育早期自然随机失活,另一条保持遗传活性。这种失活是随机甲基化所致,且具有遗传稳定性。正常组织和反应性增生的组织,细胞群体是多克隆的,有的细胞失活是母源 X 染色体,另一些失活的是父源 X 染色体。肿瘤性增生组织,一般认为源于单个细胞,因此所有肿瘤细胞失活的是同一条 X 染色体,此时遗传为非随机性。依据 X 染色体有无生物学活性这种区别,可建立起克隆化分析技术。在 X 染色体上通常选用 X 连锁人类雄激素受体基因(human androgen-receptor gene,HUMARA)。其结构特点是有 Hpa Ⅱ和 Hba Ⅰ甲基化敏感限制酶切位点,与多态 CAG 重复序列相邻。首先从样品提取 DNA,以 Hpa Ⅱ限制性内切酶进行酶切。没有甲基化的位点,HUMARA 基因片断被切断,已有甲基化的基因片断酶切不断,保持原长度。随后进行 PCR 扩增。引物设计定位在酶切位点上游和 CAG 重复序列下游。基于 CAG 重复序列的高度多态性,HUMARA 基因多为杂合性;选择 HUMARA 基因杂合子细胞群,进行 PCR 扩增并做克隆化分析。根据电泳显示一条带或两条带做出判断。这种 X 染色体失活嵌合性的克隆化分析,只适用于女性患者的组织检测。

(5) PCR-端粒酶活性的检测:端粒和端粒酶是调节细胞分裂寿命的。人类端粒的结构为染色体末端 5′-TTAGGG-3′上千次的重复。在线性 DNA 复制时,复制 DNA 的聚合酶留下染色体末端的端粒序列不被复制,端粒重复序列随着每次细胞分裂而缩短。端粒酶是由 RNA(hTER)和蛋白质(hTERT)组成的结构,是一种反转录酶或称之为依赖于 RNA 的 DNA 聚合酶,具有标准 DNA 聚合酶所不具备的功能,能以自身 RNA 为模板,通过反转录过程,在细胞染色体末端合成端粒序列,以补偿细胞分裂造成的端粒缩短。端粒酶活性的检测,通常采用 PCR-端粒重复序列扩增方法(PCR-based telomere repeat amplificationprotocol,PCR-TRAP)。方法分两步:第一步先以 TS 引物(5′-AATCCGTCGAGCAGAGTT-3′)延伸靶序列,随后灭活端粒酶;第二步,再加入反向引物,对延伸的靶序列进行 PCR 扩增。其扩增产物在 10% 聚丙烯酰胺凝胶上电泳。放射自显影显示 3 条或 3 条以上梯形条带,可判定端粒酶阳性。端粒酶活性测定需要用新鲜组织和放射性核素,因此它的应用受到了限制。在一定条件下应用原位杂交,检测石蜡包埋组织人端粒酶反转录酶基因(hTERT)和端粒酶 RNA 基因(hTR)表达水平,也能反映细胞生物学行为,并与酶活性分析具有一致性。端粒酶活性见于绝大多数恶性肿瘤。把端粒酶检测用于乳腺细针穿刺标本,配合细胞学检查,可提高乳腺癌术前确诊率。

(6) PCR-基因点突变检测:一些癌基因或抑癌基因,其基因变异形式都可以是点突变,例如 Ras,TP53,PTEN 等。作为筛检手段,可以选择 PCR-单链构象多态性(single strand conformation polymorphism,SSCP)分析或温度梯度凝胶电泳(temperature gradient gel electrophoresis,TGGE)。两者都可以检测出 DNA 序列上的点突变。SSCP 方法是在 PCR 扩增后,双链 DNA 片断经变性处理,在非变性聚丙烯酰胺凝胶上电泳。TGGE 是利用温度作为一种能量来源,让双链 DNA 分子之间的氢键变得热力学不稳定。无论 SSCP 或 TGGE,只能发现有突变的存在,但不能得知哪个碱基异常或被替换,要读出序列变化,有待测序。

(7) RT-PCR:用于检测基因表达水平。在融合基因检测上比较简便而易行,可与原位杂交相辅相成,或选其中之一应用。与免疫组织化学蛋白水平上的工作也常相互补,反映 mRNA 水平的 RT-PCR 已相当广泛地被采纳。mRNA 反转录成 cDNA,再进行 DNA 扩增。只要 RNA 模板提取成功,微量的表达水平也能检测出。国内有关滑膜肉瘤(SS18-SSX1,SS18-SSX2)、腺泡状软组织肉瘤(ASPSCR1-TFE3)、黏膜相关淋巴组织淋巴瘤(API2-MALT1)、尤因肉瘤/原始神经外胚层肿瘤(EWSR1-FLI1)、促结缔组织增生性小圆细胞肿瘤(EWSR1-WT1)、隆突性皮肤纤维肉瘤(COL1A1-PDGFB)等都有成功检测报告。

(8)原位 PCR:曾应用于病原微生物的检测,如 HIV 病毒。基于 PCR 的原位扩增作用,特别是揭示低拷贝的病原微生物感染细胞的定位。原位 PCR 有直接法和间接法之分,直接法是在 PCR 进行中,把生物素或地高辛标记的脱氧核苷酸整合进扩增产物内,检测时无需再进行原位杂交。间接法是在 PCR 扩增后,要有单独原位杂交步骤。虽然直接原位 PCR 方法操作快也敏感,但特异性不如间接法。原位 PCR 定位的假阳性,来自扩增产物的组织内扩散,进入或游出细胞。目前原位杂交,如前所述,基于它的技术进步,可揭示很低的拷贝数(单个细胞内 10~20 个拷贝,甚至 1 个拷贝),在应用上比原位 PCR 更简便易行。

3. 即时荧光 PCR 技术 即时(real-time)PCR 的诞生,是 PCR 检测系统的又一大进步。关键技术是荧光标记特异探针的采用。探针形式可以是线形的,也可以是短柄圆环式;可以是一条探针,也可以是两条探针,目前基本上应用的有四种类型:① TaqMan 探针线性探针;② FRET(fluorescent resonance energy transfer)探针;③ 信标探针;④ 蝎型引物(Scorpions Primers)探针。

即时荧光 PCR 是一种一管操作抗污染的 PCR 技术,无需开盖检测。在靶基因扩增过程,即时记录扩增增长进程。使极低拷贝的靶基因检测成功,并有定量功能。即时荧光 PCR 是检测微生物病原体的最适合选择。

把即时荧光 PCR 用于检测肿瘤细胞特定标志物表达,可从数量上区别它们的表达水平。因此是研究生物标志物表达水平的有力工具。最能显示即时荧光 PCR 的应用价值,莫过于在监控各类白血病特别是慢性髓系白血病诊断和治疗反应上。以慢性髓系白血病为例,慢性髓系白血病的疾病发生,乃是 9 号染色体与 22 号染色体的相互易位 t(9;22)(q34;q11),出现比原 22 号短的标志性染色体即 Ph 染色体(Philadelphiachromosome)。随后发现这种易位产生 BCR-ABL 融合基因,并表达 P210kD 异常蛋白。细胞遗传学 Ph+白细胞和即时定量 RT-PCR 检测,除了可诊断疾病外,更可检测治疗过程中血液和(或)骨髓内残留的白血病细胞。

4. DNA 测序和指纹印迹技术 DNA 测序由手工操作过渡到自动化,为它的应用开拓了广阔的应用前景。肿瘤性疾病有赖于 DNA 测序的技术支持和信息提供。提高对疾病的认识水平。

肿瘤是细胞生长调控遗传失常的疾病,染色体数目和结构异常普遍存在。这种异常可仅限于肿瘤组织(体细胞染色体)而机体其他细胞无这种异常。近年来相继发现一些与遗传性癌基因相关的综合征。有这些综合征的患者,机体所有细胞都有同样异常。这类遗传性家族性肿瘤既可以是恶性肿瘤,也可以是良性肿瘤。

染色体或基因异常原则上可区别为两大类:原发性异常和继发性异常。原发性异常与肿瘤某一特殊类型相关,可能是该肿瘤的唯一细胞遗传学异常,并在肿瘤发生早期起重要作用;继发性异常不具备上述特异性,设想与肿瘤晚期演进有关。在临床和病理实践中,通过 DNA 测序,特别针对原发性基因异常,有重要诊断和治疗指导价值;在有条件的医疗单位,代表工作治疗的高水平。胃肠道间质瘤是 1998 后认识的新病种,在免疫组织化学水平上,确立了它的生物标志物 Kit 蛋白(CD117),是鉴别平滑肌瘤、Schwann 瘤的重要指标;在基因分型,采用 DNA 测序技术,可区分为 Kit 突变型、PDGFRA 突变型和野生型。基因型检测,可协助组织学、免疫组织化学鉴别不确定的病例,通过 DNA 测序明确诊断,其他肿瘤如甲状腺乳头状癌(BRAF 基因)和胰腺癌(Kras 基因)等。更重要的是与选择有效的靶向治疗药物有关,如肺癌(EGFR 基因)、结直肠(Kras 基因)及黏膜型黑色素瘤(Kit 基因)等临床靶向治疗的新发展,推动病理工作建立新技术、新方法,并提出更严格的标准化要求。需要是发展的最大动力。

在结束本章的讨论前,引用两段病理学界权威人士关于病理学和新技术的论述。在北京 2005 年亚洲-太平洋地区国际病理学术会议上,Rosai 指出外科病理学家掌握了先进技术,让病理学前进了一大步,如电子显微镜、免疫组织化学和近来的分子生物学,使已知的疾病进一步更好的界定,使新发现的疾病单位得到描述、阐释。Hardwick 认为,病理学,作为综合知识储备库,总是给医学科学和临床问题以有意义的回答;每项技术革新都让已接受的知识再一次检验、再检验,达到科学的真实。

(陈旭东　何　松)

第十五章　多学科综合治疗

学习目标

1. 掌握多学科综合治疗的概念、各种肿瘤治疗方法及其在肿瘤多学科综合治疗中的地位。
2. 熟悉多学科综合治疗的基本原则与模式。
3. 了解医学模式的演变、多学科综合治疗的开展与发展方向。

肿瘤是一个严重危害人类健康的重大疾病。肿瘤的致病因素和发病机制极其复杂，肿瘤的类型、分期和患者的机体状况千差万别，肿瘤治疗手段也随着医疗技术的发展而不断增多，合理选择治疗方案显得尤为重要。而目前一些医院仍沿袭的是单个治疗手段的方式，肿瘤相关的各学科之间也缺乏有效的联系和协作，导致很多肿瘤患者往往需要反复到不同的科室求医，有的甚至因为接受了不恰当的诊疗处理而失去了最佳治疗的机会。因此，只有通过多学科综合治疗才能提高肿瘤的治疗水平，这一点已趋于共识并逐渐成为国内肿瘤临床治疗的首选模式和发展方向。

第一节　多学科综合治疗的概念与原则

一、多学科综合治疗的概念

多学科综合治疗(multi-disciplinary comprehensive treatment)就是贯彻以病人为中心的理念，在肿瘤患者的诊疗决策过程中，通过多个相关科室协作和集体讨论来制定最佳治疗方案的一种诊疗模式。这种治疗模式也可以理解为：根据患者的身心状况、肿瘤部位、病理类型、侵犯范围(病期)和发展趋势，结合细胞分子生物学的改变，有计划地、合理地应用现有的多学科各种有效治疗手段，以最适当的经济费用取得最大限度消除或控制肿瘤的治疗效果，同时最大限度地改善患者的生存质量。这一概念强调了患者生理和心理两方面的机体状况，肿瘤部位、类型、进展情况以及生物学特性，也强调了有计划和合理应用不同学科所有有效治疗手段，同时强调了成本效益的社会医学观点以及卫生资源的合理应用。治疗上，不把消灭肿瘤作为唯一目的，而是控制肿瘤，使其与机体处于相对稳定状态，从而谋求患者有更好的生存质量，不因强烈的治疗手段使机体功能严重受损甚或丧失。最终的结果是达到治疗效果和生活质量并重的统一。同时还需要强调指出的是，所有的多学科综合治疗模式，必须建立在循证医学产生的证据的基础上。

二、多学科综合治疗应遵循的基本原则

在多学科综合治疗已形成共识的基础上，如何制订更好的治疗方案，应考虑到患者能否耐受、能否延长患者的无瘤生存期和总的生存期、能否提高患者生存质量、能否达到成本

效益相兼顾的原则,所以在制订方案时应遵循下列几个基本原则。

1. 局部处理与全身治疗并重的原则　一般而言,恶性肿瘤的自然发展过程为由局部扩散到全身,早期的肿瘤多局限于器官局部,由小变大,继而由浸润周围组织发展至远处转移,但是肿瘤何时发生转移目前尚不能准确预测。所谓局部与全身并重的原则是指在处理局部病变时应考虑是否需要实施全身治疗;在针对晚期肿瘤进行全身治疗时,不忘对局部病灶考虑是否需要加以适当处理。从乳腺癌治疗发展史可见一斑,20 世纪 60、70 年代盛行乳腺癌根治术和扩大根治术,然而术后生存率并没有进一步提高,究其原因主要是远处转移的发生,后来通过施行改良根治术或单纯切除加腋窝淋巴结清扫,同时加强了全身化疗和内分泌治疗,生存率明显提高,患者生活质量也较扩大根治术更佳。晚期结直肠癌如不处理原发灶,仅进行全身化疗,在治疗中可能发生急性肠梗阻、穿孔或及出血,这样往往危及生命,所以在化疗前应对局部进行适当处理,施行姑息性切除或做肠造口,可见局部与全身的治疗在多学科综合治疗中同样重要。

2. 分期治疗的原则　目前临床上常根据 TNM 分期对患者进行治疗,TNM 的不同组合决定了恶性肿瘤不同的临床分期,同一恶性肿瘤不同的临床分期,其综合治疗方案不同。相同临床分期,不同的恶性肿瘤其综合治疗方案也不同。因此,这种分期的多样性便决定了综合治疗方案的多样化。Ⅰ期的乳腺癌可以采用保乳手术加上放化疗,但Ⅰ期的非小细胞肺癌,则以根治性肺叶切除为主。结肠癌肝转移和胰腺癌肝转移,均属Ⅳ期,但是处理不尽相同,对结肠癌原发病灶仍要求根治性切除,再辅以有效的化疗后再行争取肝病灶切除;对胰腺癌则不宜要求根治性切除,只能做减瘤手术,避免过大的创伤,因为晚期胰腺癌肝转移至今未有良好对策,强行施行胰、十二指肠切除徒然增加患者痛苦。因此,不同肿瘤、不同分期应有不同的综合治疗方案。

3. 个体化治疗的原则　所谓个体化治疗就是要根据具体患者的预期寿命、功能状态、心理状况、治疗耐受性、期望的生活质量、患者的愿望、肿瘤异质性以及患者的经济承受能力等来设计具体的多学科综合治疗方案。临床上常遇到同一种肿瘤、同一类病理类型、同一分期、同一种治疗方法,但预后却不一样,有的长期生存、有的却过早死亡。究其原因,可能一是同类肿瘤存在异质性;二是患者存在功能状态、心理状况和社会影响的个体差异。治疗前应对患者进行综合评价,如评价患者功能状态的行为状态和日常生活能力、评价伴随的其他相关疾病的情况、评价生存质量等,癌症患者的预期寿命可由年龄、功能状态和伴随病情来估计;治疗的耐受性可由功能状态、伴随病情、活动能力和社会支持的有效性来预测;生存质量是针对特定癌瘤用若干手段加以测量的;个人愿望则由患者自身来表达,或由患者家属和受委托人来解释,至于肿瘤异质性则有赖于肿瘤分子分期的进一步研究。由此可见,个体化治疗是多学科综合治疗规范化的最高境界,也是未来发展的方向。

4. 生存时间与生存质量兼顾的原则　所谓生存时间与生存质量并重的原则就是通过综合治疗既要延长患者生存期又要通过治疗使生存质量明显改善,如果只顾消除肿瘤病灶,使之获得生存,而漠视患者生存质量,是医疗上极大的错误。以往癌症治疗片面追求彻底消除病灶提高生存率,而现在则既要生存又要有良好的生存质量,所以近年已有一个共识,把癌症作为一种慢性病,如高血压、糖尿病一样,不强求彻底去除原发灶,在保证生存质量前提下,让“人”与“瘤”并存。随着生物-心理-社会学的医学模式的建立,目前治疗肿瘤的趋势主要表现在:一是尽量减少破坏性治疗手段,例如乳腺癌手术趋向于保守及乳房再造、骨肿瘤保留肢体的术式、直肠癌的保肛手术、腹腔镜手术从多孔发展到单孔甚或通过自然通道进行;二是重视姑息和支持治疗,尽可能减少晚期癌症患者的痛苦,最突出的是世界卫生组织倡导的癌症三阶梯止痛法,吗啡普遍用于癌症止痛且从按需给药发展到按时给药。

5. 不断求证更新的原则　多学科综合治疗的模式、方案尚在不断探索中。结直肠癌的辅助化疗从20世纪50年代开始,由最初的认为无效加以否定,到20世纪90年代初确立氟尿嘧啶(5-Fu)/左旋咪唑(Lev)为Ⅲ期结肠癌有效的术后化疗方案,继后又证明5-Fu/亚叶酸钙(CF)方案更优,随着几种新型化疗药物如奥沙利铂、伊立替康、卡培他滨问世,更优的辅助化疗方案相继应用,这都是经过不断求证,不断进行临床试验的结果。

6. 中西医并重的原则　中医药是我国医学的伟大宝库,是几千年我国人民与疾病斗争过程中积累起来的理论和实践的结晶。中医注重辨证施治,对肿瘤治疗强调调节和平衡的原则,通过双向调节、整体调节、自我调节和功能调节等方法恢复和增强机体内部的抗瘤能力,从而达到阴阳平衡治疗疾病的目的。

临床上应用手术、化疗、放疗等方式治疗肿瘤,往往对机体正常组织器官和功能造成严重损害。如果辅以中医中药,能够有效地提高机体防御能力,减少手术、化疗、放疗的副作用,保证患者的生存质量,巩固和加强肿瘤治疗效果,这就是中西医结合治疗肿瘤的优越性所在。

7. 成本与效果并重的原则　如何权衡疗效的提高与经济上的代价,如果有多种治疗模式或方案,而疗效基本一致,宜选用费用最低的模式或方案。如可切除的皮肤基底细胞癌既可用手术切除,又可用放射治疗,宜选择较简单的手术切除。如果有两种可选择的方案,其效果与成本进行比较。预计生存年为分母,成本为分子。权衡两者的生命年差异,择优选用。在多学科综合治疗方案制订时,考虑成本与效果既是为了合理有效利用有限的卫生资源,也是为患者及其家属着想,并不违背人道主义。

第二节　肿瘤的治疗方法及模式的选择

外科治疗、放射治疗、化学治疗是肿瘤治疗的三大主要手段。外科手术通过手术的方式来治疗肿瘤,不同的肿瘤类型以及肿瘤处在不同的分期,手术治疗的目的也不尽相同,如预防肿瘤发生,治愈肿瘤,减少肿瘤负荷,为其他治疗提供可能,提高治疗的效果,改善或消除某些症状,提高肿瘤患者的生存质量等不同的作用。但手术仅能清除局部病灶,并不能清除体内所有的癌细胞,存在潜在的区域和远处转移可能。肿瘤放射治疗是恶性肿瘤局部治疗的第二大手段,除了用于放疗敏感性肿瘤的根治性治疗外,还大量地应用于辅助治疗、新辅助治疗和姑息治疗中。但放射的毒性、肿瘤的放射抗拒、潜在的远处转移等是放疗无法避免的缺点。化学治疗对于化疗敏感的肿瘤可能起到治愈的作用,对大部分肿瘤能够减少或避免肿瘤向远处转移或防止复发,但化疗具有全身性的毒性及抗药性等缺点同样使之无法成为治疗肿瘤的唯一手段。

近年来迅速发展的介入治疗、生物治疗,以及姑息、营养、康复、心理、中医中药治疗等方法,在肿瘤综合治疗中的积极参与有效地改善了患者预后和生活质量。如何将各种治疗方法有机的结合,以到达最佳的治疗模式,是目前治疗肿瘤的方向。

多学科综合治疗的模式是多种多样的,根据不同肿瘤、不同分期、不同个体状况采用不同的模式。模式的建立必须通过严格的临床试验,并与时俱进,在循证医学基础上不断改进。

一、手术为主的多学科治疗

以手术为主的多学科治疗模式多见于早期肿瘤,针对该类肿瘤我们大多进行手术治疗,术后根据术后病理分期分别给予随访、化疗、放疗、同步放化疗及靶向治疗的综合治疗。术后辅助性放疗和化疗是指对于肿瘤局限、无远处转移、患者手术耐受力良好的实体肿瘤治疗方法,各种保全功能的根治术或局部手术后有可能出现肿瘤残留或高度恶性生物学行为的肿瘤以及术后病理分期较晚的患者,经外科手术局部症状有效控制好转后,可考虑术后放疗和化疗,以提高疗效。如乳腺癌根治术后的局部放射治疗和化疗,子宫内膜癌术后联合化疗等。此外,有的肺鳞癌患者可能伴有肺不张及感染,甚或伴有肺门和(或)纵隔淋巴结增大,这样的患者也可先作放射治疗使支气管通畅,引流好转,肺炎消散后再手术。而新辅助治疗是指通过各种方法使原发肿瘤缩小、降期,有效控制微小转移,减少手术致残率,改善生活治疗,提供局部治疗后的无瘤生存期。如局部晚期的乳腺癌患者,可先行新辅助化疗,待病灶缩小后,行手术切除,术后再予以辅助治疗,对于延长患者生存期具有重要意义。

二、化疗为主的多学科治疗

对于化疗敏感的恶性肿瘤、造血系统肿瘤、已丧失手术机会的中晚期恶性肿瘤患者,采用以化疗为主的多学科综合治疗,亦可使肿瘤得到有效的控制。生殖细胞肿瘤、急性和慢性白血病、淋巴瘤、小细胞肺癌等肿瘤通过为化疗主的综合治疗可能达到治愈的目的。以淋巴瘤为例,联合化疗方案可以使部分淋巴瘤患者达到治愈,白细胞分化抗原20(CD20)阳性的患者可以加用靶向药物利妥昔单抗(美罗华),与传统化疗相比能明显改善疗效。一线应用美罗华能获得较高的反应率,可以显著提高该类患者生存率。同时对于具有大肿块或病期较早的患者可加以局部放疗。对于晚期胃癌、肺癌及乳腺癌,由于失去手术机会,全身化疗是主要的治疗手段,可以联合靶向治疗和放疗达到提高治疗有效率和延长生存的目的。

三、放疗为主的综合治疗

对于放疗敏感的恶性肿瘤,放射治疗可以在保全器官功能的基础上达到较好的治疗效果。比如鼻咽癌对放射治疗敏感,放射治疗是它的首选治疗手段。早期鼻咽癌(Ⅰ/Ⅱ期)单纯放射治疗即可治愈,即使是晚期鼻咽癌,单纯放射治疗也可以获得很好的疗效。当然,对于局部晚期鼻咽癌,目前的研究资料表明,同步放化疗联合辅助化疗能够取得比单纯放疗更好的疗效,但放疗在其中仍然最重要的手段。放射治疗是宫颈癌治疗的主要手段之一,各期都可以采用。利用腔内联合体外照射的技术,宫颈癌的治疗取得了很好的疗效,尤其是早期宫颈癌能够治愈。没有远处转移的皮肤癌是可以通过放射治疗治愈的肿瘤。

四、姑息治疗为主的综合治疗

部分晚期肿瘤患者,失去手术、化放疗根治的机会,同时晚期肿瘤患者贫血、乏力、纳差、失眠及焦虑等不良等症状的出现,降低了患者生存质量,因此,对症的姑息治疗显得尤为重要。其治疗的目的为减轻痛苦,提高生存质量。姑息治疗为主的综合治疗包括姑息手术、姑息放疗、营养支持,改善食欲,纠正贫血及维持水电解质的平衡等。对于肠癌合并肠梗阻的患者可行姑息手术解决梗阻的问题,对于骨转移患者可采用局部姑息放疗减轻疼痛抑制骨转移。

第三节　多学科综合治疗的有效组织及发展方向

随着科学技术的发展和肿瘤治疗经验的不断积累,肿瘤治疗的疗效也有所提高,但是肿瘤治疗由单一模式向多学科综合治疗模式以及肿瘤个体化治疗模式的发展已经成为肿瘤治疗的发展方向。肿瘤多学科综合治疗不是多个单一治疗的简单叠加,而是强调不同学科从理论到实践对肿瘤治疗的参与,以及不同治疗方法的合理组合。

一、多学科综合治疗的组织开展

肿瘤多学科综合治疗迄今仍处在探索阶段,如何规范有效地开展多学科综合治疗,临床实践中需要做到如下几点:

1. 统一思想,形成多学科综合治疗的共识　规范诊治肿瘤是提高医疗质量的重要保证,是提升医护人员的诊疗水平的重要途径。医院必须上至院长,下至员工,都能具有多学科综合治疗的意识,通过各种会议进行广泛的宣传发动,形成思想共识,使多学科综合治疗肿瘤成为医务人员的自觉行为。

2. 加强学习,制定规范并培训　制定单病种多学科治疗模式具体的实施方案,同时为单病种多学科治疗模式全面铺开制定长期规划,组织专家编写医院常见肿瘤诊治指南。进行肿瘤诊治规范讲座,强化抗肿瘤药物临床应用规范化管理,进行肿瘤诊治规范专项三基考试。在某些单病种科室先进行试点,在取得实效的同时,积累经验,提高认识,不断加以修改完善,逐步加以推广,使多学科综合治疗切实得到落实。

3. 规范诊治,建立相应多学科综合治疗的组织和机制　规范诊治要从规范化收治入手,每一个病人住院前由当日在会诊中心值班的具有高级职称的医师确定收治科室,打破沿用多年的“一对一”医疗模式,实行“多对一”高级医疗服务,成立肿瘤多学科专家联合会诊中心。病情比较复杂的由外科、内科、放疗、妇科、介入治疗、中西医结合治疗、病理以及放射影像诊断等相关学科的专家联合会诊,制定针对每一位患者的最优化、个体化的诊治方案,确定患者治疗路径,从而提高肿瘤治疗效果。建立单病种专家组,由肿瘤外科、放疗科、化疗科、病理科、影像诊断科等多学科专家组成,每病种推荐 1 名召集人和 1 名培养人,以有利于组织发展。单病种专家组的主要任务:遵循循证医学的原则,参照美国 NCCN 肿瘤指南和我国常见肿瘤诊治规范,组织编写本院的肿瘤诊治规范。制定一系列的规章制度,包括人员的固定及专业化、多学科活动制度、学习制度、多学科治疗讨论制度等。参与疑难肿瘤的高级会诊。各病种专家组定期组织相关讲座、会议等学术活动。检查各临床科室规范执行情况。逐步推行单病种病区新模式,目前,国内综合性医院和肿瘤专科医院在病区设置上大多采用以科别来区分,如外科、化疗科、放疗科等,多学科综合治疗可采用按病种设置病区,如妇瘤病区、肝胆病区、淋巴瘤病区、乳腺病区,病区由该病种首席专家负责,配有外科、内科、放疗科相关专家,病人不出病区就可以完成包括手术、放疗、化疗等各种治疗手段在内的治疗,使病人避免了治疗不足或过度治疗,也避免了科室间争抢病人的现象,真正使病人得到规范诊治。

4. 加强管理,提升多学科规范化治疗的水平　单病种治疗病区内建立多学科综合治疗质控小组,定期对住院患者诊疗过程进行监督,对存在的缺陷提出整改方案,限期整改,医院对住院患者收住和新入院病人的辅助检查是否合理定期进行检查,对临床用药情况和单病种诊治是否规范进行检查,对违反规定的给予通报和处罚。

二、发展方向

随着医学科学的发展,肿瘤的多学科综合治疗也必将日臻完善,对各种治疗效果的评价及临床使用应在严谨、科学的临床试验的基础上,按照循证医学的原则加以选择,以期最大限度地提高肿瘤的临床治愈率、生存率和改善患者生存质量。

1. 多学科综合治疗向个体化治疗发展　肿瘤的综合治疗是根据病人的机体、身心状况,肿瘤的病理类型、侵犯范围(病期)、免疫功能状况、转移及发展趋向,有计划、合理、有序地运用现代中西医治疗手段进行治疗,以期较大幅度地提高治疗率和病人的生活质量。而肿瘤的个体化、多学科综合治疗则根据肿瘤患者的具体病理类型、病期和全身机体状况等来制定一个合适患者的、具有个体化特点的综合治疗方案。除此之外还应切实加强细胞分子生物学研究。多学科综合治疗中各种治疗手段的合理应用尚有很大困难,尽管目前对估计治疗效应的“预测因子”研究相当热门,但真正能为肿瘤临床所用的预测因子寥寥无几,所以未来对这方面的深入研究,寻找更多更有意义的预测因子,指导制订前瞻性的有效综合治疗方案,将为真正的个体化多学科综合治疗奠定必不可少的基础。今后,药物治疗的地位会不断提升,特别是分子靶向治疗,未来外科手术和放射治疗的作用范围和作用地位将大不如从前,异病同治、同病异治的个体化治疗将成为多学科综合治疗的方向。

2. 肿瘤治疗理念的更新　以最大限度地提高肿瘤的生存时间和改善患者生存质量为目标。肿瘤的手术、放疗及化疗等三大基本手段的出发点是想根治肿瘤,在治疗过程中往往会出现肿瘤未能治愈而患者生存质量严重降低的局面,随着社会文明及科学的进步,人们对人文关怀越来越为重视,将肿瘤变成慢性病,带瘤生存已经得到广泛的认可。

3. 各学科自身研究的深化　外科手术的精细化和微创化,内科化疗新的和更好的药物以及针对驱动基因的靶向药物的不断出现,新的放射治疗技术如三维适形治疗、超分割或加速超分割技术在多学科综合治疗中使用的研究等,为多学科综合治疗方案增添更多选择。

4. 在循证医学的基础上探寻新的治疗方法　组织大样本多中心随机临床试验。为了制订具有指导性的临床实践指南,必须通过大量的临床试验总结和随机临床试验。美国NCCN对几十种肿瘤做出临床实践指南,每年都对临床试验基础进行更新。近年来与中国肿瘤专家讨论并出版临床实践指南的中国版,无疑对我国肿瘤多学科综合治疗起到促进作用。但是,我国的医疗条件和就医环境等有别于美国,所以还应根据我国国情,通过自身的临床试验制订适合我国的临床实践指南,该项工作正在起步并不断完善。

(杨　磊　强福林)

第十六章　肿瘤外科学概论

学习目标

1. 掌握肿瘤外科治疗的基本原则。
2. 熟悉肿瘤外科的种类和意义。
3. 自学肿瘤外科各个分科治疗原则。
4. 了解肿瘤外科发展历史。

第一节　肿瘤外科学发展简史

肿瘤外科学是在外科学发展历史过程中形成的一个分支，是一个现代医学概念，属于外科学的范畴。其研究范围主要是通过外科手术方法处理肿瘤性疾病，包括来源于消化系统、呼吸系统、泌尿生殖系统、神经系统、心血管系统、内分泌系统等各种系统的实体肿瘤。除外科治疗外，还包括肿瘤的预防、诊断、康复及随访等。随着医疗技术的进步，血液系统肿瘤，如白血病的干细胞移植等，有的学者认为也是一种外科技术治疗。

外科手术是目前多学科治疗肿瘤疾病最主要的组成部分，60% 的肿瘤患者以手术为主要治疗手段，90% 需应用手术作为诊断及分期的手段。外科医生通过手术可治愈大部分尚未扩散的肿瘤，也只有通过手术的方法才能准确地了解肿瘤生长的部位、侵犯的范围，给予正确的分期。回顾肿瘤外科的发展，大致可分为三个阶段。

一、萌芽阶段的肿瘤外科——单纯肿瘤切除

公元前 1600 年，古埃及医学书 *Edwin Smith* 中 Papyrus 已有记载用手术切除肿瘤的历史。外科医师对肿瘤的治疗，也仅限于对四肢、乳房及其他体表肿瘤的简单切除或烧灼，直至中世纪一直由理发师充当施术的匠人。

1700 年发明的显微镜对医学的发展起了很大的促进作用，Johannes Muller 及 Rudolf Virchow 建立了较完整的细胞病理学。Vesalius 发现了淋巴系统并建立了癌症的淋巴学说，认为恶性肿瘤是一涉及淋巴系统的疾病。Henri Francois Le Dran 描述了乳癌自原发部位转移至区域淋巴结，其后发生更广泛的播散而成全身性疾病。

Dowell 于 1809 年的圣诞节，在他家中施行了剖腹探查及卵巢肿瘤切除术，切除一重达 22 磅的卵巢肿瘤，这是第一次成功地施行了脏器肿瘤切除术，患者术后存活了 30 年。

随着麻醉及抗菌术的发展，使手术能在更安全的无痛条件下施行，同时由于建立了无菌外科技术，使围手术期的死亡率也有了明显下降。这些均为以后肿瘤外科的发展打下了基础。

19 世纪中后叶，欧洲的两位外科医师 Billroth 及其学生 Theodor Kocher 成为开创肿瘤外

科的先驱。Billroth 首先报道了对远端胃癌成功地施行了胃部分切除及胃、十二指肠吻合术，其后又建立了 Billroth Ⅱ术式。1872 年，又成功地施行了食管胃切除术，次年又作了喉切除术，小肠广泛切除及重建术，因而被誉为现代胃肠外科之父。他另一重要的贡献是在报告手术结果时采取严格的、一丝不苟的科学态度，认真地总结手术并发症及死亡率的教训，这种优良的作风已成为培养外科医师及维持外科高水准必不可少的条件。

二、“广泛切除”的肿瘤外科——癌症“整块”切除根治术

1890 年，william Stewart Halsted 首先提出了乳癌“整块”切除的根治概念。他认为乳癌早期仅是一局部区域性疾病，顺序地从局部病变向第一、第二站淋巴结发展，只有晚期才向全身扩散，并且有首先转移至腋部的倾向。因而主张作乳癌根治术时须将乳腺连同覆盖其上的皮肤、乳头、胸肌以及腋窝内容一并整块切除，当锁骨上淋巴结受累时，应同时实施锁骨上淋巴结清除术。这一观点奠定了当时恶性肿瘤根治手术的共同原则：①手术中不切割也不直接显露肿瘤组织；②将原发与所属区域淋巴结行连续性整块切除。乳癌手术在此原则下发展成切除范围包括乳内动脉、锁骨上淋巴结及部分肋骨、肋间肌等的扩大根治术。

W. Emest Miles 于 1908 年发表的直肠癌经腹、会阴联合切除技术，沿用至今，他的研究结果认为直肠癌的淋巴转移途径不仅向上，也向侧方及下方转移。施行该术后不但将留下永久性的结肠造瘘，同时也将有近半数男性患者遗留性功能障碍。

至 20 世纪 50 年代，肿瘤外科手术基本成形并在世界各地得以逐步开展。在肿瘤外科发展初期肿瘤外科开拓者以单纯解剖学为基础，主张广泛切除的观念，从历史的整体观点来说，奠定了现代肿瘤外科学的基础。随着人们对肿瘤疾病认识的加深，多学科治疗所取得的进展，已逐渐改变了单纯依靠外科手术的观念，于是肿瘤外科逐渐进入其发展过程的第三阶段。

三、“保存组织及功能”的肿瘤外科——适度的癌症根治术

随着人们对肿瘤发生、发展、浸润、转移机制认识的不断加深以及放疗、化疗、内分泌治疗学等学科的发展，使人们的观念有所转变，逐渐认识到肿瘤的治疗不仅不能单纯依靠扩大手术范围来提高疗效，且由于不少患者术时已有亚临床转移灶的存在，更不是单纯手术所能奏效的。要求肿瘤外科不但能有较高的生存率，还应更安全、生活质量更好。肿瘤外科正在经历从“解剖型手术”到“功能保护解剖型手术”的转移。

芬兰的 Mustkallio 于 1954 年首次报道了 127 例早期乳癌作原发病灶局部完整切除，术后于局部及腋窝联合放疗的疗效，其结果与根治术相仿，且局部复发率很低。随后 Crile、Peters 及多个前瞻性地随机分组报告均证实了上述结果。在此基础上，负责美国乳癌及肠癌外科辅助治疗全国协作的 Dr. Bernard Fisher 修正了 Halsted 的观点，指出乳癌在其早期就已是一全身性疾病，这一观点现已被广泛接受。

20 世纪初，肿瘤外科医师认为为了防止直肠癌术后复发，至少要切除远离肿瘤 5cm 以上的直肠。直至 1939 年，Dixon 注意到在作 Hartmann 手术后遗留的直肠远端很少有肿瘤局部复发，而报道了直肠癌的低位切除术。其后发现直肠癌主要向近侧发生淋巴转移，且其沿肠壁浸润很少超过 2cm，从而使多数直肠癌的患者可安全地保留肛门，并减少膀胱功能及性功能障碍。其后又发展了自动吻合器，以克服保留肛门手术受限于盆腔过于狭小等技术

因素,见表 16-1-1。

综上所述,不难看出肿瘤外科趋向于缩小手术范围,更注意保存功能及借助于多学科的综合治疗以提高疗效。已从单纯外科扩大手术,演变为改良手术,并结合综合治疗达到提高生存率及生活质量的目的。因此,现代肿瘤外科的治疗新概念是:最大限度切除肿瘤,最大限度保护机体及器官功能,尽可能达到提高生存率及生活质量的目的。

表 16-1-1 肿瘤外科发展的历史

年份	报道者	手术治疗方式
1896	Bateson	卵巢切除治疗晚期乳腺癌
1904	Young	前列腺癌根治术
1906	Wertheim	宫颈癌根治术
1908	Miles	直肠癌经腹会阴根治术
1913	Treks	食管癌切除术
1933	Graham	肺叶切除术
1935	Whipple	胰十二指肠切除术
1945	Huggins	肾上腺切除治疗前列腺癌

第二节 肿瘤外科的生物学观点

一、重视恶性肿瘤的生物学特性和扩散规律

临床确诊的肿瘤绝大多数已是侵袭期或扩散期,这时肿瘤细胞可蔓延到区域淋巴结,亦可能已经有血行扩散。有血行扩散但不一定有临床表现,称为亚临床期转移。有些病例可以没有淋巴结转移而已有血行扩散。因此,手术治疗在肿瘤的自然病程中可能有三种结果:

(1) 治疗后获得长期生存,即临床治愈,即便有少量亚临床转移的癌细胞亦能被机体的免疫系统所控制。

(2) 肿瘤未能控制,继续发展而导致机体死亡。

(3) 在一个明显的缓解期后复发,出现新的病灶。

为何癌细胞能沉睡如此长的时间,沉睡的癌细胞如何摆脱机体免疫机制的监控,机体内环境的变化如何惊醒了沉睡多年的癌细胞?各种不同的恶性肿瘤有不同的生物学特性和扩散规律,所以根治性手术力求做到合理化,即应力争切除一切应该切除的组织,同时尽量避免损害不应受损的组织和功能。

对乳腺癌人们越来越认识到这是一种全身性疾病,所以对乳腺癌的治疗更加重视全身的化疗及内分泌治疗。手术治疗只是对少数Ⅲ期患者行 Haisted 式的根治术,大多数Ⅰ、Ⅱ期患者只行保留胸大肌或保留胸小肌或保留胸大、小肌的改良根治术。西方国家则更多考虑行乳段切除+腋淋巴结摘除,术后对患侧乳腺进行放疗。

经过长期对直肠癌切除标本的观察,发现直肠癌向远端肠壁内的浸润范围往往不超过 2cm,所以直肠癌切端距肿瘤的距离由原先的 5cm 缩短为 3cm,减少 2cm 的直肠切除,为相

当一部分直肠癌患者保留了肛门,免行致残的 Miles 手术。

胃癌的切除范围一直主张距病变边缘 5cm,局限型胃癌因胃壁内延伸不远,不一定强求;相反在弥漫性或浸润性强的胃癌,切除范围必须相应扩大。所以,中、晚期胃癌癌体稍大,多需行全胃切除,且胃癌手术更加注重淋巴结的清扫,根据病期的早晚,往往强调进行第二站,甚至第三站淋巴结的清扫。

既往肝癌强调行肝叶切除,随着诊断水平的提高,及肝脏外科学的进展,结合肝癌多伴有肝硬化的情况,对早期肝癌的治疗以肝段切除代替了以往的肝叶切除术,在保证手术效果的前提下,大大降低了手术死亡率。

二、重视机体的免疫功能

正常免疫机制的破坏是肿瘤发生的一个重要原因,免疫系统一方面能抵御病原的侵袭,同时可以防止因基因改变而突变的细胞向恶性转化。正常人 DNA 复制过程中每天都有细胞发生突变,在机体免疫功能正常时,具备免疫活性的细胞能识别和消灭这些突变细胞以防止肿瘤的发生。机体免疫功能有缺陷或减弱时,免疫监视系统不再发挥作用,如先天性免疫缺陷的患者易发生恶性淋巴瘤,脏器移植后用免疫抑制剂致恶性肿瘤发病率增高。无论手术、放疗或化疗都不可能完全地消灭癌细胞,切除肿瘤只是改变了机体与肿瘤的比势,只有在机体免疫功能恢复的情况下,才能将残留的癌细胞杀灭。

对区域淋巴结的手术治疗同样存在着不同观点,区域淋巴结本是防御肿瘤细胞转移的免疫组织,但一旦被肿瘤细胞侵袭,则又成了肿瘤发生转移的病灶。

目前肿瘤的外科治疗已从单纯解剖学模式逐步转向与生物学相结合的模式,不单要去除肿瘤,还要重视综合治疗,注意保护机体的器官功能和免疫功能,以达到满意的治疗效果。

第三节　外科技术在肿瘤治疗中的应用

一、肿瘤外科的内容

肿瘤外科除具有普通外科的专业知识及技巧外,还应包括下列内容:

(1) 了解及制订肿瘤的整体治疗方案,除外科手术外,进一步提供化疗、放疗、免疫及内分泌治疗的各种新辅助治疗。

(2) 具有局部区域性化疗的知识,如肝转移、腹膜多发癌灶、恶性黑色素瘤及软组织肉瘤的动脉化疗等。

(3) 参加其他有关专业的培训及会诊,如病理、化疗、放疗的会诊及学习班。

(4) 突出肿瘤外科的主导作用及制订治疗方案的责任,现在越来越强调首席专家的责任及全程诊治计划。

(5) 坚持及完善随访计划,要有完整的病历资料,注重提倡的"循证医学"概念。

(6) 参与肿瘤的预防工作,包括肿瘤的流行病学统计、科普宣传防癌知识等。

(7) 传播新的研究概念,并合理应用至临床实践中,不论是否与外科有直接的联系,如分子生物学、免疫学、基因治疗等知识。

二、肿瘤外科的特点

1. 肿瘤外科必须与病理学密切结合 在制订肿瘤治疗计划前，要依据病史、体检、影像学、内镜及病理学检查做出诊治计划。其中以病理学检查最为重要，有时可称为“金标准”。但有时不能完全依赖病理诊断，例如有些胃、肠道肿瘤的重度不典型增生与早期癌常难以区分，临床医生要了解以上情况。但多数情况下，需要术前明确的病理结果或通过术中快速冰冻切片确定肿瘤良、恶性的性质，然后决定手术种类及切除范围。

2. 肿瘤外科必须遵循“无瘤操作”的原则，防止医源性播散 无瘤操作可视为肿瘤外科的精髓，也是最应该强调的手术原则，不恰当的手术操作可导致癌细胞的医源性播散，造成局部复发或远处转移。资料显示，任何肿瘤的首次治疗极为重要，如果首次治疗不恰当，将会造成不可弥补的严重后果。首次治疗的重要环节就是要严格遵循“无瘤操作”的原则，这一特点对肿瘤外科医生提出了高水准要求。

为防止医源性播散及减少术后并发症，肿瘤外科医生在诊治过程中必须加强“无瘤观念”，其中包括肿瘤活检术与根治术衔接的时间越短越好，避免肿瘤组织活检后等待一周左右的石蜡切片诊断。胸腹腔内肿瘤探查应从较远部位的器官开始，按照自远而近的程序，最后探查肿瘤及转移灶。手术操作也应从肿瘤四周的正常组织向中央解剖，切忌切入肿瘤包膜内。切除肿瘤时，应先处理肿瘤的血管，要求先结扎静脉，再结扎动脉，以减少癌细胞血行播散的可能。整个手术过程几乎不应触摸肿瘤，动作要求轻柔，切忌粗暴或挤压肿瘤。手术后可用氮芥、顺铂或蒸馏水冲洗创面。肿瘤手术后，创面放置引流管引流，同样可减少残留癌细胞种植及复发的机会。

3. 肿瘤外科是多学科治疗的重要组成部分 虽然提倡早期诊断、早期治疗肿瘤，但仍有半数以上的患者就诊时已属中晚期。以往为提高疗效，曾将手术范围扩大，并行超根治术。但手术范围的无限扩大也难以改变预后。通过对癌肿的认识及深入研究，手术范围较前有缩小趋势，这一变化基于以下条件：

（1）临床实践证实；恶性肿瘤并不是都需外科广泛切除才能根治。

（2）现代影像学为外科治疗提供了肿瘤侵袭的相对确切范围，手术选择及切除更加准确有效。

（3）多学科的综合治疗确立了以手术、放疗、化疗、生物治疗、心理治疗等有机结合的应用模式。

（4）外科技术改进及某些高科技产品的问世，微创外科的开展，使肿瘤治疗不单纯是手术切除，还要考虑其功能保存及外形恢复。

为保证患者综合治疗方式的正确选择，应有包括各科医生的治疗前讨论及会诊，充分发挥各专科的优势，特别是软组织肿瘤、肺癌、复发性肿瘤更应力争做到此点。

4. 肿瘤外科需加强循证医学及防癌教育 肿瘤外科工作者除完成外科等综合治疗外，更应有加强随访及普及防癌知识的义务。因肿瘤具有高复发性，以及有些癌肿有遗传倾向，故术后及治疗后需认真随访病例，加强术后定期复查制度，并坚持治疗。循证医学更加强调患者的随访、资料的累积、前瞻性及随机性治疗方案的评价等，这些均是肿瘤外科的新内涵。

三、外科手术对肿瘤疾病的防治

随着分子生物学研究的进展,现已知某些具有遗传倾向的癌症常常与某些基因的表达异常有关,对这些高危个体进行有计划地定期随访不但可及时发现并处理早期癌,对其中某些个体即使尚未发生癌变,如已有明显的癌前病变,也可施行预防性切除,以免日后癌变的发生,见表16-3-1。有些疾病或先天性病变在发展到一定程度时可引起恶变,必须及时治疗有恶变可能的病变,以防止肿瘤的发生。

四、外科技术应用于肿瘤的诊断

常用的外科技术,如细针吸取、针吸活组织检查、切取活检、切除活检等均广泛地应用于肿瘤的组织学诊断。如对肿大淋巴结活检时,多主张行整个淋巴结完整切除;对于小的肿瘤,不必先取活检,后行治疗,可Ⅰ期完成。只有在较大的肿瘤及风险性较高的情况下,可以先行切取活检明确病理性质;在切取活检时要获取足够的标本,一般至少1cm×1cm大小,而且需避免机械性损伤。

表16-3-1　可能引起恶变的部分疾病

症状	可能发生的恶性病变
睾丸未降	睾丸癌
溃疡性结肠炎	结肠癌
结肠息肉(家族性)	结肠癌
多发性内分泌增生症	甲状腺髓样癌
白斑(会阴及口腔黏膜)	鳞状细胞癌
乳腺小叶增生(有上皮高度不典型增生)	乳腺癌
黑痣	黑色素瘤

1. 细针吸取　通过细针头用注射器对要检查的组织进行穿刺,获取组织细胞涂片染色后进行检查。这种方法的优点是简单易行、危险性小。其正确率为85%~90%,这种检查有一定的假阳性率,更多见的是假阴性,在有炎性细胞存在时难以与肿瘤细胞鉴别。

2. 针吸活组织检查　通常用一些特殊的针如Core-cut、True-cut在局麻下刺入肿块,获取病理组织块送病理检查,这种方法诊断准确率高,但有出血及促进肿瘤扩散的弊端,因而要严格掌握指征。

3. 切取活检　切取活检就是切取部分瘤体组织送病理检查。切取活检有引起出血、脏器穿孔及促进肿瘤转移的可能,所以作切取活检需注意几点:

(1) 肿瘤较大,不宜作切取活检。

(2) 作切取活检时的手术切口及进入途径在以后的手术时能一并切除。

(3) 肢体肿瘤的活检最好在止血带的远端进行。

(4) 切取活检与第二次手术间隔的时间越短越好。

4. 切除活检　切除活检,即将全部肿物及肿物周围部分正常组织切除送病理检查,是对肿瘤进行组织学检查的首选活检方式。其优点是诊断准确,如果是良性肿瘤时也不必再作进一步处理,对恶性肿瘤这种活检可减少扩散。切除活检的麻醉尽可能采用区域阻滞麻醉,活检的切口应选择在以后的手术时能被一并切除的部位。

五、肿瘤外科的术前评估

目前各种肿瘤常用的分期方法是国际抗癌联盟制订的TNM国际分期方法。其中T代表有原发病灶,根据病灶大小分为T0、Tx、Tis、T1、T2、T3、T4等;N代表区域淋巴结,根据淋巴结的大小及侵犯程度分为 N0、N1、N2、N3 等；M 代表远处转移，根据有无远处转移分为 M_0、M_1。肿瘤手术治疗的目的是为了将肿瘤彻底切除，达到治愈的目的。即便有时手术仅能达到姑息治疗的目的，也希望患者能延长生存期及改善生活质量，所以在肿瘤手术时必须考虑到：

（1）患者的年龄及身体一般状况：癌症患者一般年龄较高，虽然年龄高并不是限制手术的绝对因素，但在考虑手术切除范围时必须考虑患者的年龄及身体情况能否耐受。

（2）手术对患者正常生理功能及生活质量的影响：当对侵犯到肠系膜上动静脉的肿瘤行手术切除时，就必须考虑到所保留的肠管能否满足患者吸收营养的需要。

（3）手术的复杂程度及手术本身的死亡率：贸然对伴有严重黄疸的晚期胰头癌患者施行胰十二指肠切除术，非但肿瘤难以切除，患者术后可能很快死于肝肾综合征。

（4）麻醉的选择：对高龄及全身情况衰弱的患者应选用影响心肺功能程度小的麻醉方法。

六、肿瘤外科的治疗原则

肿瘤外科医师不同于普通外科医师，除了要掌握一般外科的基础知识和娴熟技巧外，还必须了解不同肿瘤的生物学行为特征，要了解肿瘤治疗的其他方法，如放射治疗、化疗及免疫调节治疗、内分泌治疗等。所以在选择手术治疗时，必须考虑一个综合的治疗方案，合理地安排好局部治疗和全身治疗的关系，主要矛盾和次要矛盾的关系。在考虑手术后局部的控制情况与功能损伤间的关系时，应尽量使功能接近正常以提高生存质量。

1. 预防医源性的播散 恶性肿瘤可以有局部的种植及远处转移，任何检查和手术都有促进肿瘤播散的可能。肿瘤外科医生在检查患者及施行手术时应当将这种可能降至最低程度。

（1）防止肿瘤细胞播散：在检查肿瘤患者时力求手法轻柔，禁忌用力按压、抓捏肿物。手术时对血管的处理，目前很多手术在实施中往往先结扎动脉。但从防止肿瘤细胞播散的角度，一般宜先结扎引流肿瘤区域的主要静脉，再结扎供应肿瘤区域的动脉，先处理手术切除的周围部分，再处理肿瘤邻近部位，做到与原发灶整块切除。

（2）防止癌细胞的局部种植：脱落的肿瘤细胞易在有外伤的组织创面上种植，因而手术时尽量做到“不接触”肿瘤。手术时应采用以下措施：①创面及切缘应用纱垫保护，避免肿瘤接触，对暴露在手术野内的溃疡或菜花样肿物可用不同的覆盖物使其与手术野隔离。②接触过肿瘤的器械及时更换或清洗。③结、直肠肿瘤手术时在搬动肿瘤前先用纱带结扎肿瘤的上下端肠管，防止肿瘤细胞种植于创面及沿肠管播散。④对肿瘤已侵犯浆膜面的患者，术后可向胸、腹腔内灌注化疗药物如顺铂（DDP）、丝裂霉素（MMC）及阿霉素（ADM）等，以消灭脱落在胸腹腔内的肿瘤细胞。

2. 原发灶的切除及淋巴结清扫 因为恶性肿瘤有浸润性生长及区域淋巴结转移的特点，因此肿瘤外科强调根治性手术，这是指对原发灶的广泛切除，连同其周围淋巴结转移区的整块切除。

随着对各种肿瘤生物学行为的深入了解及放疗、化疗、生物免疫治疗等治疗技术的发展，外科根治手术的概念也有更新。如果病情发展已超越根治手术的范围，或有严重的脏器功能障碍，或年老体弱不能耐受根治性手术时则不要勉强行此手术，可根据病情采用姑息性手术或其他治疗方法。

七、肿瘤的姑息性手术

1. 原发灶的姑息性切除　姑息性手术是指对原发病灶或其转移性病灶的切除，达不到根治的目的，而切除肿瘤是为了防止危害生命及对机体功能的影响，消除某些不能耐受的症状，提高患者生存质量。如消化道某些肿瘤的姑息切除是为了防止消化道梗阻、穿孔或出血。胆道或胰头肿瘤的切除可以解决胆汁引流问题。

有时肿瘤体积较大，手术治疗已达不到根治目的，将原发病灶大部分切除便于用其他治疗方法控制手术后残存的癌细胞，称为减积手术(debulky operation)。临床上适合作减积手术的肿瘤有卵巢癌、软组织肉瘤及 Burkitt 淋巴瘤等，对这些肿瘤作减积手术后，残留的肿瘤细胞可被放疗或化疗有效地杀灭。

2. 转移肿瘤的手术治疗　如果原发灶已得到较好地控制，转移灶为单个病灶，其他部位未发现转移，手术切除不会产生严重并发症，这种情况下可考虑切除转移病灶。

3. 肿瘤急症的外科处理　肿瘤患者常有一些急症情况，需用外科手段予以处理。大多数急症情况可能是晚期病变，但有些急症情况在手术后配合其他治疗或症状解除后再施以根治手术，仍可取得较好疗效。

4. 肿瘤的综合治疗　手术、放疗是局部治疗手段，而化疗、内分泌治疗、免疫治疗等是全身治疗手段。

5. 外科治疗的不足　无特异性，正常组织和肿瘤同样受到破坏，有一定后遗症和功能障碍，有一定的危险性，重要结构限制了外科切除的彻底性，外科对扩散超过局部或区域的肿瘤是无法治愈的。

6. 术前新辅助治疗作用　降低肿瘤细胞的活力，减少术中播散；使原发灶缩小，提高切除率；体内试验：肿瘤对化疗的敏感性；越早用药，耐药产生越少。

八、重建与康复手术

外科手术亦可用于肿瘤患者手术后的重建及康复，以求提高肿瘤患者的生活质量，改善患者的外形。例如，乳腺癌患者术后用腹直肌或背阔肌皮瓣进行乳房重建；用带蒂肌皮瓣进行头面部肿瘤切除后的组织重建；用带蒂或游离肌皮瓣修复肿瘤切除后的大面积缺损；肢体肿瘤切除后造成的部分功能丧失可以通过骨或肌肉的移位求得改善。

第四节　肿瘤外科的前景

肿瘤外科不断引进其他科学领域内的新成果，如超声诊断、CT、PET-CT、核磁共振、内镜、快中子治疗、超声刀、微波刀、氩气刀、激光仪、电化学治疗仪、冷冻治疗仪、超声高能聚热、射频、微创手术器械及各种有效的化疗药物、细胞因子等，大大地提高了肿瘤的诊断及治疗水平。在今后不但从宏观上提高肿瘤的切除率，而且能从分子水平上阻抑癌细胞的形成，更有选择性地杀灭癌细胞，甚至逆转癌细胞。

1. 手术方案个体化　进一步发展功能保存解剖型肿瘤外科，在不断提高疗效的前提下，力求保存功能，提高生活质量将是今后一段时期内肿瘤外科的发展方向。为此，将努力解决三个关键技术,一是精确的术前分期。二是术中准确判断肿瘤浸润及淋巴结转移范围。三是开展合理的以手术为主的多学科综合治疗,如术前辅助化疗的开展将使某些肿瘤的级别降低而改变了手术方案。

2. 微创外科　微创外科由于具有创伤小、间接性及微观性的特点,随着早期病例的增加,将在恶性肿瘤的治疗中有较大的发展,不但内镜下的早期病变切除及腔镜下的胃、肠道肿瘤、盆腔肿瘤的切除技术已较成熟,甚至肝脏、胸部肿瘤等也可在腔镜下施行切除。随着经验的积累及技术的进步,对微创外科在恶性肿瘤治疗中的适应证及根治性得到进一步解决后,相信将会有更大的发展。最新一代机器人手术治疗(达芬奇手术)已经在国内外多家医院使用,积累了一定的手术经验。

3. 移植修复外科　根治性手术常会致残、丧失功能及心理障碍,尤以头颈部手术为甚,应用组织及皮瓣转移以重建头、颈部的缺损已有三十余年的历史,尤其是带有乳内动脉血供的胸三角皮瓣、胸大肌的肌皮瓣及其一系列各种组合,甚至带有骨的肌皮瓣,应用于临床均已取得较好的效果。

4. 预防性手术　随着分子生物学研究的进展,现已知某些原癌基因及抑癌基因与肿瘤的发生有重要的关系,如 p53 基因的突变与多种肿瘤的发生有关,BRCA1 及 BRCA2 与乳癌、卵巢癌有关,对这些高危个体进行有计划地定期随访可及时发现并处理早期癌,施行预防性切除,在肿瘤的一级预防中具有重要的意义。

第五节　肿瘤外科医师的职责

正由于对多数肿瘤患者而言,外科医师往往是他的首诊医师,并对其作出肿瘤的诊断和确定原发肿瘤的分期。这就意味着外科医师责无旁贷地需向患者及家属告知其疾病的诊断,解释治疗的各种可能选择,以及可能的预后状况等。既要使患者能予以足够重视,又要尽量减轻这一突然打击所造成的精神伤害,其后又须为患者制订治疗方案,组织并实施各种治疗、随访及康复保健等。肿瘤外科医师应充分地认识到自己对患者应负的职责,作为一名称职的肿瘤外科医师应具备下列素质:①树立生物-心理-社会医学模式的概念。②建立术前讨论制度,设计个体化治疗方案。③熟悉其他各种治疗方法,做好实体瘤多学科治疗的组织工作。④对癌症的生物学、病理学甚至流行病学要有充分的认识。⑤了解癌症基础研究的进展,并积极应用于肿瘤外科临床。⑥对非专业的外科医师加强专业知识的教育及传播。

总之,肿瘤外科医生要树立为肿瘤患者服务的意识,除强调具有良好的手术技巧外,还需了解肿瘤的生物学特性及分子生物学知识。同时要求肿瘤外科医生要全面了解各种诊断新方法、影像学及病理诊断的基本内容,外科治疗的指征、适应证以及各种外科手术的利弊及选择,不同治疗方案对生存率及生存质量的影响等。肿瘤外科医生的职责就是通过以外科手术为主要治疗手段的多学科综合治疗达到彻底治愈肿瘤的目的,或者最大限度地提高肿瘤患者的生存率和生活质量。

(张素青)

第十七章　肿瘤放射治疗学概论

学习目标

1. 掌握放射剂量学基本概念及其临床意义;临床剂量学的原则和剂量学概念。

2. 熟悉放射治疗的基础;放射治疗的分类;常用的放射治疗技术;热疗联合放射治疗的生物学基础;恶性肿瘤多学科综合治疗原则。

3. 了解肿瘤放射治疗发展;放射治疗在肿瘤治疗中的地位。

第一节　概　　述

放射治疗(radiotherapy)是治疗肿瘤的重要手段之一,主要用于治疗恶性肿瘤,所以又称之为放射肿瘤学(radiation oncology),和外科肿瘤学(手术治疗),内科肿瘤学(化学治疗)组成恶性肿瘤治疗的主要三大手段。WHO 在 20 世纪末报道恶性肿瘤患者中有 45% 是可治愈的,其中由外科治疗治愈的为 22%,由放射治疗治愈的为 18%,由化疗治愈的为 5%。约 65%~70% 的肿瘤患者在不同阶段、因不同的治疗目的需要接受放射治疗,每年恶性肿瘤发生约 210 万人,有 140 万新病人需放射治疗。放射治疗除了用于治疗恶性肿瘤外,还治疗一些良性肿瘤(如胸腺瘤、脑膜瘤、垂体瘤等)和良性疾病(如狐臭、疤痕等)。

放射治疗学科和肿瘤内科、肿瘤外科一样是一级临床学科,放疗科医师是临床医师,须亲自询问病史、检查病人、申请所需的检查、必要时亲自做活体组织检查、独立作出诊断、确定治疗原则、制定放射治疗方案。因此,放疗科医师需要具有以下的知识:①一般临床知识:放疗医师需要有内、外、妇、儿及影像诊断等学科的相关知识,能正确诊断和勾画靶区,能诊断和处理一般并发症和伴发病,特别是一些常见急诊。②肿瘤学知识:包括肿瘤病因、流行病学、病理学、诊断、鉴别诊断;各种肿瘤的生长规律、转移方式和途经;常见肿瘤的临床分期;各种治疗手段的适应证、优缺点和预后等知识;树立综合治疗的观念,治疗的同时注意功能保全,提高生活质量。③临床放射物理学:必须掌握放射物理的相关知识,熟悉各种设备的性能、各种射线的特点及其应用等。④临床放射生物学:要熟悉放射生物的基本知识,掌握照射后正常组织及肿瘤效应的过程及机制,吴桓兴教授曾生动地形容肿瘤放射生物学就是肿瘤放射治疗学的"药理学"。⑤放射技术学:放疗医师能够灵活运用各种放射源及设备治疗肿瘤病人。综合运用以上知识实施放射治疗,在放射治疗前,充分做好准备,纠正贫血、控制感染、洁齿等;放疗中及时处理放疗反应,保护照射野皮肤,防治并发症;放疗后,交代注意事项及可能发生的晚发性损伤等,并定期随访。

第二节　肿瘤放射治疗的历史和发展

放射治疗至今已有 110 多年的历史,1895 年伦琴发现 X 线,1898 年居里夫人发现镭,1899 年首次使用镭治疗第一例额头皮肤血管瘤患者。20 世纪 30 年代,主要用天然镭针或管作放射源治疗恶性肿瘤;50 年代人工放射性同位素问世,如^{60}Co、^{137}Cs 等,1951 年加拿大生产了第一台^{60}Co 远距离治疗机,医用加速器也开始逐渐应用于临床。近 20 多年以来,人们对放射物理学、放射生物学、临床治疗知识有了进一步的认识和掌握,由于计算机在放疗中的应用和放射治疗医学、放射物理、放射生物学等学科和工程学的不断发展,已经形成集计算机、影像和加速器为一体的现代放射治疗新技术,精确定位(precise localization)、精确计划(precise planning)和精确治疗(precise treatment)的"3P"概念得到重视。目前,三维适形放射治疗(3-dimensional conformal radiation therapy,3D-CRT)、调强放射治疗(intensity-modulated radiation therapy,IMRT)及图像引导放射治疗(image guided radiation therapy,IGRT)等已经成为目前的主要治疗手段。

在我国,1920 年初北平协和医院安装了第一台浅层 X 线治疗机,1927 年北平协和医院放射科,添置了放射治疗设备,聘用了美籍物理师,我国第一次有了专业物理师,1949 年解放时,全国在北京、上海、广州及沈阳等地有 5 家医院有放射治疗设备,新中国成立后,特别是改革开放后,放射治疗发展迅速,1986 年成立中华医学会放射肿瘤学会,谷铣之教授任第一任主任委员。2011 年全国放疗单位 1162 家,放疗医师 8550,加速器 1300 台,^{60}Co 远距离治疗机 382 台。但是中国直线加速器数量远远没有达到人口需要,低于英国、法国、美国等发达国家水平,并且中国的放疗发展地区不平衡,只有北京、上海、江苏、广州等少部分城市达到2 台/百万人口,偏远地区、农村地区放疗设备、人员缺乏。特别是放疗物理师数量的增长远远低于放疗医生数量的增长,放疗物理师的缺乏限制放疗事业的发展。因此,培养社会需要的合格的物理师、医师迫在眉睫。

放射肿瘤学是一门年经而又充满活力的学科,它的发展离不开其他学科的发展,如放射生物学、分子生物学、影像学及计算机科学等。放射肿瘤学的历史短、发展快,设备和理论不断更新,潜在力量大,前途广。放射治疗对病人器官与功能的影响小,放疗的副作用相对小,疗效确切,易于被患者接受。放射线看不见,摸不着,这既是优点,亦是缺点,因此,需要一支配合良好的医生、技术员、物理师、工程师组成的医疗团队。

第三节　放射治疗的物理学基础

肿瘤放射物理学是研究放射治疗设备的结构、性能、各种射线在人体的分布规律及优化放射治疗计划的物理方法。放射物理学是物理学概念、原理和技术在肿瘤放射治疗中的应用,近年来放射肿瘤学发展迅速,与放射物理学的发展密不可分。

一、放射线的种类和物理特性

高能射线与物质作用时,物质中的电子从原子或分子轨道移动发生电离,按电离辐射分有两大类:电磁辐射和粒子辐射。电磁辐射由 X 线和 γ 线组成,前者由 X 线治疗机和各类加速器产生,后者在放射性同位素蜕变过程中产生,有临床上常用的^{60}Co,^{137}Cs,^{192}Ir;粒子辐射包括电子线、质子线、中子射线、负 π 介子和氦、碳、氮等重粒子,除去中子不带电外,所有其他粒子都带电。根据线性能量传递(liner transfer energy,LET)分为低 LET 射线(如高能 X 射线、^{60}Co 的 γ 射线和电子线等)和高 LET 射线(如中子射线、负 π 介子等)。

1. X(γ)线的物理特性　X 射线和 γ 射线本质上都是光子,它们的差别只是产生的方式不同，X射线是由阴极灯丝发出的高速电子流与阳极金属靶（钨、铂金）发生碰撞而产生，低能X射线能量在（5~500kV），穿透力低，最高剂量在皮肤表面，进入组织后剂量下降迅速，仅适合用于治疗浅表肿瘤，高能X射线（6MV以上）穿透力强，其穿透力随着能量的增大而增大，能量越高，皮肤表面剂量就越低，最大剂量点的深度越深，适合用于治疗深部肿瘤。γ射线是由放射性核素核能级间的跃迁产生，γ射线有固定的能量和波长，并因放射性核素的不同而异，临床常用的^{60}Co为人工放射性核素放射源，其在衰变中可以产生两种的γ射线，能量分别1.17 MeV和1.33MeV（平均1.25MeV），^{60}Co半衰期为5.27年，需要定时更换放射源。

2. 电子线的物理特性　高能电子线是由直线加速器内直接产生的普通电子，通过加速装置加速到兆伏级能量的射线。高能电子线具有有限的射程，可以有效地避免对靶区后深部组织的照射，电子线穿透能力弱，皮肤剂量高，并且随着能量的增加而增加，在进入组织后很快达到剂量最大点，随之剂量迅速跌落。因此，电子线常常用于浅表肿瘤的治疗。

3. 高LET射线的物理特性　LET一般在10keV/μm以上，如中子射线、负π介子氦、碳、氮等，它们是质量较高的粒子射线，最重要的物理特点就是在组织中达到一定深度后，辐射能量骤然传给所在的物质而使深部剂量突然上升，形成Bragg峰，这一特点在临床治疗中有重要意义，可以避免位于射程以外的组织受到辐射，有利于保护肿瘤周围的正常组织。

二、放射剂量学基本概念及其临床意义

放射剂量学基本概念是放射物理学的基础理论，是具有规范性的肿瘤放射物理学参数与定义。

1. 电离辐射与物质作用时主要发生3种效应

（1）光电效应：当射线能量小于35keV时，光电效应是主要效应，骨、肌肉、脂肪对这类射线能量的吸收有明显差别，主要用于影像诊断；

（2）康普顿效应：当光子线能量为0.5~1MeV时，该效应最明显，骨、肌肉、脂肪对这类射线能量的吸收大致相同，是放射治疗的主要吸收方式；

（3）电子对效应：入射光子能量大于1.02MeV时，光子与原子核的电荷作用变成正负电子，电子对效应是光子能量大于1.02MeV时成为主要效应，骨对射线能量的吸收增大。

2. 照射量（exposure）　是用来衡量X（γ）辐射致空气电离的程度。照射量的单位是伦琴（R），$1R=2.58\times10^{-4}C/kg$。

3. 吸收剂量（absorbed dose）　表示每单位质量的受照物质所吸收的能量。吸收剂量的国际单位是戈瑞（gray，Gy），1Gy就是1kg的受照物质吸收到1焦耳的放射线能量。1Gy=1J/kg，1Gy=100cGy。

4. 剂量建成效应（build-up effect）　高能粒子入射到人体或由人体组织等效材料制作的体膜表面后，与组织介质相互作用，在表面以及相继的深层区域产生次级电子，通过电离和激发将能量沉积在径迹上，从表面到深层有递增累积过程，直至达到最大值。从表面到最大剂量深度的区域称剂量建成区，临床上可以对不同深度的肿瘤根据剂量建成效应的原理来选择不同能量的射线。

5. 射线束（beam）　从放射源出发沿着电子或光子等射线辐射的方向，其横截面的空间范围称为射线束。

6．射线束中心轴(beam axis)　是射线束的中心对称轴线，与放射源的中心、准直器的旋转轴和光栅所确定的射线束中心同轴。

7. 照射野(field)　几何学照射野指射线束中心轴参考点处与中心轴垂直的射线束截面；物理照射野概念，临床剂量学中规定射线束中心轴剂量为 100%，相对射线束中心轴 50% 等剂量线包括的范围为物理照射野的大小。

8. 源皮距(source skin distance，SSD)　从放射源沿射线束中心轴到受照物体前表面的距离。

9. 源轴距(source axis distance，SAD)　从放射源到机架旋转轴的距离。

三、常用的放射治疗方式和放疗设备

1. 放射治疗方式分类可以分为体外照射和体内照射两大类

(1) 体外远距离照射(简称体外照射，external irradiation)：放射源位于患者体外一定距离，放射线需经皮肤和正常组织才能到达肿瘤或病变组织，根据肿瘤病灶的情况，选择合适的射线类型和能量，精心设计治疗计划和治疗方案，就可以达到预计的治疗效果；

(2) 体内照射也称近距离照射(brachytherapy)：包括腔内照射、管内治疗、组织间照射等，是通过人体的自然腔道或组织间置入的方法，将同位素放射源直接贴近病灶部位进行照射，如宫颈癌、鼻咽癌、食管癌、直肠癌等直接实施放射治疗，对周围组织损伤较小，治疗效果较好。

2. 目前常用放射治疗设备

(1) ^{60}Co 远距离治疗机：^{60}Co 源的物理特性：^{60}Co 为人工放射性核素放射源，^{60}Co γ 射线属高能射线，其价格便宜，维修方便，能量基本上能满足深部肿瘤的治疗需要，^{60}Co γ 射线能量高而单一，平均 1. 25MeV，穿透性和百分深度量高，布野方便，骨与软组织吸收大致相仿，^{60}Co 的最高剂量点在皮肤下约 0. 5cm 处，故能保护皮肤。缺点：剂量曲线不能调节，有较大的几何半影区，半衰期较短，需经常换源，防护要求高。^{60}Co 结构比较简单，成本较低，具有较好的临床意义，目前在中小医院仍有一定的市场。

(2) 电子直线加速器：电子直线加速器是目前主要的放疗设备，其基本原理是使电子束在磁场变动的推动作用下获得不断加速，当电子加速到一定程度导向金属靶(如铂金)，产生高能 X 线，如把电子直接引出即为高能电子线。

高能 X 线的射线能量比^{60}Co 高，按不同型号机器可产生 6MV、8MV、10MV、12MV 或 15MV 等能量的 X 线，配合一定的装置，可用于 X 刀、适形放疗和调强适形放疗。高能 X 线的不足之处：深度量虽高，但剂量衰减缓慢，出射量高；能量更高，建成效应大，由于空腔效应，使气腔界面上肿瘤表面剂量更低；属低 LET 射线。

高能电子束的优点：高能电子束的特点是从体表到一定深度(可调节不同档次的电压)，剂量分布较均匀，在此深度后剂量骤然下降，可保护肿瘤后的正常组织。高能电子束的缺点：使用的电子线能量过高，将产生较多的光子污染，失却了电子束的优点，应注意电子束能量越高，皮肤受量也越高，须防止皮肤损伤。

目前，医用电子直线加速器所产生的 MV 级 X 射线和电子束可以满足临床治疗 95% 以上的需要，可实现立体定向治疗、三维适形放射治疗以及适形调强技术(IMRT)，具有革命性的技术进步。

(3) 基于加速器基础上现有的放射治疗设备有：

1）脑部立体定向放射(外科)治疗设备：20 世纪 80 年代，基于脑部神经外科的临床要求，直线加速器 MV 级 X 射线替代^{60}Co应用于脑部立体定向放射(外科)治疗设备研制成功并迅速发展起来。该设备利用非共面多扇形扫描原理实现了 X 射线在靶区的“聚焦”，实现了在靶区内形成了超高剂量累积，在靶区外形成低剂量区，在靶区边缘剂量陡然下降，类似外科手术切除效果。

2）三维适形放射治疗设备：20 世纪 90 年代中期，由于计算机技术特别是医学数字诊断图像技术(如 CT、MRI)的发展，人体内实体肿瘤的空间形状已经可以被准确地确定和描述，三维适形放射治疗设备随之研制成功并迅速在临床治疗中推广使用。三维适形放疗设备增加了多叶准直器(multi leaf collimator，MLC)，因此，它所产生的辐射野可根据人体内肿瘤在空间任意角度(指机架 360°转动角度范围内)方向上的几何投影形状任意改变，使辐射野的几何形状始终与之匹配。

3）适形调强放射治疗设备：20 世纪 90 年代后期，在 3D 适形放射治疗技术基础上，迅速发展成功了一种划时代的新型放疗设备，即适形调强放射治疗设备。二者的区别是：三维适形仅仅是几何形状的符合，辐射野内的剂量强度是均匀的。而 IMRT 则要求不仅几何形状符合，辐射野内的剂量强度也要根据临床要求实时调变，从一定意义上讲，IMRT 几乎完美地满足了避免照射和提高肿瘤局部控制率的新要求。

4）图像引导放射治疗设备：当今进入临床推广应用的最先进的医用电子直线加速器放疗设备是图像引导放射治疗设备(IGRT)，IGRT 是将 MV 级的图像获取和处理技术与放射治疗机系统集成，即：在医用电子直线加速器上安装了 MV 级 X 射线平面成像和图像处理系统，又称为射野影像系统(electronic portal imaging device，EPID)。在电子直线加速器上又增加了 KV 级 X 线诊断影像系统(图 17-3-1)，实际上 IGRT 设备是将 CT 与电子直线加速器整合的结果。

(4) 质子和重粒子放疗系统：质子可以用回旋加速器或同步加速器加速，重粒子由同步加速器加速。当这些粒子加速到超过 70% 的光速时，引出来治疗肿瘤。质子射线和重粒子射线在进入人体后的最初阶段能量释放不明显，当到达一定深部后剂量骤然大量释放，形成“Bragg”峰，在峰后的深部剂量迅速降低。Bragg 峰的位置可以被调节，Bragg 峰的宽度也可以通过补偿物或调节能量等方法来增加峰的宽度。因此，粒子射线比较适合深部肿瘤的治疗，可以使肿瘤得到理想的剂量而其浅部和深部的正常组织所受的放疗剂量很低。

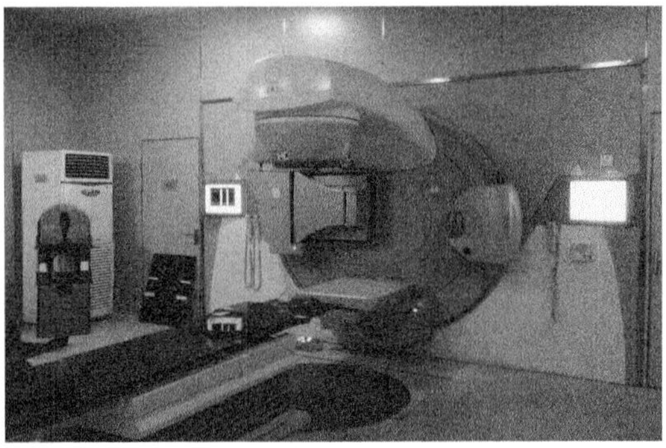

图 17-3-1　配备有 kV 级 X 影像系统的医用电子直线加速器

3. 放疗辅助设备　放疗中需要许多辅助设备，用于开始放疗前放疗计划的设计、验证及放疗过程中对放疗的精确度的检查，是现代放疗中必不可少的部分。

(1) 模拟机(simulator)：是可以模拟放疗的 X 线透视设备，可以观察肿瘤和正常脏器的立体形态和解剖位置，设计放疗计划包括射野的形状、放射野的入射方向等。还用于治疗方案的验证与模拟。

(2) CT 模拟(CT simulation):常规的模拟机是将患者治疗部位或病变的三维实体变成两维影像,因解剖结构的重叠失去了许多对定位有价值的信息。CT 模拟克服了模拟定位机的缺点,用 CT 采集患者肿瘤和正常脏器的解剖信息,把这些信息传输到放疗计划系统(treatment planning system,TPS)中,进行放疗计划的设计。完整的 CT 模拟包括三部分:

1) 一台高档的大视野(扫描视野 FOV≥70cm)的 CT 扫描机,螺旋扫描 CT 最为理想,FOV 越大,就越能允许各种肿瘤常见和特殊的治疗体位及体位固定装置的扫描。

2) 一套具有 CT 图像的三维重建、显示及射野模拟功能的软件。

3) 一套激光射野模拟器。

(3) 放疗计划系统(TPS)是一套电子计算机系统,可以将 CT 图像直接从 CT 机输入,包括肿瘤和周围的正常器官三维立体结构,以此来设计放疗的布野方案,包括入射野的方向,几何形状、剂量权重。在医生定出肿瘤靶区、肿瘤的放疗剂量和周围正常组织的放疗剂量限制后,TPS 计算后获得初步放疗计划。放疗前,TPS 再生成剂量验证的计划,用于放疗前在体模上的剂量验证。

四、临床剂量学的原则和剂量学概念

1. 根据临床要求和临床剂量学实践,较好的治疗计划应该满足 4 项条件:

(1) 肿瘤靶区的剂量要求准确。

(2) 治疗的肿瘤靶区内剂量分布要均匀,剂量变化梯度不能超过±5%,即要达到≥90%的剂量分布。

(3) 射野设计应尽量提高治疗区域内剂量,尽量使周围正常组织的剂量减少至最低程度。

(4) 尽可能不照射或少照射肿瘤周围的重要器官,如脊髓、眼、肾等,其照射剂量至少不能超过其耐受量。

2. 国际射线委员会(ICRU)报告第 29 号、第 50 号、第 62 号报告对照射剂量分布作了如下规定:

(1) 肿瘤区(gross tumor volume,GTV):指肿瘤的临床灶,即经临床检查及影像学检查能见到的肿瘤形状和大小所确定的范围。

(2) 临床靶区(clinical tumor volume,CTV):指肿瘤的临床灶、亚临床灶以及肿瘤可能侵犯的范围。

(3) 内靶区(internal target volume,ITV):指在考虑患者自身器官运动,如呼吸过程、膀胱或直肠的充盈等带来的影响,在 CTV 基础上加边界区域。

(4) 计划靶区(planning tumor volume,PTV):在布置照射野时,不仅要考虑靶区和照射野间的相对空间关系,还要考虑照射中患者器官移动、摆位和设备系统误差引起的治疗中靶位置和靶体积变化等因素,计划靶区包括临床靶区及上述因素引起的扩大照射的范围。

(5) 危及器官(organs at risk,OAR):指某些正常组织或器官,它们的放射敏感性或耐受剂量可能对治疗计划的射野或处方剂量有直接的影响。

(6) 治疗区:在一定的照射技术及射野安排下,某一条等剂量线面所包括的范围,通常选择 90% 等剂量线作为治疗区范围的下限,剂量分布的形状和大小应尽可能与计划区相符。

3. 放射防护的基本原则

(1) 减少受照剂量在不影响工作的情况下,应使用有效最低强度的射线源,尽量减少操作人员的受量,使其在国家制定的允许标准之内。

(2) 缩短受照时间在保证医疗质量条件下,工作宜迅速,减少在其周围的停留时间。

(3) 增加辐射距离照射量与距离的平方成反比,可利用长柄工具或机械手远距离操作,减少放射量。

(4) 增加防护屏蔽利用防护屏障可有效地减低照射量,在照射过程中要尽量保护眼、甲状腺、乳腺和性腺等。

此外,放射工作人员应接受剂量监督,定期进行健康检查。

第四节 放射治疗的生物学基础

放射生物学的认识源于当时对 X 线的认识不足而缺乏放射防护的知识,导致人体受过量照射所致的不良后果。例如,居里夫人患白血病、贝克勒尔的放射性皮肤溃疡等,这些不幸后果引起生物学界和医学界的重视,于是人们对射线的生物效应和致病作用机理进行了深入的研究。

放射生物学主要研究放射线对生物体的作用,观察不同质的放射线照射后的各种生物效应以及不同内外因素对生物效应的影响。临床放射生物学是研究和探讨肿瘤及正常组织在放射治疗中的生物学问题,探讨影响肿瘤及正常组织对放射线反应性的生物学因素,寻找减少放射治疗副作用的办法和措施,最终目标是为临床放射治疗医生设计和改进治疗方案提供思路和研究依据,进而达到提高肿瘤放射治疗疗效、减少正常组织损伤,延长病人生命和改善生活质量的目的。

一、电离辐射对生物体的作用

电离辐射对任何生物体的照射都会启动一系列的变化过程,细胞对放射的反应分三个阶段:

1. 物理阶段 主要是指带电粒子和构成组织细胞的原子之间的相互作用,使之激发或电离,导致一连串的电离事件。

2. 化学阶段 指受损伤的原子和分子与其他细胞成分发生快速化学反应的时期,电离作用产生有机自由基使细胞核中的 DNA 物质发生化学变化,引起碱基破坏、酶损伤、DNA 单链、双链断裂或交联,这称为直接作用。此外,射线与细胞内的其他原子或分子(主要是水)相互作用,产生自由基,继而弥散到靶分子产生损伤,称为间接作用。

3. 生物阶段 包括所有的继发过程,大部分细胞的酶和 DNA 的损伤都会被成功修复,继续存活,部分处于有丝分裂间期的细胞受照后所有功能都终止,细胞溶解,称为间期死亡。部分正在分裂的细胞在受到照射后继续分裂一次或几次后死亡,称为增殖性死亡。根据射线照射引起的损伤能否修复及修复程度,分为致死损伤(lethal damage,LD)即不可修复损伤、亚致死损伤(sublethal damage,SLD)和潜在致死损伤(potential lethal damage,PLD)。SLD 在一定时间内能正常修复,PLD 则在适宜环境条件下可以修复,否则将转为不可逆损伤。

二、分次放射治疗的生物学基础

临床实践发现,如果一次照射的剂量分次给予,能减轻放疗的不良反应,并提高肿瘤的控制率。肿瘤细胞在分次照射中的反应,主要变化在四个方面,也就是奠定分次放疗生物学基础的“4R”。

1. 细胞放射损伤的修复(repair of radiation damage) 细胞放射损伤的修复包括亚致死损伤的修复和潜在致死损伤的修复,致死损伤是一种不可修复损伤。肿瘤细胞具有“无限”繁殖分裂能力,处在有丝分裂期的细胞数量多,易受辐射损伤,损伤修复时间长,往往在下次照射时修复还没完成,因此损伤严重,修复率低。而正常细胞一般处于 G_0 期,不易损伤,损伤修复也快。因此,正常组织比肿瘤组织具有更强的修复能力,分次放疗有利于正常组织的修复。

2. 细胞周期内时相的再分布(redistribution within the cell cycle) 肿瘤细胞处于增殖内不同时相的放射敏感性不同,M 期和 G_2 末期的细胞对放射线最敏感,S 期(特别是晚 S 期)放射敏感性最低。分次放疗中处于相对放射抗拒时相的细胞向放射敏感时相移动,称为细胞周期内时相的再分布,有助于提高射线对肿瘤的杀伤效果。

3. 乏氧细胞的再氧合(reoxygenation) 细胞对电离辐射的效应强烈依赖于氧的存在,把在乏氧及空气情况下达到相等生物效应所需的照射剂量之比称为氧增强比(oxygen enhancement ratio,OER)。肿瘤组织生长迅速,需要不断诱导血供,新生血管与正常血管不同,不能满足生长中肿瘤的需要,造成营养不良和供氧不足区域,该区域的肿瘤细胞即处于乏氧状态,乏氧细胞对放疗抗拒。在分次放疗中,富氧肿瘤细胞易受放射损伤而死亡,随着多次照射,肿瘤体积缩小,毛细血管循环改善,原有的乏氧细胞氧合增加,增加了肿瘤细胞放射敏感性称乏氧细胞的再氧合。

4. 再群体化(repopulation) 辐射损伤之后,组织的干细胞在机体调节作用下,增殖、分化、恢复组织原来形态的过程称为再群体化。再群体化的概念适用于正常组织和肿瘤组织,分次放疗期间,再群体化有利于正常组织的修复损伤,但不利于肿瘤的控制,在照射肿瘤后可启动肿瘤内存活克隆源细胞,使之比照射前分裂更快,称之为加速再群体化(accelerated repopulation)。因此,在临床放疗中尽量避免不必要的疗程延长,必要时,在正常组织耐受的前提下增加肿瘤剂量,弥补肿瘤加速再群体化所损失的效益。

三、正常组织与肿瘤组织的放射反应

1. 正常组织的放射反应(早反应组织与晚反应组织) 根据正常组织的不同生物学特性及放射反应的不同,将其分为早反应组织和晚反应组织。早反应组织的特点是细胞更新很快,因此照射后损伤很快表现出来,如皮肤和黏膜组织;晚反应组织的特点是更新缓慢,有的组织在数周甚至一年或更长时间也没有自我更新,因此损伤很晚才会表现出来。如神经组织和肌肉组织。早反应组织对治疗总时间敏感,总剂量不变,放疗时间缩短,早反应组织损伤加重,不会增加晚反应组织的损伤。晚反应组织对分次剂量敏感,总剂量不变,增加分次照射剂量,则晚反应损伤加重。

2. 肿瘤组织的放射反应 大多数肿瘤都有相当比例的快增殖细胞,其放射反应类似于早反应组织。肿瘤对射线的反应与肿瘤内在敏感性相关,根据肿瘤的放射敏感程度分三类:

(1) 放射敏感肿瘤:精原细胞瘤、淋巴瘤、白血病等。

（2）中度放射敏感肿瘤：鳞状细胞癌、部分腺癌等。

（3）放射不敏感或抗拒的肿瘤：黑色素瘤、软组织肿瘤及特殊组织的腺癌。

放射敏感性只是衡量肿瘤是否适宜放疗的指标之一，放射敏感并不等于放射治愈，能否放射治愈要取决于诸多因素。

3. 正常组织器官的耐受量　在临床放射治疗中，肿瘤周围的正常组织器官难免受到照射，不同的组织器官对射线的耐受剂量不同，因此需要对受照的重要组织器官剂量作出限定，防止超过耐受阈值而发生严重的放射损伤。临床上常用 $TD_{5/5}$ 和 $TD_{50/5}$ 来衡量正常组织器官的耐受量。$TD_{5/5}$ 为最小耐受剂量，指在标准治疗条件下，治疗后 5 年内小于或等于 5% 的病例发生严重并发症的剂量。$TD_{50/5}$ 为最大耐受剂量，指在标准治疗条件下，治疗后 5 年，50% 的病例发生严重并发症的剂量。此处标准治疗条件是指从超高压治疗（1 ~ 6MeV），10Gy/周，每天 1 次，治疗 5 次，休息 2 天。正常组织的放射耐受量见表 17-4-1。

表 17-4-1　正常组织的放射性耐受量

器官	损伤	1% ~5%（$TD_{5/5}$）	25% ~30%（$TD_{50/5}$）	射野面积或长度
皮肤	溃疡，严重纤维化	5500	7000	100cm^2
口腔黏膜	溃疡，黏膜发炎	6000	7500	50cm^2
食管	食管炎，溃疡，狭窄	6000	7500	75cm^2
胃	溃疡，穿孔，出血	4500	5500	100cm^2
小肠	溃疡，穿孔，出血	5000	6500	100cm^2
结肠	溃疡，狭窄	4500	6500	100cm^2
直肠	溃疡，狭窄	6000	8000	100cm^2
唾液腺	口腔干燥	5000	7000	50cm^2
肝脏	急性、慢性肝炎	2500	4000	全肝
		1500	2000	全肝条状照射
	肝功能衰竭、腹水	3500	4500	全肝
肾脏	急、慢性肾炎	2000	2500	全肾
		1500	2000	全肾条状照射
膀胱	挛缩	6000	8000	整个膀胱
输卵管	狭窄	7500	10 000	5 ~ 10cm
睾丸	永久不育	100	400	整个睾丸（5cGy/天，散射）
卵巢	永久不育	200 ~ 300	625 ~ 1200	整个卵巢
子宫	坏死，穿孔	>10 000	>20 000	整个子宫
阴道	溃疡，瘘管	9000	>10 000	全部
乳腺　（儿童）	不发育	1000	1500	全乳
（成人）	萎缩，坏死	>5000	>10 000	全乳
肺	急、慢性肺炎	3000	3500	100cm^2
		1500	2500	全肺

续表

器官	损伤	1% ~5% ($TD_{5/5}$)	25% ~30% ($TD_{50/5}$)	射野面积或长度
毛细血管	扩张，硬化	5000 ~ 6000	7000 ~ 10 000	
心脏	心包炎，全心炎	4500	5500	60%
骨及软骨（儿童）	生长受阻，侏儒	1000	3000	整块骨或 10cm^2
（成人）	坏死，骨折硬化	6000	10 000	整块骨或 10cm^2
脑	梗死	6000	7000	全脑
	梗死	7000	8000	25%
脊髓	梗死	4500	5500	10cm^2
眼	全眼炎，出血	5500	10 000	全眼
视网膜	—			全眼
角膜	角膜炎	5000	>6000	整个角膜
晶体	白内障	500	1200	整个或部分晶体
耳（中耳）	严重中耳炎	6000	7000	整个中耳
前庭	美尼尔氏综合征	6000	7000	整个前庭
甲状腺	功能低下	4500	15 000	整个甲状腺
肾上腺	功能低下	>6000	—	整个肾上腺
垂体	功能低下	4500	2000 ~ 30 000	整个垂体
肌肉（儿童）	萎缩	2000 ~ 3000	4000 ~ 5000	整块肌肉
（成人）	纤维化	6000	8000	整块肌肉
骨髓	再生不良	200	450	全身骨髓
		3000	4000	局部骨髓
淋巴结及淋巴管	萎缩、硬化	5000	>7000	整个淋巴结
（胎儿）	死亡	200	400	整个胎儿
外周神经	神经炎	6000	10 000	10cm^2
大动脉	硬化	>8000	>10 000	10cm^2
大静脉	硬化	>8000	>10 000	10cm^2

第五节　临床放射治疗学

一、肿瘤放射治疗的分类

放射治疗是一种重要的肿瘤局部治疗手段，放疗的原则是最大限度地消灭肿瘤，同时最大限度地保护正常组织。在不产生严重并发症的前提下，控制肿瘤，提高患者的生存质量。按照治疗的目的可以分根治性放疗、辅助性放疗和姑息性放疗。

1. 根治性放疗　根治性放疗是指以根治肿瘤为目的，经过适当剂量的放疗后，患者的局部肿瘤获得有效控制的放疗方式。主要适用于下列情况：

(1) 肿瘤生长在重要器官或邻近重要器官,如鼻咽癌等头颈部肿瘤,手术切除将严重影响重要器官的功能或无法彻底切除。

(2) 肿瘤对放疗敏感,放疗能有效控制或杀灭肿瘤,如早期霍奇金淋巴瘤等;部分早期肿瘤患者因合并症等原因不能耐受手术治疗和局部晚期肿瘤因侵犯周围正常组织难以行根治手术者,如肺癌、食管癌前列腺癌等。

2. 辅助性放疗　辅助性放疗常与手术或/和化疗联合治疗,根据辅助放疗与手术的联合方式,可以分为术前、术中和术后放疗(将在第六节中详述)。

3. 姑息性放疗　姑息性放疗是对于不能根治的晚期肿瘤患者,以缓解患者痛苦,改善生存质量,延长患者生存时间为目的的放射治疗。姑息性放疗一般都采用每次大剂量,减少照射次数,缩短治疗时间,快速达到治疗目的。姑息性放疗有如下作用：

(1) 缓解疼痛:骨转移是最常见的指征,尤其溶骨性病变有较好的止痛作用,对软组织浸润引起的疼痛也有明显的止痛作用;

(2) 缓解压迫症状:肿瘤引起的上腔静脉压迫症、脊髓压迫症、消化道、呼吸道等;

(3) 脑转移瘤的放射治疗,可以改善患者生存质量,延长患者生存期;

(4) 止血:针对鼻咽癌、肺癌、颈部转移瘤及宫颈癌等所致出血的放疗;

(5) 针对其他转移肿瘤,主要包括转移性淋巴结的放疗。

二、放射治疗计划与实施

现代肿瘤的放射治疗计划与实施是一个多学科、多种工作人员协同的多环节、多步骤的复杂过程。

(1) 临床检查及诊断治疗前详细了解患者的病史、体检、影像学资料和合并症,评估患者对放射治疗的耐受性,确定分期,明确治疗目的是根治性还是姑息性。

(2) 确定放射源和方法根据肿瘤的具体情况及治疗的目的可以选择常规放疗、三维适形放疗、调强放射治疗及近距离放射治疗。

(3) 体位固定为保证放射治疗的准确实施,尽量选择患者舒适、重复性好且能满足治疗需要的体位。使用一些体位固定装置如温塑面罩、真空垫、体架等。

(4) 定位与图像采集应用模拟定位机或 CT 模拟定位机,采集患者的治疗图像,并应用激光灯等定位系统建立治疗坐标,进行图像的传导与融合。

(5) 靶区及危及器官(GTV,CTV,PTV,OAR)的勾画由放疗医师根据患者病情,并考虑组织器官的位移和治疗设备精确性等多方面综合分析,和影像科医师、物理师共同参与靶区的勾画。有条件的医院尽量做图像整合,减少单一的 CT 图像勾画靶区造成的误差,可采用 CT-MRI、CT-PET 定位融合技术。

(6) 计划设计、评估、审核、确认治疗计划的设计是一个极其复杂的过程,对物理师的要求很高,结合患者的不同情况设计两到三个计划供临床医生选择、评估、审核计划,最后由高级职称医生、物理师进行确认。

(7) 传输、验证通过后再根据治疗机的不同进行计划传输,新的计划传输完成后在治疗日志记录备案。物理师及时对计划应用 Mapcheck 或 Compass 进行剂量验证,通过后由临床医生、物理师、治疗师共同参加首次摆位。临床医生准备对新患者进行位置验证,治疗前

CT 模拟机下的验证和 CBCT 的在线验证同时应用,以保证患者放疗的精度,提高治疗质量。医生、物理师、技术员三方签字后方可治疗。

(8) 放疗计划实施在这个过程中治疗技师是完成这一工作的执行者,尤其是现代放疗以精确治疗为主要治疗的手段,治疗的成功与否与技术员关系很大。为了保证摆位质量要求 2 人同时摆位制度,并定期通过应用 CBCT 对患者进行位置验证。

三、常用的放射治疗技术

1. 三维适形放射治疗和调强放射治疗 放射治疗的目标是将放疗剂量集中到肿瘤靶区内杀死肿瘤同时尽可能降低周围正常组织的受量,理想的放射治疗技术应使高剂量分布与肿瘤靶区形状在三维方向上一致。要达到三维适形的剂量分布,必须满足每个照射野几何形状与肿瘤靶区形状一致;而 IMRT 则要求不仅几何形状符合,辐射野内的剂量强度也要根据临床要求实时调变,即概括肿瘤靶区形状与靶区周围重要的器官对束流强度进行调节达到最佳的剂量分布。

三维适形放射治疗和调强放射治疗是计算机技术和影像学发展及放射物理剂量计算方法改进等多种技术进步的结果,是肿瘤放疗技术上重大革新,其优势在于:

(1) 能最大限度地降低周围正常组织器官受照体积和剂量,减少正常组织的并发症,改善患者生活质量。

(2) 可以提高肿瘤受照射的剂量,增加肿瘤局部控制率。

2. 立体定向放射治疗 立体定向放射治疗(stereotactic radiation therapy,SRT)的概念是瑞典神经外科学家 Lars Leksell 在 1952 年首先提出的,立体定向放射治疗是指采用立体定向技术,用多个小野从三维空间将放射线聚焦在病灶,实施单次或多次大剂量照射,在肿瘤靶区内形成高剂量,而周围正常组织受照射量很小,由于在靶区边缘剂量陡然下降,类似外科手术刀对肿瘤的切除效果。1968 年第一台以^{60}Co 作为放射源的立体定向放射治疗问世,称为“γ 刀”。20 世纪 80 年代,直线加速器开始替代^{60}Co 应用于立体定向放射治疗,称其为“X 刀”。

立体定向放射治疗的主要特点:

(1) 定位准确,立体定向放射治疗肿瘤周边剂量跌落快,要求照射靶点位置高度精确。

(2) 剂量分布集中,靶区内剂量高,靶区周边剂量快速,周围正常组织剂量低。

(3) 适合治疗小体积病灶,如颅内病灶直径多小于 3cm。

(4) 单次照射剂量高,疗程短。

(5) 总剂量高,可以达到根治性毁损。

3. 图像引导放射治疗技术 图像引导的放射治疗(IGRT)是指利用计算机技术将放射治疗机和成像手术设备相结合,在患者每次放射治疗前或治疗中采集图像,将采集的图像信息和设计治疗计划时的图像信息进行比较,确定肿瘤靶区移位和形变大小并进行校准,减小治疗误差,提高放疗精度。IGRT 的作用是:①在单次治疗中,由于病人的自主体内运动,使得病人体内的靶区产生空间位置移动,IGRT 可以动态跟踪这一位置偏移;②IGRT 能更有效地进行治疗中或治疗后的质量保证(QA)和质量控制(QC),如客观记录放射治疗过程中的含有病人生理组织结构信息的射野图像;③在治疗的一段时间内,肿瘤的大小和位置会发生改变,IGRT 可以适时调整以适应这些变化。

4. 呼吸门控技术　由于受到呼吸运动的影响,位于胸腹部的病灶具有较大幅度的移动,在传统放疗中考虑呼吸运动则需要增加较大的计划靶区(PTV),会导致受照正常组织显著增加。呼吸门控技术(respiratory gating technology)是指在放射治疗过程中监测患者呼吸运动,在特定呼吸时相触发射线照射,降低正常组织受照射剂量。

5. 放射性粒子组织间插植技术　放射性粒子组织间插植技术是指在三维治疗计划系统指导下,将微型的放射源按一定间距插植在瘤体内,通过其持续发出的低能量射线杀死肿瘤细胞。

6. 质子和重粒子放射治疗技术　质子放疗:质子是原子核的基本组成部分,质子射线的物理特性非常适合肿瘤的放疗,质子有物理学优势,在射线刚进入人体释放不多,到达射程终末时能量被全部释放,形成 Bragg 峰。利用物理剂量分布的特点,把肿瘤置于 Bragg 峰,则在肿瘤前方的正常组织所受到照射剂量是肿瘤的 1/4,而肿瘤后方的正常组织没有受到照射。

重粒子是指质量比光子、电子大的粒子,如快中子、负 π 介子、氮、碳、氧、氖离子等。重粒子有以下特点:①物理学优势:重离子在体内形成 Bragg 峰,从物理学上优化了剂量分布;②生物学优势:高 LET 射线相对生物学效应(relative biological effect,RBE)高,RBE 是指某种质射线引起某一生物效应所需剂量与所观察的电离辐射引起相同生物效应所需剂量的比值。RBE 高增加了放疗对肿瘤的治疗疗效;③杀灭细胞不依赖氧的存在,对乏氧肿瘤细胞的杀伤明显强于光子和质子;④细胞周期各时相对重粒子射线的敏感性相差很小。因此,由于其在物理学和生物学的优势,目前主要用于邻近重要器官、增殖较慢或常规放疗抗拒的肿瘤,如腺样囊性癌、颅底脊索瘤等。但由于设备昂贵、技术复杂等原因,目前临床难以普及。随着放疗技术的发展,重粒子的治疗将在未来肿瘤放疗中发挥重要作用。

第六节　常见肿瘤治疗手段与放射治疗的综合应用

目前肿瘤的治疗依然是以手术、放疗和化疗三大手段为主的多学科综合治疗。手术和放射治疗属于局部区域性治疗,全身治疗主要依靠化学药物联合应用,近年来,随着分子生物学对癌症的发病机理、基因突变研究的进展,针对癌症的特异性分子变化,以肿瘤细胞的特性改变为作用靶点的生物靶向治疗逐渐得到推广应用。

按照肿瘤多学科综合治疗原则,常见放疗与手术、化疗等综合应用方式包括以下几种。

一、放射治疗与手术综合治疗

1. 术前放疗　适用于对射线中等以上敏感、肿瘤位置较深、体积较大、粘连明显、估计手术切除较为困难或者容易转移的中晚期肿瘤患者。在手术前给予一定剂量的放疗可以使原发肿瘤缩小,降低肿瘤分期,杀灭肿瘤周围的亚临床病灶,提高手术切除率;增加局部控制率,降低术后的局部复发率;提高正常组织或器官功能的保全率。术前照射剂量(40～50Gy)/(4～5)周,一般在放疗结束后 2～4 周进行手术治疗。如果间歇期太短放射水肿消退不完全,术中易出血;若间隔时间太长,纤维结缔组织增生加重,影响手术切除。术前放疗常用于食管癌、中晚期的头颈部癌、子宫体癌、直肠癌和较晚期的乳腺癌等。

2. 术中放疗　在手术切除肿瘤后或手术暴露不能切除肿瘤的情况下,在术中对肿瘤、瘤床及淋巴引流区等进行单次大剂量照射。一次性剂量 15～20Gy,对敏感性差的肿瘤,可缩野追加 10Gy,可用于胰腺癌、肝门区肿瘤、胃癌和膀胱癌等。

3. 术后放疗 对术后患者的瘤床、残存肿瘤、具有转移危险的淋巴引流区进行放疗或对术后的预防性照射。术后放疗的适应症:

(1) 术中明显残留或切除不彻底者。

(2) 术后病理标本证实切缘有癌细胞浸润者。

(3) 术后病理显示为局部晚期,具有局部复发高危因素的患者。

(4) 预防性放疗,主要目的是提高局部控制率,提高总生存率。

术后放疗一般要求伤口愈合即开始放疗,照射剂量通常要达到根治剂量或根治量的 2/3。术后放疗多与化疗联合治疗,广泛用于头颈部肿瘤、胸部、腹部、妇科肿瘤等肿瘤的综合治疗。预防性放疗:如乳腺癌术后对腋窝锁骨上淋巴引流区进行的照射。睾丸精原细胞瘤术后对髂动脉、下腔静脉和腹主动脉旁等淋巴引流区的照射。预防性放疗和术后放疗一样,间隔的时间愈短愈好。

二、放射治疗与药物的综合治疗

1. 化疗药物

(1) 放疗与化疗综合治疗的目的

1) 提高肿瘤局部控制,化疗药物有类似放疗增敏作用,增加放疗对局部的控制;

2) 降低远处转移,放化疗作用不同,放疗控制局部病灶,化疗则消灭照射野外的亚临床病灶,而降低远处转移率。

(2) 放化疗综合治疗的方法

1) 序贯法,化疗→放疗或放疗→化疗,该方法的优点是避开了两种治疗方法的毒副作用的叠加,缺点是治疗强度相对小,肿瘤杀灭效应偏低;

2) 同步放化疗,化疗与放疗同时进行,同步治疗缩短了总疗程,减少了肿瘤细胞在疗程中加速再增殖的可能性,杀灭效应强,但也增加了治疗的毒副作用。

2. 放射增敏剂 乏氧细胞增敏剂或细胞周期特异性药物以杀伤对放疗不敏感的细胞群。如国内临床上常用的甘氨双唑钠是对硝基咪唑类化合物改造的合成的增敏剂,具有亲肿瘤、低毒、增敏作用强的特点。

3. 生物反应调节剂 可提高宿主的免疫功能、增强抗肿瘤作用、改善肿瘤细胞的分化程度和提高宿主对放疗副作用的耐受能力等作用。如重组细胞因子的白介素、肿瘤坏死因子、干扰素等,过继转移的免疫细胞如 LAK 细胞、肿瘤浸润淋巴细胞(TIL)、细胞因子诱导的杀伤细胞(CIK)以及肿瘤疫苗等。

4. 靶向治疗 设计靶向性很强的药物作用于肿瘤细胞,使得药物抗肿瘤活性更强,且对正常细胞的毒副作用更低。这种有的放矢的治疗方法近几年来为肿瘤治疗指明了新的方向,改善治疗效果,引发了抗癌治疗理念的变革。已经有部分定论的研究证明放疗合并靶向治疗对提高肿瘤局控率和生存率优于单纯放疗。

三、热疗与放射治疗联合治疗

1. 热疗的分类

(1) 根据热疗在临床上的应用可分为:局部热疗、区域热疗和全身热疗;

(2) 根据热疗的温度又可以分:汽化热疗(>200℃)、固化热疗(50～100℃)、高温热疗(42～45℃)和亚高温热疗(39.5～41.5℃)。

2. 热疗联合放射治疗的生物学基础

(1) 肿瘤细胞的热敏感性高于正常细胞,而且正常组织和肿瘤组织在血管结构及微循环上存在差别,正常组织有良好的血液循环温度增加时可以很快将热量带走,而肿瘤血流相对贫乏,加热时散热困难、热量积蓄,因此合理的热疗在对肿瘤细胞杀灭的同时对周围正常组织不造成损伤。

(2) 热疗增加了肿瘤周围及内部的血流,肿瘤氧分压增高,改善了肿瘤乏氧状态,增加了放疗的敏感性。

(3) 放疗不敏感的S期细胞,对热疗表现为高敏感性。

(4) 热疗可以抑制肿瘤细胞放疗损伤的修复作用,主要是抑制DNA单链断裂的修复。

(5) 肿瘤周边血供好,热疗对肿瘤周边细胞的杀伤作用远不及对肿瘤中央的作用,热疗失败的主要原因是肿瘤周边性复发,而放疗局部失败的主要原因是肿瘤中央的复发。

合理地应用热疗和放射治疗,可以克服热疗和放射治疗的缺陷,起到优势互补、协同增敏的作用。研究表明,热疗加放疗可以提高头颈部肿瘤、食管癌、肺癌、乳腺癌、恶性黑色素瘤、软组织肉瘤、宫颈癌及直肠癌等肿瘤的局部控制率和局部控制时间。

四、多学科综合治疗原则

恶性肿瘤两大生长特征是局部浸润和远处转移,引起死亡的主要原因包括:①原发灶局部未控或复发引起死亡;②转移灶引起死亡;③原发灶与转移灶同时存在引起死亡。包括手术、放疗和化疗在内的任何一种治疗方法有其独特的优点,也有不可避免的局限性,只能解决部分问题,很难从整体上给予全面的治疗。因此,肿瘤治疗必须针对性地充分、合理地运用各种有效的治疗手段,相互取长补短,局部全身并重,才能进一步提高肿瘤的治愈率。肿瘤综合治疗,即根据患者的身心状况、肿瘤具体部位、病理类型、侵犯范围(病期)和发展趋向,结合细胞分子生物学的改变,有计划地、合理地应用现有的各种有效治疗手段,以最适当的费用取得最好的效果,达到最大幅度地提高治愈率,减少副反应,并提高生存质量。

综合治疗要求:①系统地了解该患者肿瘤的发生、发展和目前状况,肿瘤病理类型、分化程度、生物学行为,临床分期和机体状况等,充分掌握现代细胞分子生物学进展;②要了解现有治疗中任何一种治疗方法对该肿瘤的客观疗效、优势和局限性;③依据疾病的特点和患者机体状况,将现有的治疗手段有机地结合起来,扬长避短,相互补充,力争最大限度地杀灭肿瘤细胞,提高治愈率,并将机体损伤降低到最低程度。

肿瘤多学科综合治疗需要以患者无瘤生存期、总生存期、近远期毒副反应、患者生存质量和治疗成本等为最终判断指标,在循证医学指导下,把握好局部与全身并重、分期治疗与个体化并重、生存率与生存质量并重、成本与效果并重、中西医并重等五大原则。

第七节　放射治疗学的进展

近20多年来,随着电子计算机、信息传播、医学影像学的迅速发展和放射物理、放射生物及临床肿瘤学的深入研究，现代肿瘤放射治疗飞跃性发展：①目前，三维适形放疗（3D-CRT）和调强放疗（IMRT）已经取代常规的二维放疗广泛应用于临床，提高了靶区的照射总量，减少对肿瘤周围正常组织和器官的照射，降低正常组织并发症。②随着正电子发射断层扫描技术（PET）等技术的发展，功能影像学已经逐渐应用于靶区的勾画并参与制订放疗计划，称为生物调强放射治疗（biological IMRT，BIMRT），BIMRT 是建立在生物靶区（biological target volume，BTV）基础上，BTV 是指由一系列肿瘤生物学因素（包括血供、增殖、乏氧、细胞周期调控、浸润和转移特征）决定的治疗靶区内放射敏感性不同的区域。BTV 考虑了肿瘤区内及正常组织的敏感性差异，这些因素差异通过分子影像学技术得以显示，BIMRT 采用调强放疗技术给予不同的生物靶区不同的照射剂量并最大限度地保护正常组织。③通过图像引导的放射治疗（IGRT）可以解决体内器官的运动和每次摆位的精确性和重复性，把误差降至最低程度。④高 LET 射线，如质子治疗已经成功地用于临床，中子、重粒子治疗也初步开始进行临床实施。⑤自适应放疗（adaptive radiation therapy，ART），ART 技术是图像引导放疗（IGRT）提高和发展后的又一新型放疗技术。它能够通过一系列图像反馈信息来检测系统变化，继而根据变化的反馈值相对应地重新优化治疗计划，达到个体化治疗的目的。⑥四维放射治疗技术，四维影像是指在三维空间影像基础上，加入时间信息，它充分考虑了靶区在放疗中、放疗间的空间位置、体积大小和放疗剂量分布的变化及其对治疗计划的影响。⑦非常规分割放疗的研究，目前，临床研究普遍认为，改变分割方式能提高局部区域控制率及生存率，超分割照射和加速超分割照射都有可能提高放射治疗的疗效，这些分割方式的急性反应均较常规治疗严重，但晚期反应的发生率均未增加。

（杨燕光　蔡　晶）

第十八章　肿瘤化学治疗概论

学习目标

1. 掌握抗肿瘤细胞药物的分类;肿瘤化学治疗在临床实践中的应用原则以及抗肿瘤药物的毒副反应与防治。
2. 熟悉抗肿瘤药物药代动力学;肿瘤分子靶向治疗。
3. 了解世界与我国抗肿瘤化学治疗概述。

第一节　概　　述

化学治疗(chemotherapy)简称化疗,是利用化学药物阻止癌细胞的增殖、浸润、转移,直至最终杀灭癌细胞的一种治疗方式。肿瘤化学治疗半个世纪以来已取得很多重大成果,它和手术、放疗一起,并称为癌症的三大治疗手段。

一、世界抗肿瘤化学治疗概述

1946 年,Gilman 和 Philips 报道用氮芥治疗淋巴瘤,受到学术界的关注,被认为是近代肿瘤化疗的开端。1948 年 Farber 用甲氨蝶呤治疗白血病获得成功。1957 年,Arnold 等合成了环磷酰胺和氟尿嘧啶,对部分实体瘤有一定疗效。

1965 年,霍兰医师等成功使用甲氨蝶呤、长春新碱、6-巯基嘌呤和泼尼松联合治疗儿童急性淋巴细胞白血病,并取得了明显疗效,从而首次提出联合化疗的概念。

20 世纪 70 年代初,进入临床的顺铂和多柔比星由于适应证更广,疗效也有进一步提高,对睾丸肿瘤、滋养叶细胞肿瘤和儿童白血病取得了根治性疗效,从而使肿瘤化疗治疗的目标从“姑息”到“根治”。虽然化疗迄今还不能治愈多数晚期肿瘤患者,但根治的概念已被普遍接受。

20 世纪 90 年代,几种作用机制新颖的抗癌药物进入临床,其中最重要的是抑制微管蛋白解聚的紫杉类和拓扑异构酶 I 抑制剂喜树碱类衍生物等。这些新药的出现,丰富了临床的选择,并进一步提高了疗效。

自 1997 年第一个单克隆抗体 Rituximab(利妥昔单抗)被美国食品与药物管理局批准应用于肿瘤治疗以来,分子靶向治疗在肿瘤治疗领域取得了突破性和革命性的发展,成为新世纪肿瘤化学治疗发展的重要方向。

二、我国抗肿瘤化学治疗概述

我国现代抗肿瘤药物的研制始于 20 世纪 50 年代。首先研制的是放线菌素 K,以后又合成了几种烷化剂,如 N-甲酰溶肉瘤素、硝卡芥、甲氧芳芥、甘磷酰芥等。20 世纪 60 年代以后，从我国土壤中陆续分离提取的放线菌素 D、平阳霉素、博莱霉素等也进入临床。此外，还有从植物中提取有效成分获得成功的长春碱类、喜树碱类（喜树碱、羟基喜树碱）榄香烯；从苡米仁中提取的康莱特、猪苓多糖、人参皂甙等；从植物三尖杉中提取的三尖杉酯碱和高三尖杉酯碱。应用维 A 酸制剂和三氧化二砷治疗白血病是我国临床肿瘤学家的创举，目前已经得到国际上广泛应用。近年来，我国研制了多具有自主知识产权的新药，如肿瘤血管内皮细胞抑致剂（恩度）、埃克替尼（凯美钠）、阿帕替尼（艾坦）等，均已进入临床，取得很好的疗效。

第二节　抗肿瘤药物药代动力学

抗肿瘤药代动力学（pharmacokinetics）主要是研究药物在人体的吸收、分布、生物转化和排泄过程的动态变化规律，并运用数字图解或方程计算来表达其规律，用于临床实践中。

一、常用药代动力学参数

1. 半衰期（halflife，$t_{1/2}$）　指药物的血浆浓度下降一半所需的时间，消除半衰期是指消除相时药物的血浆浓度下降一半所需的时间，单次给药后，经过 6 个 $t_{1/2}$，体内药物基本消除干净，定时定量多次给药经 5 个 $t_{1/2}$ 到达稳态血药浓度。

2. 表观分布容积（apparent volume of distribution，V_d）　指假设药物均匀地分布于各种组织与体液，且其浓度与血液相同，在这种假想条件下药物分布所需的容积。其是一个比例因素或数学概念，并不代表具体的生理空间，代表给药剂量或体内药物总量与血浆药物浓度相互关系的一个比例常数。用来估算血容量及体液量，反映药物分布的广度和药物与组织结合的程度，根据某一药物的 V_d 值可以推测它在体液和组织中的摄取、分布情况，如正常体液值为 0.6L/kg，药物 V_d 为 0.1～0.3L/kg，表明药物不易进入组织，药物 V_d>0.6L/kg，表明药物分布广或提示药物与生物大分子有大量结合，意义在于反映药物分布的广泛性。V_d 大可能与其抗肿瘤药物的疗效有关。

3. 血药浓度-时间曲线下面积（area under the curve，AUC）　指以血浆药物浓度为纵坐标，时间为横坐标，绘出的曲线为血药浓度-时间曲线，坐标轴和血药浓度-时间曲线之间所围成的面积称为 AUC。许多抗癌药物的疗效和毒性都与 AUC 有关，如卡铂的剂量计算。

4. 稳态血浆浓度（steady state concentration，Css）　指当一个给药间隔内的摄入药量等于排出量时，血药浓度达到稳态，此时的浓度即稳定血浆浓度。所有的药物到达稳态的时间只与药物本身的半衰期有关，一般给药后 5 个半衰期到达稳态。对于半衰期长的药物，常常给予一个负荷剂量。

5. 消除速率常数（*k*）和血浆清除率（plasma clearance，*Cl*）　消除速率常数可定量的比较药物转运速率的快慢，速率常数越大，过程越快，它并不随时间而发生改变，可用于体内过程的比较研究。清除率指在单位时间内机体能将多少容积体液中的药物清除，其单位为 L/h 或 L/（kg · h）表示，是反映药物从体内消除的一个重要参数。计算公式为

$$Cl = k \cdot V_d（k\ 消除速率常数）$$

6. 生物利用度（bioavailability，*F*）　指药物吸收进入血循环的程度和速率，反映药物吸收进入血液循环的相对量或吸收程度。同一药物的制剂由于各药厂的制造工艺不同，甚至

同一药厂的生产批号不同的同一制剂，其生物利用度也可有较大差异。

二、药物代谢过程

1. 药物吸收　药物的吸收是指药物自给药部位进入血液循环的过程。药物吸收的难、易、快、慢受药物的理化性质、给药途径、药物浓度等多种因素影响，如静脉注射，达峰值时间快；皮下、肌肉注射，通过毛细血管壁吸收，达峰时间慢，血药浓度维持时间长，吸收速率比口服给药快；肺部吸收，药物通过肺泡上皮而被吸收，药物在肺泡及支气管的浓度高而全身血浓度低，这样有利于产生局部治疗作用，减少全身不良反应；消化道给药，一般口服给药，吸收面积大、时间长，大部分脂溶性药物吸收好，通过简单扩散方式转运，少数载体转运，如洛莫司汀；水溶性药物主要靠被动扩散，吸收不完全，如环磷酰胺。抗癌药物口服吸收个体差异大，测血药浓度是了解吸收情况的最佳办法。

2. 药物分布　抗癌药物可与清蛋白、脂蛋白、α_1 酸性糖蛋白、免疫球蛋白和红细胞等多种血液成分结合，成为结合型药物，未与上述蛋白结合的药物为游离性药物，结合型药物分子质量大，不易通过生物膜进入组织细胞内发挥作用，只有游离型药物才能至达组织靶点发挥作用。抗癌药物总体对肿瘤细胞的选择性分布较差，多年来一直研究寻找载体，使抗癌药进入肿瘤细胞，目前成熟的是将药物包埋在脂质体内，如白蛋白结合型纳米微粒紫杉醇注射制剂、脂质体多柔比星、脂质体紫杉醇等，脂质体包裹相对于游离者可增加其靶向性，减少副反应。血浆蛋白结合率高而治疗范围窄的药物，药物与血浆蛋白结合程度会对药效和不良反应产生影响，如顺铂，紫杉醇等。新的研究中将单抗与肿瘤药物联合，更具有靶向性。

3. 药物代谢　大部分药物进入体内，主要在肝脏经微粒的催化而代谢，其中 CYP 酶系统在转化过程中起重要作用，参与抗肿瘤药物代谢的酶包括 CYP450 酶和非 CYP450 酶，CYP3A 是最常见的酶，易被药物诱导和抑制。在药物联合应用中，酶诱导可使药物作用减弱或酶抑制引起代谢减少，作用延长，毒性增加。抗肿瘤药物与非抗肿瘤药物合用时，抗肿瘤药物也可能引起治疗其他疾病药物的药动学特征发生改变，如口服香豆素类药物和抗癫痫药物。

4. 药物排泄　大多数药物主要经肾脏排泄，其次还可以通过肝胆、肠道、汗腺等排泄。经肾脏排泄的药物有环磷酰胺、异环磷酰胺、甲胺蝶呤、铂类化合物等，经肝脏排泄的药物主要有阿霉素，放线菌素 D、长春花生物碱等。当肝、肾功能受损时，药物排泄受到影响，使药物毒性增加。

第三节　抗肿瘤细胞毒药物分类

临床抗肿瘤细胞毒药物近百种，常用分类方法有：与细胞增殖动力学相关的分类，根据抗肿瘤药物来源及作用机制分类，抗肿瘤细胞作用靶点生化机制分类。

一、与细胞增殖动力学相关的分类

抗肿瘤药物的疗效和毒性与恶性肿瘤细胞的增殖动力学密切相关，按其对细胞各周期的影响可将抗癌药物分为细胞周期非特异性药物和细胞周期特异性药物。

1. 细胞的增殖周期　肿瘤细胞根据其增殖规律，可划分为增殖细胞群、休止期细胞群、无增殖力细胞群。增殖期细胞群与瘤体增大有关，对药物及射线最敏感，该种细胞一个生命周期经历四个阶段：DNA 合成前期(G_1 期)、DNA 合成期(S 期)、DNA 合成后期(G_2 期)、有丝分裂期(M 期)。休止期细胞群(G_0 期)细胞有生活力，但暂时不增殖，处于休止状态，对药物和射线不敏感，是肿瘤复发的根源。彻底消灭 G_0 期细胞是肿瘤根治的关键。无增殖力细胞群是由于药物或其他原因，细胞已趋于死亡，无化疗意义。

2. 细胞周期非特异性药物(cell cycle nonspecific agents, CCNSA)　包括多数烷化剂、抗肿瘤抗生素及铂类药，对增殖期任何时相甚至休止期细胞均有杀灭作用，作用快，杀伤力强，对细胞周期长、增殖慢、瘤体大的实体瘤有效，但对正常细胞毒性较大。作用特点呈剂量依赖性，以大剂量冲击治疗为宜。

3. 细胞周期特异性药物(cell cycle specific agents, CCSA)　包括多数抗代谢药类及植物类抗肿瘤药。主要杀灭增殖周期某一时相的细胞，作用慢，对细胞周期短、增殖快的肿瘤有效，对 G0 期不敏感，对正常细胞毒性较小。作用特点呈给药时间依赖性，作用慢而弱，杀伤力随给药时间延长而增加，宜小剂量持续给药。

二、根据抗肿瘤药物来源及化学结构分类

根据药物的化学结构和来源分：烷化剂、抗代谢药物、抗肿瘤抗生素、抗肿瘤植物药、激素和杂类。

1. 烷化剂　通过与 DNA 分子的功能基团如—OH、—SH 等相结合，使 DNA 烷化，故亦称 DNA 反应剂，可使 DNA 破坏变性，从而阻滞细胞分裂增殖过程，导致肿瘤细胞死亡。

(1) 氮芥类氮芥、苯丁酸氮芥、环磷酰胺、异环磷酰胺等。目前临床广泛用于治疗淋巴瘤、白血病、多发性骨髓瘤，对乳腺癌、肺癌等也有一定的疗效。

(2) 亚硝脲类卡莫司汀、尼莫司汀、洛莫司汀、司莫司汀等。该类药物脂溶性强，能通过血脑屏障，临床用于脑瘤及颅内转移瘤的治疗。主要不良反应是消化道反应及迟发性的骨髓抑制。

(3) 乙烯亚胺类临塞替派。此药用于治疗卵巢癌、乳腺癌、膀胱癌，不良反应主要为骨髓抑制。

(4) 甲烷磺酸酯类白消安。临床上主要用于慢性粒细胞白血病，主要不良反应是消化道反应及骨髓抑制，长期服用可引起肺纤维化。

(5) 其他具有烷化作用的有达卡巴嗪、替莫唑胺等。

2. 抗代谢药物　本类药化学结构与单核苷酸(DNA、RNA)中的必需代谢物质(叶酸、嘌呤、嘧啶)相似，即属于假叶酸、假嘌呤、假嘧啶，可与体内相应的代谢物产生特异性对抗作用，抑制 DNA 的合成，阻碍肿瘤细胞的分裂增殖。主要是抑制 DNA 的合成，因而对 S 期最敏感，属细胞周期特异性药。

(1) 胸苷酸合成酶抑制剂氟尿嘧啶、呋喃氟尿嘧啶、二喃氟啶、优氟泰(UFT)、氟铁龙等。临床上常用的抗肿瘤药物，成为治疗肺癌、乳腺癌、消化道恶性肿瘤的基本药物。

(2) 二氢叶酸还原酶抑制剂甲氨喋呤、氨喋呤等。它们具有对二氢叶酸还原酶抑制作用，应用甲酰四氢叶酸解救甲氨喋呤的毒性后，较大地增加甲氨喋呤的剂量。它对治疗成

骨肉瘤和头颈肿瘤以及某些免疫性疾病有效。其不良反应可引起严重的口腔炎、溃疡性胃炎、出血性肠炎、甚至肠穿孔而死亡，骨髓抑制与剂量和给药方案有关。

（3）DNA 多聚酶抑制剂阿糖胞苷、环胞苷、氯环胞苷等。对白血病有选择作用，对 DNA 多聚酶有强大的抑制作用，影响 DNA 的复制。高剂量时有严重的骨髓抑制，明显的恶心、呕吐、腹泻。

（4）核苷酸还原酶抑制剂羟基脲、肌苷二醛等。临床用于治疗慢性粒细胞白血病、恶性黑色素瘤、乳腺癌、头颈部癌、肠癌等。不良反应主要为骨髓抑制。

（5）嘌呤核苷酸合成抑制剂巯嘌呤、硫鸟嘌呤等。临床用于治疗白血病。主要不良反应是骨髓抑制和消化道反应，可引起高尿酸血症。

3. 抗肿瘤抗生素　抗肿瘤抗生素是由微生物产生的具有抗肿瘤活性的化学物质，是在抗感染抗生素研究基础上发展起来，作用机理是采用不同机制影响 DNA、RNA 及蛋白质的生物合成，使细胞发生变异，影响细胞分裂，导致细胞死亡。

（1）放线菌素类放线菌素 D。作用机制是抑制 RNA 的合成。静脉注射时可引起静脉炎，漏出血管外可能导致组织坏死。

（2）博莱霉素类博莱霉素（争光霉素）、平阳霉素。可引起皮肤反应，表现为色素沉着、皮炎、角化增后、皮疹等，还可引起肺组织的纤维化。

（3）丝裂霉素类丝裂霉素 A、丝裂霉素 B、丝裂霉素。作用机制是与 DNA 形成双链间或链内交叉连结，从而抑制 DNA 合成。另外，丝裂霉素导致的氧自由基增加也可能与抗肿瘤活性有关。此药不良反应有骨髓抑制，主要表现为血小板下降，用药时加强对血象的监测。药物外渗可引起组织溃疡坏死。

（4）光辉霉素类光辉霉素、橄榄霉素。作用机制是与 DNA 结合，抑制 DNA 依赖性 RNA 聚合酶，从而抑制 RNA 的合成，还可阻断药理剂量维生素 D 的升血钙作用，并能抑制甲状腺对破骨细胞的作用。主要用于睾丸胚胎癌。

（5）其他抗肿瘤抗生素链脲霉素。作用机制是能抑制 DNA 合成，并能抑制嘧啶核苷代谢和糖原异生的某些关键酶。临床主要用于恶性淋巴瘤、急性淋巴细胞白血病、慢性淋巴细胞白血病和肾母细胞瘤等。主要副作用为骨髓抑制。

4. 抗肿瘤植物药　抗肿瘤植物药指来源于植物的具有抗肿瘤作用的药物，其有效成分中以生物碱占多数，作用机制可归为以下三类：

（1）用于微管和微管蛋白抑制常见药物为长春碱和紫杉类，抑制微管蛋白的聚合，而妨碍纺锤体微管的形成，使有丝分裂停止于中期；也可作用于细胞膜，干扰细胞膜对氨基酸的转运，使蛋白质的合成受抑，从而导致肿瘤细胞死亡。抗瘤谱广，主要用于各种实体瘤的治疗。不良反应为血液毒性、消化道反应、周围神经毒性表现指（趾）尖麻木，四肢疼痛，肌肉震颤，腱反射消失。

（2）用于拓扑异构酶喜树碱和鬼臼毒类，干扰 DNA 的复制。临床用于膀胱癌、大肠癌、原发性肝癌等很有效。不良反应主要为消化道反应，表现恶心、呕吐、腹泻等。

（3）抑制肿瘤细胞 DNA 合成三尖杉酯碱和靛玉红。用于治疗血液病，如急、慢性粒细胞白血病。不良反应有轻微的消化道反应如恶心、呕吐；血液毒性表现为全血细胞下降。

5. 激素类

（1）肾上腺素皮质激素泼尼松、氢化泼尼松、氢化可的松或地塞米松等。用于急性淋巴细胞白血病和恶性淋巴瘤，特别是儿童疗效明显。

(2) 雌激素己烯雌酚等。用于前列腺癌和晚期乳腺癌等。

(3) 雄激素丙酸睾酮、甲基睾酮、苯丙酸诺龙等。治疗晚期女性乳腺癌。

(4) 抗雌激素类他莫西芬、托瑞米芬、依西美坦等。主要用于乳腺癌内分泌治疗。

(5) 促性腺激素戈舍瑞林、亮丙瑞林等。治疗前列腺癌及绝经期乳腺癌。

(6) 甲状腺素左甲状腺素钠等,用于甲状腺癌。

6. 杂类

(1) 铂类卡铂、顺铂、奥沙利铂等。对多种肿瘤有明确疗效,如睾丸肿瘤、淋巴瘤类、鼻咽癌、卵巢癌、膀胱癌、乳腺癌、宫颈癌、肺癌等均有效。不良反应有骨髓抑制、胃肠道反应、听神经损害、视神经盘水肿、球后视神经炎等。

(2) 干扰素对成骨肉瘤、多发性骨髓瘤、毛细胞性白血病、黑色素瘤、宫颈癌、乳腺癌等均有较好疗效。对霍奇金病、胸腔癌等也有效。大剂量可出现骨髓抑制、胃肠道反应、肝损害、发热、肌痛、寒战等。

(3) 其他左旋门冬酰胺酶、羟基脲、丙亚胺、血卟啉、单克隆抗体等。

三、抗肿瘤细胞毒药物作用靶点生化机制分类

按照抗癌细胞毒药物分子水平作用机制,分类如下:作用于 DNA 化学结构的药物、影响核酸合成的药物、作用于 DNA 模板影响 DNA 转录,或抑制 DNA 依赖 RNA 聚合酶而抑制 RNA 合成的药物,影响蛋白质合成药物及其他类型药物。

1. 干扰核酸生物合成药物 此类药物的化学结构与核酸代谢的必需物质结构相似,能分别在不同环节阻断核酸,特别是 DNA 形成和利用,起到杀伤肿瘤细胞的作用。

根据药物主要干扰的生化步骤或抑制的靶酶不同,分为:

(1) 抑制二氢叶酸还原酶主要为抗叶酸药,如甲氨蝶呤等。

(2) 抑制胸苷酸合成酶主要为抗嘧啶药,如氟尿嘧啶等。

(3) 抑制嘌呤核苷酸合成主要为抗嘌呤药,如 6-巯基嘌呤等。

(4) 抑制核苷酸还原酶如羟基脲等。

(5) 抑制 DNA 多聚酶如阿糖胞苷等。

2. 直接影响 DNA 结构与功能药物

(1) 烷化剂如氮芥、苯丁酸氮芥、卡莫司汀,塞替哌、白消安等。

(2) 与 DNA 烷化作用的抗生素丝裂霉素。

(3) 产生自由基而破坏 DNA 结构的抗生素博来霉素。

(4) 抑制拓扑异构酶引起 DNA 断裂的羟喜树碱、托泊替康、伊利替康等。

(5) 与 DNA 结合的金属化合物铂类化合物。

3. 嵌入 DNA 干扰核酸合成的药物

(1)放线菌素类放线菌素 D。

(2)蒽环类柔红霉素,阿霉素,表柔比星,吡喃阿霉素。

(3)人工合成的 DNA 嵌入剂米托蒽醌,安吖定等。

4. 干扰蛋白质合成药物

(1) 干扰微管蛋白合成:①与微管蛋白结合,阻止微管蛋白解聚,干扰有丝分裂中纺锤丝的形成,使细胞停止于分裂中期,如长春碱类;②促进微管聚合,阻止微管蛋白解聚,如紫

杉醇,多西紫杉醇等。

(2) 干扰核蛋白体功能使核蛋白体分解,抑制蛋白质合成的起始阶段,如三尖山酯碱、高山尖杉酯碱,鸦胆子素等。

(3) 影响氨基酸供应药物 *L*-门冬酰胺酶,可将门冬酰胺水解,使肿瘤细胞缺乏原料而不能合成蛋白质。

第四节 肿瘤分子靶向治疗

所谓分子靶向治疗就是针对肿瘤发生、发展过程中的关键分子,包括参与肿瘤发生发展过程中的细胞信号传导和其他生物学途径的靶点;通过特异性阻断肿瘤细胞的信号转导,来控制其基因表达和改变生物学行为,或是通过强力阻止肿瘤血管生成,从而抑制肿瘤细胞的生长和增殖,发挥抗肿瘤作用。

一、肿瘤分子靶向药物的分类

目前分子靶向药物的分类尚无标准方法,临床上常采用以下两种分类方法。

1. 按化学结构分类 按化学结构分类主要有单克隆抗体(monoclonal antibody,McAb)和小分子化合物两类。

单抗类分子靶向药物能特异地作用于细胞表面,与受体或配体竞争结合,抑制细胞信号传导,进而抑制细胞增殖,常用的有:曲妥珠单抗、利妥昔单抗、尼妥珠单抗等。小分子化合物药物通过抑制细胞内信号传导过程中关键激酶,阻断激酶及底物的磷酸化,彻底阻断异常信号传导,常用的有:伊马替尼、吉非替尼、索拉非尼等。

2. 根据药物的作用靶点分类 按作用的靶点可分为:

(1) 以表皮生长因子受体(epidermal growth factor receptor,EGFR)为靶点的药物如西妥昔单抗、吉非替尼。

(2) 血管内皮生长因子(vascular endothelial growth factor,VEGF)抑制剂如舒尼替尼、索拉非尼、沙利度胺、贝伐单抗。

(3) 蛋白酶体抑制剂如硼替佐米。

(4) 类固醇辅助激活因子(the steroid receptor coactivator gene,Src)抑制剂如达沙替尼。

(5) 血小板源性生长因子(platelet derived growth factor,PDGF)抑制剂如伊马替尼。

(6) 哺乳动物雷帕霉素靶蛋白(mammalian target of rapamycin,mTOR)激酶抑制剂如依维莫司。

二、常用肿瘤分子靶向药物

1. 单克隆抗体

(1) 利妥昔单抗(rituximab) Rituximab 是一种针对 CD20 的人/鼠嵌合单抗,通过与 B 细胞及 B 淋巴瘤细胞上表达的 CD20 抗原结合。Rituximab 的作用机制为:①抗体依赖的细胞毒性作用;②诱导补体介导的溶细胞作用;③抗体介导的肿瘤细胞凋亡;④使化疗耐受性淋巴瘤细胞重新敏感化。

Rituximab 单药治疗低度恶性或滤泡型淋巴瘤有效且耐受性好，但易复发，可重复应用或联合应用化疗或干扰素-α、G-CSF 等。Rituximab 的副作用主要是输液反应相关，常发生在首次输注开始后 0.5 ~ 2h，暂停或减慢输注可缓解。

（2）曲妥珠单抗（trastuzumab）　Trastuzumab 是一种针对原癌基因人类表皮生长因子受体 2（human epidermalgrowth factor receptor-2，Her-2）产物的人/鼠嵌合单抗，能特异地作用于 HER-2 受体过度表达的乳腺癌细胞。临床前研究显示 Trastuzumab 抗肿瘤机制为：①下调细胞表面的 Her-2 蛋白；②减少血管内皮生长因子的产生；③介导对过度表达 Her-2 的肿瘤细胞的抗体依赖性细胞毒作用；④抑制 Her-2 蛋白与受体酪氨酸激酶（receptor tyrosine kinase，RTK）超家族的其他成员发生交联形成异质二聚体；⑤减弱细胞生长信号的传递；⑥上调并活化 P27kipl 从而诱导 G_1 期阻滞；⑦增强化疗所致细胞毒性。

单一药物 Trastuzumab 对 Her-2 过度表达的晚期转移性乳腺癌是有效且安全的治疗方法，Trastuzumab 联合应用化疗药物治疗 HER-2 过度表达的乳腺癌也可明显提高疗效，Trastuzumab 的常见副作用与其他单克隆抗体相似，主要为输液相关症状，包括寒战、发热、疼痛、呕吐、乏力等，多在首次用药后发生，给予扑热息痛、苯海拉明可缓解。联合化疗后不良反应有所加重，尤其注意心脏毒性。

（3）西妥昔单抗（cetuximab）　Cetuximab 是一种 EGFR 人/鼠嵌合 IgG1 单克隆抗体，分子靶点为表皮生长因子受体（EGFR）。EGFR 信号途径参与控制细胞的存活、增殖、血管生成、细胞运动、细胞的入侵及转移等。本品可以以高出内源配体约 5 ~ 10 倍的亲和力与 EGFR 特异结合，可阻碍内源 EGFR 配体，从而抑制受体的功能，进一步诱导 EGFR 内吞从而导致受体数量的下调。西妥昔单抗可以靶向诱导细胞毒免疫效应细胞作用于表达 EGFR 的肿瘤细胞（抗体依赖的细胞介导的细胞毒作用，ADCC）。单用或与联合细胞毒性药物用于晚期结直肠癌、头颈部鳞癌、胃癌等治疗。

（4）贝伐珠单抗（bevacizumab）　Bevacizumab 是一种重组人源化 IgGl 型血管内皮生长因子（vascular endothelial growth factor，VEGF）受体（VEGFR）单克隆抗体。贝伐珠单抗的作用机制：与血管内皮细胞表面的 VEGFR 结合，抑制 VEGF 的生物学活性，使肿瘤新生血管形成减少，减少肿瘤的血供、氧供和其他营养物质的供应而达到抑制肿瘤生长的目的。与单独用药相比，贝伐珠单抗与化药物合用时可提高抗肿瘤作用。适用于转移性结直肠癌，。

（5）尼妥珠单抗（nimotuzumab）　Nimotuzumab 系针对 EGFR 的特异性人源化单克隆抗体。作用机理是通过 EGFR 细胞外功能域的 3A 表位结合封闭配体与 EGFR 的结合，抑制受体蛋白酪氨酸激酶活性，从而有效地阻断经 EGFR 介导的信号传递和细胞反应进而抑制肿瘤细胞的增殖，诱导细胞的凋亡和抑制新生血管的生成，并能介导补体依赖的细胞毒效应和抗体依赖的细胞介导的细胞毒效应作用。与放疗联合用于治疗表皮生长因子受体（EGFR）表达阳性的Ⅲ/Ⅳ期鼻咽癌。

2. 小分子化合物

（1）伊马替尼（imatinib）　Imatinib 是人工合成的 bcr-abl 酪氨酸激酶抑制剂，可选择性抑制酪氨酸激酶断裂点聚集区（BCR）-紫四环镍（ABL）、c-kit 和血小板源性生长因子受体（PDGFR）的酪氨酸激酶或底物蛋白的酪氨酸磷酸化而使其灭活；其中 c-kit 激酶是干细胞因子受体，在 70% 的小细胞肺癌和胃肠道基质瘤（gastrointestinal stromal tumor，GIST）患者体内表达。此外，Imatinib 还可选择性抑制 BCR-ABL 阳性细胞生长并诱导 BCR-ABL 阳性细胞凋亡和分化；与干扰素联合用药具协同效应，与柔红霉素、阿糖胞苷、长春新碱、高三尖杉脂碱、依托泊甙及多柔比星联用出现累加作用，但与米托蒽醌联用时则产生拮抗效应。Imatinib 治疗慢性粒细胞性白血病和复发难治性胃肠间质瘤具有很好疗效。多数患者出现轻至中度不良反应，表现为恶心、呕吐、水肿、肌肉痉挛、腹泻和头痛，高剂量或年龄大于 65 岁患者常发生不同程度体液潴留，可出现血小板减少症或中性粒细胞减少症。

（2）吉非替尼（gefitinib）　Gefitinib 是一种可口服的 EGFR 酪氨酸激酶小分子抑制剂，可抑制非小细胞肺癌和其他肿瘤如结直肠癌、头颈部癌、前列腺癌、乳腺癌细胞的生长及存活，其可能的机制包括：①竞争 EGFR-TK 催化区域上 Mg-ATP 结合位点，阻断其信号传递；②抑制有丝分裂原活化蛋白激酶的活化，促进细胞凋亡；③抑制肿瘤血管生成。Gefitinib 的主要毒副作用为消化道反应和痤疮样皮疹，患者均容易耐受。适用于生长因子受体（EGFR）突变的非小细胞肺癌患者。

（3）厄洛替尼（erlotinib）　Erlotinib 是另一种可口服的 EGFR-TKI，通过在细胞内与 ATP 竞争性结合受体酪氨酸激酶的胞内区催化部位，抑制磷酸化反应，从而阻断向下游增殖信号传导，抑制肿瘤细胞配体依赖的 Her-1/EGFR 的活性，达到抑制肿瘤细胞增殖的作用。在单药或联合化疗及其他抗肿瘤药物治疗 NSCLC 及其他一些实体瘤上已经显示出令人鼓舞的作用，主要副作用皮疹的发生率和生存期相关，与 Gefitinib 类似，Erlotinib 的毒副作用主要是皮疹及腹泻，均轻微且可逆。适用于非小细胞肺癌，联合细胞毒药物治疗胰腺癌。

（4）索拉非尼（sorafenib）　Sorafenib 是一种口服的新颖的多靶点靶向治疗药物，能抑制 RAF-1、B-RAF 的丝氨酸/苏氨酸激酶活性，以及 VGFR-2、VEGF-3、PDGF-β、KIT、FLT-3 多种受体的酪氨酸激酶活性。Sorafenib 具有双重的抗肿瘤作用：既可通过阻断由 RAF/MEK/ERK 介导的细胞信号传导通路而直接抑制肿瘤细胞的增殖，还可通过作用于 VEGFR，抑制新生血管的形成和切断肿瘤细胞的营养供应而达到遏制肿瘤生长的目的。适用于不能手术的晚期肾细胞癌，治疗无法手术或远处转移的原发肝细胞癌。

（5）舒尼替尼（sunitinib）　Sunitinib 是一个多靶点作用的酪氨酸激酶受体小分子抑制剂，靶点包括 PDGF-α、PDGF-β、VEGFR、VEGFR2、VEGFR3、KIT、FLT3、集落刺激因子受体 1 型和 RET，通过干扰信号传导，达到抑制肿瘤细胞分裂和生长作用。适用于伊马替尼治疗失败或不能耐受的胃肠道间质瘤（GIST），不能手术的晚期肾细胞癌。

3. 其他类

（1）mTOR 的抑制剂依维莫司（everolimus）　Everolimus 是一种口服的 mTOR 的抑制剂（雷帕霉素哺乳动物靶点），PI3K/AKT 通路下游的一种丝氨酸苏氨酸激酶，对细胞的生长、增殖和存活起到控制作用，mTOR 信号肽的调控作用主要决定于有丝分裂原、生长因子以及可用的能量和养分。mTOR 信号肽是通过其下游效应物的磷酸化来发挥其生物学作用的，包括核糖体 S6 激酶（P70S6 K）和真核延长因子 4E-结合蛋白（4E-BP1）。依维莫司能与细胞内的粘合蛋白 FKBP-12 形成高亲和性的复合物进而与 mTOR 结合并抑制其信号肽的功能，使之对下游底物的磷酸化调节作用减弱或消失，阻断氨基酸等营养因子和多种生长因子转导的信号下传。对 P70S6 K 和 4E-BP1 的抑制干扰了 mRNAs 编码的细胞周期调节中枢蛋白的翻译，糖酵解和对缺氧环境的适应。通过阻止 mTOR 的功能阻断细胞由 G1 期（DNA 合成前期）至 S 期（DNA 合成期）的进程并抑制细胞的增殖。适用于用舒尼替尼或索拉非尼治疗失败后晚期肾细胞癌患者的治疗。

（2）蛋白酶体抑制剂小分子蛋白酶体抑制剂通常是通过其 COOH 端的反应基团利用

蛋白酶体亚基独特的催化机理来实现其特异性的类肽物。硼替佐米是一种缓慢作用于蛋白酶位点的可逆抑制剂。

硼替佐米主要用于复发和难治性多发性骨髓瘤、套细胞淋巴瘤。

（3）重组人血管内皮抑制素重组人血管内皮抑制素具有广谱抗血管生成活性，通过抑制形成血管的内皮细胞增殖、迁移，从而抑制肿瘤新生血管的生成，阻断肿瘤的营养供给，达到抑制肿瘤增殖或转移的目的。常见不良反应主要有心脏毒性，主要症状有窦性心动过速、轻度 ST-T 改变、房室传导阻滞、房性早搏、偶发室性早搏等，常见于合并冠心病、高血压病史患者。重组人血管内皮抑制素联合长春瑞滨和顺铂化疗方案用于治疗初治或复治的Ⅲ/Ⅳ期非小细胞肺癌。

第五节　肿瘤化学治疗在临床实践中的应用原则

因为抗癌药物对正常组织有明显毒性，远期毒性中还包括诱导第二原发性肿瘤，仅临床诊断的病人不宜给予化疗。其次，应充分了解肿瘤累及的范围，明确临床分期，才能确定化疗在治疗中的地位，如根治性化疗、姑息性化疗或辅助化疗。

一、化疗适应证和禁忌证

1. 适应证　①化疗敏感的全身性恶性肿瘤，化疗为首选治疗，且部分通过化疗可治愈，如白血病，精原细胞瘤等。②化疗疗效较好的恶性肿瘤，是综合治疗的重要组成部分，如恶性淋巴瘤、绒毛膜上皮细胞癌等。③实体瘤的广泛转移。④实体瘤术前辅助化疗。⑤实体瘤术后辅助化疗。⑥无手术和放疗指征的播散性晚期肿瘤。⑦术后、放疗后复发转移的病人。⑧肿瘤引起的上腔静脉压迫、呼吸道压迫、颅内压增高者，需要急症化疗减轻症状。

2. 禁忌证　①明显的衰竭或恶病质，如 Karnofsky 行为状态评分低于 60 分。②骨髓储备功能低下，治疗前中性粒细胞细胞低于 $1.5\times10^9/L$、血小板低于 $50\times10^9/L$ 者。③心血管、肝肾功能严重损害者，其他重要脏器功能障碍者。④严重感染、高热、严重水电解质、酸碱平衡失调者。⑤胃肠道梗阻者。

二、化疗的目的

1. 根治性化疗（curative chemotherapy）　主要依靠化疗手段达到肿瘤治愈目的的化疗。这主要应用于一些对化疗敏感的癌症，如急性白血病、恶性淋巴瘤、非小细胞肺癌、睾丸癌和绒癌等。根治性化疗的原则是一旦病人确诊，在病人可耐受情况下，应尽早给予正规化疗，最大限度的提高化疗剂量，杀伤肿瘤细胞，强调足剂量、足疗程的标准化疗。对于化疗中出现的毒副反应，应想方设法予以克服，不可因惧怕可能出现的毒副反应而任意减量或停止化疗。

2. 姑息性化疗（palliative chemotherapy）　姑息性化疗的治疗目标是获得暂时性缓解，减少痛苦，提高生存质量和争取延长存活期。主要用于已无手术指征，不宜放疗，也不适合做大剂量根治性化疗的肿瘤病人。例如：晚期乳腺癌、胃癌、小细胞肺癌等对化疗具有一定的敏感性，部分病人治疗后能够延长生存期，但不能治愈。对于化疗敏感性差的肿瘤，如食管癌、胰腺癌、原发性肝癌等，化疗只能使部分病人获短暂的缓解，生存期延长不明显，这些病人的治疗以改善生活质量为主,不必追求治疗的彻底性。

三、化疗的方法

1. 辅助化疗(adjuvant chemotherapy)　部分肿瘤施以根治性手术和放射治疗后,再给予化疗辅助,目的是清除可能存在的亚临床转移灶或残留的病灶,提高治愈率,延长缓解期和生存期。对于化疗敏感或复发危险性较大的病人,辅助化疗意义更大。乳腺癌、非小细胞肺癌、胃癌、结肠癌、食管癌和骨肉瘤等已知具有肯定的疗效。辅助性化疗的原则是明确适应证,术后病人能够耐受时就应开始,通常在术后 2 ~4 周开始,不应拖延,一般为 4 ~6 个疗程。

2. 新辅助化疗(neoadjuvant chemotherapy)　在局部治疗前(如手术或和放疗)所给予的化疗,又称术前化疗或诱导化疗,适用于局部晚期肿瘤的患者。目的是:①降低肿瘤分期,提高手术切除率或放射治疗治愈率。②清除可能存在的微小转移灶,防止术后转移。③观察化疗药的疗效,为术后选择化疗药提供依据。新辅助化疗的原则是化疗方案必须对该肿瘤有效即肿瘤对化疗是敏感的。根据肿瘤的临床分期和拟行手术,选择化疗方案以及周期,一般为 2 ~4 个周期。新辅助化疗较常用于头颈部肿瘤、肺癌、乳腺癌、食道癌和骨肉瘤等。但新辅助化疗的毒性反应可能增加手术的并发症,如果肿瘤对化疗不敏感,可能会失去手术机会。

3. 术中化疗　手术中化疗是指在手术中切除原发癌灶后,局部给予化疗药物。因为手术操作可能使癌细胞进入血液循环而导致血道播散,浸润至浆膜外的消化道肿瘤,细胞容易脱落而引起种植性播散。术中化疗是防止医源性播散的重要方法。

四、化疗的给药途径

1. 静脉给药　是化疗药物给药途径最常见方式。静脉给药可以减少药物吸收过程中的差异,便于剂量的准确给予。

2. 动脉给药　是指通过介入放射学的方法,建立由体表到达靶动脉的通道,再由该通道注入药物到达肿瘤的方法,该方式的优点是明显提高进入肿瘤区的药物浓度。

3. 口服给物　口服给药易于为患者接受,具有药物作用持久、平缓和毒性低等特点,但有部分药物胃肠道吸收不全,可能影响疗效。

4. 腔内化疗　化疗是指将抗癌药物直接注入胸、腹、心包等体腔,目的是提高局部药物浓度,增强抗癌药对肿瘤的杀灭。腔内化疗既可给予单药,也可根据肿瘤类型联合几种药物,一般选择局部刺激性小的药物,以免引起剧烈胸痛或腹痛。主要有:

(1) 胸腔内化疗除部分化疗敏感性肿瘤全身化疗治疗胸腔积液有效外,其他恶性胸腔积液全身化疗效果有限。胸腔内注入抗癌药物除局部药物浓度提高直接杀灭肿瘤细胞外,另一作用是使胸膜产生化学性炎症,导致胸膜粘连而胸膜腔闭塞。常用的药物有博来霉素、顺铂、丝裂霉素、干扰素、白介素等。

(2) 腹腔内化疗腹腔化疗适用于卵巢癌、恶性间皮瘤和消化道肿瘤等术后病灶残留、腹腔种植转移或恶性腹水的病人。常用药物有 5-氟尿嘧啶、顺铂、紫杉醇等。

(3) 心包腔内化疗恶性心包积液可在心包穿刺引流后注入化疗药物。药物一般与胸腔化疗的药物相适用。

(4) 膀胱内灌注化疗膀胱内灌注化疗常用于膀胱癌术后辅助化疗和多灶复发的浅表性膀胱癌的治疗。常用药物有塞替哌、阿霉素、丝裂霉素、卡介苗等。

第六节　抗肿瘤药物的毒副反应与防治

由于肿瘤细胞与正常组织细胞间缺少根本性的代谢差异,多数抗肿瘤药在抑制或杀伤肿瘤细胞的同时,会对机体的某些正常细胞、组织和器官造成损害,并且可能限制药物的用量、阻碍疗效的发挥。熟悉各种抗肿瘤药物的毒性并熟练掌握处理的方法有助于安全有效地进行抗肿瘤治疗。

抗肿瘤药物的毒副作用按部位可分为局部反应和全身反应;按发生的时间可分为近期反应和远期反应。

一、局部反应

1. 局部药物渗漏后的组织反应　当刺激性强的药物漏入皮下时可造成局部组织化学性炎症,红肿疼痛甚至组织坏死和溃疡,经久不愈或形成纤维化,造成功能障碍。属强刺激性药物有多柔比星、丝裂霉素、长春新碱、长春瑞滨等等。对于药物外渗后应立即处理:①停止输液,抬高肢体;②保留针头,尽量回抽外渗的药物;③局部给予止痛药及相应的解毒剂,并按不同需要局部冷敷或热敷;④外渗部位避免压迫;⑤密切观察,及时报和记录。

2. 静脉炎　表现为所用静脉部位疼痛、发红,有时可见静脉栓塞和沿静脉皮肤色素沉着等。长春瑞滨、5-氟尿嘧啶、阿霉素等易引起静脉炎。静脉炎的处理以预防为主,合理药物浓度和滴速能一定程度降低静脉炎的发生。目前静脉给药提倡深静脉置管给药。

二、全身反应

1. 过敏反应　抗肿瘤药物中可引起过敏反应的可分为局部和全身两种。局部反应表现为沿静脉出现的风团、荨麻疹或红斑。全身反应可表现为有荨麻疹、血管性水肿、呼吸困难、低血压、过敏性休克等。引起全身反应的常见药物有:紫杉醇、平阳霉素等。处理原则:对于过敏反应发生率较高化疗药物(如紫杉醇),需要预防性抗过敏治疗。如有全身过敏表现,应立即停药,联合应用西咪替丁、苯海拉明等,并根据病情变化适当应用糖皮质激素、升压药或支气管扩张药。

2. 发热　大剂量白介素和博莱霉素易引起高热。发热一般在给药后 2 ~ 4h 出现,也可发生在 6h 后,通常为自限性毒性。高热时及时补液,使用退热剂和激素可避免严重后果。

3. 骨髓抑制　骨髓抑制是多数细胞毒类抗肿瘤药物最常见的不良反应。除激素类、博莱霉素和 L-门冬酰胺酶外,绝大多数抗肿瘤药物均有不同程度的骨髓抑制。不同药物对骨髓抑制发生的时间、持续时间、骨髓严重程度不相同。影响骨髓抑制的因素,除药物外,还与病人个体骨髓储备能力密切相关,既往患有肝病、脾功能亢进、曾接受过抗肿瘤治疗者更易引起明显骨髓抑制。骨髓中各种血细胞对化疗药的敏感性决定于它们半衰期的长短,白细胞的半衰期仅 6 ~ 8h,血小板的半衰期为 5 ~ 7 天,红细胞的半衰期长达 120 天。通常先出现白细胞减少,然后出现血小板降低,一般不会引起严重贫血。

一般损伤 DNA 的药物对骨髓的抑制作用较强,抑制 RNA 合成的药物次之,影响蛋白质合成的药物对骨髓的抑制作用较小。严重的粒细胞减少时，感染机会明显增加，甚至造成生命危险。粒细胞抑制较明显的药物有：亚硝脲类、蒽环类、紫杉类等。粒细胞巨噬细胞集落刺激因子和粒细胞集落刺激因子能促进骨髓造血干细胞的分化和粒细胞的增殖，减少化疗后粒细胞减少的程度及持续时间。对血小板影响较明显的有丝裂霉素、卡铂、吉西他滨类，严重的血小板下降会引起可伴有出血。白介素-11、血小板生长因子有较好的升小板作用。接受化疗的病人血液中促红细胞生长素（erythropoietin，EPO）水平不一定低下，但骨髓对 EPO 的敏感性降低，用 EPO 可减少输血，改善化疗病人的生存质量。

4. 胃肠道反应　发生率高，几乎所有抗肿瘤药物都具有不同程度的消化道反应，食欲不振是最常见的反应。

（1）食欲不振可能与药物本身刺激胃肠道、胃肠道上皮受抑制以及血浆游离色氨酸升高有关。服用黄体酮类药物有助于减轻症状。

（2）恶心、呕吐是抗肿瘤药物最常见的毒性反应。化疗引起的呕吐通常有三种表现形式：①立即呕吐：使用化疗后 24h 以内发生的呕吐；②延迟呕吐：是指化疗 24h 以后至第 5 ~ 7 天所发生的呕吐；③先期呕吐：是指病人在第一个治疗周期经历了难受的急性呕吐之后，在下一次化疗给药之前所发生的条件反射性呕吐。呕吐的机理为：①化疗药物直接刺激胃肠道引起呕吐；②化疗药物可引起肠壁嗜铬细胞释放 5-羟色胺（5-hydroxytryptamine，5-HT），后者作用于小肠 5-HT3 受体，通过迷走神经传至位于第四脑室的化学感受诱发区，化学感受诱发区再将神经冲动传至呕吐中枢引发呕吐。抗肿瘤药物，根据发生程度不同可分为高度致吐药（如顺铂）、中度致吐药（如卡铂）、低度致吐药（如 VP-16）等。

防治呕吐的药物主分有：①多巴胺受体拮抗剂：如甲氧氯普胺、氟哌啶醇、氯丙嗪；②5-HT3 受体拮抗剂：如司琼类；③抗组胺药：如苯海拉明；④糖皮质激素：如地塞米松；⑤抗焦虑药：如地西泮。控制呕吐的药物通常需要联合应用如地塞米松和甲氧氯普胺、5-HT3 受体拮抗剂联合应用能增加疗效；地西泮和甲氧氯普胺联用，既可减少病人的焦虑，又能减少甲氧氯普胺的锥体外系症状。

（3）黏膜炎化疗药物可影响增殖活跃的黏膜组织，使口腔至肛门整个消化道黏膜变薄，容易产生继发感染，严重的会引起消化道溃疡、出血、出血性或伪膜性腹泻等。常常发生于给药后 4 ~6 天。化疗患者应加强口腔卫生。

（4）腹泻化疗药物可引起腹泻，以伊立替康最为严重。化疗引起的腹泻次数一日超过 5 次以上，或有血性腹泻，应立即停用有关化疗药物。在无明显感染情况下，用非特异性治疗，目前发现奥曲肽控制化疗相关的腹泻常常有效。伊立替康引起的腹泻分为两个阶段，用药后 24h 内发生的乙酰胆碱综合征所致的腹泻，给予阿托品可缓解；用药后 24h 出现的延迟性腹泻为迟发性腹泻，必须立即开始口服盐酸洛哌丁胺胶囊，首次剂量 4mg，以后每小时 2mg，腹泻停止后继续服用 12h。注意水电解质平衡，必要时给予喹诺酮类抗生素。

（5）便秘：长春花生碱药物可引起便秘。多食富含纤维、新鲜水果和蔬菜，充分摄入液体均可有助于减轻便秘。必要时应同时用缓泻剂。

5. 心脏毒性　许多抗肿瘤药物对心脏有一定的毒性，其中以蒽环类抗生素的心脏毒性最受重视，部分分子靶向药物（如曲妥珠单抗）亦存在心脏毒性。心脏毒性既可表现为无症状的心电图异常和一过性的左心室射血分数下降，也可表现为致命性的充力性心力衰竭或急性冠脉综合征。心脏毒性包抱急性心肌毒性和慢性心肌毒性。心脏毒性可表现为短暂可逆的心动过速、心律不齐、ST-T 改变，当累积剂量达到一定程度时，可出现心肌坏死，甚至不可逆充血性心力衰竭。蒽环类药物心脏毒性与总剂量有密切关系，阿霉素累积剂量一般应该<550mg/m^2。高龄(>70岁)、原有心脏疾病、曾接受纵隔放疗，或曾用大剂量环磷酰胺治疗的患者累积剂量不宜超过450mg/m^2。心脏毒性的检测可通过肌钙蛋白检测、心电图、心脏血池扫描、超声心动图以及心肌或心内膜活检。

对抗肿瘤药引起的迟发性心脏毒性的治疗、预防药物，主要有自由基清除剂，如辅酶Q10、维生素C、维生素E及锌离子螯合剂右丙亚胺，有一定预防阿霉素等抗肿瘤药心脏毒性的作用。辅酶Q10是细胞代谢剂和细胞呼吸剂，还具有重要抗氧化和非特异性免疫增强作用，能促进氧化磷酸化反应，保护生物膜结构完整，用法为每次口服10～15mg，每日3次，2～4周为1个疗程，适当增大剂量、延长疗程可提高疗效。

6. 肺毒性　抗肿瘤药引起的肺毒性主要表现为间质性肺炎和肺纤维化。常见症状有干咳、呼吸困难、疲乏不适等，严重者出现呼吸困难加重、气促、发绀等。引起肺毒性的常见抗肿瘤药物有：异环磷酰胺、白硝胺、博来霉素以及酪氨酸激酶抑制剂等。肺损伤是博来霉素最严重的不良反应，表现为非特异性肺炎到肺纤维化，甚至快速死于肺纤维化，与其他细胞毒药物的联合使用，也能增加博来霉素的肺部毒性。吉非替尼最严重的不良反应是间质性肺炎。对于抗肿瘤药的肺毒性，目前尚缺乏肯定有效的治疗手段，以预防为主，对已经出现肺毒性应立即停药，并且不建议再次应用同类药物，目前主要治疗肺毒性药为糖皮质激素。

7. 泌尿系统反应

(1) 肾损害：许多抗肿瘤药物及其代谢物以肾脏排出体外，所以肾脏容易受到损害，可在用药时即刻发生，也可在长期应用中或停药后延迟发生。容易发生肾毒性的药物有顺铂、大剂量甲氨喋呤和链脲霉素。

顺铂的肾毒性最为突出，肾脏毒性是此药的剂量限制性毒性，主要表现为肾小管上皮细胞的变性、坏死、间质水肿，临床表现为用药后3～14天血肌酐升高，剂量100mg/m^{2}通常很少引起肾损害，但是超过此剂量则需要水化。常规剂量的甲氨喋呤很少引起肾毒性，在大剂量用药时，其原形及代谢物可沉积于肾小管而产生急性肾毒性，故在用药期间应给予碱化尿液用水化。

(2) 出血性膀胱炎引起膀胱炎的主要药物是环磷酰胺和异环磷酸胺，这两种药物在体内代谢产物丙烯醛引起膀胱上皮损伤的主要致病因素，通常在静脉给药，尤其是大剂量的给药后早期发生。表现为出血性坏死性膀胱炎。故在大剂量应用环磷酰胺和异环磷酰胺时，除大量饮水和碱化尿液外，还需给予泌尿道保护剂，常用药物为巯乙磺酸钠，其能与丙烯醛形成无毒性化合物硫醚，一般在给予环磷酰胺和异环磷酰胺的0h、4h、8h分别给予上述药物剂量的20%的巯乙磺酸钠。另外，膀胱炎还可出现在膀胱内灌注化疗或生物调节剂、骨髓移植预处理时。

8. 神经毒性　抗肿瘤药物引起的神经毒性可分为外周神经毒性和中枢神经毒性。外周神经毒性包括感觉和运动神经损伤。中枢性神经毒性表现为急性非细菌性脑膜炎和慢性进展的偏瘫、失语、认知障碍和痴呆。奥沙利铂则表现为遇冷加重的周围神经病变及周围感觉异常，并随累积剂量增加而加重。尿嘧啶类剂量用药可发生可逆性的小脑共济失调。儿童颅脑放疗后全身用甲胺碟呤可发生坏死性脑白质。异环磷酰胺引起的中枢神经毒性可表现为意识模糊、人格改变、焦虑失眠，甚至于轻度偏瘫、癫痫发作等。

临床上对抗肿瘤药的毒副反应常采用积极的预防措施及发生后的对症处理，减少剂量直至停药仍作为处理的一般原则。近年来发现部分药物可预防抗肿瘤药物引起的神经毒性,常用的药物有维生素 B_1、维生素 B_{12}、氨磷汀、肾上腺皮质激素、维生素 E 等。

抗肿瘤药物大多经肝肾代谢,因此抗肿瘤药物引起的肝毒性较为常见,主要通过以下途径引起:直接损伤肝细胞、使肝脏基础疾病加重、由于潜在的肝脏疾病改变抗肿瘤药物的代谢和分泌使药物在体内作用时间延长。大多数引起的肝功能损伤是急性的、一过性,表现为急性化学性损伤所致的肝细胞坏死,停药及护肝治疗后可迅速恢复,但也可因长期用药引起慢性肝脏损伤,如肝纤维化、脂肪变性、肉芽肿形成等。

9. 免疫抑制 多数抗癌药物包括肾上腺皮质激素都是免疫抑制剂,长期应用可导致患者功能低下。实验研究表明中剂量间歇化疗所引起的免疫抑制往往较轻而主要抑制体液免疫,而小剂量长疗程持续每天给药则易严重抑制细胞免疫功能。

三、远期毒性

1. 不育和致畸 由于生殖细胞分裂较快,因此易受抗癌药物影响,特别是烷化剂等对性腺影响较大。通常在男性产生性腺功能不全,可导致精子缺乏、睾丸萎缩。女性引起性腺过早衰竭,表现为闭经、不育。妊娠早期抗癌药物可致畸胎、流产,妊娠后期抗癌药物对胎儿生长影响不大。

2. 第二原发恶性肿瘤 由于抗癌药物本身又是致癌物质,并可抑制体细胞免疫,因此多次化疗后获长期生存的病人第二原发恶性肿瘤的发生率增高。第二原发恶性肿瘤以白血病、淋巴瘤和膀胱癌最常见。抗癌药物中以烷化剂最易引起第二原发恶性肿瘤。

(王可武 胡 琴 王秀明 张 涛 朱凌燕)

第十九章　肿瘤核素治疗

学习目标

1. 掌握^{131}I治疗甲状腺癌、^{89}Sr治疗骨转移癌的原理、方法、适应证及临床应用。
2. 熟悉常用肿瘤治疗的放射性药物。
3. 了解放射性核素治疗原理、常用放射性核素治疗方法。

第一节　概　　述

一、放射性核素治疗原理

利用载体或介入技术使放射性核素特异地浓聚于病变组织或细胞，放射性核素衰变发出射线，射线粒子在组织中运动伴随着电离作用和能量传递，可直接使核酸、蛋白质类物质等生物大分子的化学键断裂，造成分子结构和功能改变，特别是DNA的断裂和合成障碍可导致细胞周期阻滞或细胞凋亡。另外，射线可引起水分子的电离和激发，形成多种活泼的自由基，自由基的细胞毒性作用导致被照射部位的神经体液失调、生物膜和血管壁通透性改变等，也是核素治疗发挥作用的机制之一。辐射引起的生物学效应是物理、化学和生物学综合反应的复杂过程。

二、放射性药物浓聚机制及影响因素

1. 浓聚机制　使放射性核素主要浓聚在病变部位，并滞留较长时间，获得较高的靶/非靶比值，核素内照射治疗才可获得较好疗效，而且可避免或尽量降低对正常组织和器官的损伤。

（1）合成代谢：^{131}I治疗甲亢，就是利用甲状腺滤泡细胞合成甲状腺素需要碘，具有主动摄取碘的功能，甲状腺能浓聚大量的^{131}I，^{131}I衰变发出β射线发挥治疗作用。

（2）受体与配体结合：如神经内分泌肿瘤细胞过度表达生长抑素受体，通过受体与放射性核素标记的配体特异结合，使放射性药物浓聚于病灶，达到内照射治疗目的。

（3）抗原与抗体结合：放射免疫治疗就是利用放射性核素标记的抗体与相关抗原结合，发挥治疗作用。

（4）寡核苷酸链互补结合：利用放射性核素标记与肿瘤细胞过度表达的mRNA或DNA的特定序列互补的寡核苷酸链，形成特异结合，如放射反义治疗。

（5）介入内照射：如利用放射性胶体治疗癌性胸、腹腔积液，放射性微球介入治疗原发性肝癌，放射性粒子近距离植入治疗前列腺癌等。通过介入手段，可明显提高病灶局部的辐射剂量，降低对全身其他部位的照射。特别是首次通过摄取率高的放射性药物，通过高度选择性动脉插管给药，可明显提高疗效，降低毒副作用。

2. 影响放射性药物浓聚的组织因素　血流灌注、毛细血管通透性、毛细血管与病变细胞的距离、组织间液静水压等因素的改变，都会对放射性药物的浓聚产生影响。血流降低则到达病灶的放射性药物减少，乏氧细胞对射线的敏感性下降和对代谢底物的需要量下降，都会影响核素内照射疗效。

三、评价治疗用放射性核素的主要指标

1. 传能线密度（linear energy transfer，LET）　射线粒子在单位距离内释放的能量，常用单位为 keV/μm。LET 取决于粒子的能量和射程。高 LET 射线的电离能力强，则杀伤病变细胞能力强。

2. 相对生物效应（relative biological effectiveness，RBE）　以低 LET 的 X 射线或 γ 射线外照射为参照，评价放射性核素发出射线的生物效应，使不同核素或射线之间有可比性。

3. 半衰期（$t_{1/2}$）　放射性药物在体内的有效 $t_{1/2}$ 越长，则病灶浓聚的放射性药物越多，进而放射性核素在病灶部位衰变的时间越长，所以核素的物理 $t_{1/2}$ 直接影响放射性药物的有效 $t_{1/2}$。

4. 作用容积（volume of interaction）　放射性核素衰变可向 4π 空间的任一角度发送射线，射线粒子的能量必然释放在以最大射程为半径的球形空间内，这就是作用容积。作用容积越小，射线杀伤细胞的效率越高。

5. 肿瘤的大小与核素的选择　研究发现，由于 β 射线粒子的能量和射程不同，要想获取最佳治疗效果，必须根据肿瘤的大小选择不同的核素。

四、治疗用放射性核素

（1）目前临床应用最广泛的是发射 β 射线的核素，如^{131}I、^{32}P、^{89}Sr、^{90}Y 等。

（2）发射 α 射线的核素，如^{211}At（砹）和^{212}Bi（铋）。

（3）通过电子俘获或内转换发射俄歇电子和内转换电子，射程仅有 10nm，只有当衰变位置靠近 DNA 时，才发挥治疗作用。如^{125}I、^{123}I。

五、辐 射 剂 量

肿瘤治疗使用的最大辐射剂量决定于剂量限制器官能耐受的最大剂量。不同的放射性药物和不同的给药途径，分别有不同的剂量限制器官。如全身给药，骨髓常是剂量限制器官，鞘内给药脊髓是剂量限制器官等。放射性核素治疗对病灶的照射剂量决定于病灶浓聚放射性药物的多少和放射性药物在病灶内的有效半衰期，特点是低剂量率的连续照射，而连续照射最终使病变细胞丧失修复的机会。

第二节　^{131}I 治疗分化型甲状腺癌

一、甲状腺癌病因

目前认为甲状腺癌的发生与以下因素有关：①辐射损伤；②摄碘异常；③遗传因素；

④内分泌及免疫因素。

二、病理类型

按常规病理组织细胞学检查方法分为四大类：乳头状癌、滤泡癌、髓样癌、未分化癌。其中甲状腺乳头状癌和滤泡癌被称为分化型甲状腺癌（differentiated thyroid carcinoma，DTC）。

三、^{131}I 治疗 DTC 原理

正常的甲状腺滤泡细胞可以摄取和利用碘离子。绝大部分的分化型甲状腺癌细胞保留了正常的甲状腺滤泡摄碘功能，但摄碘的程度和碘滞留在癌细胞内的时间都不及正常的甲状腺滤泡细胞。被甲状腺正常细胞及甲状腺癌细胞摄取的^{131}I 主要通过发射 β 射线产生辐射生物效应，导致甲状腺正常细胞及癌细胞失去表达和增殖的能力并因此发生变性和坏死改变，从而达到治疗的目的。

四、DTC 的治疗

外科手术切除、^{131}I 治疗（清甲和清灶治疗）与甲状腺激素抑制治疗的联合应用是国际上治疗 DTC 的较理想方案。

1. 外科手术切除 外科手术切除是治疗 DTC 的首要手段，主要有甲状腺次全切除或全切除术式，根据实际情况决定是否行淋巴结清扫。

2. ^{131}I 去除术后残余甲状腺组织（清甲治疗）

（1）清甲的意义：①利于通过血清 Tg 和^{131}I 全身显像（whole body scan，WBS）监测疾病进展；②是^{131}I 清灶治疗的基础；③清甲后的 WBS、SPECT/CT 检查等有助于对 DTC 进行再分期；④可能治疗潜在的 DTC 病灶。

（2）适应证：除所有癌灶均<1cm 且无腺外浸润、无淋巴结和远处转移的 DTC 外，均可考虑^{131}I 清甲治疗。

（3）禁忌证：①妊娠期、哺乳期、计划短期内妊娠者和无法依从辐射防护指导者；②甲状腺癌术后创面未愈合者；③WBC<3.0×10^9/L 者；④肝肾功能严重损害者。

（4）治疗方法：①患者的准备：停 L-T_4 或甲状腺片 4～6 周，或使用人重组 TSH（rhTSH），肌注 0.9mg/d，连续 2 天，提高 TSH 水平；有条件者可行诊断性全身核素显像（Dx-WBS）；低碘饮食（<50μg/d）至少 1～2 周，避免使用含碘造影剂和药物；育龄妇女需进行妊娠试验；进行治疗事项及辐射安全防护指导。②清甲治疗：服用^{131}I 前 2 天到服^{131}I 后 1 周，常规口服泼尼松，以预防和缓解颈部水肿，特别是喉头水肿；服^{131}I 后宜多摄入液体，勤排小便，减少膀胱、性腺等的辐射；口含维生素 C 或咀嚼酸性食物促进唾液分泌，预防辐射所致的涎腺炎。③清甲剂量：非高危 DTC 患者剂量为 1.11～3.7GBq（30～100mCi）；中、高危 DTC 患者兼顾清灶的剂量为 3.7～7.4GBq（100～200mCi）；儿童 DTC 患者根据体重或体表面积调整治疗剂量。

（5）清甲效果评价：一般在^{131}I 治疗后 4～6 个月随访，并对清甲效果进行评价。如 TSH 刺激后的 Dx-WBS 图像中无甲状腺组织显影，甲状腺吸^{131}I 率<1%，血清 Tg 低于正常水平，则提示清甲完全。反之则提示清甲不完全，需考虑再次清甲治疗。

（6）副作用：一般治疗后1～5天发生，包括乏力、颈部肿胀、口干、味觉改变、上腹部不适等，多可自行缓解，一般无需特别处置。

3. ^{131}I治疗DTC转移灶（清灶治疗） 首次^{131}I清灶治疗应在^{131}I清甲后至少3个月进行。清灶治疗目的是清除病灶或部分缓解病情。

（1）适应证：无法手术切除、但具备摄碘功能的DTC转移灶（包括局部淋巴结转移和远处转移）。

（2）禁忌证：①高龄、伴随其他严重疾病或无法耐受治疗前甲减者；②位于关键部位的转移灶（如颅内或脊髓旁、气道内、性腺旁转移等）；③余同清甲治疗的禁忌证。

（3）治疗方法：①患者的准备：基本与清甲治疗的准备相同；②清灶治疗剂量：经验剂量为3.7～7.4GBq（100～200mCi）。具体根据DTC转移灶的部位调整^{131}I剂量。

（4）清灶效果评价：一般在^{131}I治疗后6个月对清灶效果进行评价。有效指标为血清Tg持续下降，影像学检查显示转移灶缩小、减少，可重复清灶治疗，两次治疗间隔宜4～8个月。若清灶治疗后血清Tg仍持续升高，或影像学检查显示转移灶增大、增多，或^{18}F-FDG PET显像发现新增的高代谢病灶，则提示治疗无明显效果，应考虑终止^{131}I治疗。

（5）副作用：①经清甲治疗后，^{131}I再次治疗的颈部水肿情况会减轻甚至不再出现。但合并癌病灶压迫或浸润气管者仍可能再次出现水肿和气道压迫症状，对此类患者可预防性使用泼尼松，并做好紧急气管切开的准备工作。原经过气管切开术者要保留呼吸导管并在治疗过程中注意保持呼吸道畅通，直至颈部病灶消除后方可进行气道成形术。②多数患者在服药后出现消化道不适，通常消化道不适症状在治疗后数天开始缓解，经服用甲状腺素片后1～2周可逐步恢复。③部分患者经^{131}I多次治疗后可导致慢性涎腺炎、味觉减退、慢性胃炎和慢性食管炎等。④少数患者转移灶部位的症状加重，如肺转移者咳嗽增多甚至出现痰中带血、骨转移者疼痛加重等，可予以止咳、止血、止痛等对症处理，合并感染者予相应的抗感染治疗。⑤多次治疗后骨髓抑制、继发恶性肿瘤的危险度轻度增加，不育、流产、胎儿畸形率未见明显增加。

4. 甲状腺激素抑制治疗 治疗目的主要有两个：①替代作用，就是以外源性甲状腺素纠正甲减，使机体处于正常代谢状态，使患者生活质量提高；②外源性甲状腺素可抑制体内TSH水平，从而达到抑制DTC细胞生长的作用。目前使用L-T_4制剂，如优甲乐等。长期进行甲状腺激素抑制治疗的不良反应包括亚临床甲亢、心血管相关事件增加、骨质疏松，所以应基于DTC患者的肿瘤复发危险度及甲状腺激素抑制治疗的副作用风险，设立DTC患者术后甲状腺激素抑制治疗的个体化目标。

5. 辐射防护

（1）大剂量^{131}I治疗期间要对患者进行辐射隔离，必须做好相关宣教工作。

（2）治疗设施必须配有专职人员维护，要有配套的辐射防护措施、废物处理装置及辐射污染的监控和应急处理方案。

（3）专用的辐射隔离病房，其辐射防护标准要符合国家相应的法规和规范。住院隔离期一般为3～7天，出院时患者体内的残留辐射量要低于30mCi。

（4）专用的隔离病房要配备相应的监护和抢救措施，便于应对患者在隔离治疗期内可能出现较严重的副反应的处理。

6. 其他

（1）增加摄取^{131}I能力的措施

1）提高 TSH 水平 TSH 升高可促使 DTC 细胞摄取^{131}I 增加，一般认为 TSH>30mU/L，才能达到较理想的疗效。目前国内常规使用撤药法提高 TSH 水平，部分病情较重的中老年患者甲减反应明显。欧美国家目前多采用 rhTSH 注射法，无需停药使患者免受甲减的痛苦。

2）降低体内碘池及促进碘的排出 限制碘的摄入，执行低碘饮食、避免使用含碘制剂等；利尿剂可促进碘的排出，但增加了患者体内辐射剂量及可能导致电解质紊乱，目前基本弃用该法。

3）延长病灶内^{131}I 滞留时间 服用锂制剂可延长^{131}I 在病灶滞留时间，但锂制剂有一定毒副作用，目前已很少使用。

（2）维 A 酸在 DTC 治疗中的应用：DTC 细胞的形态和功能在病程进展过程中发生退行性改变，导致摄碘能力下降甚至丧失，^{131}I 治疗无法实施。维 A 酸具有诱导细胞分化的作用，基础及临床研究均显示维 A 酸具有一定的诱导失分化 DTC 细胞的能力，值得进一步探讨研究。

（3）其他核素显像方法诊断 DTC 转移

1）^{18}F-FDG PET 显像：价格昂贵不作为常规检查。主要用于在血清 Tg 升高，^{131}I-WBS 显像阴性的情况，如果^{18}F-FDG PET 显像阳性则提示病灶不摄碘，且肿瘤恶性程度高，预后不佳。

2）^{201}Tl 显像：^{99m}Tc-MIBI 显像操作方法简单，但诊断 DTC 转移敏感性和特异性不高。

（4）^{131}I 治疗 DTC 的临床治愈标准：①没有肿瘤存在的临床依据；②没有肿瘤存在的影像学依据；③清甲治疗后的 Rx-WBS 未发现甲状腺床和床外组织摄取^{131}I；④TSH 抑制状态下和 TSH 刺激后，在无血清 TgAb 干扰时，测不到血清 Tg。

第三节　骨转移癌的放射性核素治疗

各种恶性肿瘤晚期都有可能发生骨转移，尤以前列腺癌、肺癌和乳腺癌的骨转移多见，发生率可达 80% 左右，70% 以上的骨转移患者有骨痛症状。广泛性的骨转移，顽固性的骨痛是临床处理最棘手的问题之一。治疗目的就是要减轻和控制骨痛、提高生活质量、延长生存期。目前骨转移癌常用的治疗方法有药物止痛治疗、外科手术、外放射治疗、激素疗法、化学药物治疗、放射性核素治疗。其中放射性核素治疗近年来发展较快，越来越广泛地应用于临床。

一、骨痛的病理生理学

引起骨转移疼痛的原因十分复杂，可由肿瘤浸润并且蔓延至神经支配丰富的骨膜；也可由肿瘤机械压迫导致骨组织变薄或骨皮质张力改变；也可因肿瘤从骨组织扩散至神经组织所致；也可由破骨细胞释放出的化学物质以及缓激肽刺激神经末梢所致。

转移性骨肿瘤常由血行播散引起，可为成骨性、溶骨性或混合性，常见骨转移部位为椎体、骨盆。

二、治疗原理

治疗恶性肿瘤骨转移病灶的放射性药物都具有良好的趋骨性，且能大量浓聚在骨肿瘤病灶，进而利用放射性药物发射的 β 射线对病灶组织集中照射，产生辐射生物效应而达到治疗目的。目前认为疗效与以下因素有关：①辐射生物效应的作用使瘤体缩小，减轻了受累骨膜和骨髓腔的压力；②辐射生物效应干扰了神经末梢去极化的过程，影响了疼痛信号的传导；③辐射生物效应抑制了缓激肽和前列腺素等疼痛介质的产生。

三、治疗用放射性药物

治疗用放射性药物见表 19-3-1。

表 19-3-1　治疗骨转移癌的放射性药物

核素种类	药　物	$t_{1/2}$/d	β/MeV(最大)	组织平均射程/mm	组织最大射程/mm	γ/MeV(%)
^{89}Sr	$^{89}SrCl_2$	50.5	1.46	2.4	6.7	
^{32}P	^{32}P-磷酸盐	14.3	1.71	2.7	8.0	
^{153}Sm	^{153}Sm-EDTMP	1.9	0.81	0.55	3.4	103(28)
^{186}Re	^{186}Re-HEDP	3.8	1.07	1.06	4.7	137(9)
^{188}Re	^{188}Re-HEDP	0.7	2.12	3.8	12	155(15)
^{117m}Sn	^{117m}Sn-DTPA	13.9	0.13*0.15*	0.22 0.29		155(87)

*内转换电子

四、适应证和禁忌证

1. 适应证　①综合各种检查方法证实有骨转移，特别是广泛性骨转移的患者；②骨显像显示骨病灶浓聚放射性药物；③WBC>3.5×10^9/L，PLT>90×10^9/L；④患者生存期预计 3 个月以上。

2. 禁忌证　①妊娠、哺乳期妇女、儿童患者；②放化疗后造血机能已经损害的患者；③严重肝肾功能障碍的患者；④重症、晚期肿瘤，预计生存期小于 3 个月的患者；⑤无痛性骨转移患者或非骨转移所致局部疼痛患者；⑥脊椎转移造成脊髓压迫者或瘫痪的患者不推荐使用；⑦未证明骨转移灶确实存在的患者不推荐使用；⑧进行过细胞毒素治疗的患者不推荐使用。

五、患者的准备

测量身高和体重，血常规、肝肾功能、电解质和酶学检查，全身骨显像和相应的 X 线检查。有条件的测定患者对放射性药物的骨摄取率。治疗前需停化疗或放疗 2～4 周。加强患者的对症、支持治疗。

六、疗效评价标准

1. 疼痛反应的评价标准　Ⅰ级：所有部位的骨痛完全消失；Ⅱ级：有 25% 以上部位的骨痛消失或骨痛明显减轻，必要时服用少量的止痛剂；Ⅲ级：骨痛减轻不明显，或无任何改善及加重。

2. 骨病灶疗效评价标准 Ⅰ级(显效):X线或骨显像检查证实所有部位的转移灶出现钙化或消失;Ⅱ级(有效):X线检查证实转移灶的体积减小或其钙化>50%,或骨显像显示转移灶数目减少50%;Ⅲ级(好转):X线检查证实转移灶的体积减小或钙化>25%,或者骨显像检查证实转移灶数目减少>25%;Ⅳ级(无效):X线检查证实转移灶体积或其钙化<25%,或无变化,或者骨显像显示转移灶数目减少<25%,或无变化。

3. 重复治疗 ①骨痛未完全消失或复发;②骨痛明显缓解,为达到消退病灶的目的。

七、随访观察指标

(1) 观察和记录食欲、睡眠和生活质量的变化、骨痛变化情况相关指标,要和治疗前进行比较。

(2) 血象检查一个月内每周查一次,2~3个月每2周一次,以后每月一次。

(3) 相关生化检查,治疗后1个月内检查一次,如有异常则继续观察。

(4) 3~6个月进行X线或骨显像检查。

八、临 床 应 用

1. ^{153}Sm-EDTMP 治疗 1987年Goeckeler等首先合成并推荐为骨肿瘤的治疗药物。^{153}Sm-EDTMP(乙二胺四甲基磷酸)生成二磷酸盐复合物,其化学性质和生物性质较稳定,且浓聚在骨转移病灶中。

(1) 治疗方法:一般成人的给药量,以30~37MBq(0.8~1.0 mCi)/kg体重为佳。依据病情和治疗后的反应确定给予1~3次治疗,两次治疗之间的间隔为4~5周。

(2) 疗效观察:Tumer等报道,^{153}Sm-EDTMP治疗前列腺癌、乳房癌、肺癌骨转移者有较好效果,总止痛有效率可达87%,疼痛缓解可持续4~40周,平均8周。国内邓侯富等报道用^{153}Sm-EDTMP治疗300例骨转移癌患者,止痛有效率达90%,疼痛缓解出现的时间为(7.9±6.8)天。

(3) 毒性反应:①早期反应:急性不良反应少见,个别患者治疗后可出现恶心、呕吐、腹泻、蛋白尿、血尿、皮肤红斑或皮疹、脱发、发热、寒战等,一般症状较轻,对症处理即可。②闪烁现象:有5%~10%的患者在治疗后5~10天出现短暂的疼痛加重,称之为反跳痛或称闪烁现象,一般持续2~4天,通常预示有好的疗效。③血液学毒性反应:治疗后大都有一过性血象下降,多数出现在治疗后第3~4周,从5~8周开始恢复到治疗前水平。如治疗3次以上,血液出现Ⅱ、Ⅲ级毒性反应明显增加。

2. $^{89}SrCl_2$ 治疗 锶在元素周期表中与钙同族、其代谢特点与钙相似。氯化锶是目前临床上治疗骨转移应用较多的一种放射性药物。

(1) 治疗方法:剂量一般以1.48~2.22MBq(40~60μCi)/kg体重为宜,成人一般为每次111~148MBq(3~4 mCi)。

(2) 疗效观察:一项大规模临床多中心研究报道有约80%前列腺癌和乳腺癌患者治疗后疼痛减轻和生活质量改善,镇痛效果可维持3~6个月。$^{89}SrCl_2$也可用于肺癌、鼻咽癌等其他肿瘤所致骨转移疼痛的治疗。

(3) 毒性反应：$^{89}SrCl_2$ 毒性反应小，因其不含有 γ 线，使患者其他脏器的辐射剂量大为减少。$^{89}SrCl_2$ 治疗后在血液学方面的毒性反应小，可有轻度的一过性骨髓抑制反应，部分患者在注射后 4 周左右出现白细胞、血小板轻度减少，一般 8～12 周内即可恢复到治疗前水平。同^{153}Sm-EDTMP 治疗一样，$^{89}SrCl_2$ 治疗骨转移癌亦可出现闪烁现象。

3. 其他治疗骨转移癌的放射性药物

(1) ^{32}P-磷酸盐：^{32}P 以磷酸钠和正磷酸钠的形式作为骨转移癌治疗药物。由于^{32}P 具有胶体、磷酸盐、二磷酸盐的化学特性，可浓聚于骨髓、骨小梁及骨皮质，从而发挥治疗作用。研究数据发现用^{32}P 治疗的危险在于骨髓抑制发生率高，因而在临床应用明显受到限制。

(2) ^{186}Re-HEDP（羟基亚乙基二磷酸盐）：据报道，一次用^{186}Re-HEDP1.2～1.8GBq（32.4～48.6mCi）治疗前列腺癌及乳腺癌转移灶骨痛患者的有效率为 80%～90%，且具有骨痛症状缓解迅速、血液毒性小和治疗后能显像的特点。但^{186}Re-HEDP 的血浆清除率较慢，导致肾脏残留增多，造成不必要的辐射。

(3) ^{188}Re-HEDP：国内报道用^{188}Re-HEDP 治疗骨转移癌，止痛总有效率为 83.7%，治疗后骨转移灶消失或缩小的约占 23.7%，且无明显的骨髓抑制，值得进一步的临床探讨。

(4) ^{117m}Sn-DTPA（二乙三氨五乙酸）：最近几年才发展起来的一新型放射性药物。动物实验表明锡离子对骨骼有较高的亲骨性，对转移癌有明显治疗作用。但^{117m}Sn 的生产制备很困难，而且^{117m}Sn-DTPA 的排泄缓慢会造成不必要的辐射损伤。

第四节　肾上腺素能肿瘤的^{131}I-MIBG 治疗

一、肾上腺素能肿瘤的概念

肾上腺素能肿瘤是起源于交感神经胚细胞的一类肿瘤，主要包括嗜铬细胞瘤、神经母细胞瘤、交感神经母细胞瘤和神经节瘤等。目前临床上应用较多的是^{131}I-MIBG 治疗嗜铬细胞瘤、神经母细胞瘤。

二、^{131}I-MIBG 治疗原理

^{131}I-MIBG 的化学结构与去甲肾上腺素相似，主要浓聚在肾上腺髓质和肾上腺神经元内，所以能被肾上腺髓质和交感神经分布丰富的组织器官摄取，通过主动摄取机制摄取后贮存于细胞的神经分泌颗粒内，也有少量与后突触受体结合。^{131}I-MIBG 由 MIBG 引导^{131}I 进入细胞，通过它释放的 β 射线产生电离辐射效应而导致肿瘤细胞的破坏，从而达到治疗目的。

三、嗜铬细胞瘤的^{131}I-MIBG 治疗

1. 治疗指征　①手术不能切除的嗜铬细胞瘤；②恶性嗜铬细胞瘤转移灶；③外科手术后残留病灶；④恶性嗜铬细胞瘤骨转移灶的止痛治疗；⑤高血压不能控制者；⑥预期存活 1 年以上的患者。

2. 治疗方法

(1) 停用影响^{131}I-MIBG 被摄取的药物，如利血平、可卡因等。

（2）封闭甲状腺：避免甲状腺被^{131}I 辐射损伤，治疗前给予高碘药物实施封闭，临床常用卢戈氏液。

（3）^{131}I-MIBG 剂量：一般采用一次性固定剂量法，^{131}I-MIBG 用量在 3.7 ~ 11.1GBq（100 ~ 300mCi），也可根据示踪剂量^{131}I-MIBG 显像的结果进行计算。

（4）给药方法：静脉滴注给药，速度要缓慢，在 60 ~ 90min 内滴注完毕。给药期间严密监测脉搏、血压和心电图。重复治疗间隔至少 3 个月，可以连续治疗 6 次。

（5）注意事项：患者治疗期间应多饮水，勤排小便，以减少对膀胱、性腺的辐射。另外做好辐射隔离措施。

3. 治疗有效的指征 ①血压下降；②使用的降儿茶酚胺类药物用量减少或停用；③儿茶酚胺定量测定趋于正常值；④X-CT 或 B 超检查提示瘤体缩小；⑤经^{131}I-MIBG 显像可见肿瘤摄取^{131}I-MIBG 减少或不摄取；⑥骨转移患者骨痛缓解。

4. 毒副作用 用^{131}I-MIBG 治疗，临床上发生严重毒副作用少见。在给药后 1 ~ 3 天内可能有恶心、呕吐等胃肠道反应，个别病例会出现高血压危象；对骨髓抑制的不良反应很低，部分患者有轻度的白细胞和血小板降低，多数出现于治疗后 4 ~ 6 周，能自行缓解；如治疗前封闭甲状腺不好，则少数病例可发生甲状腺功能减退。

四、神经母细胞瘤的^{131}I-MIBG 治疗

神经母细胞瘤为交感神经系统的颅外恶性肿瘤，它多侵犯儿童。主要症状：①儿童高血压；②骨痛；③眼球突出和眶周淤斑，这是由于球后转移所致；④偶见瘫痪；⑤大脑共济失调和肌挛；⑥腹部肿块；⑦气促、咳嗽。随着病程发展及耐药性的产生，5 年生存率仅 10% ~ 20%。

1. 治疗指征 Ⅲ或Ⅳ期的神经母细胞瘤不能手术患者，复发或有远处转移。

2. 治疗方法

（1）准备治疗前 3 天开始服用高碘药物以封闭甲状腺。

（2）静脉缓慢滴注^{131}I-MIBG。

（3）每次给药治疗后第 4 ~ 5 天作全身显像，用以监测疗效。

3. 治疗效果评价 ①完全缓解，通过治疗后，未见疾病活跃的任何指标，病灶消失；②部分缓解，肿瘤体积缩小 50%；③病情稳定，肿瘤体积无变化或缩小不到 50%。

4. 毒副反应 反复多次治疗可引起血液学变化，尤其是血小板减少，骨髓发生抑制，此时应暂缓治疗，给予对症处理。

五、其他肿瘤的^{131}I-MIBG 治疗

甲状腺髓样癌，占甲状腺癌的 5% ~ 8%。其起源于甲状腺滤泡旁 C 细胞，恶性程度中等，是神经内分泌肿瘤或胺前体摄取脱羧细胞瘤之一，能以嗜铬细胞瘤细胞相同的机制摄取^{131}I-MIBG。手术是首选治疗，化疗及外照射治疗效果差。国内有报道^{131}I-MIBG 治疗甲状腺髓样癌，有效率 40%（2/5），具有一定的临床应用前景。

六、进　　展

（1）为了提高^{131}I-MIBG 的疗效，采用^{131}I-MIBG 与其他治疗方法相结合。如大剂量化疗

联合^{131}I-MIBG，辅以骨髓抑制或外周干细胞重输入治疗神经母细胞瘤，研究结果令人满意。联合放射增敏剂如cisplatin，治疗神经母细胞瘤，能迅速出现疗效反应，但要注意血液毒性。联合使用钙通道阻滞剂、血管扩张剂提高病灶部位^{131}I-MIBG的摄取。

（2）使用射线在组织内射程更短、LET更高、对周围脏器的辐射剂量更小的放射性核素，目前研究较多的是^{211}At-MIBG。

第五节　肿瘤的放射免疫治疗

1953年Pressman证明了^{131}I标记的抗鼠骨肉瘤抗体在骨肉瘤的浓聚。Kohler和Milstein于1975年建立了单克隆抗体制备技术，使得放射免疫治疗（radio immuno therapy，RIT）的研究取得突破性进展。

一、原　　理

用放射性核素标记肿瘤相关抗原的特异性抗体，以抗体为核素载体，与肿瘤相关抗原特异结合导致肿瘤浓聚大量的放射性核素，并滞留很长时间。放射性核素衰变发出射线的辐射作用破坏或干扰肿瘤细胞的结构或功能，从而发挥治疗作用。

二、治疗药物

RIT治疗药物由抗体和放射性核素两个部分组成，二者通过化学方法结合。

1. 抗体　抗体是当免疫系统在抗原物质的刺激下，B细胞转化为浆细胞，由浆细胞分泌产生的免疫球蛋白（Ig），它存在于体液和淋巴细胞表面，能与相应抗原特异性结合，并具有多种生物学功能。现已发现IgG、IgM、IgA、IgE、IgD五大类。RIT治疗要求抗体必须具有高特异性、高亲和力和在靶组织中滞留时间较长的特点。目前研究较多的是IgG抗体。

2. 放射性核素　放射性核素必须具备适合于局部放射的物理性能，才能产生最强的辐射效应，获得最佳疗效。同时又必须具有便于标记抗体而不影响它的生物学特性。常用的放射性核素为发射β射线的核素，如^{131}I、^{186}Re、^{90}Y；可能有前景的放射性核素：发射α射线的核素，如^{211}At和^{212}Bi；发射俄歇电子和内转换电子，如^{125}I、^{123}I。

三、适　应　证

RIT主要用于治疗非实体肿瘤（如淋巴瘤、白血病）、术后残留病灶、复发或转移的亚临床微小病灶、全身广泛转移无法手术切除、放化疗疗效差的患者。

四、治疗方法

1. 患者的准备　常规体检，查肝、肾功能；示踪剂量的标记抗体进行RIS，确定病灶有放射性摄取；如使用放射性碘标记的McAb，应封闭甲状腺；用抗体作皮试，阴性者方可进行治疗；监测人抗鼠抗体（HAMA）反应。

2. 给药途径和方法　静脉用药方便易行，是RIT常用的给药方法。肝癌、肺癌等实体肿瘤可选择动脉插管给药,膀胱癌可行腔内灌注给药,局部给药可明显提高肿瘤病灶的摄取率,从而提高疗效和降低毒副作用。

五、RIT 开展情况

1. 血液系统恶性肿瘤

(1) ^{90}Y-ibritumomab tiuxetan(Zevalin),其抗体成分为替伊莫单抗(ibritumomab),是CD20 抗原的鼠源性 IgG 单抗。在药物临床试验中,主要针对弥漫大 B 细胞淋巴瘤,滤泡性淋巴瘤及套细胞淋巴瘤展开研究。在 Witzig 等针对 143 例 NHL 患者的Ⅲ期临床试验中,使用 Zevalin 治疗的患者总缓解率为 80%,而使用利妥昔单抗治疗的患者总缓解率为 56%;其中 Zevalin 治疗完全缓解率达 30%,而使用利妥昔单抗治疗完全缓解率为 16%。2002 年及 2008 年 Zevalin 分别被美国 FDA 和欧洲批准上市。

(2) ^{131}I-tositumomab(Bexxar)是一种与^{131}I 结合的鼠 IgG2a 抗 CD20 抗体。在药物临床试验中,研究对象主要是 B 细胞淋巴瘤,霍奇金淋巴瘤,弥漫大 B 细胞淋巴瘤及多发性骨髓瘤患者。Horning 等针对 40 例患者的药物临床试验数据显示,总缓解率达到 65%;监测其中药物应答患者,其无进展生存期达 24.5 个月。2003 年,Bexxar 获美国 FDA 批准上市。

2. 实体肿瘤

(1) ^{131}Ich-TNT-1/B(唯美生,Cotara)为人鼠嵌合型肿瘤细胞核单克隆抗体注射液,其靶抗原广泛存在于细胞核中,属于非特异性核抗原。目前在国外研究中处于Ⅱ期临床药物试验阶段,主要针对间变性星形细胞瘤、脑胶质瘤、肝癌及大肠癌展开研究。国内报道 107 例肺癌患者接受全身给药或肿瘤内局部给药的Ⅱ期临床药物试验结果显示,应用唯美生治疗后所有患者客观缓解率为 34.6%,其中完全缓解 4 例(3.7%),部分缓解 33 例(30.8%),无变化 59 例(55.1%),进展 11 例(10.3%)。唯美生于 2006 年获得我国 SFDA 批准入市。

(2) ^{131}I-Metuximab(利卡汀)美妥昔单抗(Metuximab)由第四军医大学生物工程研究中心研制,它能与原发性肝癌相关抗原 HAb18G/CD147 特异性结合,对肝癌细胞具有高特异性、高亲和性。我国多中心Ⅳ期临床试验针对 341 例中晚期原发性肝癌受试者使用利卡汀联合动脉导管化学栓塞(TACE)治疗方案,治疗组 167 例和 TACE 对照组 174 例,研究结果显示,试验组 6 个月及 12 个月生存率分别为 87.79% 和 74.97%,高于对照组 6 个月及 12 个月生存率 83.23% 和 65.59%;Ⅲ期患者的 1 年生存率明显高于Ⅳ期受试者,提示分期越早的患者治疗获益越大。2006 年我国 SFDA 批准利卡汀上市。

(3) ^{131}I L19(Radretumab)是以肿瘤新生血管为靶抗原的 RIT 研究的新热点。由于肿瘤新生血管并非某种肿瘤所特有,因此这一治疗可应用于多种肿瘤类型。Radretumab 是一种 L19 片段与人纤连蛋白片段结合的 SIP,它以肿瘤新生血管为靶标,目前正处于Ⅱ期药物临床试验阶段。试验对象以非小细胞肺癌,某些实体瘤如黑色素瘤、头颈部肿瘤以及血液系统肿瘤患者为主。

六、存在的问题及发展前景

RIT 至今未在临床广泛应用,因为还存在许多问题有待解决。如病灶浓聚 McAb 量低、靶/非靶(T/NT)比值低、HAMA 反应、实体瘤疗效较血液系统肿瘤差等,但随着基因工程技术支持等方面的发展,越来越多新型的 RIT 药物将研制出来;另外目前研究较多的是生物素-亲和素系统的预定位技术，该技术可明显提高肿瘤摄取 McAb 率，降低正常组织放射性以及提高 T/NT 比值。总之，RIT 治疗会在肿瘤治疗方面做出更大的贡献。

第六节　受体介导放射性核素靶向治疗

用放射性核素标记肿瘤细胞表达的相关受体的特异配体，配体与受体特异结合，使放射性核素浓聚于病灶，进行内照射治疗。如生长抑素受体、血管活性肠肽受体、叶酸受体等是研究的热点。

一、生长抑素受体介导的放射性核素治疗（peptide receptor radionuclide therapy，PRRT）

生长抑素（somatostatin，SST）有 14 肽（SMS-14）和 28 肽（SMS-28）两种类型，主要功能是调节生物激素的分泌。生长抑素受体（SSTR）在许多神经内分泌肿瘤中都有过表达（主要是 SSTR2 亚型），从而成为了放射性核素标记的靶点，可用放射性核素标记 SMS 的类似物进行放射性核素靶向治疗。另外，受体配体结合后产生的受体内化现象使放射性载体能够特异性输送到达靶分子进行放射性治疗。因此 PRRT 可作为一种治疗不能手术治疗或有远处转移的胃、肠和胰腺神经内分泌肿瘤的新型方法。

迄今已进行了许多动物实验及临床研究，分别使用了不同的生长抑素类似物、不同的核素和不同的治疗方案。

（1）^{111}In-DTPA-octreotide，为首个 PRRT 药物。Valkema 等报道对 26 名胃肠胰腺（GEP）肿瘤患者行 PRRT，15 例（58%）病情稳定（SD），2 例（8%）获得了微缓解（MR），定义为肿瘤体积缩小 25%～50%。^{111}In-DTPA-octreotide 治疗体积较大的肿瘤不够理想，目前已获 FDA 批准。

（2）^{90}Y-DOTATOC，在多数试验中发现，^{90}Y-DOTATOC 治疗胃肠胰腺（GEP）肿瘤，患者的客观反应率为 9%～30%，明显优于^{111}In-DTPA-octreotide 获得的结果。

（3）^{177}Lu-DOTATATE，Kwekkeboom 等报道用^{177}Lu-DOTATATE 治疗 18 例患者，CR 为 5.6%（1 例），PR 为 39%（7 例），SD 为 44%（8 例）。

（4）目前研究较多的还有新型多肽的 PRRT，比如^{177}Lu-AMBA、^{177}Lu-RGD 等。

二、血管活性肠肽受体介导的放射性核素治疗

血管活性肠肽（vasoactive intestinal peptide，VIP）是含 28 个氨基酸的神经多肽，主要功能是与受体结合调节腺体分泌、扩张血管、调节细胞的增殖分化等，主要存在于胃肠道内。VIP 受体（VIPR）在神经内分泌肿瘤、肺癌、乳腺癌等多种肿瘤有较高的表达。目前有少量报道^{131}I、^{186}Re、^{153}Sm 等核素标记 VIPR 介导的靶向治疗的基础实验研究。

三、PRRT 的治疗副作用

PRRT 引起的副作用可以分为急性反应和放射毒性引起的慢性反应。急性反应主要发生在治疗后数天内，症状包括恶心、呕吐和肿瘤部位疼痛加剧。放射毒性引起的慢性反应

主要包括血液毒性、肾毒性和肝毒性引起的组织器官功能损害。

四、今后 PRRT 研究方向

今后 PRRT 的研究方向应主要集中于寻找新型生长抑素类似物，筛选出更理想的治疗剂量，减少毒副作用，提高放射性标记配体比活度及与肿瘤组织的亲和力，以期达到对肿瘤有效治疗的同时，尽量减少对正常组织器官的辐射损伤。

第七节　基因介导放射性核素治疗

基因介导核素治疗是指通过特定基因或其表达蛋白质介导的放射性核素靶向治疗，将核素内照射治疗与基因治疗相结合，可明显提高疗效、降低毒副作用，其为结合放射性核素治疗与基因治疗优点的一种全新治疗方法。目前研究较多的是放射性反义治疗与基因转染介导的核素治疗。

一、放射性反义治疗

1. 原理　利用分子生物学反义技术，获得具有抑制病变基因复制、转录或翻译的反义寡核苷酸（antisense oligonucleotides，ASON），将放射性核素标记在 ASON 上引入体内，与肿瘤细胞特异或过度表达的 DNA 或 mRNA 中的某些序列互补结合，针对性地抑制靶基因的表达，并释放射线有选择地攻击病变细胞，达到反义治疗和内照射的双效作用。可能的途径及机制：①离子射线有助于基因转移；②离子射线有基因诱导作用；③调节基因表达及载入 ASON 的药物可以加快细胞凋亡等。

2. 研究进展　放射性反义治疗仍处于实验及临床Ⅰ期研究阶段。国外报道用 ^{33}P 偶联癌基因 ets-1 反义寡核苷酸体外转染人黑色素瘤细胞，取得肯定疗效。Sedelnikova 等将 ^{125}I 偶联的反义核酸导入人纤维肉瘤 HT-1080 细胞，结果肿瘤细胞生长明显受抑。国内曾甫清等报道，增殖细胞核抗原（PCNA）基因的反义寡核苷酸可阻断多种信号诱导的膀胱癌细胞增殖，但 PCNA 仅在肿瘤细胞 S 期表达。郑典宝等将 ^{125}I-ASODNs 导入人肾癌 786-0 细胞，结果肿瘤体积明显缩小。

3. 需要改进的问题　放射性核素标记 ASON 作为治疗药物应具有以下条件：能被细胞有效摄取，具有充足的细胞内浓度；能拮抗血浆、体液及细胞内核酸酶的降解；能选择性地与特异性靶序列结合，以减少与细胞内其他成分的非特异结合，降低毒性。但目前的研究发现，ASON 自身的稳定性不佳，易被体内的核酸降解、主动转运效率低，导致进入靶细胞的 ASON 不足、ASON 与靶位亲和力低以及 ASON 与非靶 DNA 或 mRNA 结合而出现对机体毒副作用等多个问题，亟须进一步解决。另外 ASON 制备费用昂贵也限制了放射性反义治疗的推广应用。

二、基因转染介导的核素治疗

通过基因转染的方法，给肿瘤细胞转染适当的基因，诱导肿瘤细胞表达高水平的抗原、受体或酶，使本身不摄取放射性核素或其标记物的肿瘤能够特异性地摄取某一放射性核素或其标记物，从而进行放射性核素的靶向性内照射治疗。例如，Raben 等发现转染了 CEA 基因的人恶性胶质细胞瘤细胞摄取^{123}I-抗 CEA COL-1 单克隆抗体的能力明显较未转染 CEA 基因的对照细胞高。Buchsbaum 等通过腺病毒载体将人生长抑素受体-2（SSTR-2）cDNA 转染到人卵巢癌细胞中，使其表达 SSTR-2，结果发现转染 SSTR-2 基因后，可以诱导卵巢癌细胞对^{64}Cu-TETA-octreotide 的摄取。Boyd 等发现应用基因转染诱导人恶性胶质细胞瘤明显增加了对 MIBG 的摄取。

目前研究较多的以钠/碘转运体（sodium iodide symporter，NIS）基因转染介导的^{131}I 治疗。

1. *NIS* 基因转染介导的^{131}I 治疗　NIS 是一种介导碘转运的膜蛋白，主要位于甲状腺细胞基底膜，可使胞内碘含量浓聚为血浆的 20～100 倍。将 *NIS* 基因转染到肿瘤细胞中，使其表达 *NIS*，肿瘤细胞就能选择性地摄取^{131}I。这样，^{131}I 不仅可以用于治疗分化型甲状腺癌，通过 *NIS* 基因转染，还可用于治疗其他肿瘤，如甲状腺髓样癌、肺癌、结肠癌、乳腺癌、卵巢癌、前列腺癌等。

2. 存在的问题

（1）转染 *NIS* 基因后虽然肿瘤细胞的摄碘能力明显提高，但是碘在细胞内的滞留时间较短，细胞摄取的碘很快就流出，从而导致放射性核素的辐射杀伤效果仍未明显增加。

（2）有研究表明在一些甲状腺肿瘤组织中 NIS 呈现过度表达，而这些过度表达的 NIS 存在于细胞质内，而不是在细胞膜内，提示 NIS 不能正确定位到细胞膜的缺陷可能是这些组织中摄碘功能下降的原因。

（3）一些肿瘤组织细胞 NIS 表达水平不高。

（4）寻找半衰期更短、对人体辐射量更小而又能在肿瘤细胞内滞留更长时间的放射性核素。

3. 发展方向

（1）延长碘的滞留时间 为了达到杀灭肿瘤的治疗效果，放射性核素必须在肿瘤中滞留足够的时间。Huang 等将甲状腺过氧化物酶（TPO）基因与 *NIS* 基因共同转染肺癌细胞，使之获得摄碘能力的同时也能够将摄入的碘有机化，避免漏出细胞，明显延长放射性碘在癌细胞内滞留时间。

（2）NIS 正确定位 NIS 蛋白的准确定位是一个复杂的调控过程，受到一系列的转录调控和翻译后修饰，如何减少 NIS 蛋白在细胞质的非功能定位、增加其在细胞膜上的功能定位，最大限度地发挥其聚碘功能，还有待进一步的研究。

（3）提高 NIS 表达水平 启动子是影响 *NIS* 基因表达的关键因素之一，通过选择强启动子、增加启动子数量或选择组织特异性启动子，定向提高 NIS 的表达，从而提高肿瘤细胞摄碘的数量，增强^{131}I 的辐射杀伤效果。据报道将 Probasin 启动子、间充质干细胞（MSC）、巨细胞病毒启动子（CMV）分别应用于前列腺癌、肝癌、肺癌细胞，NIS 表达水平明显增高，摄碘能力明显增强。

（4）其他放射性核素 目前研究较多的是^{188}Re 和^{211}At。

（5）甲状腺转录因子（thyroid transcription factor，TTF）有报道称其有延长碘的滞留时间和增强 NIS 表达水平的作用，值得更进一步的研究。

第八节 放射性核素介入治疗

一、肿瘤的放射性胶体腔内治疗

1. 原理 将发射β射线的放射性胶体经穿刺手段直接注入局部组织后，这些放射性胶体经充分稀释后，会比较均匀地黏附在胸腹腔浆膜、间质和腔内肿瘤、胸腔积液中游离的肿瘤细胞表面，通过β射线的辐射作用杀伤、杀死肿瘤细胞，并导致浆膜的纤维化及局部小血管和淋巴管的闭塞，从而抑制肿瘤细胞生长、缩小肿瘤病灶、减缓或终止恶性积液的产生，最终达到姑息治疗的目的。

2. 适应证 ①病理学检查证实有胸腹膜转移或积液中查见癌细胞，临床及病理学证实为癌性胸腹水患者；②预计生存期大于3个月的患者；③胸腹腔肿瘤切除术后，术中见淋巴转移者；④胸腹腔肿瘤切除术后，防止肿瘤转移或复发的预防性治疗；⑤胸腹腔内无大块肿瘤的存在。

3. 禁忌证 ①病情严重，有明显恶病质、贫血、白细胞或血小板减少；②体积小的包裹性积液；③妊娠妇女和儿童；④体壁有伤口与胸腹腔相通或有支气管胸膜瘘及伤口渗液或无法关闭体腔者；⑤浆膜内有巨大肿瘤。

4. 治疗方法

（1）治疗前准备：检查血常规、肝肾功能；经X线摄片等影像学检查证实无胸腹腔内粘连；大量积液者，治疗前应尽量抽出，以免治疗后停止抽液造成患者腹部胀痛和气急。

（2）放射性胶体药物：目前常用^{32}P-胶体铬（$Cr^{32}PO_4$）。^{32}P系纯β发射体，物理半衰期为14.3天，β射线最大能量为1.71MeV，平均能量为0.69MeV，最大射程8mm，平均射程4mm，无须外照射防护。其他如^{198}Au-胶体、^{90}Y-胶体等也可用于癌性胸腹腔积液的治疗。

（3）给药方法：腔内介入治疗用量应根据患者的体重、癌性胸腹腔积液的多少及病情决定。主要有胸腔注入法、腹腔注入法，以及膀胱腔内灌注法用于膀胱表面小肿瘤的治疗。

5. 疗效 治疗生效较缓慢，肿瘤组织在治疗后数周开始消退和纤维化，微小种植灶可消失，恶性胸腹水可缓解。

6. 不良反应 一般无特殊的全身反应，乏力、恶心、呕吐等症状少见；部分患者治疗后血象降低；偶见患者治疗后出现腹膜硬化现象。

二、放射性微球选择性肝动脉灌注治疗肝癌

1. 原理 利用微球作为放射性核素的载体，将放射性核素标记的微球经选择性动脉插管注入癌肿病灶区域，一方面微球可机械性栓塞肿瘤供血动脉，另一方面放射性核素发出的β射线作用于肿瘤周围血管，也使血管闭塞，两者协同发挥对肿瘤的治疗作用。该方法主要用于肝癌、肺癌和肾癌等实体肿瘤。下面重点探讨放射性微球选择性肝动脉灌注治疗肝癌。

2. 适应证 ①原发性肝癌继发性肝癌，因发生部位特殊、转移范围广泛等原因不适合手术切除；②拒绝手术治疗、手术后复发及预期经本治疗后有可能实施手术治疗；③常规化疗、外照射治疗等无效或禁忌者（若近期接受化疗或外照射治疗需待不良反应消除后方能

使用本法治疗)；④肝肾功能较好，凝血酶原时间在 3s 以内；⑤白细胞>4×10^9/L，血小板>150×10^9/L。

3. 禁忌证　①有明显肝-心、肝-肺分流及严重动-静脉瘘；②恶病质、严重肝肾功能不全、骨髓造血功能严重抑制及凝血功能障碍；③肿瘤巨大且血供差或有广泛坏死；④临终期患者；⑤孕妇及哺乳妇女禁用。

4. 放射性微球

(1) 标记用微球的选择：理想的微球应符合以下标准：物理化学性能稳定、颗粒均匀、不碎裂、不溶解、易于被核素标记且不易释出。

(2) 放射性核素的选择：选择治疗用的核素需考虑的因素有以下几点：杀伤范围(有效射程)、射线类型、能量特点、半衰期、体内分布、费用与供给、易于与载体结合。用以标记治疗用微球的常用核素有^{32}P、^{90}Y、^{166}Ho、^{188}Re 等。

(3) 放射性微球：目前常用的较为理想的为：^{32}P 或^{90}Y-玻璃微球；利用离子交换反应标记的新型树脂微球；用^{188}Re 标记的人体白蛋白纳米微球和用短半衰期^{166}Ho 标记的聚左旋乳酸微球是当前的研究热点，这些微球在核素衰变结束后，在体内可被生物降解，不形成残留。

5. 治疗方法　经肝动脉灌注核素微球是实现肝癌内照射栓塞治疗最为理想的途径：在 X 线透视监视下，插管至肝动脉内；先注入少量肝素，以防凝血或血管阻塞；再注入^{99m}Tc-MAA，用 γ 相机行肝、肺、胃区显像，确认插管位置正确；最终将放射性微球从导管注入肝癌病灶。

6. 疗效　可以缓解症状，提高生存率，同时也可以缩小肿瘤以利于二期手术切除。

7. 不良反应　低热、恶心、食欲不振、右上腹部疼痛，部分患者有一过性转氨酶升高和黄疸等。

三、放射性粒子植入治疗

放射性粒子植入治疗属于低剂量率近距离治疗技术之一，可用于多种肿瘤的治疗，目前治疗前列腺癌的技术较成熟。20 世纪 90 年代以来，新型、低能、安全、易防护放射性粒子(种子源)的研制成功、计算机三维治疗计划系统(treatment plan system，TPS)的出现，使放射性粒子近距离治疗肿瘤显示出很好的临床应用前景。

1. 原理　将放射性粒子植入肿瘤内或受肿瘤侵犯的组织中，包括肿瘤淋巴扩散途径的组织，利用放射性粒子持续发射的 β 射线和(或)γ 射线，低剂量率连续辐射作用，杀死肿瘤细胞或抑制肿瘤细胞生长，以消除、控制肿瘤的发展，达到治疗或缓解症状的目的，而正常组织不受损伤或仅有微小损伤。

2. 治疗优势　①放射源活度小，治疗距离短，易于防护；②无需特殊防护屏蔽；③考虑周围正常组织耐受限制因素少，放射源直接进入肿瘤，其靶/非靶比值高；④持续性照射，生物及辐射效应高；⑤高度适形，降低了正常组织损伤的发生率。

3. 适应证　①多种实体恶性肿瘤，如前列腺癌、乳腺癌、肺癌、胰腺癌、肝癌、头颈部肿瘤等，尤其适用于无法用其他方法治疗、已经广泛转移而又不能手术或暂不能手术者；②肿瘤范围广泛而侵入周围组织不能完全切除；③有远处转移但局部有严重症状者的姑息治疗；④经外照射治疗因剂量或耐受等原因仍残留局部病灶；⑤孤立的转移或复发肿瘤灶；

⑥可耐受粒子植入治疗。

4. 禁忌证 ①侵犯大血管或靠近大血管并有感染的肿瘤;②处于溃疡性恶化的肿瘤;③质脆、血管丰富而又多源供血的肿瘤及某些肉瘤;④发生广泛转移或蛛网膜下腔种植及颅内高压的颅脑肿瘤;⑤恶病质,一般情况很差者。

5. 治疗方法 主要有3种:①模板种植;②B超或CT引导下种植;③术中直视下种植。

常用的放射性核素有^{125}I、^{103}Pd、^{226}Ra、^{192}Ir等。目前临床常用^{125}I粒子源,其在国内已形成规模化生产。

6. 疗效评估

(1) 放射性粒子植入治疗实体恶性肿瘤,疗效肯定。表现为症状改善,肿瘤缩小甚至基本消失,转移和复发减少,生存率提高。尤其对前列腺癌的治疗,其临床疗效和5年生存率均高于根治术和外照射治疗。

(2) 该治疗不良反应较少,部分患者有一过性乏力、白细胞减少、胃肠不适。偶见胃肠出血、感染、粒子迁移形成栓塞等。

(3) 前列腺癌患者植入后,短期并发症:尿频、尿急及尿痛等尿路刺激症状,排尿困难和夜尿增多;大便次数增多及里急后重等直肠刺激症状、直肠炎(轻度便血、肠溃疡)等。长期并发症:慢性尿潴留、尿道狭窄、尿失禁等。

(崔学军)

第二十章　恶性肿瘤的中医药治疗

学习目标

1. 掌握肿瘤的中医治疗原则和中医治法。
2. 熟悉中医药在肿瘤多学科综合治疗中的临床应用。
3. 了解中医药治疗肿瘤的基本理论。

中医学(traditional Chinese medicine)是我国劳动人民在朴素的唯物论和辩证法思想的影响和指导下,通过数千年的医疗实践,逐步形成并发展成为完善的具有独特医学理论体系的一门传统医学科学。它为中华民族的繁衍昌盛作出了巨大的贡献,至今仍在有效地指导临床医疗实践。作为恶性肿瘤的有效治疗手段之一,中医药以整体观念为指导思想,以脏腑经络的生理和病理为核心,以辨证论治为诊疗特点,以独特的治法、治则贯穿于肿瘤的预防、诊治、康复的全过程。

第一节　中医药治疗肿瘤的理论基础

一、中医对肿瘤病名的认识

中医学认为:肿者,肿大也;瘤,留居也,肿大成块、留居在一起而不消散之物谓之肿瘤。距今3500多年前殷商甲骨文记有“瘤”的病名,这是现今中医记载中最早的文献。先秦时期的中医奠基著作《黄帝内经》记载“昔瘤”“肠覃”“石瘕”“癥瘕”“癖结”等多种符合肿瘤临床表现的病种,并提到瘤的起因是由于“营卫不通”“寒气客于肠外与卫气相搏”等理论,为中医治疗肿瘤理论和实践的发展奠定了基础。2000多年前《周礼》中记载有专治肿瘤类疾病的医生,当时称为“疡医”,专治“肿疡”。公元1170年,宋代《卫济宝书》中第一次使用“嵒(岩)”字,并将其作为一个特定的病名,而“癌”即从“嵒”字演化而来。明代以后开始用“癌”字来描述某些恶性肿瘤。明代《外壳启玄》中有“论癌发”的记述,对于癌的发展预后有详细的描述。

二、中医对肿瘤病因及发病机制的认识

中医学认为肿瘤是外邪、饮食不节、内伤七情、正气亏虚等多种病因综合作用的结果,概括起来主要分内因和外因,外因主要指外邪与饮食不节,内因则包括内伤七情与正气亏虚。中医学更重视内因在发病中的作用,肿瘤的发展是在正气亏虚、脏腑虚弱的基础上,外邪与内生的病理产物相搏,气滞血瘀、毒聚痰结,久而成疾。

1. 外因　六淫邪气侵袭、饮食因素。

(1)外邪侵袭:古人用六淫邪气来概括外在致癌物质。《灵枢·刺节真邪》曰:“虚邪之入于身也深,寒与热相搏,久留而内著……邪气居其间而不反,发为筋瘤……为肠瘤……为

昔瘤……”,说明虚邪、寒、热等均可以导致肿瘤。《灵枢 · 水胀》认为肠覃的病因是由于“寒气客于肠外,与卫气相搏”。风、寒、暑、湿、燥、火称为六气,正常的六气不致病,但当气候异常急骤的变化或人体抵抗力下降时,六气才能成为致病因素,侵犯人体,就可能产生包括肿瘤在内的各种疾病。称为致病因素的“六气”称之为“六淫”,又称“六邪”。《诸病源候论》对六淫所致肿瘤则更有具体的描述,如“脑湿”“黑痣”“恶核”等。由此可见,六淫之邪侵袭人体,客于经络,扰及气血,使阴阳失调,气血逆乱,津液代谢失调而致气滞血瘀、痰湿凝聚,日久成积,变生肿瘤。六淫致病从现代医学解释,包括了生物(如细菌、病毒等)、物理、化学等多种外界环境中致癌因素作用于机体所引起的病理表现。

(2)饮食不节:饮食不节包括饮食失节(饥饱无度、偏食、暴饮暴食)、饮食不洁等。过饥因摄食不足,以致气血不足;过饱则会超过机体的消化能力,损伤脾胃;饮食偏嗜会引起部分营养物质缺乏,或致机体阴阳偏盛偏衰;饮食不洁即进食不清洁食物可引起胃肠疾病和肠道寄生虫病而变生癌病。《济生方》指出:“过食五味,鱼腥乳酪,强食生冷果菜停蓄胃脘……久则积结为瘕”。《济生续方》在论述积聚时曰:“凡人脾胃虚弱,或饮食过度或生冷过度,不能克化,致成积聚结块”。饮食不节可导致脏腑功能失调及气血津液的紊乱,使邪自内生,导致气滞血瘀,痰浊内生,变生肿块,日久成癌。

2. 内因 正气亏虚、内伤七情。

(1)正气亏虚:正气,是指人体的生命功能,而相对病邪而言则是指抗病和康复能力。它是由人体的脏腑经络、气血津液、生理活动的综合作用而产生的。正气亏虚的形成是由于先天禀赋不足或后天失养,致使机体“精气夺则虚”。《内经》云:“正气存内,邪不可干”,“邪之所凑,其气必虚”。《外证医案》云:“正气虚则成岩”。正气虚弱,不能驱邪外出,邪积于内,日久成癌。中医学认为:正气虚弱,脏腑功能失调是肿瘤发生和发展的根本原因。正气虚对每个脏腑来说,又可表现为某一脏腑某一个或几个方面的虚弱,如肺气虚、肺阴虚、肺气阴两虚等。正气虚弱,邪气入侵,正邪交争,发生一系列的病理变化,反应在肿瘤形成、发展的过程中。

(2)内伤七情:七情,是指喜、怒、忧、思、悲、恐、惊七种情志活动,在正常情况下,是人体精神活动的外在表现,若外界多种精神刺激程度过重或持续时间过长,造成情志的过度兴奋或抑制时,则可导致人体内的阴阳失衡,脏腑功能紊乱而发病。七情变化对病情具有两方面的影响:一是有利于疾病康复。情绪积极乐观,七情反应适当,当怒则怒,当悲则悲,怒而不过,悲而不消沉,有利于病情的好转乃至痊愈。二是加重病情。情绪消沉,悲观失望,或七情异常波动,可使病情加重或恶化。了解七情活动对病情的正负两方面的影响,对把握病情发展变化,采取全面正确治疗,具有实际指导意义。如明代陈实功云:乳岩由于忧思郁结,所愿不遂,肝脾气逆,以致经络阻塞,结积成疾。同时代的《景岳全书》认为:“噎膈一证,必以忧愁思虑,积劳积郁,或酒色过度,损伤而成。”

第二节 肿瘤的中医药治则治法

一、肿瘤的中医治疗原则

1. 辨证论治是中医的精髓 中医的强调治病必求其本,治疗疾病始终要遵循辨证论治这个原则,这也是肿瘤的中医治疗的最根本的原则。中医在四诊(望、闻、问、切)的基础上,用八纲辨证（阴、阳、表、里、虚、实、寒、热）和脏腑辨证（心、肝、脾、肺、肾、胃、大肠、小肠等）的方法，根据患者的各种症状和体征，辨别出阴虚、阳虚、气虚、血虚，辨别出气滞、血瘀、痰湿等变化，辨别出病变部位（脏腑），根据辨证立法（如健脾益肾法、益气养阴法等），开出药方。在这里需要指出的是中医“证”与“症”的概念不同：“症”即症状，如头痛、咳嗽、呕吐等；“证”是“证候”，它是机体在疾病发展过程的某一阶段出现的多种症状的概括。

辨证论治作为指导临床诊治疾病的基本法则，由于它能辩证地看待病和证的关系，既看到一种病可以包括几种不同的证，又看到不同的病在其发展过程中可以出现同一证候，因此在临床治疗时，还可以在辨证论治的原则指导下，采取“同病异治”或“异病同治”的方法来处理：“同病异治”是指同一种疾病，由于发病的时间、地区以及患者机体的反应性不同，或处于不同的发展阶段，所以表现的症候不同，因而治法也不一样。“异病同治”是指几种不同的疾病，在其发展过程中，由于出现了具有同一性质的证，因而可采用同一方法治疗。

2. 整体与局部辨证相结合　中医学认为肿瘤是一种全身性局部表现的疾病。在疾病过程中，正气和邪气这两种力量不是固定不变的，而是在其不断斗争的过程中，发生力量对比的消长盛衰变化。一般地说，正气增长而旺盛，则促使邪气消退；反之，邪气增长而亢盛，则会损耗正气。随着体内邪正的消长盛衰变化，形成了疾病的虚实病机变化。虚即正气虚，先天禀赋不足，体质虚弱，情志所伤，正气虚弱，不能驱邪外出，邪积于内，日久成癌；实则是局部肿瘤所致局部实，局部气滞血瘀，脉络不通，临床表现为：胀、痛、痞块等。肿瘤病的发生发展，是一个因虚致实，因实致虚的恶性循环过程，虚者全身虚，实者局部实。治疗上把整体治疗和局部抗癌治疗结合起来，即扶正与祛邪相结合，既要看到肿瘤对机体的损害所引起的各种证候，又要认识到这些证候的根本原因是癌组织的发展。肿瘤初期正胜邪实，治疗以攻为主；肿瘤中期宜攻补兼施；肿瘤晚期正气虚弱，宜以扶正为主。

3. 辨证与辨病相结合　辨证是中医对疾病本质的认识，根据辨证，不同肿瘤可能表现出相同的中医证，可采用相同的治法。如食管癌、乳腺癌，从症候表现辨证，可诊断为肝气郁结证，即可采用疏肝解郁法治之。同理，同一种肿瘤，由于体质不一，病理类型不同，可表现为不同证型。如肺癌患者可表现为气阴两虚型，又可以表现为痰湿阻肺型，显然治法不同。同一个患者，在疾病发展过程中，随着疾病的发展及治疗情况，其中医辨证类型也会随之变化，法则也会不一样。中医学与现代医学的理论体系是两种不同的理论体系，各有其特点，两种医学体系从不同的侧面和不同层次来观察和认识人体与疾病的关系及疾病的本质。中医在治疗肿瘤时以辨证为根本，而现代医学以辨病为主，明确病理类型，明确分期以确定治疗原则。要求在临床上辨证和辨病结合，才能更好地把握疾病的本质，体现了中医“同病异治，异病同治”的特色治疗。

二、肿瘤的中医治法

中医治疗肿瘤遵循辨证论治的基本法则，根据肿瘤发病机理、临床特点和既往的治疗（手术、放疗、化疗等），总结肿瘤的治疗经验，归纳起来有以下四大法则：扶正培本法、活血化瘀法、清热解毒法和软坚散结法。

1. 扶正培本法　扶正培本是当前中医治疗肿瘤最大的特色。正气虚弱、脏腑功能失调，是肿瘤发生和发展的根本原因，如《内经》“正气存内，邪不可干”，“邪气所凑，其气必虚”。《外证医案》“正气虚则成岩”，因此扶正培本法在肿瘤防治中具有重要的意义。它贯穿了肿瘤治疗的全程。正如《内经》所说“虚者补之,损者益之”。扶正培本的意思即扶助机体不足的正气,协调脏腑气血阴阳之平衡。现代医学认为,扶正培本能提高机体免疫功能,调整内脏功能,改善全身状况,抑制肿瘤生长,部分扶正药本身还有直接抗癌功能。同时,扶正培本还可增强机体对化疗的耐受性,减轻化疗的骨髓毒性,提高生存质量,延长晚期肿瘤的生存时间。因此,扶正培本法应贯穿肿瘤的全程防治中,具体治疗方法包括:益气、养血、滋阴、温阳,但临床使用应注意扶正与祛邪的辩证关系。

常用扶正培本中药有:人参、天门冬、麦门冬、沙参、生地黄、龟板、鳖甲、天花粉、知母、旱莲草、女贞子、党参、当归、阿胶、熟地黄、黄芪、黄精、白术、淮山药、附子、淫羊藿、补骨脂、紫河车、鸡血藤等。

2. 活血化瘀法 气滞血瘀是肿瘤发生发展的主要机制之一,活血化瘀能使血络通畅,淤滞消散,达到散瘀、止痛、消肿的目的。临床上,肿瘤多有形。历代医家认为,积症、石瘕、痞瘕,即:肚腹结块等皆与淤血有关。如:《医林改错》“肚腹结块,必有形之血”。临床实践观察到,几乎所有肿瘤患者都存在瘀血证的表现,因此,活血化瘀法是肿瘤临床常用治法。活血化瘀法不仅能削减肿瘤,对瘀血引起的发热、瘀血阻络引起的出血、疼痛等也有一定作用。现代医学证明,活血化瘀能改善机体微循环,增加血管通透性,改善肿瘤患者的血液高粘状态,有减少转移的作用。

常用的活血化瘀中药有:丹参、红花、桃仁、赤芍、郁金、延胡索、乳香、没药、五灵脂、王不留行、水蛭、全蝎、蜈蚣、斑蝥、三七、石见穿、血竭等。

3. 清热解毒法 在肿瘤的疾病过程中,临床常有:发热、疼痛、肿块、局部灼热、口渴、便秘、苔黄、脉数等症状,中医认为是热毒之邪所致,是热毒内蕴的表现,因此采取清热解毒法。热毒之邪是恶性肿瘤的主要病因病理之一,清热解毒法为肿瘤的治疗大法之一。现代医学认为:清热解毒法能控制和清除肿瘤周围的炎症和感染,调整机体免疫力,同时清热解毒药又具有较强的抗肿瘤活性,如在临床常用的化疗药紫杉醇,开始是从中国云南紫杉树中提取的,后来根据成分人工合成;羟基喜树碱是从喜树提取而成。

常用的清热解毒药有:金银花、连翘、白花蛇舌草、半枝莲、龙葵、山豆根、板蓝根、虎杖、鸦胆子、紫草、紫花地丁、蒲公英、鱼腥草、夏枯草、败酱草、穿心莲、黄柏、苦参、龙胆草、石上柏、土茯苓、大青叶等。

4. 软坚散结法 肿瘤古称“石瘕”“石疽”“岩”等,多为有形之物,坚硬如石,临床常表现某一部位或某一脏器发生肿块,如在浅表的淋巴结转移瘤致淋巴结肿大,肺癌多为在影像学中表现为肺野出现肿块。针对肿块,中医采取《内经》:“坚者削之……结者散之”,因此,肿瘤多用软坚散结法治疗,临床上软坚散结治法通常配合其他治疗肿瘤的法则和方药使用,如清热解毒、理气散结、化瘀散结等。

软坚散结类药:凡能使肿块软化、消散的药物。常用的软坚散结类药物有:龟板、鳖甲、牡蛎、海浮石、海藻、昆布、地龙、瓦楞子、海蛤壳、夏枯草、莪术、半夏、天南星、瓜蒌等。

第三节 中医药治疗肿瘤的临床应用

一、肿瘤中医治疗的适应证

(1) 直接的抗肿瘤治疗。

(2) 与手术治疗、放疗、化疗等同时应用,可减轻手术、放疗、化疗的不良反应,使患者顺利完成疗程。

(3) 对不能手术、放疗、化疗的患者,中医药作为主要的治疗方法,目的是尽可能控制肿瘤、改善症状、提高生存质量。

(4) 对某些终末期癌症,中医药可减轻症状,在一定程度上改善患者的生存质量。

临床中传统的手术治疗、放射治疗和化学治疗往往损伤机体的元气,致正气虚弱,恢复较慢,另外,手术、放疗、化疗后往往产生不良反应,如恶心呕吐等消化道反应、白细胞下降、贫血等骨髓抑制,可通过中医调理扶助正气,相应地用中医中药减轻不良反应。相当多的患者一旦确诊就属晚期,失去手术、放疗和化疗的机会,这些患者往往以中医药作为主要的治疗方法,运用中医的辨证论治进行处方治疗。譬如:晚期恶性胸腹水患者运用中药控制胸腹水缓解症状,还有癌性疼痛,往往疼痛剧烈,难以忍受,运用中医来治疗减轻疼痛,提高生存质量。

大量的临床资料证实,中医药在一定程度上可稳定或缩小肿瘤,可改善症状、提高生存质量、延长生存期。因此,临床上一旦确诊恶性肿瘤,可运用中医辨证论治进行抗肿瘤治疗。临床中,更多的是手术、放疗、化疗后患者的病情得到控制,现代医学治疗告一段落,患者处于随访期,此时运用中医中药治疗,起到减少复发、控制远处转移的作用。

二、肿瘤的中医治疗方法和途径

中医治疗肿瘤方法包括:口服煎剂、传统成药、现代新药、针灸疗法等。

1. 口服煎剂　是中医最传统、应用最广泛的方法。在中医理论指导下,根据患者病种、症状及机体状况辨证论治,处方用药,此法方便灵活,可随症加减,最能体现中医特色。

2. 使用传统成药　包括丸、散、膏、丹、酊剂等制剂,如:犀黄丸、梅花点舌丹用于乳腺癌和食管癌,三品一条枪治疗宫颈癌,当归芦荟丸治疗慢性粒细胞白血病,六味地黄丸治疗食管上皮细胞重度增生等。

3. 现代新药

(1) 根据传统中医理论,在现代医学研究的基础上研制的各种口服药或注射剂。如:复方斑蝥胶囊、平消胶囊、金龙胶囊、肺瘤平膏等,参芪扶正注射液、康莱特注射液、苦参注射液、华蟾素、艾迪注射液、生脉注射液等。

(2) 从中药中提取抗肿瘤有效成分,制成药物用于临床。如:青黛中提取靛玉红、马蔺子中提取马蔺子甲素、山慈菇中提取秋水仙碱,喜树中提取喜树碱。此外还有:冬凌草素、藤黄酸、斑蝥素、苦参碱、汉防己甲素等。

4. 针灸疗法　针灸用于止痛、肿瘤合并症治疗;偶见用火针治疗体表肿瘤。

5. 其他　如推拿按摩和气功疗法等均有其适应证。

三、中医药治疗肿瘤在多学科综合治疗的运用

中医药在多学科综合治疗中的运用,主要目的为提高疗效,减轻其他治疗的不良反应,保证治疗的顺利进行,延长生存期并改善患者的生活质量。

1. 中医药与手术治疗相结合

(1) 调理手术后的一些并发症:中医认为,手术损伤机体的元气,导致脾胃损伤,气血

虚弱，常表现为低热、气短、乏力、自汗或盗汗，食欲减退，可用健脾益气养血中药如四君子汤、八珍汤、十全大补汤等辨证加减，有利于机体的恢复。术后并发炎症，可加用清热解毒中药。活血化瘀中药如血府逐瘀汤可减轻术后的粘连。

（2）术后辅助治疗：减少肿瘤复发、转移：扶正中药可以改善机体免疫功能；活血化瘀中药可降低血小板的黏附、聚集性能，降低纤维蛋白含量，增加纤维蛋白的溶解，增加血流量，改善血液循环及机体的高凝状态，抑制肿瘤灶周围新生血管形成，减少肿瘤复发、转移，延长患者生存期。

2. 中医药与放射治疗相结合

（1）中医药的放射增敏作用：由于肿瘤组织血供的异质性、肿瘤细胞的乏氧状态及肿瘤细胞特殊的增殖情况等因素，造成部分癌细胞对放射线不敏感。实验证明，活血化瘀具有改善微循环、增加组织血流量、抑制血小板集聚、调节组织代谢等作用，改善肿瘤细胞乏氧状态，增加肿瘤细胞对射线的敏感性。常用的活血化瘀中药如：三七、马蔺子、丹参、川芎、红花等。

（2）中医药对常见放射副反应的治疗：中医理论认为，放射线是一种有“火热毒邪”特点的致病因素。放射线作用于机体，导致热毒内蕴，损伤人体气血津液。中药治疗多以养阴生津、清热解毒、活血化瘀等方法。如头颈部肿瘤放射治疗出现的口腔炎、鼻炎、咽炎，清热药常用桑叶、金银花、连翘、射干、山豆根。养阴生津药常用生地、麦冬、花粉、石斛、沙参、玄参等。放射性肺炎常用养阴润肺药沙参、麦冬、天冬、百合、百部等。

3. 中医药与化学治疗相结合

（1）治疗骨髓抑制：常见白细胞和血小板减少，严重时全血减少。中医治以健脾补肾等法，常用人参健脾丸、补中益气丸、八珍汤、十全大补丸等。

（2）治疗消化道反应：常见症状有恶心呕吐、食欲下降、上腹饱胀、便秘或腹泻。中医常以健脾理气，和胃止呕治疗。常用中药如香砂六君汤、藿香正气散、参苓白术散等。

（3）治疗组织器官损伤：如阿霉素、柔红霉素对心脏的损伤，中医治以活血化瘀、益气养血，常用药物生晒参、麦冬、五味子、当归、川芎、丹参、枣仁、柏子仁、石菖蒲、茯神等。药物性肝炎，中医健脾利湿、疏肝利胆，药用柴胡、茵陈、香附、郁金、党参、茯苓、白术、薏苡仁、虎杖等。周围末梢神经炎，中医治以活血通络、益气补肾，药用黄芪、当归、鸡血藤、牛膝、续断、桑寄生、络石藤、乌梢蛇、白花蛇等。药物性膀胱炎，中医清热利湿、解毒通淋，常用甘草、车前草、茯苓、泽泻、萹蓄、瞿麦、金钱草、滑石等。

四、中医药在巩固及姑息治疗阶段的应用

巩固治疗是指根治性治疗后或者术后辅助治疗后，病情稳定阶段进行中医药治疗进一步祛邪扶正，以巩固与提高西医治疗疗效、减缓或抑制肿瘤复发转移机会的治疗阶段。姑息治疗是指由于各种原因不能接受根治性治疗的患者，单纯中医药治疗以延缓肿瘤发展，提高生存质量的治疗阶段。

1. 控制肿瘤及改善症状　中医药抗肿瘤的临床治疗主要以扶正培本、清热解毒、软坚散结法为基本方法，同时整体调节，辨证论治，依据具体辨证兼行化痰祛湿及活血化瘀等法，发挥抑制肿瘤生长与改善临床症状的作用。临床治法主要包括：扶正培本法、清热解毒法、软坚散结法、化痰祛湿法等。若患者有胸腔积液、腹腔积液等体征，宜配合化痰祛湿法

进行抗肿瘤治疗、消除或减少胸腹腔内液体潴留，主要通过临床辨证，消痰化积，改善痰湿阻滞表现以改善症状。

2. 延缓肿瘤复发转移　延缓肿瘤的转移及复发在巩固和维持治疗阶段是肿瘤治疗的重要部分。根治性治疗完成后使用中医药治疗阶段，应用清热解毒法和软坚散结法，可进一步巩固治疗效果，有利于减少肿瘤的再复发；若在姑息性治疗完成后，肿瘤病灶得以缩小或减少，继续行中医药巩固维持治疗，控制、减少肿瘤的增大及转移；单纯中医药治疗时，以扶正祛邪为基本原则，通过清热解毒、软坚散结、化痰散结等法尽可能地控制肿瘤生长，减少转移。

3. 提高机体免疫功能　在恶性肿瘤发展及治疗过程的任何阶段，包括单纯中医药治疗及西医治疗后的中医药巩固维持阶段，当患者出现免疫功能下降，精力体力不足，注意力不集中，骨髓抑制反应尚未完全恢复，动辄乏力、自汗多、贫血、易感冒、恶风恶寒、食欲不振、失眠、体重下降等表现时，宜应用中医药扶正培本法，辨证运用补肾温经、健脾益胃、益气固表、养阴补血等具体治法，增强机体免疫功能及御病能力，改善患者体力、精力不足及虚弱症状，促进食欲，减轻骨髓抑制及营养不良状况，缓解易疲乏、易外感、贫血等临床表现，有效提高其生活质量。

总之，中医药作为防治肿瘤的有效手段之一，在肿瘤的综合治疗中起着重要的作用。肿瘤作为一类临床症状复杂、病情多变的疾病，只有以辨证论治为核心，及时准确把握疾病的发展动态，结合患者病人的体质、病期、器官功能之间的辩证关系，根据标本缓急，结合不同病种的转化规律，合理用药、辨病与辩证结合，才能更好发挥中医药的最大疗效。

（许春明）

第二十一章　肿瘤介入治疗

学习目标

1. 掌握常见肿瘤介入治疗的方法及意义。
2. 熟悉介入治疗在肿瘤综合治疗中的作用和地位。
3. 了解肿瘤介入治疗的范畴、历史和现状。

肿瘤介入治疗是介入放射学的重要组成部分，介入放射学（Interventional Radiology）作为现代临床治疗学中又一新的诊疗体系，正以其在医学影像导向下，集影像诊断与微创性治疗为一体的鲜明学科特点，得到学术界和广大患者的认同。特别是在肿瘤治疗中的应用，近30年来取得了重大成就，赋予了传统意义上的肿瘤诊疗崭新的内涵。

第一节　肿瘤介入治疗概念、范畴及发展

一、学科的萌芽与兴起

从古代埃及人使用天然芦苇的管茎去扩张尿道狭窄开始，利用置管方式去解除呼吸道、消化道、尿道等体内管道器官的阻塞性病变，逐步地成为临床治疗的常规。从1904年Dawbon对颜面血肿供血动脉的栓塞治疗，到1929年Forsmann在自身体内进行的右心导管插管，应该说这些还不能成为现代介入放射学的起源。其闪烁的思想火花燃起了人们对新学科创立的希望和追求。

Interventional Radiology一词由Margulis在1967年提出，到1976年Wallace首先系统地解释并使用，这已成为学术界的共识。然而，作为促进本学科形成的两大基础性重要研究成果，即经皮血管穿刺技术和经皮同轴导管血管成形技术，却是在1953年和1964年创立的。Seldinger 1953年所创立的经皮血管穿刺技术是现代介入诊疗技术的基石，它是采用穿刺针、导丝和导管的置换来完成过去繁杂的血管内置管操作，使过去需专业外科医生来完成的工作变得更简单和更安全，此后，几乎所有的血管性诊疗技术的实施都源于此。并被称之为Seldinger技术。Dotter和Judkin（1964）介绍了经皮穿刺利用同轴导管系统使粥样硬化性外周血管狭窄得到扩张和再通技术，为今后球囊成形术和内支架成形术的广泛应用奠定了基础。随着经皮穿刺活检技术、引流术、灌注与栓塞术等的逐步成熟和推广，随着新技术如各种内支架技术的不断发展，随着高科技影像设备和介入器材进入临床，在最近的30年中，介入放射学以一个整体学科的面貌迅速地根植于临床医学之林。

二、学科的概念、范畴与特点

介入放射学作为新兴的边缘学科，既依赖于传统临床诊疗学和影像诊断学的理论基础，又创造性地拓展了诊疗学和影像学的学科领域，成为一门崭新的介于传统内科学和外

科学之间的临床学科。

介入放射学及肿瘤介入的基本概念：以影像、临床诊断学及临床治疗学原理为基础，在医学影像设备的引导下，利用简单器材获得病理学、细胞学、生理生化学、细菌学和影像学资料和各种病变进行治疗的一系列治疗技术方法。肿瘤介入就是将介入放射技术应用于肿瘤的诊断及治疗中。

就其涉及的临床范围而言可分为：

(1) 肿瘤的介入诊疗学。

(2) 非肿瘤病变的介入诊疗学。

(3) 心脏及大血管疾病的介入诊疗学。

(4) 神经系统疾病的介入诊疗学。

就介入诊疗技术而言可分为两大部分：

(1) 血管性介入技术。

(2) 非血管介入技术。

血管性介入技术包括：①Seldinger 技术；②选择性和超选择性血管插管技术；③经导管血管栓塞术；④经导管局部药物灌注术；⑤经导管腔内血管成形术；⑥经皮血管内支架置放术；⑦经颈静脉肝内门腔分流术；⑧经皮血管内异物和血栓取出术；⑨选择性血样本采集术；⑩经皮血管内导管药盒系统植入术；⑪心血管瓣膜成形术；⑫射频消融术；⑬选择性血管造影术和药物性血管造影术等。

非血管介入技术包括：①经皮针吸活检术；②经皮局部药物注射术；③经皮穿刺内、外引流术；④经皮椎间盘切割术；⑤内支架置放术；⑥输卵管再通术；⑦肺大疱固化术；⑧腹水-静脉转流术；⑨脑积水-腹腔或静脉转流术；⑩经皮胃造瘘术；⑪电化学治疗术；⑫结石处理技术；⑬“T”形管置换术等等。

介入技术的特点为：

1. 具有微创性　往往仅经过皮肤穿刺、插管，生理或手术孔道插管即可完成诊断和治疗。

2. 可重复性强　在一次性治疗不彻底或病变复发时可经同样的途径重复多次进行治疗。

3. 定位准确　由于所有操作均在医学影像设备引导下进行，使穿刺和插管准确到位，诊断和治疗具有较少的盲目性。如经导管药盒系统植入术比手术方式植入导管到位率提高，移位率减少。

4. 疗效高、见效快　对于出血性病变，血管狭窄和其他管腔狭窄等病变，一旦介入技术成功，疗效立即可见，如出血立即停止，管腔即刻开通，伴随症状马上消失，有人称之为“戏剧性效果”。对于一些内外科治疗棘手的病变，如动-静脉畸形，肝癌等中晚期癌肿，介入治疗的疗效优于传统治疗。

5. 并发症发生率低　基于上述特点介入技术造成的并发症发生率低，致命和致残的严重并发症更是极为少见。

6. 多种技术的联系应用简便易行　对于某些病变需多种方法同时或序贯进行才能取得良好疗效。多种介入技术方便而互相干扰少，协同作用强。胆道恶性梗阻，可先行经皮肝胆道内外引流术(PTCD)，再行内支架或内涵管置放术，并与内照射或经动脉化学治疗(简称化疗)灌注术配合治疗肿瘤本身。血管狭窄的治疗，可由溶栓术、球囊扩张术和内支架置放术相互配合。介入治疗可与外科手术很好配合，如肿瘤的术前栓塞可使巨大肿瘤获得两次手术机会，可减少术中出血，缩短手术时间，提高肿瘤切除率。对于出血的病例，介入技术先行止血，再行原发病变手术切除,可使风险较高的急诊手术变为较为安全的择期手术。

三、我国介入放射学的现状

我国介入放射医学起步较晚,但发展较快。20 世纪 80 年代初,刘玉清、林贵、刘子江、陈星荣、夏宝枢等老一辈放射学家指出:介入放射学的引入,将使放射医学产生一个大的飞跃。他们还率先开展了肿瘤的供血动脉化疗、栓塞,动脉狭窄的经皮腔内血管成形术等。创造了一批科技成果,令整个医学界为之瞩目。吴恩惠教授风趣地形容介入放射学“无孔不入,无孔也入”。1986 年,中华放射学会在山东潍坊召开了首届全国介入放射学术会议,吹响了我国介入医学普及和提高的号角。鉴于介入放射学的临床地位越来越重要,1990 年卫生部决定把一部分有条件开展介入放射的放射科改为临床科室,称为介入放射科。我国介入放射医学工作者经过 30 余年的努力,从肝癌、肾癌、肺癌、肾动脉狭窄球囊扩张等技术起步,层层深入,今日已涉足国际上所有介入医学技术,深度上也远远超越一般发展中国家水平而达到世界先进水平的前列。现在“三甲”医院大多建立了独立的介入科,有自己的病房、门诊及多功能介入手术室。2014 年 6 月在长沙召开第十三届全国介入放射学术会议,到会代表超过 3500 人。可以预见,我国介入医学必将进入一个更普及、更规范、更高水平的领域,也必将与内科、外科等一样,成为临床最主要的学科之一。

第二节　肿瘤的血管介入治疗

一、肿瘤血管介入的理论基础

肿瘤的动脉灌注化疗与栓塞治疗源于动脉灌注术,这一方法可追溯到 20 世纪初,1921 年 Biechroder 首先报道了经动脉灌注药物治疗产妇脓毒血症。1950 年 Klopp 等将此方法用于恶性肿瘤的治疗。20 世纪 60 ~ 70 年代虽然欧美及日本有较多相关的报道,但是真正大量有关动脉灌注化疗的基础研究与临床应用的报道是在 20 世纪 80 年代后才开始的。尤其是 1985 年 Ohishi 报道了先用碘油栓塞肝癌血窦,然后经导管灌注化疗药,最后用明胶海绵栓塞肝动脉的方法,此后该方法得到了广泛的应用,并延伸至其他实体肿瘤的介入治疗中。总体上说,除了淋巴瘤外,动脉灌注化疗与栓塞治疗几乎在全身各系统的实体肿瘤治疗上都有报道,但应用最多的是肝脏肿瘤,疗效相对较好的也是肝细胞癌的动脉介入治疗。其他如肺癌、肾癌、盆腔肿瘤及骨肿瘤的经动脉介入治疗也有较多的应用,效果也比较好。

恶性肿瘤动脉内药物灌注化疗与栓塞治疗的基本原理如下:

1. 首过效应　指药物首次经过组织、器官被摄取、代谢的情况。因为绝大部分的药物在肝脏代谢,所以当药物经过肝脏时,约 90% 的药物被肝脏摄取,从肝静脉回流至体循环的仅占总量的一成。这在肝动脉灌注化疗时特别有重要的意义。因为肝脏肿瘤不管是原发的还是继发的,对于绝大部分静脉化疗方案不敏感,这与肝脏生理特性有关;肝肿瘤内的药物很难达到有效浓度。若要达到有效浓度,就得大幅提高药物用量,而正常组织可能难以承受。通过肝动脉药物灌注,同样剂量的药物就可使肝脏局部的药物浓度达到很高的水平,肝肿瘤内的药物浓度毫无疑问也可以达到一个较高的水平,而通过肝静脉回流到体循环的药物很少,血浆内的药物浓度非常低,如此就可以起到有效的抗肿瘤作用而全身毒副反应轻微。其他组织、器官如盆腔脏器、脑组织等虽然不是药物代谢的主要场所，摄取药物的比例较肝脏要低，但是相对于静脉途径的给药来说，动脉灌注后靶组织内药物的浓度要明显高于非靶组织。Sumiyoshi 等在狗的髂动脉分叉处注射吡柔比星并与静脉注射进行比较，结果在注药 2h 后膀胱黏膜、肌肉及其他盆腔脏器组织的药物浓度要比静脉途径高出 8 倍，由此可见药物由动脉途径进入体内，其通过靶组织的首过效应是非常明显的。

2. 进入肿瘤组织的药量大　根据药代动力学的研究，药物进入体内后的快速分布相是与各器官的血流量成正比的，而到达平衡相时，药物的分布才与其理化特性、代谢特点及局部器官血流量等综合因素相关。假设某动脉的血流量占全身动脉血流量的 10%，不考虑药物的首过效应及药物在到达靶组织前循环过程中的其他损耗，那么经该动脉灌注同等量的药物后，其相应组织内的药物浓度在早期是静脉内给药时浓度的 10 倍，若考虑循环过程中的损耗，则浓度可能要超过 10 倍，而在药物的再分布过程中，因为首过效应，进入体循环的药物较总量要减少许多，这样全身的毒副作用就要减轻很多。动脉灌注时，靶器官接受的药量可用以下公式表示：Rt＝1＋表面总体清除率（C）/肿瘤血流量，其中 Rt 为靶器官药物接受量，对于一定剂量的特定药物来说，1 为一常数，C 表示靶器官以外组织对药物的清除程度，对于特定药物来说也是常数，而肿瘤血流量可视作靶器官动脉血流量（有差异）。由上述公式可见，在动脉灌注化疗时要增加肿瘤内的药物含量，只需减少靶器官动脉的血流量即可，而在动脉插管时采用球囊导管暂时阻断血流或将导管深入到靶动脉远端接近肿瘤边缘血流也可明显减少血流量，从而大幅度提高肿瘤内的药物含量。

3. 游离状态的药物多　药物进入血液后会立即与血浆蛋白结合，这是一个可逆的过程。因为蛋白分子量大，结合状态的药物不能进入肿瘤细胞内，只有游离状态的药物才能发挥作用。静脉给药时，因为注射时间相对较长，药物到达靶器官的路途较为“遥远”，血浆内药物浓度有一个渐进过程，根据可逆性生物化学反应规律，这时药物、血浆蛋白（均为“化学反应”的底物）浓度相当，接触时间较长，所以结合率就比较高，游离者较少。比如顺铂经静脉给药滴注 2h 后，有 98% 呈结合态，仅有 2% 呈游离状态而发挥作用。当药物从靶动脉内直接灌注时，局部血流量较少，而药物浓度则非常高（尤其是当药物采用团注法给药时），此时“反应底物”（药物与血浆蛋白）比例并不匹配，接触时间也较短（药物很快进入靶组织），故结合率较低，游离状态的药物较多，进入肿瘤组织发挥作用的药物较静脉途径给药的多，疗效也就明显增加。

4. 药物缓释作用　在行动脉化疗、栓塞时，还可以采用药物微球、微囊或药物碘油混悬液的方式，使药物缓慢地释放，从而持久地发挥抗肿瘤作用，这是静脉化疗或其他途径给药无法比拟的优势。将化疗药物丝裂霉素、顺铂等与明胶海绵、乙基纤维素、葡聚糖等结合制成含药微球，将其经导管注入靶血管栓塞于肿瘤的微动脉内，可以维持较长时间的局部化疗。在某些肿瘤尤其是肝癌的动脉介入治疗中，可以利用肿瘤内缺乏吞噬细胞及肿瘤组织亲碘化油的特性，将药物与碘油混合制成混悬液或乳化剂注入靶动脉内，碘油会较长时间滞留在肿瘤内，药物也就会较长时间发挥作用。

5. 栓塞作用　在行动脉灌注化疗时，常用栓塞剂将肿瘤内的血窦及肿瘤的供血动脉栓塞，这样就造成了肿瘤局部的缺血、缺氧，因而引起肿瘤组织的坏死。同时，因为缺血、缺氧导致局部环境酸化，使得肿瘤组织对化疗药物更敏感，发生变性、坏死更多。有些栓塞剂本身如碘化油、铱-90 玻璃微球本身就对肿瘤具有杀伤作用。化疗药物经动脉直接注入靶动脉内，因为浓度很高，对肿瘤内的微循环会造成损伤，从而形成微栓塞，引起肿瘤坏死，这也是有些药物静脉化疗不敏感而动脉灌注化疗却有效的原因之一。

二、肿瘤血管介入常用设备及器材

1. 影像监视设备　数字减影血管造影(digital subtraction angigraphy,DSA)是电子计算机技术、电视技术、数字电子学等与X线血管造影术相结合的产物,它能提供高分辨率的血管图像和可靠的血管解剖与病变信息。其成功的临床应用,有力地推动了介入放射学诊疗技术的进步与发展。

DSA是用影像增强器将透过人体的衰减的未造影X线信号增强,再用高分辨率的摄像机对增强后的图像作一系列的扫描,将图像分成按一定矩阵组成的像素,再将像素的不同信息模/数转换成各种不同灰阶的等级,在阴极射线管上构成图像。骨骼、肌肉等软组织的影像被消除,仅留下含有造影剂的血管影像。它是目前血管系统介入放射学首选的监视方法(图21-2-1)。

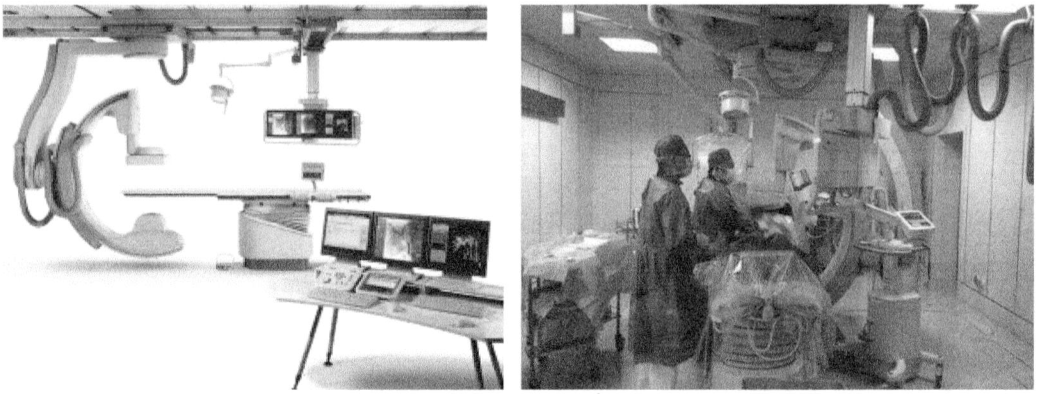

图21-2-1　数字减影血管造影(digital subtraction angigraphy,DSA)

2. 介入治疗所用器材　介入放射学诞生之初应用的器械非常简单,但随着介入治疗技术应用领域的逐步拓展以及高新材料技术的进步,使得介入治疗所应用的手术器械得到了突飞猛进的发展,由少到多、由简到繁、由粗糙到精细。目前介入放射学器材的种类繁多,现就常用器械叙述如下。

(1)常规器械(穿刺针、导丝、导管鞘、导管)

1)穿刺针:如同外科的手术刀,穿刺针是介入放射学中最基本的器材,是建立由体外进入体内操作通道的必需器械。穿刺针的主要作用是建立体外和体内腔道之间的通道,通过这一通道将导丝、导管引入体内进行下一步操作,或直接经建立的通道,采取病理组织、抽吸内容物、注入药物等。因此,在完成建立通道的前提下,如何尽量减少对正常组织的损伤,是穿刺针研究和发展的方向,也是当前选用穿刺针的出发点。

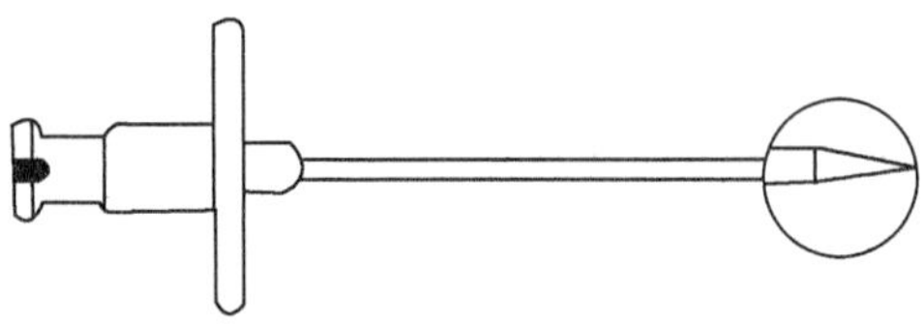

图21-2-2　一部件单壁穿刺针

a. 穿刺针的结构

一部件单壁穿刺针:这种穿刺针仅穿刺血管前壁,可减小对血管后壁及其周围组织的损伤及与之相关的并发症的发生(图21-2-2)。

二部件穿刺针:最常用的为套针或套管针

和针芯所组成。穿刺时针芯套在套针内,通常套针有一缺口,针芯有凸起,二者紧密套合成一体。针芯可为实心的金属杆,也可为中空的细针芯(图 21-2-3)。

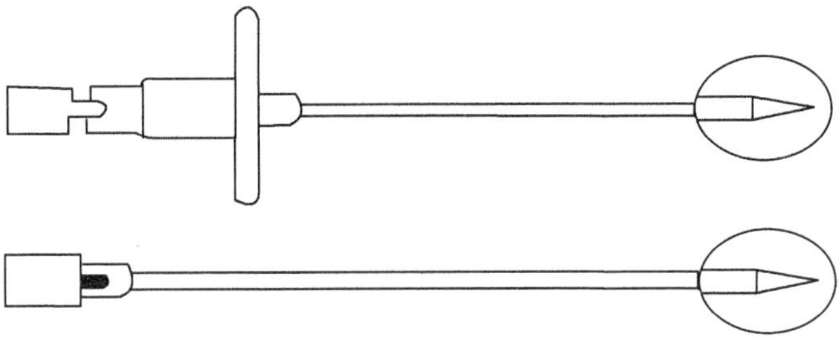

图 21-2-3　二部件穿刺针

b. 穿刺针的大小:穿刺针的外径以 G(gauge)表示,而针的内径因针壁的厚薄而有所不同(表 21-2-1)。在实际应用中需根据病人体形的具体情况来选择,目前临床常用 18～20G 穿刺针做成人的动静脉穿刺,对于儿童或小动脉穿刺如肱、桡动脉宜选用 20～22G 穿刺针。各种穿刺针的长度亦不尽相同,用于成人血管以长度为 7.0cm 为宜,儿童常用 4.0cm,用于肝内胆管或泌尿系统穿刺则为 15～20cm。

表 21-2-1　薄壁穿刺针的内外径

号/Gauge	内径		外径	
	英寸/in	mm	英寸/in	mm
12	0.091	2.31	0.104	2.64
13	0.077	1.96	0.092	2.34
14	0.071	1.80	0.080	2.03
15	0.059	1.50	0.072	1.83
16	0.052	1.32	0.064	1.63
17	0.046	1.16	0.056	1.42
18	0.042	1.06	0.048	1.22
19	0.031	0.78	0.040	1.02
20	0.025	0.64	0.036	0.91
21	0.022	0.56	0.032	0.82
22	0.018	0.45	0.028	0.71
23	0.015	0.38	0.024	0.61

2) 导丝(guide wire):是介入放射学操作中不可缺少的器械,是通过穿刺孔道将导管系统引入目的管腔的桥梁。它的主要作用:①通过穿刺针内孔进入管腔(如血管,胆管或脓腔),引导并支持导管通过皮下组织、动脉壁等软组织;②加强导管硬度,有利于导管的操控,其中超硬导丝的此项作用尤为突出;③导向作用,利用导丝头端特定的形状或根据目的血管的分支形态塑形导丝,选择性或超选择性进入目的血管,并引导导管进入;④头端柔软光滑,可减少导管对血管内皮的损伤;⑤可作为操作过程中交换的桥梁,多为较长的交换导丝。

a. 导丝的结构

钢丝导丝:一般为内外两层结构,外层为螺旋状的高质量不锈钢丝圈,内层为细不锈钢丝。钢丝圈包绕内芯的钢丝,螺旋状结构有利于导丝在血管内向各方向弯曲而不发生折曲。内芯的不锈钢丝常为一长一短两根,较长的一根较细与外层的钢丝圈两端焊接,主要起稳固钢丝圈结构的作用,防止其被拉长、脱落;较短的一根较粗且仅尾端与钢丝圈相固定,其主要作用为加强导丝的硬度。这样的结构使导丝的主体部分柔中有刚,而头端柔软,既便于操作又可减少损伤。

超滑导丝:是目前使用最为广泛的导丝。其内芯为超弹性的合金丝,外敷聚氨酯,表面涂布亲水复合物,使导丝在水(血液)中特别光滑柔顺。导丝头端圆滑常为小"J"形,头端8.0cm,较软,富有弹性,从头端主体部内芯的粗细与柔顺性均有一移行过程,即由细变粗,由软变硬,这有利于减少对血管壁的损伤,并有利于弯入分支角度较大的血管分支。

b. 导丝的类型

超硬导丝:又称加强导丝(heavy-duty mandrel guide wire),其内部结构与钢丝导丝的结构相似,只是其外层螺旋状的钢丝为扁钢丝,使其在相同外径的情况下内腔增加,其内芯的直径也就以增加,使导丝的整体强度得到增加。导丝的外表面覆以 Teflon 涂层,增加导丝的光滑性。代表性产品为 Amplatz 导丝。

交换导丝:其结构与普通的超滑导丝相同,只是长度明显增加。常用的规格有 180cm、200cm、260cm 等。其作用是在操作过程中将导丝置于靶血管后,交换引入不同功用的导管,避免了再次选择插管的操作。

微导丝(micro guide wire):指一系列直径小于 0.021inch 的导丝,一般均与相匹配的微导管配合应用。这类导丝的头端各有不同,有螺旋状的铂丝、有软钢丝、有直头、有弯头,可根据具体情况选用或自行塑形后应用。

短导丝:一般长度为 40 ~ 50cm,如"J"形头的钢丝导丝,主要用于股动脉穿刺后引导导管鞘的插入。

非血管介入用导丝:最常用的为经皮肝脏穿刺胆管引流时使用的细导丝 Cape mandrel 导丝,该导丝的主干为 0.018inch 的金属钢丝,导丝的头部为柔软的钢丝圈,粗细与主干一致,两者间经焊接连接。

另外尚有端孔导丝、硬度可控导丝等,目前均较少应用。

c. 导丝的规格

习惯上导丝的外径用英寸(inch)计算。常用的有 0.038inch、0.035inch、0.018inch、0.014inch 几种。

导丝的长度按不同的需要有多种:短导丝长为 30 ~ 40cm,常用于穿刺过程中;普通导丝长为 145 ~ 150cm,是介入手术中引导导管走向最为常用的,交换导丝是最长的一种,长为 180cm、260cm、300cm,常为选入靶血管后需换用不同用途导管时应用。

d. 导丝的特性

硬度适中:导丝的作用是引导导管、引流管、输送器或释放系统进入靶血管或靶管腔,因此需要导丝有适当的硬度才可以完成引导作用。

柔韧性好:介入操作中的不同腔道均有不同程度的弯曲、转折,所应用的导丝要能顺利通过这些转折,同时还要尽可能地减小对腔道内膜的损伤,因此导丝要足够柔软。

表面光滑:导丝表面光滑与否是决定导丝对管腔内壁损伤大小的关键因素,表面涂布

Teflon 或亲水涂层的超滑导丝比普通的钢丝导丝表面光滑得多。另外表面光滑也有利于减小和导管内腔的阻力，进入曲度较大或转折的管腔。

抗凝性好：这一特性对于应用于血管介入操作的导丝来说尤为重要，导丝在血管腔内操作期间其表面不应有血栓形成，否则在送入导管过程中就可能使血栓脱落或阻塞靶血管。另外，导丝与导管之间有微细的缝隙，其间可能充满血液，如导丝的抗凝性不佳则可使两者间形成血栓，影响操作。

抗腐蚀：此特性对非血管介入治疗时尤为重要，其原因是当进入非血管腔道时，往往有腐蚀性液体存在，如胆汁、消化液、尿液等，这些液体均会对导丝表面产生腐蚀作用，降低其光滑度增加操作的难度。

可视性好：各种介入操作均是在影像设备的监视下完成的，因此要求所用的器材要在影像设设备下清晰可见，才利于操作。常规粗细的导丝可视性均较好，但直径为 0.018inch 或以下的微导丝在不放大的情况下几乎是不可见的，因此在导丝头部焊接上金或铂的金属标记或者导丝头部用铂丝的弹簧圈，可增加导丝的可视性。

生物相容性：是指导丝进人体腔后，不会引起机体抗原-抗体反应。

可控性好：是指导丝能够被很好地操纵，通过迂曲的管腔，进入靶区。

可塑形性：实际操作中导丝头端的固有形状不可能适应所有情况，一些导丝的头端可根据不同的需要而被塑形成不同的曲度，并能保持这种曲度，从而有利于导丝通过复杂的管腔弯曲。

跟进性：有两层含义，其一是指导丝头端进入管腔分之后，导丝的前部也可随之进入，从而有利于对成锐角分支的管腔的选择性插管，其二是指导丝进入目的管腔后，导管也能随之跟进。这需要导丝柔软度与硬度的和谐统一。

3）导管鞘（sheath）：为一塑料套鞘，常与扩张管配合应用。鞘的一端有一接头，当鞘与扩张管沿导丝插入血管后，退出扩张管与导丝，接头处自然闭合，阻止血液漏出。

导管鞘从外形上可分为两大类：一类在鞘的近端有一侧臂，并有短的连接管，可注入肝素盐水，防止鞘与鞘内的导管外壁之间形成血凝块。另一类导管鞘称为 D-H 导管鞘，没有侧臂（图 21-2-4）。

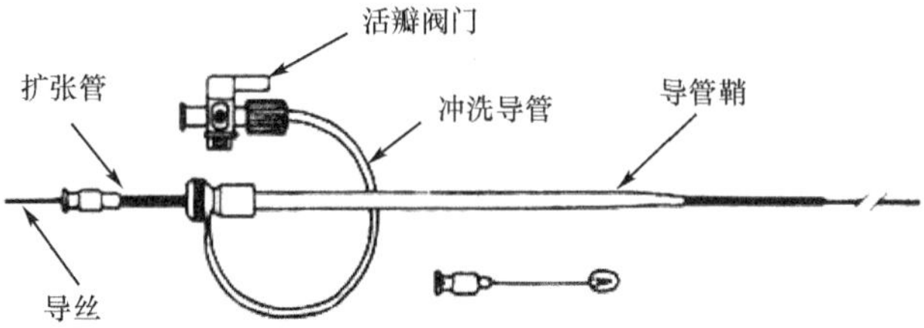

图 21-2-4　常用导管鞘

导管鞘的主要作用：保持血管与体外通道的通畅，有利于术中交换不同大小的导管导丝，使交换过程和操作过程更加顺滑；操作中不必担心导管导丝脱出血管；避免了操作中病人的疼痛感及对穿刺部血管的损伤。

选用什么型号的导管鞘，要根据拟在术中所用的导管型号来选用，一般导管鞘应与导管为同一型号；如可能应用球囊导管，则应选用比球囊导管大一型号的导管鞘。

4）导管（catheter）：最初使用的导管为一薄壁的塑料管，其目的仅为造影和引流。但随着材料工业及制造技术的发展，介入放射学所应用的导管种类日益繁多、工艺精细。

导管的功能决定了其不同的特性，导管用于建立靶区与外界的直接人工通道，主要用于诊断(造影)，治疗(药物灌注、栓塞、引流)、引导等。

导管一般均为细长的管型结构，其尾端始终位于体外，有管座，用于连接注射器或高压注射器，因此各种导管的尾端基本无明显区别。部分微导管的尾端设计有扁翼状透明区域有利于观察。而导管头端的形状依其目的不同多种多样，有带侧孔、无侧孔、头端弯曲星环形、弯曲呈立体结构等形状。

a. 导管的规格：通常以导管外径的大小划分，单位为 F(French)，在其前或其后标有导管的周长(mm)。目前最为常用的为 5F 导管，且其内腔可引入微导管作为引导导管。常见的长度有 40cm、60cm、80cm、100cm、110cm、150cm 等。

b. 导管的结构：导管为中空管型结构。管壁较薄一般为均一材质，为增加其支撑力及可控性，在薄壁中可增加一层或两层细钢丝网(Cook，Terumo)。而在导管的表面又可有减小摩擦力的亲水化合物。另外一些导管的头可有数量不等的侧孔。

c. 导管的特性：

弹性记忆：为适应各特殊部位血管的形态和病变情况，目前使用的导管均是经定形处理后具有某一固定外形，并能在操作过程中始终保持这一形态，以便插入某一血管分支。

可控性：导管能够被术者很好地操控。

抗凝性：主要要求用于血管内操作的导管。因导管可能长时间停留于血管内，要求导管的内外壁有良好的抗凝性，不致引起血小板聚集及血栓形成，否则形成的血栓脱落可引起相应部位的栓塞。

生物相容性：导管的材料必须是无毒、无生物活性，才能无损病人的健康。

可视性：即导管的不透光性，也就是导管在操作过程中必须能在 X 线下清晰可见，才能在透视下良好地控制导管的走向，完成选择性插管操作。

耐高压/高流量：因制造工艺的提高，在保持导管硬度的前提下，导管壁越来越薄，使导管外径细而内腔粗，保证导管获得最大的流量。一般来说，压力与流速成正比，而导管的最大压力限制数在出厂时即已标注。压力单位常用 psi(pound square inch)，流速 ml/s。

(2) 微导管、微导丝(microcatheter/micro guide wire)　一般指管径在 3F 以下的导管，最初主要用在脑血管方面，现已广泛应用于各部位，如肝动脉段的栓塞治疗。微导管的引入主要是通过引导导管同轴法引入，引导导管可以是普通造影导管，也可以是专用的引导导管。

1) Tracker 微导管系列：美国 Target thera-peutics 公司生产的 Teflon 导管。带亲水膜称 Fas-Tracker 导管，另一类不带亲水膜。根据导管粗细分为 Tracker-18 与 Tracker-10 两类。导管总长度 150～175cm，远端缩细部分为 15～25cm。Tracker-18 导管主干为 3F(内径 0.056cm)，远端缩细部分为 2.5～2.7F(内径 0.053cm)。Tracker-10 导管主干为 2.6F(内径 0.041cm)，远端缩细部分为 2.0F(内径 0.038cm)。与之匹配的导丝头端均可根据需要随意塑形，以利于进入不同弯曲形状的血管。微导管头端通常有一铂金环，以便于透视下观察定位。

2) Progreat 微导管：日本 Terumo 公司生产，为目前最常用的外周超选择用导管，不适用于脑血管。导管长度 130cm，其主干为 2.7F，远端为 2.4F，故可达更细小的血管；与之相配的导丝较导管长 7.0cm，尾端配有扭控器，头端有一小弧形塑形，并可根据需要塑形，用于导向。导丝头端带黄金,利于透视下观察。经导管可以注入碘油与明胶海绵颗粒。导管前端没有塑形,外有亲水膜。

3）Magic 微导管系列:法国 Balt 公司生产,为系列产品,主要包括漂浮导管、可脱球囊导管与灌注导管。漂浮导管为 Magic 微导管的主要类型,不用导丝引导,而是靠血流导向,导管易漂向高血流的血管,可经导管注入液体栓塞剂(如 NBCA 等),主要用于颅内动静脉畸形(AVM)的治疗。此类导管均由三段组成,近段主干为 3F,长 135cm;中间柔软段为 2.1～2.5F,长 10～35cm;远端极柔软部分为 1.2～1.8F,长 10～30cm。

三、肿瘤血管介入常用技术

肿瘤的血管性介入治疗是指采用 Seldinger 技术,经皮穿刺动脉血管,并沿着血管径路将导管选择性地插入肿瘤靶血管,实施介入治疗的一种技术手段。主要是针对肿瘤的供血动脉,或将抗癌药物注射到肿瘤区,直接杀死癌细胞;或栓塞肿瘤供血动脉,阻断肿瘤的营养供应,使肿瘤体积缩小;或施行双介入,即将抗癌药物和栓塞剂有机结合在一起注入靶动脉,既阻断供血,同时药物停留于肿瘤区起到局部化疗,杀死肿瘤组织的作用。肿瘤的血管性介入治疗技术主要包括经导管动脉灌注化疗术(TAI)和经导管动脉化疗栓塞术(TACE)。

1. 经导管动脉灌注化疗术(TAI)　TAI 是指通过导管选择性将抗肿瘤药物直接注入肿瘤供血动脉,达到提高肿瘤组织药物浓度,增加抗肿瘤作用的目的。TAI 的理论基础是:通过导管直接超选至肿瘤供血动脉,于此处进行化疗药物灌注,药物直接作用于肿瘤区域,提高肿瘤细胞与化疗药物的接触时间和作用浓度。从理论上讲,作用于肿瘤细胞的药物浓度提高 10 倍以上,化疗药物的作用效果可以提高 100 倍以上。这样,局部的高药物浓度可以获得显著的抗肿瘤作用,同时又可减少全身的不良反应。

(1）适应证:TAI 目前在临床上可用于治疗全身各处的恶性原发或转移性肿瘤,常用于肝癌、肺癌、食管癌及盆腔肿瘤等的治疗。

(2）并发症:主要与导管及药物对血管及灌注区域组织刺激有关。

1）血管狭窄及闭塞:常发生在长期化疗灌注的靶动脉。由于留置导管等的长期刺激和化疗药物的损害使动脉内膜增生,常发生在肝动脉、支气管动脉等。

2）神经损伤:可发生在脊髓动脉、支气管动脉及脑动脉化疗灌注时,可能与化疗药物和造影剂直接损伤神经组织或刺激血管造成痉挛有关。发生在脊髓动脉时,可表现为截瘫或节段性肢体感觉或运动障碍。发生在脑动脉时,可造成视网膜损害,严重者可有脑水肿甚至脑疝形成导致死亡。

3）化疗药物相关的不良反应:如消化道反应、骨髓抑制、肾脏毒性、心脏毒性等。其临床表现和严重程度,均与灌注所用的化疗药物本身和剂量有关。也因患者身体对药物的耐受性不同而不同。

(3）疗效评价:恶性肿瘤动脉灌注化疗的疗效除了受化疗本身因素、灌注化疗方法的影响之外,还受肿瘤的部位,肿瘤的血供程度和肿瘤组织学类型的影响。总体上,恶性肿瘤局部灌注化疗有利于提高手术切除的疗效,延缓肿瘤生长速度,提高患者的生活质量。

2. 经导管动脉化疗栓塞术(TACE)　TACE 是指通过导管技术找到肿瘤的供养动脉,将抗肿瘤药物和栓塞剂混合在一起直接注入肿瘤供养动脉,既栓塞肿瘤组织末梢分支,阻断血供,同时药物又可以停留于肿瘤区域缓慢释放起到局部化疗作用。

这种疗法主要有两大优势：一方面将高浓度的药物直接作用于局部，发挥最大的抗肿瘤作用，全身毒副作用小；另一方面，将肿瘤的供血血管阻塞，使肿瘤失去血供，从而达到控制肿瘤生长，使肿瘤坏死缩小的作用。

(1) 适应证：可用于各种实体富血管性肿瘤（如肝癌，肺癌，肾癌及盆腔肿瘤）的术前和姑息性治疗。

(2) 并发症

1）化疗药物的不良反应（同灌注化疗）。

2）误栓主要发生于插管不到位、栓塞剂的选择和释放不当、操作者经验不足等情况。其严重程度视误栓的程度和具体器官而定，可发生在神经、肺、胆管、胃肠道、脾、肢体末端、皮肤等处，严重者可致残或致死。

3）栓塞后综合征与肿瘤和组织坏死有关，可发生在大多数 TACE 术后的病例。主要表现为发热、局部疼痛及伴随恶心、呕吐、腹胀、食欲下降等。

4）感染可由所用器材或栓塞剂污染及手术场所消毒不严引起，栓塞后大量组织坏死也是导致感染的原因之一。感染常发生于实质性器官，如肝和脾。

(3) 疗效评价：良、恶性肿瘤术前行供血动脉 TACE，不仅可以使肿瘤发生缺血萎缩，便于手术中分离切除，而且可以减少术中出血。对于晚期恶性肿瘤行 TACE，可以减轻疼痛、减少出血，促进肿瘤变性坏死，是姑息性治疗的重要措施，也常常是某些中晚期恶性肿瘤的唯一治疗手段。由于栓塞剂的免疫原性，恶性肿瘤栓塞后还有提高免疫功能的作用。

3. 经皮血管内导管化疗药盒（化疗泵）植入术　目前主要采用静脉内留置管和全植入式导管药盒系统。全植入式导管药盒系统是动脉内建立通道行长期规律性化疗灌注或和碘油栓塞的简便而又实用的方法，它克服了以往手术方式埋植动脉内化疗药盒系统所具有的创伤性大、操作复杂等，以及常规经皮股动脉一次性穿刺插管灌注术所具有的导管不能长期留置造成的各种缺点，如反复穿刺插管、治疗不规律、注药时间仓促等。可使恶性肿瘤患者终生受益。主要应用于少血供转移性肝癌经门静脉内化疗；原发性肝癌动脉/门静脉联合化疗或栓塞和动脉闭塞，需行门静脉化疗和栓塞。主要并发症有：肝包膜损伤导致腹腔内出血、血胸和气胸、副损伤（肝动脉、胆道、胆囊的损伤）、留置管移位、门静脉血栓形成等。

第三节　肿瘤非血管介入治疗

一、肿瘤非血管介入治疗的理论基础

肿瘤的非血管性介入治疗的理论基础：是指在医学影像设备如 X 线、CT、超声或 MRI 的导引下，利用各种器械，通过血管以外的途径，如经人体生理腔道的自然开口或经皮直接穿刺脏器，对肿瘤进行治疗的技术。

二、肿瘤非血管介入治疗的常用设备及器材

1. 影像监视设备

(1) X 光机：进行介入放射学的理想设备是配有影像增强器的大容量 X 光机。介入操

作时间一般比较长，有时需要连续曝光摄片，因此需 X 线球管能够耐受高温，要求 X 线光机在 500～1000mA，同时配备影像增强器，使通过人体的 X 线通过光电转换器并经摄像系统传递到显示器上成像，这样形成的图像清晰明亮，便于观察（图 21-3-1）。

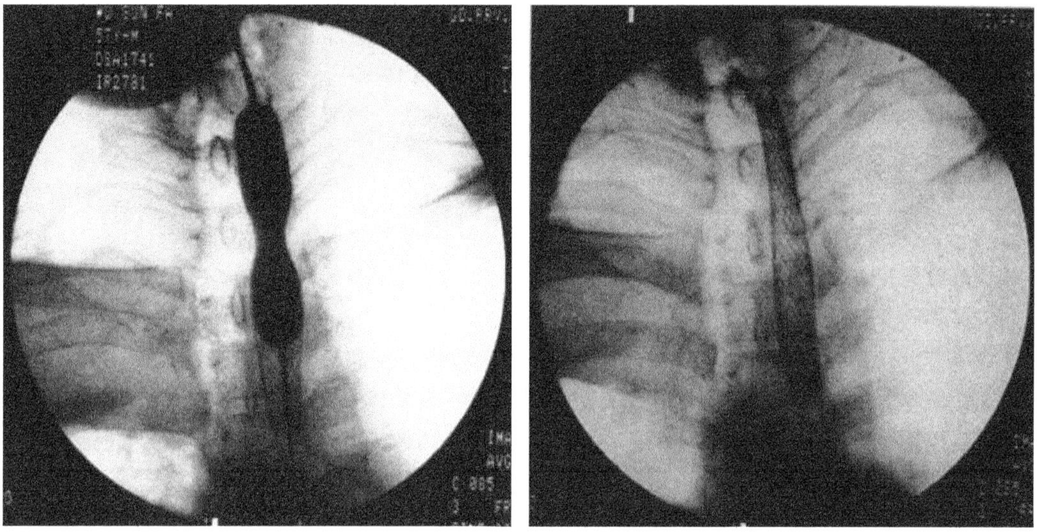

图 21-3-1　食道癌病例，透视下行食道球囊扩张及支架置入术

（2）超声：超声波检查作为介入放射学的影像监视设备，以使用方便和实时显像为最大特点，而且目前还未发现其对人体有明显的伤害作用。且作为穿刺定位手段，有其独特的优越性。特别是对于胸、腹腔积液和囊肿、腹、盆腔脏器以及胸膜病变、乳腺和其他体表病变的穿刺定位、超声检查具备良好的监视能力（图 21-3-2）。

但由于受声学成像的特点受限，超声检查易受骨质、气体等因素影响，增加了操作的技巧性和难度。除部分脏器无法使用超声检查外，适合扫查的目标还会出现相对的“盲区”（如肝脏紧贴膈下的部位等）。另一方面，由于探头对于靶器官的位置千变万化，对于操作者的经验和技术提出了更高的要求。另外，其断层成像的特点，造成器官整体观较差。

（3）CT：除同样具有 X 线影像的特点外，由于是断层影像，能够使病灶显示得更加清晰，尤其是近年来出现的 CT 透视技术更加为介入放射学的开展提供了便利的条件，在非超声监视适应证的穿刺技术中，得到了广泛的应用，如在肺内结节的穿刺活检术。但 CT 价格远远超过超声，治疗费用上较高，且具有放射性损伤（图 21-3-3）。

（4）MRI：MR 作为特殊的介入放射学监视方法，由于没有射线损伤，观察范围大，及近年来出现的开放型 MR 和透视技术，方便了介入放射学的操作，而且可以达到实时监视的程度，从而越来越被临床所认识，应用范围也越来越广。虽然现在由于设备的普及程度、性能和专用无磁性介入放射学器材开发程度所限，尚未在临床得到广泛的使用，但是具有广阔的应用前景。

2. 非血管介入治疗所用器材　非血管介入操作所用的器械较多，各有特色，各个系统有各种不同的引流管及导管，穿刺针也有不同，有时可互相通用。常用的器械主要有穿刺针、导丝、引流管、取异物器等。

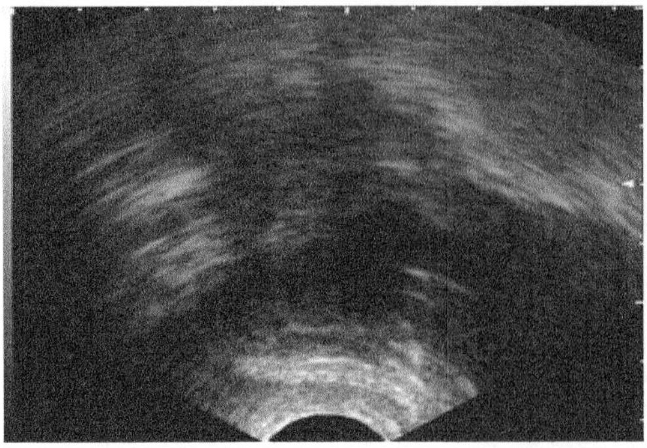

图 21-3-2　B 超引导下左侧卵巢囊肿穿刺术

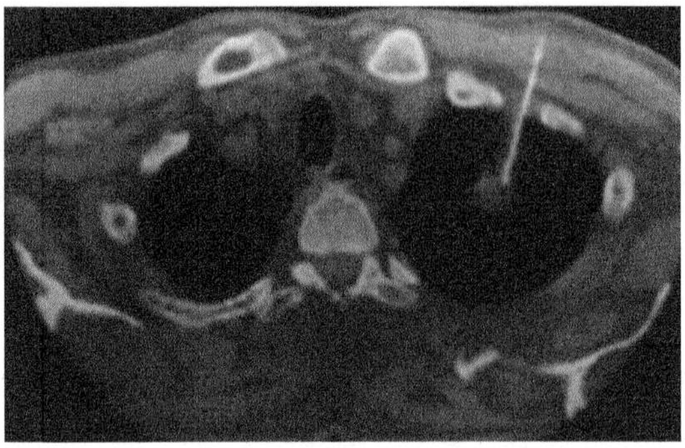

图 21-3-3　CT 定位下经皮肺内结节的穿刺活检术

（1）穿刺针：所有的穿刺针由于形状和用途的不同，又有不同的名称。最简单的针为不带针芯的穿刺针，尤如常用的静脉穿刺针，但在非血管性介入操作中最常用的为带针芯的穿刺针，即由外面的套针与内部的针芯组成。使用时套在一起穿刺，穿入组织后拔除针芯，再作进一步处理，为使针芯与套针密切配合，二者尾端常有螺口或凹凸状的楔口，使套合后保持一致行动。少数针在针芯拔出后再放入另一根闭塞器，它的头端呈钝性，目的在于不损伤组织而能使套针保持原位，它主要用于管腔。有的穿刺针在套针外还有一紧密套合的导管，后者随针穿入空腔脏器，当证实穿刺针到位后，推进外面的导管，拔出穿刺针，留下导管，用以引流、造影或当做鞘，称为套管针。

目前所用的穿刺针均为薄壁的金属针，针的粗细用 G 表示，在 G 前面标以数字表示的针的粗细，数字越大针越细，通常 21G 以上称细针。

需要注意，普通静脉针不属薄壁针，同样号码 G 的静脉针内径与薄壁针内径大小不同，因为 G 的数字代表的是针的外径。同样外径的针，壁的厚薄不同，内径也就不同。

（2）导丝：凡能用于血管的导丝都可用于非血管性操作，除此之外，还有两种导丝主要用于非血管性操作。

1）Cope Mandril 导丝：用于胆系、肾盂或脓腔，常用的为 0. 018inch 直径，可通过 21G 针引入。它由两部分组成，主要部分为钢丝，头部为螺圈状软头，成弧形如衣架的一个臂，简称 Cope 导丝。

2）Lunderquist 导丝：用途与 Cope 导丝相似，常用的为 0. 038inch 直径，头部柔软段为直型，有利于推进导管，近来常用 Amplatz 导丝代替。

（3）引流管：引流管根据插入的部位与引流的内容不同而外形不同，同一外形也有粗细大小不同，术者可根据情况选用，但必须掌握其特性与使用方法。常用的引流管有直引流管、猪尾巴引流管、Mueller 胆道引流管、Ring 胆道引流管、Cook-Cope 襻状胆道引流管以及多种泌尿系引流管等。

（4）其他：以上三种是肿瘤非血管介入治疗中最常使用的器材，也是应用最广泛的。根据肿瘤非血管介入治疗的要求，还有许多特殊器材，如：对狭窄管腔支撑以达到恢复管腔通畅功能的支架，用于肿瘤穿刺治疗的激光、微波、冷冻等器材。肿瘤非血管介入放射应用的器材、种类很多，随着肿瘤非血管介入治疗新技术的不断问世和医疗器械的发展，肿瘤非血管介入治疗的新器材将不断被开发，并在临床上得到推广和应用。

三、肿瘤非血管介入治疗常用技术

肿瘤的非血管性介入治疗的常用技术主要包括经皮肿瘤消融术(percutaneous tumor ablation)、自然生理管腔扩张和内支架成形术、经皮穿刺引流术和放射性粒子植入术等。

1. 经皮肿瘤消融术 经皮肿瘤消融术是指在明确肿瘤的部位和性质后,在影像引导下,通过经皮穿刺技术准确命中肿瘤,并用物理或化学的方法直接消灭或溶解肿瘤组织的方法。

(1) 分类和主要技术简介:肿瘤消融分为物理消融和化学消融。物理消融主要包括射频消融、微波消融、激光消融和冷冻消融等。化学消融是指经穿刺针直接向肿瘤内注射无水乙醇或乙醇。主要经皮消融技术如下:

1) 射频消融术:射频消融术(radiofrequency ablation,RFA)是热物理消融代表性技术。射频针准确穿刺到瘤体后,射频针与发生器连接后发出460kHz频率的频率波,激发肿瘤组织细胞内离子振荡,离子间相互撞击摩擦起热,局部达到80~100℃的高温,快速有效地使局部组织脱水,凝固坏死;同时还可在肿瘤组织与周围正常组织间形成0.5~1.0cm厚的凝固带,切断肿瘤血供,防止肿瘤转移。

2) 冷冻消融术:冷冻消融术是最早在临床应用的物理消融方法,是一种低温消融技术,是指局部应用液氮或氩气使瘤体区域温度迅速降至-20℃或以下,通过超低温导致肿瘤快速形成不可逆的凝固性坏死冷冻区,使细胞变性、崩解和死亡,从而消融肿瘤。

3) 经皮无水乙醇注射术:经皮无水乙醇注射术(percutaneous ethanol injection,PEI)实现肿瘤局部根治的原理是:高浓度乙醇能够渗透入肿瘤组织并迅速引起细胞脱水、蛋白质变性以及血小板聚集,从而引起组织坏死、小血管栓塞以及纤维组织形成;同时伴随着肿瘤细胞坏死,G2/M期肿瘤细胞的百分比明显下降,恶性度降低。

(2) 适应证

1) 肝癌:早期原发性肝癌,不愿手术或患者年龄较大或合并心衰、严重糖尿病、免疫力低;中晚期原发性肝癌失去手术机会;汇管区胆管细胞癌;各种转移性肝癌。

2) 肺癌:原性肺癌失失去手术机会或虽有手术机会但不宜手术;各种转移性肺癌。

3) 其他恶性肿瘤:如肾癌及肾上腺肿瘤、颅内肿瘤(需开放式MRI作影像介导)、盆腔、肢体、骨的原发或转移瘤等。

(3) 并发症

1) 严重并发症:腹腔内出血、血胸、张力性气胸、肺内大量出血、脓肿、胆管损伤、消化道穿孔、肝肾功能不全和针道种植等。

2) 轻度并发症:发热、疼痛、反应性胸腔积液、少量肺出血或气胸、胆囊炎和皮肤灼伤等。

3) PEI的治疗过程中还可能出现颈胸部烧灼感、轻度黄疸等,与乙醇的剂量有关,严重者可表现为意识不清、呼吸停止和抽搐等。

(4) 疗效评价:经皮肿瘤消融术对肝脏、肺、肾、肾上腺和骨转移癌等实体肿瘤均取得了很好的治疗效果。特别是以RFA为代表的经皮消融术在肝癌治疗中的应用,与手术切除及器官移植一样,被公认为是小肝癌的根治性治疗方法,患者5年生存率可达50%~70%,与切除术和移植术疗效相当。而对手术难以切除的、多处转移的中、晚期恶性肿瘤,经皮消融术都是一种较为有效的重要姑息治疗手段。

2. 非血管管腔狭窄扩张成形术 非血管管腔主要指体内的消化道、气管、胆管、尿道及输尿管等软组织的中空管腔。当这些管腔由于肿瘤侵犯发生狭窄或阻塞时，可通过球囊成形术及内支架置入术进行管腔重建。

(1) 分类和主要技术介绍：非血管管腔成形术，分为球囊成形术和支架成形术。球囊成形术即用球囊导管对狭窄或闭塞病变进行扩张，一般用于良性腔道狭窄的成形。支架成形术是指将金属支架或塑料支架（又称内涵管，多用于胆管）放置于狭窄的腔道处，通常用于恶性肿瘤引起的腔道狭窄或闭塞。

(2) 适应证：气管或支气管狭窄，消化道（食管、胃肠道）及胆道的良性或恶性狭窄，输尿管良恶性狭窄。

(3) 并发症

1) 气管成形术并发症：喉头水肿、气管黏膜出血。支架移位或咳出、再狭窄。

2) 食管成形术并发症：食管黏膜损伤出血、食管穿孔、食管破裂出现纵隔气肿、气胸、胸腔积液、支架阻塞（食物或肿瘤长入）、支架移位、反流（食管胃连接部或食管空肠吻合口支架）。

3) 胃肠道成形术并发症：胃肠道黏膜损伤出血、胃肠道破裂穿孔、胰腺炎及阻塞性黄疸、腹腔或盆腔出血、支架移位脱落、再狭窄。

4) 胆管成形术并发症：出血、胆管穿孔、胆管十二指肠瘘、支架阻塞、支架机械性断裂、支架移位脱落。

5) 输尿管成形术并发症：出血、输尿管穿孔、支架阻塞、支架移位。

(4) 疗效评价：对于消化道、泌尿道等中空器官出现狭窄时应用扩张成形术可有效地缓解症状，提高生活质量，是肿瘤特别是晚期肿瘤的重要治疗措施。

3. 经皮穿刺引流术 经皮穿刺引流术是指在影像设备的引导下，利用穿刺针和引流管等器材，对人体管道、体腔或器官组织内的病理性积液、血肿、脓肿或胆汁、胰液、尿液等体液淤积进行穿刺抽吸、引流，达到减压和治疗的目的。

(1) 临床应用：常用于全身各部位的脓肿、囊肿、浆膜腔积液、胆管或泌尿道梗阻、颅内血肿的穿刺引流。常见临床应用如下：

1) 经皮肝穿胆管引流术：胆管及周围的恶性肿瘤或肝门区转移瘤可阻塞胆管造成梗阻性黄疸，进而引起继发性感染和肝功能衰竭。有效的胆管引流可使黄疸消退，肝功能恢复，为以后手术和放、化疗创造条件。

2) 经皮肾穿肾盂造瘘术：盆腔肿瘤及输尿管肿瘤可造成输尿管梗阻合并肾盂积水和肾功能损害，进而影响对肿瘤的放、化疗或手术治疗。经皮肾盂引流术的目的在于通过尿液引流保持良好的肾功能使后续治疗得以进行，或作为姑息性治疗手段。

(2) 并发症：穿刺部位疼痛感染、邻近器官损伤；穿刺失败、出血等。

(3) 疗效评价：经皮穿刺引流术并不能对恶性肿瘤本身进行针对性治疗，但通过此类技术解决了肿瘤造成的管道阻塞，恢复相应器官的功能，经引流导管进行局部抗炎、引流等治疗，达到消炎、减压等作用；同时还可以对抽出液进行细胞学、细菌学和生化检测，作出鉴别诊断和指导用药；可延长患者生存期，提高生活质量，为进一步的治疗打下基础。

4. 放射性粒子组织间近距离治疗 放射性粒子组织间近距离治疗是指通过影像引导技术（超声、CT 或 MRI）将具有放射性的核素直接植入到肿瘤靶体积内或肿瘤周围，通过放射性核素持续释放射线对肿瘤细胞进行杀伤,达到治疗肿瘤的目的。

(1) 适应证:①直径 7cm 以下的实体病灶;②局部进展期肿瘤,但应用粒子植入术后仍需结合外照射等综合治疗措施;③局部进展难以用局部治疗方法控制,或有远处转移的晚期肿瘤,但因局部病灶引起严重症状者,为达到姑息治疗目的,也可行粒子植入治疗;④术中肉眼或镜下肿瘤残留。

目前国内粒子植入治疗应用较多的恶性肿瘤包括:前列腺癌、脑肿瘤、肺癌、头颈部肿瘤、胰腺癌、肝癌、肾及肾上腺肿瘤以及眶内肿瘤(恶性黑色素瘤、视网膜母细胞瘤等)、软组织肿瘤等。

(2) 并发症:穿刺局部出血、粒子种植、局部溃疡、放射性粒子脱落及血行迁移、放射性损伤、气胸、肺出血等。

(3) 疗效评价:放射性粒子植入治疗对许多实体肿瘤有效,如:脑肿瘤、鼻咽癌、口腔癌、肺癌、乳腺癌、胰腺癌、前列腺癌,眼内肿瘤等。可使患者症状改善、肿瘤缩小甚至消失,转移和复发病灶减少。

第四节　肿瘤介入治疗的临床应用

一、原发性肝癌的介入治疗

原发性肝癌是世界上最常见的恶性肿瘤之一,也是各种介入治疗手段应用最广、技术最成熟且疗效最确切的恶性肿瘤。在目前有肯定疗效的非手术疗法中,首选经肝动脉化疗(hepatic arterial infusion,HAI)及栓塞治疗(hepatic arterial embolization,HAE);而肝动脉化疗栓塞(transcatheter hepatic artery chemoembolization,TACE)治疗肝癌被公认为目前治疗不可切除性中、晚期肝癌的比较成熟的一种治疗方法。其理论基础主要基于肝癌的血供 95%~99% 来自肝动脉。结扎或栓塞肝动脉后,肝肿瘤血供减少 90%,致使肝肿瘤缺血坏死,而正常肝组织血流量只减少 30%~40%,对正常肝组织影响较少。

1. 常用介入治疗方法

(1) 经导管肝动脉灌注化疗(HAI):是指在血管造影指导下,在短时间内将药物注入肝动脉的治疗方法。优点是操作简单迅速、并发症少、护理简单。缺点是药物与病变接触时间短。不能重复给药。

(2) 经导管肝动脉化疗栓塞治疗(TACE):为目前中晚期肝癌最常用的介入治疗方法。化疗栓塞既阻断了肝动脉供血,又能使化疗药物较长时间停留在病变区域,大幅度提高了疗效;对富血供的肝癌效果好,还能有效防止肝癌的破裂出血。

(3) 肝节段性动脉栓塞化疗术(S-TACE):肝癌少部分(5%~10%)由门静脉供血,单纯切断动脉供血,不能完全阻断肿瘤的生长。该方法是指对载瘤肝段或亚肝段进行超选择插管,加压注入较大的碘油抗癌混悬剂,可经末梢门静脉及其吻合支,达到肝动脉、末梢门静脉双栓塞的目的,这是近年来提倡的治疗方式。适合于病灶局限的原发性肝癌,能使肿瘤所在的部位达到动脉-门脉双栓塞。本法并发症少,但操作有难度。随着插管技术的进步,借助超滑导丝、微导管、同轴导管等器械一定能插管成功,应积极推广此方法。

(4) 经肝动脉-门静脉联合栓塞治疗:针对少血供肿瘤可结合经门静脉灌注化疗与 TACE 联合应用,可有效防止肝癌的肝内播散;外科手术前选择性栓塞癌肿肝叶门静脉分支,能减少术后复发;门静脉支架治疗也是目前针对门静脉癌栓安全有效的方法之一。

(5) 经皮穿刺肝总脉导管药盒系统置术(PCS)

①适应证:肝脏巨大肿瘤,肿瘤体积大于整肝体积的70%以上,弥漫型肝癌、少血供肝癌、弥漫转移性肝癌,其他不适于HAE者。

②禁忌证:无绝对禁忌证,然而一般不用于肝脏单发结节状或肿块型肝癌。HAE治疗效果较好者不宜采用此法,因为一旦置入此系统,由于其占据了插管通道,所以不便再行HAE治疗。另外,如果置入导管堵塞或移位,此系统便失去了作用。所以,术前应慎重考虑。

③操作技术:一般选择左锁骨下动脉插管,也可以选择股动脉穿刺插管。穿刺成功后,常规行腹腔干或肝总动脉造影,根据造影结果,决定置入系统导管尖端的位置,一般将其置入肝总动脉。造影后,经造影管引入交换导丝,撤回造影管,沿交换导丝导入灌注药盒导管,到位后,回撤导丝,试注射少量对比剂,观察并调整导管尖端位置,然后将导管末端与置入泵连接,最后将泵埋置于皮下,缝合包扎。

④注意事项:置入导管尖端位置正确后,方可将其与药物泵连接,并注意在操作过程中避免置入的导管移位。为了保持置入导管的通畅,应定期(2周左右)向药物泵内注入适量肝素水。每次经药物泵内注入化疗药前后,均应用肝素水冲洗药盒。

(6)经皮消融术:常用于肝癌的经皮消融治疗包括射频消融(RFA)、微波消融、激光消融、冷冻消融和无水酒精注射(PEI)等。其中效果最好,应用最广的为射频消融术。目前局部消融治疗已经成为了早期肝癌(单个肿瘤直径小于<5cm或多个肿瘤个数≤3个,直径≤3cm)的一线根治性治疗手段之一。同时,也是中晚期肝癌重要的姑息治疗手段,尤其与TACE联合应用,是目前最具潜力的综合介入治疗模式。

1) 射频消融术(RFA):自从上世纪90年代首次应用在肝癌治疗短短的十几年的时间里,射频消融技术得到了快速的发展。它是通过射频发生器发出的电磁波进入组织,引起局部组织中离子振荡,相互间摩擦产生热量,使局部组织的温度迅速升高到80~110℃,产生凝固性坏死,从而达到杀灭肿瘤以及止血的目的。

2) 无水乙醇-碘化油联合化疗术(PEI):将无水乙醇和碘化油按1∶1~1∶3比例与化疗药混合,超选择插管于肿瘤供血动脉内,缓慢注入,严密注意其流向,防止反流。适合于生长快的肿块型、结节型肝癌。弥漫型或伴有癌栓、肝功能较差者禁忌。

(7) 经皮放射性粒子植入术:肝癌姑息治疗的方法之一,可与其他手段联合应用。

2. 肝癌介入治疗合理方式的选择

(1) 小于5cm的肝癌患者,行S-TACE(经导管节段性肝动脉栓塞化疗),必要时联合PEI或RFA。

(2) 巨块型5~8cm的患者,行S-TACE联合PEI或RFA;大于8cm者,行C-TACE(经导管肝动脉注射碘油抗癌药混悬剂栓塞化疗)联合PEI。

(3) 多发结节型,分别行每个病灶的S-TACE联合PEI。

(4) 弥漫型及乏血型,行PCS植入术后分次持续化疗。

3. 疗效评价 介入治疗在肝癌的治疗中已经具有不可替代的作用,成为肝癌最重要的治疗方法。特别是RFA、PEI等对小肝癌的治疗与手术切除效果相当,并且并发症较少。TACE也是中晚期肝癌的标准治疗之一。多种介入治疗手段的联合治疗可进一步提高肝癌患者的生存率,提高患者的生活质量。

二、原发性肝癌伴随或行介入治疗后致梗阻性黄疸的处理

1. 经皮肝胆道外引流术(percutaneous transhepatic cholangic drainage,PTCD)　胆道阻塞可造成阻塞性黄疸,进而引起继发性感染和肝功能衰竭。阻塞的原因多由胆管及周围的恶性肿瘤或肝门区转移瘤引起。有效的胆道引流可使黄疸消退,肝功能恢复,为以后的手术和化疗创造条件。

[**器材**]

21G 千叶针,此可视为微创或无创针,其安全性极高,一般不会造成肝损伤,若配有微导丝则更方便 PTCD 的进行。PTCD 套管针,常用者外径为 5 ~ 6F,包括穿刺针芯和外套管。引流管的直径常在 6 ~ 9F,多有数个侧孔。少侧孔猪尾形引流管适于肝门区狭窄的引流。长段多侧孔引流管,如 Ring 胆道引流管,适于胆总管下端狭窄或通过狭窄入十二指肠内引流用。新型的引流管有 2 个特点:导管用 Ultrathane 制成,光滑且耐折曲;附有一根连于导管前端,拉紧并固定后使其形状不变,防止导管滑脱出胆道。普通导丝、超滑和超硬导丝、外固定盘和引流袋。

[**技术和方法**]

PTCD 可在 X 线透视下或 B 超引导下进行。2 种方法各有优缺点。X 线透视下可了解胆道系统的大体情况,整体感强,医生操作方便。其缺点为:胆管穿刺的盲目性大和操作者需接触较多 X 线照射。超声引导下 PTCD 的优点为能引导胆管穿刺,操作者无 X 线损伤。但超声引导时胆道系统整体观欠佳,探头在操作区定位对术者操作有一定的影响,最好将 2 种方法结合起来,先行超声引导下穿刺,成功后在 X 线引导下将导丝和引流管选择性置放在适当位置。

(1) PTCD 的入路

1) 经腋中线入路:一般选择腋中线 7 ~ 9 肋间入路。在此区水平进针刺入胆管的机会最大。但因局部为胸、腹壁的交界,患者呼吸时肝脏下移,而胸廓的移动度较小,易造成引流管的脱出。一般胆总管和右肝管阻塞宜采用本入路。

2) 剑突下入路:一般选择在剑突下约 2cm 处穿刺。首先应确认已避开了胃及横结肠。左肝管和胆总管狭窄可选此路。一旦胆管显影在此入路进针仅为深度问题,易刺中胆管,且局部呼吸移动度较腋中线入路小,引流管不易脱出,但操作者双手常直接暴露于 X 线下为其缺点。

(2) 操作方法及步骤(图 21-4-1)

1) 患者仰卧 X 线检查床,行局部消毒铺巾,先行 X 线透视或 B 超检查,确认穿刺点已避开胸膜腔和胃、结肠等。2% 普鲁卡因 5ml 作局部麻醉,先作一皮丘,然后令患者闭气后直接刺入肝包膜下,边注射边后撤,直至药物注完。

2) 用 15cm 长千叶针刺入皮下组织,令患者闭气,迅速刺入肝包膜。透视下调整针尖方向,使其指向 11 胸椎,针尾保持水平,直接进针至脊柱旁 2cm 即止。剑突下入路时使针尖指向肝门区刺入深度约为 8 ~ 10cm。用 5ml 注射器抽取稀释液 1/2 的造影剂接于针尾,透视下边退针边注射至胆管显影即停止退针。胆管显影的标志为一管道影持续显示并向其他管道缓慢流动。若刺入肝动脉、门静脉或肝静脉时,造影剂迅速排空,在肝组织内时造影剂呈小团状弥散缓慢,在肝包膜下及穿过包膜时造影剂呈斜行长条状或弧形。继续向胆

管内注射造影剂至多数胆管显影及诊断明确为止（如梗阻性质及部位）。在合并胆道感染时，造影剂的注入量应严格控制，最好与排出的胆汁等量为佳，否则注入过多的造影剂使胆管内压增高造成菌血症。

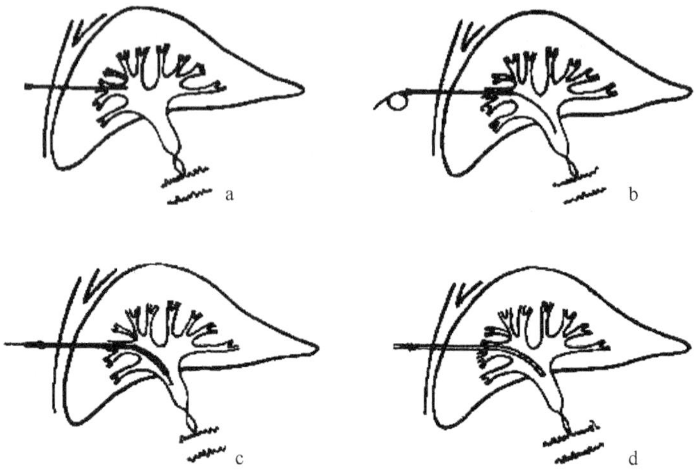

图 21-4-1　PTCD 示意图

a. 经皮肝穿刺胆道系统；b. 造影证实后送入导丝于胆总管内；c. 引入多侧孔引流管；d. 多侧孔引流管留置于胆管内

3）退出千叶针后，在局部用 11 号刀片切一小口并用蚊式钳扩张皮下组织，若认为原穿刺点不合适可另选一部位切口。操作者手操 PTCD 套管针，先刺入皮下，令患者闭气后透视下向预定的已显影的胆管刺入。拔出针芯缓慢退出针套，观察流出物是否为胆汁。若未刺中胆管时，套针尽量不要退出肝包膜，以免多刺损伤包膜造成出血，再送入针芯调整针尖位置再行穿刺。

若使用微导丝先沿千叶针送入胆管，再用 PTCD 套管针沿微导丝进入胆管，可使一次性穿刺入胆管的成功率更高。

4）沿 PTCD 套管送入导丝，尽量使导丝进入胆总管，肝门部恶性肿瘤所造成的狭窄常通过困难，可用超滑导丝试行通过，导丝不能通过时，到达阻塞胆管的近端即可。固定导丝并撤出外套管。若使用 7F 以上的引流管，可用相应的扩张器先行扩张通道。

通过导丝插入引流管。进管过程中应注意勿使导管在肝与腹壁之间盘曲。进入困难时可再行扩张穿刺通道并选用超硬导丝引导。

根据不同情况选择引流管。单纯外引流时选用猪尾导管，其侧孔以 2 ~ 3 个为宜，特别是肝门部置管时，过多侧孔位于肝实质内甚至肝包膜外，易造成出血、阻塞及胆汁腹腔瘘。若行内、外引流时，应选用弯曲的多侧孔导管，使远端的侧孔位于胆管阻塞的远端，近端侧孔位于阻塞近端。

5）引流管置入后，再注入造影剂核实其在适当的位置。观察引流是否通畅，胆汁的性状。感染的胆汁黏稠，混浊并混有脓苔，可用庆大霉素 8 万 U 或甲硝唑注射液反复冲洗数次。含血胆汁应观察其含血量大小及流速，含量过大和流量过快，应复查是否有严重胆道出血并及时调整引流管位置。

6）引流管的固定可采用缝线、固定盘和手术膜固定，以后两者效果较好。引流管固定后与引流袋牢固连接。

7）术后给予抗生素及维生素 K 等治疗。严密观察生命体征 24h。每天记录胆汁流量及性状，引流管及附近皮肤常规护理及更换污染的固定物。一旦发现胆汁引流量骤减，应首先观察引流管是否脱出。无明显脱出者可用生理盐水 10ml 经引流管快速注入，观察胆汁能否自然流出，仍不通畅时可反复多次冲洗引流管。一般不采用抽吸的方法，原因为管内的阻塞物难以抽出，而易被误认为导管完全阻塞。必要时可在透视下注入造影剂了解引流不畅的原因。

[并发症及处理原则]

1）腹腔出血：PTCD 过程中出现腹腔出血的主要原因为穿刺过程中肝包膜破损，有文献报道其发生率约 2%。采用正确的穿刺技术的适当的器材，发生率可明显减少。正确的穿刺技术要点为：① 准备穿刺时令患者闭气，然后穿刺针果断迅速刺过肝包膜。② 当一次穿刺胆管不成功时可将穿刺针退至肝包膜下改变方向再行穿刺，尽量减少肝包膜穿刺次数。少量腹腔出血多可自行停止，严重者需手术处理。

2）逆行感染：其发生主要与造影剂过量注入胆道，造成胆道内压骤升，使感染的胆汁逆行入血有关。可发生在 PTCD 过程中，患者突然寒战，高热，也可发生在术后数小时内，特别是胆汁引流欠佳者。在胆汁引流通畅前注入造影剂总量以不超过 20ml 为宜，若需加大注射量应放出等量的胆汁。有关胆道梗阻原因的诊断，可在胆汁引流通畅 2 天后进行，可减少其发生率。术后保持胆汁引流通畅也为防止逆行感染的主要措施。

3）胆道出血：此并发症多由于 PTCD 过程中引起肿瘤表面破溃出血所致，少数为损伤与胆管相邻的肝动脉或门静脉分支所致，可表现为引流出血性胆汁或造影显示胆管内新出现条状充盈缺损，一般出血多可自行停止，必要时可经引流管注入凝血酶止血。

4）其他损伤：肝动脉、胆囊的损伤较少见，主要造成肝动脉瘤或动脉-门静脉瘘和胆汁性腹膜炎。必要时可行肝动脉栓塞治疗前者和手术治疗后者。

2. 胆道内支架（涵管）置入术（stents placement in biliary tract）　胆道内支架（涵管）置入术与 PTCD 比较的优点为永久性内引流，免除携带引流袋之不方便和胆汁流失造成的消化不良和水电解质损失，使患者生存质量明显提高。一般在 PTCD 术后 1 ~ 14d 进行。

[器材]

除 PTCD 所用器材外，尚需用 5F Cobra 导管，7 ~ 8F 导管鞘，超滑导丝，超硬导丝，8 ~ 10mm 球囊扩张导管。

内支架或内涵管可根据情况选用。内涵管有专用的推送装置及需用直径相应的扩张器和推送器。

[技术和方法]

（1）内支架置入术

1）术前给予必要的支持治疗和注射维生素 K 等预防出血。

2）先行 PTCD，了解胆道梗阻部位、程度和范围。

3）透视下选一胆管分支，用 PTCD 套管针穿刺，左肝管狭窄选剑突下入路。成功后导入引流管，行胆道引流 1 ~ 14d，再行支架置入术。

4）行胆管内支架置入术前先给予适量镇静剂，局部消毒。经引流管注入少量稀释的造影剂，并插入超硬导丝，拔除引流管后经导丝置入导管鞘。

5）用 Cobra 导管经导管鞘插入并超选择性插管至狭窄胆管的近端。先用超滑导丝试行通过狭窄，成功后将导管跟进至十二指肠内。经导管送入超硬导丝，然后撤出导管。导丝难以通过狭窄部时,首先了解导管端是否位于狭窄部,侧位透视有助于确定。必要时可用珠点导丝略伸出头端连同导管一起试行通过狭窄段,但切忌硬性操作。

6）沿硬导丝将球囊导管通过狭窄部,球囊用稀释的造影剂轻度膨胀,以显示狭窄对球囊的压迹并拍片记录。再用力将狭窄部扩张,维持压力 30s 以上,反复扩张狭窄部,至狭窄对球囊的压迹全部消失。

7）撤出球囊导管经导丝送入支架释放系统至狭窄部,支架的释放系统大于所用导管鞘时应先撤出导管鞘。仔细复习狭窄扩张前的资料及经释放系统注入少量造影剂,以便确认支架位置且须超越狭窄两端 1cm 以上。透视下小心释放支架,支架若有移位应及时调整。

8）撤出支架释放系统经导丝送入引流管,造影复查了解狭窄段的通畅情况,如支架未完全张开不必再行球囊扩张,一般 24h 后支架可自行完全张开。引流管置于支架内保留 48h 以上。造影复查,证实畅后亮引流通畅后方可拔管。术后给予止血药及抗生素,胆汁引流不畅时应将引流管开放行外引流。

（2）内涵管置入:其前期操作与内支架置入术相同。超硬导丝通过胆道狭窄部后,先用 8F 以上的扩张器再次扩张通道及狭窄处,一般不需球囊导管扩张。然后沿导丝送入内涵管,并用专用的推送器将内涵管小心推至狭窄处,使内涵管跨过狭窄处两端。撤出推送器后,再送入引流管,行造影复查,了解胆道是否通畅,并保留引流管 48 ~ 72h,再次造影复查证实内引流通畅后方可拔管。

[并发症]

本术的并发症与 PTCD 类似,但由于需行胆管扩张及支架置入,胆道出血的发生率较 PTCD 高,可达 40% 。而支架及内涵管置入后,对局部起压迫止血作用,一般出血可自行停止。其他并发症有:

1）假道形成:多因通过狭窄部困难时,导丝由胆道壁通过而形成,若能及时发现并撤出导丝,假道可自行闭塞。一旦已行球囊扩张甚或置入支架则可造成胆道进一步阻塞。假道与腹腔相通时,可形成胆汁腹腔瘘,需手术处理。

2）胰腺炎:当置入的支架或内涵管阻塞胰腺管开口时可发生胰腺炎。采用网状支架其发生率极低。所以狭窄部位于胰腺管开口附近时,尽量不采用内涵管及螺旋状支架。

3）支架移位:由于正常胆管有一定的收缩蠕动能力,置入物可能发生游移,通常向下入十二指肠内,内涵管移位的发生率较支架高。一旦发生置入物移位,可另放置一支架。游离入肠道的置入物常可经肛门排出。

4）通道再狭窄及闭塞:肿瘤不断生长可进入重建的管道内造成胆道再狭窄或闭塞。网状支架置入后半年再狭窄的发生率可达 30% 左右,可再行支架置入术,常用直径较原支架较小的支架行内支撑(Stent in stent)。内涵管阻塞多由胆石、黏稠的胆汁或肿瘤生长超过内涵管覆盖范围所致。在本术后进行有效的抗肿瘤治疗,如肝动脉内化疗药物灌注术和内照射治疗等,可防止或延缓通道再狭窄的发生。

（李拥军）

第二十二章　肿瘤生物治疗

学习目标

1. 掌握肿瘤生物治疗的概念。
2. 熟悉肿瘤生物治疗的分类和各类型肿瘤生物治疗方法的特点。
3. 了解肿瘤生物治疗在肿瘤综合治疗中的作用和伦理学原则。

第一节　肿瘤生物治疗概述

一、肿瘤生物治疗的概念

肿瘤生物治疗(biotherapy)是运用各种生物技术和生物制剂通过激发和增强机体自身免疫功能、调整基因表达、调控内分泌网络等方式调节肿瘤患者机体的生物反应,达到直接杀伤肿瘤细胞或间接抑制肿瘤生长及减轻肿瘤治疗相关不良反应的多种治疗方法的总称。肿瘤生物治疗是当今肿瘤治疗学科发展最快的领域之一,涉及范围广泛,主要包括肿瘤免疫治疗、基因治疗、细胞因子治疗、分子靶向治疗和内分泌治疗等,是继手术、放疗和化疗之后的第四种肿瘤治疗模式,在改善肿瘤患者生活质量、延长生存期、降低肿瘤复发率等方面的重要作用得到越来越多的认可和重视。

二、肿瘤生物治疗的发展简史

(1) 肿瘤生物治疗始于1891年,美国医师Coley利用化脓性链球菌和灵杆菌滤液治疗晚期肿瘤患者,称为Coley疗法。

(2) 1953年,Feley和Preho发现动物肿瘤特异性移植抗原,建立了现代肿瘤免疫概念,随后多种非特异性生物制剂(卡介苗、短小棒状杆菌、免疫核糖核酸、转移因子等)的大量临床应用和动物实验为人类的肿瘤免疫治疗奠定了科学基础。

(3) 80年代中叶,Bosenberg和Oldham等提出生物反应调节概念(BRM),建立了现代肿瘤生物治疗的理论和技术基础。

(4) 20世纪80年代末至今,应用细胞因子、肿瘤疫苗、单克隆抗体、干细胞、免疫淋巴细胞和基因治疗方法获得可喜成果。

第二节　肿瘤生物治疗的分类

近年来,生物科技发展迅猛,新的生物制剂和治疗技术不断涌现,其中有些已开始在临床治疗中应用,按照作用机制的不同,可将肿瘤生物治疗技术做如下分类:

一、肿瘤免疫治疗

肿瘤免疫治疗(cancer immunotherapy)是利用人体的免疫机制,借助分子免疫学和细胞工程技术,通过主动或被动的方法来激发或调动机体免疫系统,增强抗肿瘤免疫应答,达到控制和杀伤肿瘤细胞、最终清除肿瘤的目的,包括主动免疫治疗、被动免疫治疗和非特异性免疫治疗。

1. 主动免疫治疗 肿瘤的主动免疫治疗(active immunotherapy)即肿瘤疫苗(tumor vaccine),是指给机体应用各种形式的肿瘤抗原物质,刺激机体免疫系统产生针对肿瘤抗原的特异性抗肿瘤免疫应答,从而达到杀伤肿瘤细胞、阻止肿瘤生长、减少转移和防止复发的目的。肿瘤的主动免疫治疗可产生长期的免疫记忆,抗肿瘤作用比较持久,适用于手术后清除残留的游离肿瘤细胞和微小转移灶,预防肿瘤转移和复发。

肿瘤疫苗主要包括:

(1) 肿瘤细胞疫苗:肿瘤细胞疫苗(tumor cell vaccine)是以自体或同种异体肿瘤细胞经过加热、冷冻、照射、神经氨酸酶、病毒等物理、化学或生物方法灭活处理,使肿瘤细胞失去分裂增殖能力,消除致瘤性,保留或提高免疫原性,并常添加免疫佐剂制成的肿瘤疫苗。

最早应用于临床的是自体肿瘤细胞疫苗。由于目前大多数肿瘤抗原未得到鉴定,而自体肿瘤细胞带有肿瘤的全部抗原信息,具有和正常组织相同的人类白细胞抗原(HLA),因此无需考虑分离肿瘤抗原,有望激发机体产生多价的抗肿瘤免疫应答,被认为是理想的肿瘤疫苗细胞。但是自体肿瘤细胞获取困难,特别是肿瘤病人一旦失去手术机会,就无法获取自体肿瘤细胞。自体瘤苗受手术限制,且制备过程繁复,耗时费力,成功率不高,经济性差。后来,人们使用人工培养的同种异体肿瘤细胞系进行肿瘤疫苗的研究。此种肿瘤细胞来源充足,但是患者 HLA 配型的不同以及异体肿瘤细胞抗原同自体肿瘤细胞抗原性存在差异而使其应用受到限制。异体瘤苗具有 MHC 限制性,且抗原谱可能重合率低。解决的方法之一是将多个细胞系来源的瘤苗混合在一起,以尽可能多的提供肿瘤抗原。

肿瘤细胞疫苗包括肿瘤全细胞疫苗、肿瘤细胞裂解物疫苗、基因修饰肿瘤细胞疫苗和亚细胞结构疫苗。

1) 肿瘤全细胞疫苗:肿瘤全细胞疫苗理论上具有已鉴定的、未鉴定的全部肿瘤抗原,为避免肿瘤种植,肿瘤全细胞疫苗必须经过物理、化学或生物方法进行完全灭活才能应用于临床。同时,常常通过添加佐剂,如卡介苗、明矾、短小棒状杆菌等,以增强机体对疫苗的免疫应答。

2) 肿瘤细胞裂解物疫苗:肿瘤细胞裂解物(tumor cell lysates,TCL)不要求获得新鲜的肿瘤组织或活肿瘤细胞,而是利用机械研磨、反复冻融或超声破碎肿瘤细胞,通过离心过滤获取肿瘤细胞的裂解上清液,形成一种含有多种已知或未知肿瘤抗原成分的混合物。肿瘤细胞裂解物作为疫苗既可提供肿瘤细胞的全部抗原信息,又避免了肿瘤全细胞疫苗如果灭活不完全可能导致种植转移的风险。

3) 基因修饰肿瘤细胞疫苗:肿瘤细胞表达的肿瘤抗原通常免疫原性较弱,表面 MHC 分子、共刺激分子表达低下或缺乏,加上肿瘤本身复杂的遗传背景,原始的肿瘤细胞疫苗往往不能诱导出很强的特异性抗肿瘤免疫应答。解决的方法之一是用基因修饰方法改变其免疫特性或遗传背景,降低致瘤性,提高免疫原性。用于修饰肿瘤细胞疫苗的基因包括 MHC

分子、共刺激信号 B7 分子、各种细胞因子及其受体、黏附分子以及编码肿瘤抗原肽的基因等。

将同系 MHC-Ⅰ类基因导入低水平表达 MHC-Ⅰ类分子的肿瘤细胞,可增强 CTL 对肿瘤细胞抗原识别和对肿瘤的排斥反应。多数肿瘤细胞虽然具有 MHC-Ⅱ类抗原的表达,但缺乏 B7 细胞活化受体,表现出对肿瘤抗原的耐受。因此,将 B7 基因导入肿瘤细胞可增强其免疫原性,诱导宿主有效的抗肿瘤免疫效应。将某些编码免疫刺激性细胞因子的基因导入肿瘤细胞,可使瘤苗接种局部的细胞因子浓度明显增加,改变局部免疫抑制环境,打破机体对肿瘤的免疫耐受,从而增强肿瘤疫苗的免疫效果。目前,已有多种采用 GM-CSF、IL-2、IL-12、IL-21 等细胞因子基因修饰的肿瘤细胞疫苗在动物试验和临床试验中表现出了令人鼓舞的免疫效果。

4）亚细胞结构疫苗

a. 外泌体(exosome):外泌体是许多活细胞晚期内体形成并分泌到细胞外的一种 30～100nm 的膜性小囊泡。肿瘤来源的分泌体可能含有肿瘤特异性抗原(tumor specific antigen,TSA)或肿瘤相关抗原(tumor-associated antigen,TAA),是获得肿瘤抗原的一种新来源。在体外及动物实验中,用肿瘤来源的分泌体直接刺激机体或负载 DC 后回输体内,可诱导产生肿瘤特异性抗肿瘤免疫应答。外泌体作为一种有潜力的亚细胞结构肿瘤疫苗,具有较大的研究价值。

b. 自噬小体(autophagosome):肿瘤细胞代谢产生的蛋白可分为长寿命蛋白和短寿命蛋白两大类,前者平均半衰期长,结构稳定,主要通过自噬-溶酶体途径降解;后者平均半衰期短,主要通过泛素-蛋白酶体途径降解。研究表明,肿瘤细胞直接递呈的抗原多肽有 80% 以上来源于短寿命蛋白,而短寿命蛋白由于其半衰期极短难以保存下来。对肿瘤细胞应用蛋白酶体抑制剂阻断肿瘤短寿命蛋白的降解,促使其进入自噬途径,同时采用自噬诱导剂促进自噬小体形成,并以溶酶体碱化剂抑制溶酶体功能,阻止溶酶体对自噬小体中蛋白的降解。在此基础上,收集富含短寿命蛋白信息的自噬小体,可作为肿瘤疫苗。

(2）肿瘤蛋白/多肽疫苗

1）肿瘤蛋白疫苗:将完整的肿瘤抗原或其部分片段蛋白质作为疫苗即为肿瘤蛋白疫苗。肿瘤蛋白疫苗包含多个的 MHCⅠ和 MHCⅡ类分子限制的表位肽,使用不受 MHC 类型限制。肿瘤蛋白疫苗免疫机体后需要经过 APC 的摄取、加工、递呈,激发的抗肿瘤免疫应答以体液免疫为主。为增强肿瘤蛋白疫苗的免疫原性,常需要添加免疫佐剂。

2）肿瘤多肽疫苗:肿瘤多肽疫苗是由来自肿瘤 TSA 或 TAA 的多肽组成的疫苗,其特异性高,可直接与 APC 表面的 MHC 分子结合并活化 T 细胞,从而诱导抗肿瘤免疫反应。肿瘤多肽疫苗安全性好,无潜在肿瘤种植的危险,且可以根据肿瘤抗原基因中已知或预测的某段抗原表位的氨基酸序列,方便地人工设计和大量合成纯度高、复制性好的多肽。肿瘤多肽疫苗的缺点在于:由于多肽疫苗只有单一表位,且分子量小,致其免疫原性较差;多肽疫苗在体内的半衰期短,体内稳定性尚有待提高;多肽疫苗容易诱导免疫耐受而出现免疫不应答的情况;多肽疫苗的应用受 MHC 类型限制。目前,为了增加肿瘤多肽疫苗的免疫原性,多采用增加多肽长度、使用多抗原分支肽、全长或多表位叠加抗原肽、融合穿膜肽、增加 Th 表位、多种单表位肽疫苗组合以及联合热休克蛋白、免疫佐剂、DC 等方法,可提高其免疫原性,增强诱导抗肿瘤免疫作用。

3）热休克蛋白-肽复合物肿瘤疫苗:热休克蛋白(heat shock protein,HSP)又称应激蛋白(stress protein),是一种广泛存在于原核及真核生物细胞中的蛋白质,在生物进化过程中高度保守,根据分子量的大小可分为 HSP27、HSP40、HSP60、HSP70、HSP90、gp96 等多种亚型。HSP 作为分子伴侣,参与蛋白质的稳定、折叠、组装、转运、定位、降解以及抗原处理等生物学过程。在正常生理条件下,HSP 表达水平较低,当细胞处于高温、毒素、氧化、糖原耗竭等应激状态时,HSP 合成迅速上调。HSP 本身没有肿瘤抗原的作用,但具有强效的免疫佐剂作用,能广泛地同多种肽相结合。将肿瘤细胞内结合有肿瘤抗原肽的 HSP 提取后,可作为肿瘤疫苗。此种热休克蛋白-肽复合物肿瘤疫苗无 MHC 限制性,可经受体介导的途径被抗原提呈细胞(antigen presenting cell,APC)摄取、加工和提成,诱导肿瘤特异性 $CD8^{+}T$ 淋巴细胞免疫反应。热休克蛋白-肽复合物肿瘤疫苗在激活 APC 的过程中,HSP 还可作为"危险信号"促进主动性免疫反应的发生。

(3) 树突状细胞疫苗:树突状细胞(dendritic cells,DC)是功能最强的专职 APC,在诱导特异性抗肿瘤免疫应答中起关键作用。体内 DC 数量较少,难以直接获取,通过在体外大量诱导培养 DC 的技术取得成功,使 DC 疫苗用于抗肿瘤治疗成为可能,是当前肿瘤免疫治疗研究的一个重要方向。

1) 肿瘤抗原肽致敏的 DC 肿瘤疫苗:通过基因工程的方法人工合成 TSA 或 TAA 多肽,体外致敏 DC,回输体内后能诱导机体产生抗原特异性 CTL,发挥免疫保护作用。由于针对单一抗原的免疫攻击无法确定杀伤肿瘤细胞,肿瘤细胞也容易通过抗原调变逃避针对单一抗原表位的免疫杀伤,因此可以使用含有多种抗原肽的肿瘤抗原集群致敏 DC,以期激活不同的肿瘤特异性 T 细胞克隆,共同发挥特异性抗肿瘤免疫作用。

2) 肿瘤细胞的蛋白提取物刺激 DC:由于目前 TSA 或 TAA 多肽获得明确鉴定的较少,与单一肿瘤抗原肽致敏 DC 相比,肿瘤细胞的蛋白提取物无需明确肿瘤抗原,含有多种抗原表位,用其刺激 DC 可以活化针对不同抗原决定簇的 CTL 克隆,更有利于诱导肿瘤细胞特异性的细胞免疫攻击。肿瘤细胞的蛋白提取物可利用超声波破碎、反复冻融、诱导细胞凋亡等方法制备。

3) DC 与肿瘤细胞融合:鉴于目前大多数人类肿瘤细胞抗原仍未得到明确的鉴定,将 DC 与肿瘤细胞融合,制备杂交瘤苗是解决的方法之一。DC-肿瘤细胞杂交瘤苗既保留了 DC 的生物学特性,又能递呈肿瘤细胞所有的抗原,能更有效地诱导肿瘤特异性 CTL 增殖。细胞融合技术有化学融合和电融合等方法。

4) 肿瘤细胞来源的 RNA 致敏 DC:从有限的肿瘤组织中通过核酸扩增的方法可以获得大量的 mRNA,继而通过差异筛选的方法富集肿瘤细胞特异表达的肿瘤特异性抗原 mRNA,应用电穿孔技术将这些裸 RNA 转染入 DC,使 DC 表达肿瘤抗原,经加工、提呈后,可诱导出针对不同表位的多克隆 $CD4^{+}T$ 细胞和 $CD8^{+}T$ 细胞。由于 RNA 半衰期短,不会整合到宿主细胞基因组中,临床应用安全性较高,但 RNA 不够稳定,生产、贮存、运输困难,技术操作难度大。

5) 肿瘤细胞来源的 DNA 致敏 DC:将肿瘤抗原编码基因与合适的载体相连,导入或转染 DC,使 DC 持续表达肿瘤抗原,通过内源性抗原提呈途径将肿瘤抗原信息提呈给效应 T 细胞,能够有效激起 T 细胞抗肿瘤免疫应答。

6) 细胞因子基因转染的 DC 肿瘤疫苗:用促进抗肿瘤免疫应答的细胞因子基因(GM-CSF、IL-2、IL-12、TNF-α 等)直接转染 DC,使 DC 强制表达具有免疫促进作用的细胞因子,一方面可通过自分泌作用,促进 DC 自身的成熟、提高 DC 活性,有利于肿瘤抗原的提呈和效应淋巴细胞的诱导，另一方面可通过旁分泌作用，改善局部免疫微环境，可协同其他免疫细胞发挥抗肿瘤免疫作用。

7）树突状细胞疫苗的不足：针对 DC 的各种肿瘤抗原负载方法虽有各自的优点，但在大规模的临床使用中尚存在着几个共性的问题：自身肿瘤材料获取不易；体外培养 DC 制成瘤苗技术操作复杂且费用昂贵；并非所有的人类肿瘤细胞都能与 DC 进行有效的融合；疫苗制备耗时较长；具有诱发自身免疫性疾病的风险；不同的 DC 疫苗制备方法不同；应用不同的抗原；缺乏明确的临床反应的标准；DC 疫苗的最适剂量和临床应用方法还需要进一步探讨。

（4）抗独特型抗体疫苗：抗独特型抗体疫苗是由抗独特型抗体（antiidiotypic antibody，AId）制成的疫苗。AId 是针对抗体分子可变区（V 区）上的特异抗原表位群（称为独特型）的抗抗体。肿瘤抗原的 AId 与原来抗原的决定簇分子互为"内影像"关系，具有模拟肿瘤抗原和免疫调节的双重作用，可打破机体对肿瘤抗原的免疫耐受状态，因而可以作为一种新型疫苗。抗独特型抗体疫苗制备相对简单，易于标准化，免疫原性强，使用安全、可靠，特别适合对那些分子结构尚不明确的、无法进行化学合成或 DNA 重组的肿瘤抗原，可以用所需抗原的单抗作为免疫原制备抗独特型抗体作为肿瘤疫苗。抗独特型抗体还含有一些机体未曾识别过的蛋白组分，可以刺激机体打破对肿瘤抗原的免疫耐受。此外，可对抗独特型抗体进行结构改造，例如与 GM-CSF 等细胞因子重组成融合蛋白，则诱发的免疫效应更强。目前，针对人乳腺癌、人肾细胞癌、人黑色素瘤等肿瘤相关抗原的抗独特型抗体在动物实验中均取得了一定免疫效果，并在人体进行了尝试，至少有部分患者的存活期有所延长或肿瘤有消退趋势。

（5）肿瘤基因疫苗：基因疫苗（genetic vaccine）又称 DNA 疫苗，是利用基因工程技术将编码肿瘤抗原的基因整合于重组病毒或质粒 DNA 等表达载体上，再将疫苗以注射器或基因枪直接注入肌肉或皮内，借助载体本身和宿主细胞内的基因表达系统表达出目的抗原，从而诱导特异性的体液免疫和细胞免疫应答。基因疫苗既能激发免疫反应，又具有亚单位疫苗的安全性，具有制备简单、接种方便、使用安全、体内表达时间长等优点。它的不利之处在于，肿瘤抗原的表达量不易控制，长期低水平的肿瘤抗原刺激可诱导免疫耐受。

2. 被动免疫治疗　被动免疫治疗（passive immunotherapy），又称过继免疫治疗（adoptive immunotherapy），是指被动性的给肿瘤患者输注外源的、具有抗肿瘤活性的免疫制剂或细胞，由这些外源的效应物质在机体发挥抗肿瘤的作用。被动免疫治疗不需要机体产生初始免疫应答，因此适用于已经没有时间或能力产生初始免疫应答的晚期肿瘤患者。被动免疫治疗包括抗体治疗和过继性细胞治疗。

（1）抗体治疗：抗体药物是以细胞工程技术和基因工程技术为主体的抗体工程技术制备的药物，具有特异性高，性质均一，效价高，可针对特定靶点的特点，在肿瘤的治疗中发挥着重要作用。抗体治疗是肿瘤免疫治疗中较为成功的一种方法，相关知识在第十八章第四节中有详述。

（2）过继性细胞免疫治疗：过继性细胞免疫治疗（adoptive cell immuno therapy，ACIT）是指通过分离自体或供体来源的免疫细胞进行体外活化和扩增，然后回输至肿瘤患者体内，发挥抗肿瘤作用，是肿瘤生物治疗研究中最活跃的领域。该治疗方法无法规模化生产，更适于在医疗机构内开展，完成从细胞采集、制备到回输的全过程。

1）非特异性过继性细胞治疗

a. LAK 细胞：LAK 细胞即淋巴因子激活的杀伤细胞（lymphokine activated killer cells，LAK），是将外周血单个核细胞（PBMC）在体外经 IL-2 刺激活化、扩增而成的具有广谱抗肿瘤作用的效应细胞，是含多种免疫细胞的异质性细胞群体，具有非特异性细胞毒作用。经 IL-2 激活的 LAK 在输入人体后仍需注射大剂量 IL-2 才能维持其杀瘤活性，在治疗过程中可出现毛细血管渗漏综合征（capillary leak syndrome，CLS）等毒副反应，加之 LAK 细胞体外增殖活性不强，体内抗瘤活性有限，因此逐渐淡出临床应用。

b. CIK 和 DC-CIK：CIK 细胞，即细胞因子诱导的杀伤细胞（cytokine induced killer cells，CIK），是将人 PBMC 在体外用多种细胞因子（CD3 单克隆抗体、IL-2、IFN-γ 和 IL-1α 等）共同培养一段时间后获得的以 $CD3^+CD56^+$ 表型为主的异质性细胞群，又称 NK 样 T 细胞。CIK 细胞增殖能力强，细胞毒活性高，杀瘤谱广，既具有 T 淋巴细胞强大的抗肿瘤活性，又有 NK 细胞非 MHC 限制性杀瘤特点，对多重耐药肿瘤细胞仍敏感，杀瘤活性不受环孢素 A（CsA）和 FK506 等免疫抑制剂的影响，能抵抗肿瘤细胞引发的效应细胞 Fas/FasL 凋亡。CIK 细胞毒副作用小，无严重不良反应，可与手术、放、化疗联合使用，对清除术后残余的肿瘤细胞及微小瘤灶，预防肿瘤的复发和转移，降低放、化疗的毒副作用，提高放、化疗的疗效具有一定作用。

DC-CIK 是联合应用 DC 和 CIK 细胞治疗肿瘤的过继免疫细胞治疗技术。DC 能够识别抗原、激活特异性免疫应答，CIK 可通过细胞毒作用和分泌细胞因子杀伤肿瘤细胞，两者联合培养，既激活了抗原负载 DC 介导的 MHC 限制性抗肿瘤作用，又发挥了 CIK 的非 MHC 限制性抗肿瘤作用。DC 和 CIK 共培养后，DC 的活化抑制了 $CD4^+CD25^+$Treg 细胞的发育，该群细胞可抑制 CIK 中的 $CD3^+CD8^+$ 和 $CD3^+CD56^+$ 效应细胞发挥活性，而当加入 DC，便可解除这种抑制效应，使细胞增殖倍数及肿瘤杀伤活性均较 CIK 细胞明显增强。采用 DC-CIK 治疗，患者本身不会产生耐药，对多重耐药肿瘤细胞同样敏感，可多次反复应用。

c. CD3AK 细胞：CD3AK（anti-CD3 antibody induced activated killer cells）是指在体外用抗人 CD3 单克隆抗体和 IL-2 等细胞因子激活的一群以 $CD3^+CD8^+$T 细胞为主的异质性杀伤细胞，其体外培养时所需细胞因子量少，细胞扩增速度快，杀瘤谱广，杀瘤活性高，MHC 非限制性，其细胞毒作用依赖 Fc 受体，通过颗粒酶/穿孔素途径杀伤肿瘤细胞，还能分泌 IL-2、TNF-α、IFN-γ 等细胞因子发挥对机体的免疫调节作用。CD3AK 细胞临床应用安全性高，毒副作用相对较少。

d. NK 细胞：NK 细胞（natural killer cell）又称自然杀伤细胞，属于大颗粒淋巴细胞，来源于骨髓，占外周血淋巴细胞总数的 5%～10%，是机体重要的免疫细胞，具有广谱抗肿瘤细胞作用，其不依赖于抗原刺激作用，就可以非特异性杀伤肿瘤细胞。由于 NK 细胞在人体内的含量极少，NK 疗法是采用特殊的培养方法，把肿瘤患者自身的 NK 细胞在体外培养扩增，使细胞数目扩大数千倍且细胞毒活性极大增强，再回输患者的体内进行治疗，是一种简单有效、安全又积极的主动的免疫疗法。细胞因子诱导的 NK 细胞是一种高细胞毒活性的免疫效应细胞，临床数据显示 NK 细胞过继免疫治疗恶性肿瘤具有良好的应用前景，对肺癌、肝癌、卵巢癌、食道癌、结肠癌、胃癌、宫颈癌等均有一定效果。

e. γδT 细胞：γδT 细胞是表达 γδTCR 的 T 淋巴细胞亚群，具有非特异性抗肿瘤作用，其抗肿瘤免疫杀伤作用呈非 MHC 限制性。γδT 细胞能大量集聚于肿瘤部位，对多种肿瘤细胞具有强大的细胞毒作用。双膦酸盐类药物如唑来膦酸能够上调 γδT 细胞表面的 CD25 和 CD69，促进 IFN-γ、TNF-α 等多种细胞因子的分泌，参与固有免疫和适应性免疫的调节。临床可应用唑来磷酸和 IL-2 在体外刺激外周血 γδT 细胞大量扩增，回输体内后能够对多种实体瘤发挥免疫杀伤作用。

2）特异性过继性细胞治疗

a. TIL 细胞：TIL 细胞称为肿瘤浸润淋巴细胞（tumor infiltrating lymphocyte，TIL），是将从肿瘤组织中分离得到的淋巴细胞，在体外经 IL-2 等细胞因子刺激后大量增殖，表型以 $CD4^+$ T 细胞和 $CD8^+$T 细胞为主，具有一定的肿瘤特异性和 MHC 限制性。TIL 细胞的体外增殖能力超过 LAK 细胞，对 IL-2 依赖性低，可避免大量使用 IL-2 带来的毒副作用，但因临床上并非所有病人均方便获取新鲜肿瘤组织，且 TIL 细胞制备过程相对复杂，使其应用受到一定限制。

b. 外周血来源的 CTL：通过采集肿瘤患者的外周血单个核细胞或淋巴结细胞，利用灭活的完整肿瘤细胞、肿瘤细胞裂解物、人工合成的肿瘤抗原肽或独特型抗原等进行反复刺激诱导，经抗 CD3/CD28 磁珠和重组人 IL-2 扩增，也可得到肿瘤特异性 CTL。但该种方法体外诱导 CTL 效率较低，操作过程复杂，扩增时间长，扩增数量有限，且其肿瘤杀伤活性不够稳定，不易达到临床预期治疗效果。

c. DC-CTL：DC-CTL 是指与 DC 细胞共培养的 CTL 细胞，CTL 细胞是机体抗肿瘤细胞免疫应答中重要的效应细胞。每个 CTL 细胞都表达克隆型独特的 TCR 用以识别特定的靶抗原，在 MHC 限制的条件下，可直接、快速、连续的杀伤肿瘤细胞，被激活后的 CTL 主要通过分泌型杀伤（通过胞吐颗粒释放效应分子如穿孔素，颗粒酶，淋巴毒素，TNF 相关蛋白等引起靶细胞裂解或凋亡）途径摧毁肿瘤细胞。DC 是高效的专职抗原提呈细胞，在体外和 CTL 细胞共培养，用特定肿瘤抗原或数种肿瘤抗原集群负载 DC，可以通过 MHC-Ⅱ类途径或交叉提呈途径提呈肿瘤抗原，激活 T 淋巴细胞，生成效应性的 CTL。也可以将特定肿瘤抗原的编码基因通过合适的载体转染入 DC，内源性表达该种抗原，通过 MHC-Ⅰ类途径提呈特定肿瘤抗原信息，激活 T 淋巴细胞，生成效应性的 CTL。通过体外激活获得的自体 DC-CTL 细胞，体内回输安全性高，细胞数量较大，具有特异、高效杀瘤的特点，但对患者的要求比较高，只有经血清或病理检查证实肿瘤抗原表达为阳性者才可进行此项治疗。

d. TCR 基因修饰的 T 细胞：CTL 对肿瘤细胞的靶向特异性主要是由其 T 细胞受体（T cell receptor，TCR）所决定的，克隆此类 CTL 的 TCRα/β 链基因后，通过反转录病毒载体，将其转染肿瘤患者的 T 细胞，可使被转染的 T 细胞强制性表达这种独特性的 TCR，能识别并杀伤携带相应肿瘤抗原的癌细胞，经过大量扩增后，就可成为具备特异性杀伤活性的 CTL。这些 TCR 基因修饰 T 细胞的杀伤效应同样具 MHC 限制性。通过 TCR 转基因技术可以在短时间内生产大量的、针对特定肿瘤抗原表位的特异性效应 T 细胞，用于对肿瘤患者进行过继性细胞免疫治疗。要获得大量肿瘤抗原特异性 TCR 基因修饰的 T 细胞，除首先要得到抗原特异的 TCR 基因外，一个安全、稳定、高效的基因转导系统也很重要。目前 TCR 基因转导的载体主要还是反转录病毒载体，但考虑到由载体 DNA 的插入所导致的癌基因的活化或突变的危险性，一直以来都在尝试寻找更理想的理化转导方式。

3. 非特异性免疫调节剂治疗 非特异性免疫调节剂治疗是指应用某些生物制剂或化学制剂等效应细胞刺激剂，通过增强免疫效应细胞的功能发挥抗肿瘤作用，或者应用免疫负调控抑制剂通过抑制免疫负调控细胞或分子的功能，打破免疫耐受，抑制肿瘤生长的生物治疗方法。

（1）效应细胞刺激剂：主要有细胞因子类（干扰素、白介素、肿瘤坏死因子、集落刺激因子等)、微生物制剂(卡介苗、短小棒状杆菌等)、免疫组织提取物(胸腺素类等)、某些化学制剂(左旋咪唑等)、多糖类(香菇多糖、云芝多糖等)。

1) 干扰素:干扰素(IFN)是一组具有多种生物学功能的细胞因子,包括 IFN-α、IFN-β 和 IFN-γ,它们在同种细胞上具有影响细胞增殖、诱导分化、调节免疫功能、促进凋亡和抗血管生成等多种生物活性。干扰素抑制细胞分裂的活性有明显的选择性,对肿瘤细胞的活性比正常细胞大数百倍。干扰素抗肿瘤效果可以是直接抑制肿瘤细胞增殖,或通过宿主机体的免疫防御机制限制肿瘤的生长;干扰素可以诱导肿瘤细胞凋亡,从而杀灭肿瘤细胞。干扰素对体液免疫、细胞免疫均有免疫调节作用,对巨噬细胞及 NK 细胞也有一定的免疫增强作用。临床上,IFN-α 已被批准用于毛细胞白血病、慢性粒细胞白血病、恶性淋巴瘤、多发性骨髓瘤、肾癌和恶性黑色素瘤等多种恶性肿瘤的治疗。

2) 白介素-2:白介素-2(interleukin-2,IL-2)是参与免疫应答的重要细胞因子,对多种免疫效应细胞的激活及生长具有促进作用。IL-2 是 T 细胞生长因子,所有亚型 T 细胞的增殖都需要 IL-2,能使 T 细胞在试管内长期存活,刺激 T 细胞进入细胞分裂周期,增强 T 细胞的杀伤活性,并可诱导 T 细胞分泌 IFN-γ、GM-CSF 等细胞因子。IL-2 可促进 NK 细胞的增殖,维持 NK 细胞长期生长,并使其活化。IL-2 可促进 LAK、TIL 细胞的体外存活、扩增及活化。只有在 IL-2 的存在下 LAK 才能产生,亦只有在 IL-2 存在下,LAK 才能发挥其效果。TIL 在体外经 IL-2 激活可大量扩增,并对肿瘤细胞具高度杀伤作用。IL-2 还可促进 B 胞增殖和产生免疫球蛋白,并刺激巨噬细胞,提高其吞噬能力。临床上,IL-2 已用于肾癌、恶性黑色素瘤等多种恶性肿瘤的治疗。

3) IL-21:在包括静息和活化的 T、B、NK、巨噬细胞(Mφ)和 DCs 等多种细胞表面均表达有 IL-21 的受体(IL-21R),故 IL-21 通过对多种免疫细胞发挥影响而在协调固有免疫应答向适应性免疫应答转变方面具有重要作用。在 IL-21 的诸多作用中,对 NK 细胞和 $CD8^+T$ 细胞的作用最为受人关注。IL-21 促进初始和记忆 $CD8^+T$ 细胞的增殖和活化,增强其细胞毒活性。同时还可增加 NK 细胞和 $CD8^+T$ 细胞 IFN-γ 的分泌。IL-21 还可促进骨髓祖细胞来源的 NK 细胞增殖和分化,促进其分泌颗粒酶和穿孔素,增强其细胞毒功能和 ADCC 效应。

4) TNF:临床已证实肿瘤坏死因子(TNF)对多种肿瘤细胞具有细胞毒和抑制生长作用,且对正常组织细胞影响较小,也无种属特异性。TNF 与肿瘤细胞质膜上的相应受体结合后进入细胞,沿微管移动,被靶细胞溶酶体摄取,使溶酶体稳定性降低,破裂后释放出溶酶体酶,引起细胞自溶。TNF 可促进 T 细胞及其他免疫效应细胞对肿瘤细胞的杀伤作用。TNF 作用于血管内皮细胞,损伤内皮细胞或导致血管功能紊乱,使血管损伤和血栓形成,造成肿瘤组织的局部血流阻断而发生出血、缺氧坏死。临床上,TNF-α 可用于治疗晚期非小细胞肺癌、大肠癌及癌性积液等。

5) 左旋咪唑:左旋咪唑(levamisole)曾为低毒的广谱驱虫药,近年发现其具有增强细胞免疫功能的作用,尤其是在外周血 T 淋巴细胞和巨噬细胞功能低下时更为明显。左旋咪唑能增加细胞毒 T 细胞的活性。促进 CSF 的量的增加。增强人 IFN 和 IL-2 的活力。对胃癌、结直肠癌用于辅助化疗,在化疗间歇期或术后使用,可增加疗效。

6) 胸腺肽:胸腺肽(thymopetide)是从猪或小牛胸腺提取的、含有多种胸腺激素的多肽水溶液,包括胸腺素 F5、胸腺生成素、胸腺体液因子及血清胸腺因子等成分。可促使淋巴干细胞分化成熟化,促进 T 细胞的生长及转化,使胸腺和脾脏等免疫器官增大,增强巨噬细胞的功能和免疫功能,而对体液免疫影响较小。此外,还有减轻腺病毒药物引起的免疫功能抑制作用。临床上可用于肿瘤病人的辅助治疗，使免疫力低下者提高其免疫功能。

7）乌苯美司：乌苯美司（ubenimex）是在放线菌橄榄网状链霉素（streptumyces vliuoreticuli）培养液中发现的，为对氨基肽酶B有抑制作用的二肽，可竞争性抑制氨基肽酶B（aminopeptidase）和亮氨酸氨基肽酶（leucine aminopeptidase），增强T细胞的功能，使DNA合成增加，使NK细胞的杀伤活力增强，使CSF合成增加而刺激骨髓细胞的再生和分化。还可通过活化抗肿瘤免疫功能而呈现抗肿瘤作用。乌苯美司对免疫功能低下者，可提高其免疫力。

8）卡介苗：卡介苗（Bacille Calmette-Guérin，BCG）是由减毒牛型结核杆菌悬液制成的活菌苗，最早用于结核病的预防。BCG注射能引起细胞因子的分泌和DC的激活，这可以用以解释BCG的抗肿瘤作用。大量临床实践已经证实，BCG膀胱腔内灌注在治疗膀胱原位癌和浅表性膀胱癌，防止肿瘤进展，预防膀胱癌术后复发，提高生存率及延长生存期等方面是一种疗效确定的生物免疫治疗方法。

9）咪喹莫特：咪喹莫特（S-26308，R-837）是咪唑喹啉胺家族成员，属于非核苷类异环胺类，是Toll样受体7（toll-like receptor 7，TLR7）的激动剂。咪喹莫特可增强固有免疫应答和适应性免疫应答，促进B淋巴细胞增殖活化，诱导IFN-γ、TNF-α和IL-12的分泌，抑制IL-4、IL-5的产生，使T淋巴细胞分化偏离Th2免疫反应，具有抗病毒及抗肿瘤作用。临床上可用于Bowen病、皮肤基底细胞癌、皮肤恶性黑色素瘤的治疗。

（2）免疫负调控抑制剂

1）CTLA-4抗体：APC提呈肿瘤抗原、活化T细胞时需要提供双信号的刺激：MHC-抗原肽复合物被T细胞受体（T cell recepter，TCR）所接受，为第一信号；共刺激分子B7.1或B7.2同CD28结合，是第二信号。T细胞活化后，其表面的抑制性细胞毒性T淋巴细胞抗原4（CTLA-4）表达上调，竞争性同B7分子结合，切断T细胞信号转导，阻止IL-2基因转录，抑制T细胞增生，下调T细胞免疫应答。抗CTLA-4单克隆抗体通过竞争性结合CTLA-4，阻断其同B7分子间的相互作用，从而使T细胞活化的负反馈调节被抑制，T细胞免疫应答得以强化，发挥抗肿瘤免疫作用。CTLA-4与CD28分子同源，与B7分子结合的能力是CD28分子的20倍，如果CTLA-4与B7分子结合，可阻止CD28信号，或通过其胞内域介导一负性信号而抑制T细胞的增殖，并导致T细胞无能。在抗肿瘤免疫的初始阶段，活化T细胞的CTLA-4表达水平有限，B7与CD28间的相互占优势，T细胞被激活分泌IL-2等细胞因子，并扩增、分化成效应T细胞。而随着激活T细胞的CTLA-4表达量上升，在免疫反应的后期CTLA-4与CD28竞争性地与B7分子结合，抑制T细胞从G期进入S期及IL-2转录因子的活性，从而下调或终止T细胞反应。Ipilimumab（Yervoy，伊匹单抗）是一种全人源化单克隆抗体，靶向作用于CTLA-4，Ipilimumab与CTLA-4结合并阻碍后者与B7分子（如CD80、CD86）的相互作用。阻断CTLA-4信号途径可增加T细胞的活化和增殖。Tremelimumab（CP-675206）也是一种人源化CTLA-4抗体，不同的是，Ipilimumab是IgG1型单克隆抗体，而Tremelimumab是IgG2型单克隆抗体。

2）PD-L1抗体：程序性死亡配体-1（programmed death-1 ligand，PD-L1）是B7/CD28协同刺激分子超家族的重要成员，与其受体PD-1（programmed death-1）相互作用可抑制T细胞的活化增殖和细胞因子的分泌，在免疫应答中发挥负性调控作用。肿瘤细胞可通过高表达PD-L1分子，促使肿瘤抗原特异性T细胞发生凋亡，导致肿瘤细胞逃避机体的免疫监视和杀伤。应用PD-L1抗体可以阻断PD-1/PD-L1途径，能使肿瘤抗原特异性T细胞免于凋亡，并促进其增殖和细胞因子的分泌，更好的发挥抑制肿瘤生长的作用。

3）1-甲基-色氨酸：吲哚胺 2,3 双加氧酶（indoleane-2,3-dioxygenase,IDO）作为一种免疫调节酶，是催化色氨酸沿犬尿酸途径进行分解代谢的限速酶。能耗竭肿瘤微环境中的色氨酸，保持高犬尿酸状态，利于 Treg 细胞的扩增和活化，而抑制效应 T 细胞的增殖。1-甲基-色氨酸（1-MT）作为与 IDO 的底物色氨酸结构最接近的抑制剂，通过抑制 IDO 的活性，能逆转肿瘤微环境中色氨酸耗竭状态，从而负向调控 Treg 细胞的功能，发挥免疫调节作用。

4）地尼白介素：地尼白介素（Denileukin diftitox,Ontak）是一种由 IL-2 和白喉毒素偶联而成的融合蛋白毒素，属于生物靶向治疗药物，其与 IL-2 受体（CD25）结合后，被摄取进入胞质，裂解释放白喉毒素 A 链，可持续抑制蛋白的合成，影响细胞生长并导致细胞死亡。地尼白介素已被美国 FDA 批准用于治疗 $CD25^+$ 的皮肤 T 细胞淋巴瘤（CTCLs）。

（3）具有抗肿瘤、免疫调节活性的中药多糖：中药多糖属于一类天然高分子化合物，种类繁多，如香菇多糖、灵芝多糖、黄芪多糖、枸杞多糖、人参多糖、蜈蚣多糖等，具有抗肿瘤、免疫调节、抗病毒、抗衰老、降血糖等多种药理活性，部分中药多糖已在临床应用，如香菇多糖。在抗肿瘤方面，中药多糖的作用机制主要包括两个方面：

一是中药多糖直接作用于肿瘤细胞，可：①直接抑制肿瘤细胞的生长；②诱导肿瘤细胞凋亡和抑制肿瘤细胞诱导分化；③改变肿瘤细胞膜的生化特征；④影响肿瘤细胞内信号传递途径。

二是中药多糖能够增强机体免疫功能，间接发挥抗肿瘤作用，包括：①促进淋巴细胞活化和增殖；②激活巨噬细胞；③促进细胞因子分泌；④活化补体。

二、肿瘤基因治疗

肿瘤的发生发展涉及多基因的改变，例如某些原癌基因的激活、抑癌基因的失活以及凋亡相关基因的功能失调等。针对肿瘤发生的遗传学背景，将外源性具有正常功能的基因或有治疗作用的基因通过一定方式导入肿瘤细胞，以纠正基因缺陷或者发挥治疗作用，从而达到治疗肿瘤的目的，即为肿瘤的基因治疗（gene therapy），是肿瘤生物治疗的重要组成部分。尽管当前还没有出现某种特别理想的肿瘤基因治疗方法，但现有研究显示肿瘤基因治疗具有良好的应用前景。

1. 靶向肿瘤细胞的基因

（1）癌基因：癌基因（oncogene）是指细胞基因组中能够引起细胞发生恶性转化的基因，其前体原癌基因（proto-oncogene）与细胞增殖相关，参与调控正常细胞的生长、分裂和分化。当原癌基因的结构或调控区发生改变，导致基因异常活化，转变为癌基因，在细胞没有收到生长信号时仍不断地激活细胞内正性调控细胞生长和增殖的信号传导途径，促使细胞过度增殖或使细胞免于死亡，从而形成肿瘤。癌基因由于突变而处于异常活跃状态，因此将癌基因反义序列导入肿瘤细胞，即可通过碱基互补原则封闭该特定癌基因的表达，逆转癌细胞的恶性行为，诱导细胞凋亡（apoptosis）。

（2）抑癌基因：抑癌基因（tumor suppressor gene）也称抗癌基因，是一类在被激活情况下具有抑制细胞过度生长和增值作用的基因。在正常情况下，抑癌基因对调节细胞的发育、生长和分化起重要作用。抑癌基因的丢失或功能失活与肿瘤的发生发展具有密切关系，几乎一半的人类肿瘤均存在抑癌基因的失活。将正常的野生型抑癌基因导入肿瘤细胞，通过补偿缺失的抑癌基因或者代替突变的抑癌基因，以恢复其正常功能，达到抑制肿瘤细胞生长、诱导肿瘤细胞凋亡或逆转其表型的作用。

(3) 自杀基因:一些来源于病毒或细菌的酶能将一些对哺乳动物细胞无毒性或低毒性的药物转化为毒性产物,从而导致细胞死亡,这种将前体药物代谢为毒性药物的前体药物转换酶基因即为自杀基因(suicide gene)。将自杀基因转染至肿瘤细胞,然后给予患者无毒性的前体药物,由于只有含自杀基因的细胞才能将前体药物转化为有毒的药物,因而肿瘤细胞被杀死,而对正常细胞无影响。如单纯疱疹病毒Ⅰ型胸苷激酶/丙氧鸟苷(HSV1-tk/GCV)系统,能将无毒的药物前体GCV磷酸化,转变为毒性药物丙氧鸟苷三磷酸,杀死肿瘤细胞。胞嘧啶脱氨酶/5氟胞嘧啶(CD/5-FC)系统,能将无毒的5-FU脱氨酶转变为5-FU,5-FU再转化为5-FUTP或5-FdUMP,发挥细胞毒性作用。此外,肿瘤自杀基因疗法还能杀死转染细胞周边未导入自杀基因的邻近肿瘤细胞,即旁观者效应(bystander effect,BE),其机制为毒性代谢产物从已导入自杀基因的肿瘤细胞中扩散至邻近的肿瘤细胞,发挥细胞毒作用,从而扩大杀伤效应。肿瘤自杀基因疗法研发的重点并不是杀伤性基因本身的杀伤作用,而是研究如何将该基因选择性导向靶细胞或在靶细胞中选择性表达。

(4) 多药耐药基因:多药耐药(mulitiple drug resistance,MDR)是指肿瘤细胞接触某一种抗癌药物产生耐药的同时,也对其他结构和功能不同的药物产生交叉耐药性,可以将进入细胞内的药物主动泵出细胞外,从而使肿瘤细胞免受化疗药物的杀伤,是影响肿瘤化疗疗效的重要因素之一。肿瘤多药耐药基因治疗可以从两个方面着手:第一,可以使用反义RNA技术或者RNAi技术,靶向灭活肿瘤细胞的MDR基因,从而使肿瘤细胞的化疗耐药性得以逆转,提高化疗的疗效;第二,可以通过向造血干细胞导入MDR基因,以减轻化疗药物对造血系统的毒性作用,从而提高化疗的效果。

2. 靶向肿瘤血管的基因

(1) 针对血管生成刺激因子及其受体的基因治疗:肿瘤血管生成是肿瘤生长和转移的重要因素,因此设计了各种试图阻断肿瘤血管生成的基因治疗方案。血管内皮生长因子(VEGF)、成纤维细胞生长因子(FGF)、转化生长因子(TGF)、血小板衍生生长因子(PDGF)、血管生长素(angiogenin)等肿瘤血管的正调节因子可促进肿瘤血管的发生与生长,尤其是VEGF及其受体在肿瘤血管生成中发挥最为重要的作用,因此成为抗血管基因治疗的重要靶点。采用siRNA技术、反义核酸技术干扰这些正调节因子基因的表达,有望抑制肿瘤血管生成,从而控制肿瘤生长。

(2) 针对内源性血管生成抑制因子的基因治疗:血小板反应蛋白(TBS)、血管抑制素(angiostatin)、内抑素(endostatin)、血小板因子-4(PF-4)、血栓海绵蛋白质-1(TSP-1)、组织金属蛋白酶抑制剂(TIMP)等10余种内源性血管生成抑制因子,均可抑制血管内皮细胞的增殖和迁移。将这些内源性血管生成抑制因子的基因导入肿瘤细胞,有望通过在局部表达肿瘤血管的负调节因子来抑制肿瘤血管的生成。

(3) 针对细胞黏附分子的基因治疗:细胞黏附分子(cell adhesion molecules,CAM)是众多介导细胞间或细胞与细胞外基质(extracellular matrix,ECM)间相互接触和结合分子的统称,包括整合素家族(integrin family)、选择素家族(selectin family)、钙黏蛋白家族(cadherin family)和免疫球蛋白超家族(immunoglobilin superfamily,IGSF)等四类,参与细胞的识别与信号传导、细胞的增殖与分化、细胞的伸展与运动,是免疫应答、炎症发生、凝血、肿瘤转移、创伤愈合等一系列重要生理和病理过程的分子基础。其中整合素αVβ3、内皮细胞钙黏蛋白(VE-cadherin)、E-选择素等主要表达于内皮细胞,对内皮细胞在血管生成中的黏附、移动和增殖具有重要作用，是肿瘤血管基因靶向治疗的理想靶点。

3. 靶向免疫系统的基因

（1）细胞因子基因：理论上，凡是具有激活机体抗肿瘤免疫反应或对肿瘤有直接杀伤作用的细胞因子基因都可以考虑作为肿瘤基因治疗的候选基因，目前受到较多关注的细胞因子基因主要有：TNF-α、IL-2、IL-6、IL-12、IL-15、IL-18、IL-21、IFN-γ、GM-CSF 等。可以将目的细胞因子的基因导入机体免疫活性细胞（如 DC、TIL、LAK、CTL 和 Mφ 等），通过增加其细胞因子的表达量，加强免疫系统对肿瘤细胞的识别和免疫反应能力，抑制肿瘤的发生和发展。也可以采用在肿瘤细胞中导入细胞因子受体基因，使肿瘤细胞表面的细胞因子受体表达增加，增强机体免疫系统对肿瘤细胞的识别和杀伤作用。

（2）免疫识别相关基因：抗肿瘤免疫中，淋巴细胞的激活同时需要第一信号（抗原刺激信号）和第二信号（协同刺激信号）。肿瘤细胞可通过使表面 MHC-Ⅰ类分子的表达下调或缺失影响第一信号，造成肿瘤抗原递呈能力下降，影响宿主的 T 细胞对肿瘤细胞的识别。或者肿瘤细胞表面不表达或低表达 B7 分子，从而影响 B7-CD28 共刺激通路，诱导免疫系统对肿瘤产生免疫耐受。为了增强肿瘤细胞的免疫原性，可以将一些与免疫识别有关的基因（如 MHC-Ⅰ、MHC-Ⅱ、CD40、CD80、CD86 等）转染至体外培养的肿瘤细胞中，弥补淋巴细胞激活所需的第一信号或第二信号，将有助于提高机体对肿瘤细胞的免疫反应，达到治疗肿瘤的目的。

4. 肿瘤基因疫苗　肿瘤基因疫苗兼具肿瘤基因治疗和肿瘤免疫治疗的共同特征，其能够诱导机体产生肿瘤特异性抗体和 CTL 的效应已得到动物实验的验证。肿瘤基因疫苗所应用的技术，如重组载体的构建、基因转移的方式与经典肿瘤基因治疗无本质差别，具体请参本节“主动免疫治疗”相关内容。

5. 基因载体和基因导入系统　基因治疗中载体系统的选择十分重要，理想的基因载体应能携带遗传物质，可转染分裂期和非分裂期细胞，并能够在靶细胞中正确、持续、稳定地表达外源基因。载体的免疫原性要弱，其任何成分不应引起免疫反应。此外，载体应易于大量生产，便于临床使用。一般地，除了肌肉组织可以摄取裸质粒，基因载体本身无法高效地穿过细胞膜进入细胞内，必须在包裹于其外的物质帮助下才能进入细胞。这种包裹于基因载体之外的、用来辅助载体进入细胞内的物质系统即为基因导入系统。目前，用于肿瘤基因治疗的载体主要集中于病毒载体系统和非病毒载体系统。对于病毒载体而言，病毒的外壳和/或外膜就是其基因导入系统。对于质粒 DNA 载体，常称之为非病毒载体，需要为其人工制造一个外壳，即所谓的非病毒载体导入系统。新材料和纳米技术对这种基因导入系统的研制有很大的促进作用。

6. 基因治疗药物

（1）重组人 5 型腺病毒注射液（安柯瑞™，H101）：作用机理：人 5 型腺病毒在删除了 E1B 和 E3 区基因片段后，能够特异性地在肿瘤细胞中复制、包装及释放，最终导致癌细胞裂解。受感染癌细胞裂解后释放出的病毒可感染、裂解新的肿瘤细胞。

适应证：对常规放疗或放疗加化疗无效，并以 5-Fu、顺铂化疗方案进行姑息治疗的晚期鼻咽癌患者或与上述化疗方案联合应用。

（2）重组人 P53 腺病毒注射液（今又生™，Gendicine）：作用机理：P53 基因指导合成 P53 蛋白，在正常组织中，P53 蛋白的表达量很低，在受到 DNA 损伤等刺激时，P53 蛋白表达量升高，发挥细胞增殖调控作用，抑制细胞分裂，诱导细胞凋亡；不同类型的肿瘤中，P53

基因突变频率可高达50%～70%。本品瘤内注射，可通过腺病毒感染将P53基因导入肿瘤细胞，表达P53蛋白，从而发挥抑制细胞分裂，诱导肿瘤细胞凋亡作用，而对正常细胞无损伤。高表达的P53蛋白质能有效刺激机体的特异性抗肿瘤免疫反应，局部注射可吸引T淋巴细胞等肿瘤杀伤性细胞聚集在瘤组织。

适应证：与放射治疗联合可试用于现有治疗无效的晚期鼻咽癌，另外可试用于胸腹腔积液的治疗。

7. 肿瘤基因治疗存在的问题　肿瘤基因治疗作为一种全新的治疗手段，在肿瘤生物治疗研究领域占有重要地位，但在实际应用中，在展现其优越性的同时，尚有一些问题有待解决。

(1) 外源基因的表达效率不稳定：部分外源基因转染入细胞后，在体外培养时，表达效率较高，但移植到受者体内后，表达明显下降，影响了基因治疗效果。

(2) 外源基因的表达难以做到精确调控：目前进行的基因治疗实践中，外源基因大多为持续性表达，不能做到按需调控。

(3) 肿瘤的发生发展涉及多基因的改变，调控网络异常复杂，基因治疗对细胞多基因紊乱的调整作用不易阐明。

(4) 导入基因的安全性，基因治疗应确保不因导入外源目的基因而产生新的有害遗传变异。

(5) 缺乏完善的载体系统：发展更好的体内转导系统，应具备高治疗指数、大容量装载能力、靶向转导以及更有效的基因转导等特性，但无免疫原性且细胞毒性较低。

(6) 基因治疗操作复杂，费用昂贵，不易普及。

(7) 基因治疗的远期疗效和不良反应尚需进一步研究确认。

三、造血前体细胞治疗

1. 自体造血干细胞移植　自体造血干细胞移植(autologous hematopoietic stem cell transplantation，auto-HSCT)是指采取自身造血干细胞(hemapoietic stem cell，HSC)进行移植，其优点是供者来源为自身，不受供者限制，不存在免疫排斥现象，不发生移植物抗宿主病(graft versus host disease，GVHD)，移植后并发症少，成活率较高，能在临床上广泛应用，但目前尚无解决微小残留病变(minimal residual desease，MRD)的有效方法，故移植后复发率高，这与其缺乏移植物抗肿瘤(graft versus tumor，GVT)效应有关。某些肿瘤对放疗及某些化疗药物的量效曲线呈正相关，在一定范围内，化、放疗的剂量越大，抗肿瘤效应越明显，但过高的化、放疗剂量会严重损害机体的造血机能，造成免疫功能低下和骨髓抑制等副作用。大剂量化、放疗联合auto-HSCT治疗恶性肿瘤能使患者接受高强度化放疗后快速重建造血和免疫功能，从而为中晚期无法手术或不愿意手术的实体瘤患者开辟一条新的治疗途径。进行auto-HSCT的基本过程是：首先对肿瘤病人应用干细胞动员剂使静止在骨髓中的造血干细胞进入外周血循环，再采用血细胞分离机单采HSC并冷存备用。进行超大剂量化、放疗后，一次或分次将冷存的HSC回输患者体内。HSC能自动归巢于患者骨髓内，对超大剂量化、放疗所致的受损骨髓进行修复，重建造血和免疫功能。

2. 异基因造血干细胞移植　异基因造血干细胞移植(allogeneic hematopoietic stem cell transplantation，allo-HSCT)是目前治疗血液系统和某些恶性肿瘤的有效方式。allo-HSCT的实质就是“器官移植”，准确地讲是异体造血系统与免疫系统的移植。与实体器官移植比较，allo-HSCT 在去除病变器官（预处理）时采取了超剂量化、放疗，以清除受者造血和免疫组织，使移植入的供者 HSC 植活，并重建供者型的造血与免疫系统。allo-HSCT 可以利用 GVT 效应实现对化、放疗抵抗的实体瘤的抑制和杀伤，具有移植后疗效好，复发率低等优点，但必须选择与受者人类白细胞抗原（HLA）系统完全相同的供者，否则会产生严重的 GVHD，致使移植失败。HLA 相合的 allo-HSCT 不仅能够有效地治疗白血病、恶性淋巴瘤等血液系统恶性肿瘤，而且对乳腺癌、肾癌等转移性实体瘤、特别是对于化、放疗不敏感或复发的恶性肿瘤也是一种有效的治疗手段。

四、肿瘤分子靶向治疗

肿瘤分子靶向治疗是在肿瘤分子生物学的基础上，针对恶性肿瘤分子病理异常而设计的，利用靶标分子特异性抑制剂或药物通过阻断或封闭肿瘤发生发展过程中关键生长因子、受体或激酶而起到稳定和调节细胞生长或抑制肿瘤新生血管的作用，从而达到治疗肿瘤的目的。相关知识请参第十八章相关内容。

五、肿瘤诱导分化治疗

肿瘤诱导分化治疗是指恶性肿瘤细胞在体内外分化诱导剂的作用下，向正常或接近正常细胞方向分化逆转的现象，其着重点不在于杀灭肿瘤而是将肿瘤细胞“改邪归正”。

1. 全反式维 A 酸 作用机理：作用于正常和异常早幼粒细胞的维 A 酸受体和维 A 酸靶基因，促进不成熟的恶性早幼粒细胞分化和凋亡，但不能完全清除白血病克隆，用本品诱导缓解后，使用强化疗可以提高完全缓解率和长期生存率。在实体瘤治疗方面，可以用于基底细胞癌、皮肤鳞癌、黑色素瘤和膀胱癌的治疗。

适应证：用于白血病及膀胱乳头状瘤、基底细胞癌等辅助治疗，也可用于治疗癌前病变，如老年角化增生症和黏膜白斑症等。

2. 亚砷酸 作用机理：可以引起早幼粒细胞白血病/维 A 酸受体融和蛋白（PML/RARα）的损伤和退化，使早幼粒细胞进一步分化，同时可抑制 BCL-2 基因 mRNA 和蛋白表达而诱导凋亡。还可显著抑制人肝癌细胞株 SMMC-7721、食管癌细胞株 EC8712 和 EC1.71 的生长，其机制与诱导肿瘤细胞发生凋亡有关。

适应证：可作为急性早幼粒细胞白血病的二线药物，更适用于经全反式维 A 酸及化疗后复发病例或无反应的病例，还可用于原发性肝癌晚期等。

六、肿瘤内分泌治疗

肿瘤内分泌治疗是基于部分肿瘤对内分泌存在依赖性，因此可通过改变体内内分泌环境的平衡来控制和治疗肿瘤，除妇科肿瘤如卵巢癌、子宫内膜癌可用黄体酮类药物治疗外，乳腺癌、前列腺癌、甲状腺癌也常用内分泌药物治疗。内分泌药物有给药方便，不良反应少，疗效持久等优点。

第三节　肿瘤生物治疗在肿瘤综合治疗中的应用

肿瘤传统治疗包括手术、化疗、放疗或是这些方法的联合。医疗实践已证明，对大多数肿瘤患者而言，任何一种单一的治疗模式均无法独自胜任根治肿瘤这一世界难题。至少在目前阶段，治疗肿瘤最理想的模式是综合治疗。手术、化疗药物或放射线治疗均是通过外因的作用达到治疗肿瘤的目的，在杀伤肿瘤细胞的同时也杀伤正常细胞而致患者难以坚持，而肿瘤生物治疗则是通过调动内因来控制肿瘤的生长、延缓肿瘤的发展。肿瘤的常规疗法可迅速清除大量的肿瘤细胞，降低体内肿瘤细胞负荷，而肿瘤生物治疗，尤其是肿瘤免疫治疗能持久清除残留在体内的少量、播散的肿瘤细胞，且能提高机体因放、化疗而受损的免疫功能。根据肿瘤的特征和临床分期，将常规疗法和生物治疗进行合理的组合，可望提高肿瘤治疗效果，延长患者生存时间，提高生活质量，最终达到彻底治愈肿瘤或长期带瘤生存的目标。肿瘤生物治疗与其他现有传统肿瘤治疗手段同时或序贯应用，代表了一种革新的方法，为肿瘤的综合治疗提供了有希望的新途径。

一、肿瘤生物治疗与手术联合

手术是早期实体肿瘤治疗的重要选择，多种肿瘤生物治疗方法可与手术相配合，如大肠癌的新辅助治疗，采用化疗联合贝伐单抗或西妥昔单抗（针对 *K-RAS* 基因野生型患者）等分子靶向药物治疗，可使部分无法手术切除的转移灶转变为可手术切除，从而提高根治性切除率。对于激素受体阳性的乳腺癌、前列腺癌患者，配合术后辅助内分泌治疗可降低局部和远处的复发风险，提高总生存率。手术可联合过继性细胞免疫治疗，一方面，根治性手术能够快速去除肿瘤负荷，解除其对免疫系统的抑制作用，有利于过继免疫细胞充分发挥抗肿瘤免疫功能；另一方面，手术所致机体损伤常导致患者免疫力低下，术后应用过继性细胞免疫治疗可增强机体免疫功能，有望清除游离在血液和淋巴系统内的残存肿瘤细胞，消灭微小瘤灶，防止肿瘤的复发和转移。通过有计划、合理地联合手术和过继性细胞免疫治疗，可望提高肿瘤治疗效果，有可能达到治愈肿瘤的目的。

二、肿瘤生物治疗与化疗联合

生物治疗和化疗联合应用，又称生物化疗（biochemotherapy），是用于恶性肿瘤生物治疗的全新综合治疗模式。将分子靶向药物或单克隆抗体和化疗同时应用，优于单纯化疗的效果。硼替佐米和化疗同时应用改善了多发性骨髓瘤患者的预后。非特异性免疫调节剂贯穿于肿瘤治疗过程也有助于化疗效果的提高。过继性细胞治疗和一些化疗药物的交替使用，能够改善机体免疫抑制状态，增强免疫治疗的效果，改善总体生存率。

通常认为，大多数化疗药物由于存在骨髓抑制毒性，不利于免疫治疗。但近年来发现许多化疗药物除具有直接的细胞毒作用外，也具有调控机体抗肿瘤免疫反应的能力，而肿瘤免疫治疗也有增加化疗敏感性的潜能，化疗联合免疫治疗具有潜在的协同作用。某些化疗药物可影响肿瘤细胞的免疫原性，例如蒽环类化疗药物处理肿瘤细胞后数小时内，即可发生钙网蛋白（calreticulin，CRT）从内质网腔转位至细胞膜表面，发生“免疫原性死亡”，能够被 DCs 表面的受体所识别、吞噬，继而将肿瘤抗原加工、递呈给效应 T 细胞，诱导机体产生特异性抗肿瘤免疫应答。5-FU 和顺铂(DDP)等化疗药物在引起肿瘤细胞 DNA 损伤时，肿瘤细胞表达 MICA 和 RAE1，能够被 NK 细胞和 T 细胞表面的受体 NKG2D 识别和杀伤。奥沙利铂能增加结肠癌细胞表达 MHC Ⅰ类分子，也能够促使结肠癌细胞膜表面 CRT 表达量增多，进而促进肿瘤细胞“免疫原性死亡”。在低浓度时，化疗药物就可以显示出增加肿瘤细胞免疫原性的能力，提示低剂量化疗联合肿瘤免疫治疗的可能性。

肿瘤微环境中的 MDSC 和 Treg 作为免疫抑制细胞可抑制活化的免疫效应细胞的杀肿瘤活性，不利于机体抗肿瘤。有研究发现，Treg 细胞对某些化疗药物如环磷酰胺(CTX)、吉西他滨(GEM)、氟达拉滨(FA)和多西紫杉醇(DOC)等非常敏感，通过采用上诉药物进行预处理可以有效清除体内的 Treg，并恢复过继性效应 T 细胞的抗肿瘤活性。GEM 能够选择性减少 MDSC 对 DC 的抑制作用，还可特异性地清除 B 细胞，抑制抗肿瘤的体液免疫应答，使抗肿瘤免疫向细胞免疫方向倾斜。另外，GEM 能够促进肿瘤特异性淋巴细胞定位于肿瘤、非特异性活化巨噬细胞，提高抗肿瘤的免疫应答。在一个动物模型，DDP 明显提高了过继的 CIK 细胞的活性，减少了肿瘤和脾脏中 Treg 细胞的比率。DDP 能增 CIK 细胞向肿瘤、肿瘤引流淋巴结和脾脏的归巢能力。联合应用化疗与生物治疗的着眼点应既追求抗肿瘤效果的迭加和增强，也追求副作用的持平或减轻。

三、肿瘤生物治疗与放疗联合

放疗具有一定的免疫调节作用。放疗一方面可造成大多数放疗敏感肿瘤细胞的死亡，另一方面还可促进濒死肿瘤细胞产生特殊的危险信号，如钙网蛋白(calreticulin，CRT)和高泳动族蛋白 B1(high-mobility group protein B1，HMGB1)。肿瘤细胞受到放射线照射后，CRT 转位到濒死肿瘤细胞的表面，发生“免疫原性死亡”，可促进 DC 识别并摄取肿瘤抗原。濒死肿瘤细胞释放的 HMGB1 作为危险信号则可通过 TLR4 通路激活 DC。激活的 DC 携带肿瘤抗原，迁徙到引流淋巴结，在此与 naïve T 细胞相互作用，使其被激活、增生成为效应 T 细胞。放射线照射肿瘤细胞后数小时，蛋白质翻译过程通过 mTOR 通路被激活，同时释放能够诱导肿瘤特异性免疫反应的放射特异性的肽。另外，还可以诱导产生 CXCL16 等趋化因子，能够吸引效应 T 细胞到肿瘤照射靶区。效应 T 细胞不仅对放疗靶区的肿瘤细胞具有杀伤作用，对靶区外转移部位的肿瘤细胞同样发挥作用。当放射损伤不足以引起细胞死亡时，会刺激肿瘤细胞上调表达细胞间黏附分子-1(intercellular adhesion molecules，ICAM-1)、死亡受体 Fas 和 MHC-Ⅰ类分子，有利于免疫效应细胞的识别和杀伤。如此，放疗除单纯的肿瘤细胞杀伤效应外，尚可通过多种途径增强肿瘤细胞的免疫原性来诱导机体产生特异性抗肿瘤免疫应答。临床上肿瘤局部放疗和免疫治疗的合理联合运用将为肿瘤治疗提供更多的选择和机会。

四、肿瘤生物治疗与介入治疗联合

介入治疗是在医学影像设备(血管造影机、透视机、CT、MR、B 超)的引导下，在血管、皮肤上作直径几毫米的微小通道，或经人体原有的管道，将特制的导管、导丝等精密器械，引入人体，对病灶局部进行治疗的方法。借助介入治疗作为引导技术，各种生物治疗方法可以实现在肿瘤局部应用，直接作用于病变部位，提高病变部位生物制剂浓度，减少系统应用剂量，降低副作用。肿瘤生物治疗与介入治疗联合的模式有多种，例如在影像引导下，肿瘤局部瘤内注射过继免疫细胞、缓释细胞因子、非特异性免疫调节剂、放射性核素或抗癌药物耦连的单抗、定向导入基因等。经血管肿瘤栓塞介入治疗后，血管闭塞、组织缺氧会诱导VEGF 分泌增多，可促进肿瘤血管再生，此时联合抗 VEGF 的单克隆抗体等抗血管生成的生物治疗技术，可显著提高介入治疗效果。

五、多种肿瘤生物治疗方法的联合应用

目前，尚难以凭借单一方法治愈肿瘤。肿瘤生物治疗方法多样，作用机制各有不同，可以联合应用两种或数种方法，以在不同环节通过协调作用共同发挥抗肿瘤作用。例如：过继性细胞免疫治疗可以联合细胞因子或单克隆抗体或分子靶向治疗、基因治疗联合细胞因子或免疫调节剂治疗、单克隆抗体联合细胞因子治疗等。

六、肿瘤生物治疗在肿瘤综合治疗中作为支持治疗方法

骨髓抑制是化疗常见不良反应，肿瘤患者使用骨髓抑制性化疗药物，特别在强烈的骨髓剥夺性化学药物治疗后，可引起白细胞或中性粒细胞减少症、血小板减少症和贫血。配合使用合适的造血生长因子（hematopoietic growth factor）可以预防或治疗骨髓抑制。造血生长因子是一类细胞因子的总称，对造血细胞的生长和分化，以及成熟造血细胞的功能激活起重要的调节作用。目前美国 FDA 批准正式临床使用的有 5 种，即：刺激白细胞生长的粒细胞集落刺激因子（granulocyte colony stimulating factor，G-CSF）和粒细胞-巨噬细胞集落刺激因子（GM-CSF）；刺激红细胞生长的促红细胞生成素（EPO）；促进巨核细胞成熟、增加血小板的血小板生成因子（TPO）和 IL-11。高剂量化疗联合自体造血干细胞移植（high-dose chemotherapy combined with autologous hematopoietic stem cell transplantation，HDC/AHSCT）能为淋巴瘤患者化疗引起的骨髓抑制提供有效的治疗方法，使化疗的剂量得以提高而改善疗效。免疫功能低下的肿瘤患者接受放化疗时，全程配合应用适宜的非特异性免疫调节剂作为支持治疗，可有助于免疫功能的恢复，防治各种病原体感染及帮助其他治疗手段顺利实施。

第四节　肿瘤生物治疗临床疗效评价与伦理学原则

一、肿瘤免疫治疗临床疗效的评价方法

与化疗药物或放疗等传统治疗方法直接杀伤肿瘤细胞不同，肿瘤免疫治疗一方面可以直接杀伤肿瘤细胞，另一方面是通过增强机体免疫功能而发挥抗肿瘤效应，这是一个依赖免疫反应的间接的过程。肿瘤免疫治疗后首先出现的是免疫细胞的活化和增殖，需数周或数个月后才能显现出由活化免疫细胞介导的临床可测量的抗肿瘤效应，更要在治疗几个月后方可表现出对患者生存期的影响。因此，通过影像学评估肿瘤免疫治疗效果可能需要较长的时间。甚至，肿瘤免疫治疗后短期内影像学上可表现为肿瘤负荷增加，此种现象不一定是肿瘤进展的结果，而可能是由于免疫细胞浸润所致，该种情况常发生在肿瘤免疫治疗后明显的抗肿瘤效应显现之前。此外，原先无法用影像学方法检测出的微小肿瘤灶也可能

会因大量的淋巴细胞浸润而引起局部炎症反应,在影像学上表现为新增病变。因此,有必要在至少间隔 4 周后进行第 2 次影像学检查验证。鉴于以上原因,用传统的方法如实体肿瘤的疗效评价标准 RECIST(response evaluation criteria in solid tumor)或者修改后的 WHO 标准来评估疗效可能并不合适,无法确切的认识和评价肿瘤免疫治疗效果。尽管化疗疗效一般在 2 个化疗周期(大概 6 ~8 周)后即可评价,但免疫治疗临床起效的时间常常在几周到几个月之间波动。

美国癌症研究所免疫治疗协会(cancer immunotherapy consortium of the cancer research institute,CIC-CRI)在 2006 年分析了当时报道的肿瘤免疫治疗的临床研究,发现治疗组与对照组的生存曲线通常在 4 ~8 个月甚至更长的时间才会出现分离,因此提出了免疫相关的疗效评价标准(immune-related response criteria,irRC),并对照 WHO 和 RECIST 标准,根据完全缓解(complete response,CR)、部分缓解(partial response,PR)、稳定(stable disease,SD)、进展(progressive disease,PD)提出了相应的 irCR(所有病变均完全消失)、irPR(在连续的检测中,与基线肿瘤负荷相比降低大于或等于 50%)、irSD(并不符合 irCR 和 irPR 的标准,并未出现 irPD)和 irPD(与基线肿瘤负荷相比增加大于或等于 25%。)来评价肿瘤免疫治疗效果。

irRC 将可测量的新发病灶计入总肿瘤负荷并与基线肿瘤负荷进行比较,对肿瘤直径的测量从 WHO 标准的每个内脏器官 5 个可测量病灶增加至每个内脏器官 10 个病灶或 5 个皮肤病灶,将所有测量结果相加以获得患者总肿瘤负荷,再与基线肿瘤负荷进行比较,并通过间隔不少于 4 周的两个连续观察点进行重复验证确认。根据新的概念,所有关于肿瘤负荷的评价均与基线进行比较,如果总的肿瘤负荷保持稳定或减小,即使有新增病变出现,只要总肿瘤负荷并没有增加 25% 以上,也不能作为疾病进展的证据。

与放化疗追求近期达到 CR 或 PR 等临床效应不同,肿瘤患者获益于免疫治疗的指标是生存期的延长、生活质量的改善、SD 的延长等。而这些也体现了现代肿瘤治疗“带瘤生存”的理念。因此,评价肿瘤免疫治疗的效果,患者的无进展生存期(progress free survival,PFS)和总生存期(Overall survival,OS)应作为评价的最主要指标。根据 WHO 或 RECIST 标准,在肿瘤治疗过程中一旦发生 PD 应立即停止治疗。而对于肿瘤免疫治疗而言,如果肿瘤患者在初次评价时已达 irPD,在病情没有急剧恶化的情况下仍需继续治疗并进行二次评价,因为肿瘤很有可能在 irPD 确定后 4 周内开始缩小,只有连续两次评价肿瘤负荷均有增加,并且大于 25% 才被认定为 irPD。除了临床评价为 irCR 和 irPR 的肿瘤患者,对于那些肿瘤负荷下降缓慢,虽然超过 25% 但不足 50% 的 irSD 患者,irRC 认为他们同样属于临床获益人群。irRC 的提出为评价肿瘤免疫治疗的临床效果提供了一个新工具,但还需要进一步的临床验证。

二、肿瘤生物治疗应用的伦理学原则

肿瘤生物治疗是继外科、放疗、化疗之后肿瘤的第四种治疗手段,目前已有很多应用肿瘤生物治疗成功治疗肿瘤的动物模型,并且应用于人体的临床实验也取得了肯定的疗效,能够防止肿瘤转移,减少肿瘤复发,提高肿瘤患者五年生存率,改善生活质量,部分患者达到了临床治愈或根治的目的。但由于肿瘤疾病本身和机体免疫系统的复杂性,当前肿瘤生物治疗的效果还不够稳定,适症人群有限且不易标准化。目前,肿瘤生物治疗的应用多属临床治疗性试验,具有一定的风险性。凡没有经过动物实验、并经过充分的科学论证其安全性和可靠性的肿瘤生物治疗方法不能直接应用于临床。晚期和肿瘤负荷大的患者，尤其是恶病质者，因严重的免疫抑制，此时应用肿瘤生物治疗尤须慎重。

在临床实践中，为最大限度保护肿瘤患者权益，应该遵守以下伦理学原则：

1. 知情同意原则　知情同意是医学研究伦理的基本要求之一，病人有权对自己所患疾病的诊断、处理、治疗等方面作出自己的决定。处于试验阶段的肿瘤生物治疗方法，鉴于其技术的不确定性及预后的不可预测性，构成了对病人潜在伤害的可能性，因此医生必须使受试者或家属充分认识和理解肿瘤生物治疗的优缺点、使用目的和方法、预期效果、可能的危害及近期远期的潜在危险，在病人自愿的基础上使用，绝不能有任何强迫或欺瞒，应尊重病人的尊严和权利，医患双方需签署知情同意书。

2. 安全性原则　目前研发的肿瘤生物治疗技术绝大多数处于初期的临床试验阶段，尚无稳定的疗效和确定安全性保证。肿瘤生物治疗作为临床治疗性试验，危险性并不比其他试验性治疗低，实验结果难以预料且风险大，可能给病人带来潜在危险，甚至治疗失败。因此提高试验的严密性和合理性尤为重要。医生应严格按科学规律办事，有严谨的科学态度和工作作风，充分收集、分析现有资料，掌握本领域发展动态，充分估计可能的副作用和潜在危害，并提前布置有效的安全防护措施和不良反应应急预案。只有经过反复的、严谨的动物实验证实确有疗效的肿瘤生物治疗技术方可试应用于肿瘤患者。对接受治疗的病人，应长期随访治疗效果，跟踪健康状况，监测有无自身免疫性疾病等副作用，及时对治疗方案做出调整。

3. 最优化原则　最优化原则是在治疗过程中以最小的投入获得最佳效果的原则，具体到肿瘤生物治疗的应用，则是应根据病人具体情况选择最合适的肿瘤生物治疗技术，最恰当的治疗时机、最佳的配伍治疗手段达到疗效最佳、危害最小、安全性最大的治疗目的。

4. 优后原则　对肿瘤生物治疗的应用应遵循优后而不是优先原则，是由肿瘤生物治疗当前所处的发展阶段和特殊性所决定的。目前，尽管手术、化疗、放疗等三大传统治疗手段尚不能完全彻底治愈肿瘤，但对于延缓病人的症状、控制肿瘤的发展、延长病人的生命、提高生活质量，效果是客观确切的，而肿瘤生物治疗由于其疗效的不确定性决定了其目前只能作为常规治疗手段的补充和辅助，尚不能对肿瘤病人优先使用。

5. 规范化原则　肿瘤生物治疗的临床应用还属于早期试验，相关生物技术产品的开发尚处于准备阶段，免疫细胞、肿瘤疫苗或抗体的制备方法、适用范围、应用时机、与放疗化疗的配伍使用等尚无统一标准，有待进一步研究总结。因此，有必要建立一整套与之相关的法规、政策，解决肿瘤生物治疗临床试验项目的审批、管理的规范化，临床应用方案安全性、疗效、毒副作用评价的标准化，使得肿瘤生物治疗的开展与应用有规可循，以保证临床治疗的合理性、安全性、科学性。

6. 以人为本原则　肿瘤的发生是多基因、多阶段、多步骤、多病因协同作用的结果，肿瘤生物治疗只是肿瘤的治疗手段之一，不能过分夸大或依赖其独立的抑瘤能力和治疗效果，应配合其他方法，从多方面着手。医生除掌握相关医学知识、提高业务水平外，还应培养高尚医德，帮助病人解决各种实际困难，消除其忧虑感，增强其战胜疾病的信心，提高生活质量，充分体现以人为本，而不是以病为本的基本原则。

（何向锋　徐小红）

第二十三章　肿瘤康复治疗

学习目标

1. 掌握康复的基本条件及分级。
2. 掌握康复评定的内容。
3. 掌握癌症疼痛评定的原则及治疗方法。
4. 熟悉康复治疗的基本方法。
5. 了解康复治疗在常见肿瘤治疗后的应用。

第一节　概　　述

1. 绪论　康复医学(rehabilitation medicine)是不同于预防医学和治疗医学一门新兴的综合性学科,是20世纪中期出现的一个新的概念,有人称之为“第三医学”,它指应用物理因子为主的医学手段达到预防、恢复或代偿患者的功能障碍为目的的医学分支学科。简单地说,康复医学是一门有关促进残疾人及患者康复的医学学科,更具体地说它是为了康复的目的而应用以物理方法为主的医学手段进行有关功能障碍的预防、诊断和评估、治疗、训练和处理的一门医学学科。康复医学(第三医学)与临床治疗医学(第一医学)、预防医学(第二医学)、保健医学一起,被认为是现代医学的四大支柱。

康复原意是“复康”“复权”“恢复健康的良好状态”,世界卫生组织(World Health Organization,WHO)的定义是指综合地、协调地应用医学的、教育的、社会的、职业的各种方法,使病伤后可能出现或已经出现的功能障碍进行以功能训练为主的干预,尽快地、尽最大可能地改善其功能,使他们在体格上、精神上、社会上和经济上的能力得到尽可能的恢复,使他们重新走向生活,重新走向工作,重新走向社会。

康复不仅针对疾病而且着眼于整个人,从生理上、心理上,社会上及经济能力进行全面康复,内涵包括:医学康复、教育康复、职业康复和社会康复。所谓医学康复就是利用医学手段促进患者康复;教育康复是指通过特殊教育和培训手段促进患者康复;职业康复是指帮助患者恢复就业能力,取得就业机会;社会康复是指在社会层次上采取与社会生活有关的措施,促使残疾人能重返社会。康复最终目标:提高残疾人生活素质,恢复独立生活、学习和工作的能力,使残疾人能在家庭和社会过有意义的生活。

美国心理学家Maslow在50年代提出了需要的理论,这一理论认为人有五种需要,一是生理需要,包括食、渴、性、睡眠。二是安全需要,包括对自身的安全和财产安全方面的需要,如要求社会安全,生命和财产有保障,有较好的居住环境,老有所养,三是社交需要,包括对爱情,友谊,集体生活、社交活动的需要,四是尊敬的需要,包括自我尊敬与受人尊敬两个方面,由自尊产生对自我的评价,个人才能的发挥,个人的成就动机等。受人尊敬产生对名誉、地位的追求以及对权利的欲望等。五是自我实现的需要,这是一个人实现自己理想抱负的需要,是人的高级需要。按这五种基本需要的重要性排列成不同层次,首先是生理需要,而后依次是安全、社会、尊敬、自我实现需要。残疾人也同样有这些需要,因此对残疾人需要进行全面的康复,不仅需要进行功能训练,而且要在生理上、心理上、职业上和社会生活上进行全面的整体的康复,最终重返社会。因此康复的基础是功能锻炼,其次是全面康复,最终实现重返社会,此也称为康复的三项基本原则。

功能锻炼包括生理功能的锻炼、心理功能的锻炼和社会功能的锻炼。生理功能的锻炼是指躯体的感官和运动功能的锻炼;心理功能的锻炼是指通过相应的锻炼使患者保持良好的认知功能和情绪状态;社会功能的锻炼是指通过康复锻炼使患者有一定的自我照顾能力、相应的职业功能及休闲娱乐能力。全面康复包括器官与肢体的功能的康复、整体的生活能力的恢复和职业能力的恢复。通过功能锻炼和全面康复,使其具有人的社会性,有参与社会活动能力、有建立良好人际关系的能力、有履行社会责任和遵守社会规范道德的能力,最终实现重返社会。

康复的基本条件第一要具有良好的自我意识,第二要具有良好的自理与自我照顾能力,第三要具有较好的躯体健康水平,第四要有良好的交流与沟通能力,第五要有一定的职业技能与稳定的经济收入。

康复治疗的范围很广,涉及医学的各个领域,主要包括神经系统的疾病与伤残的康复、精神残疾的康复、骨关节疾病与伤残的康复、感官与智力残疾的康复、一些慢性病如肿瘤、糖尿病等的康复等等。

目前将康复分为三级,即一级康复、二级康复和三级康复。所谓一级康复即早期康复,通常在病房内进行;二级康复也称恢复期康复;三级康复即后遗症期康复,主要在社会层面进行。

2. 康复评定　整个康复过程包括康复评定(rehabilitation evaluation)和康复治疗两个方面,要做到合理、有效的康复治疗必须先进行客观准确的康复评定。

康复评定类似于临床医学的诊断过程,其定义可以这样来理解:康复评定是客观的、准确地检查、判断患者功能障碍的性质、部位、范围、程度;确定尚存的代偿能力情况;估计功能障碍的发展、转归和预后;找出康复目标;制定康复措施;判定康复效果;决定患者去向的过程。康复评定是康复治疗的基础。

康复评定的内容:评定患者的疾病特征,评估患者在疾病发生、发展过程中的心理过程,心理因素对疾病过程的影响,对遭遇不同应激事件的心理反应和应对能力;评估患者的社会经济状况,家庭结构及家庭成员的互动关系,社会交往能力,家庭职能,日常健康行为习惯,婚姻关系及精神文化生活的享受等社会学特征;评估患者个体对医嘱依从性的状况,对精神疾病具有特殊意义,特别是精神分裂症之类的精神病,常缺乏自知力,拒绝或不配合治疗;评估患者职业行为的恢复程度,以病前工作水平作参照,其职业性质、种类、强度、职业人群间的协调性;评估患者的人格特征,疾病对其兴趣爱好的影响,康复恢复过程的状况,对目前生活状况的满意程度;评估患者生活、学习、工作以及全面的社会功能,包括构成健康诸要素的整体水平。概括的讲康复评定的内容主要包括以下四个方面:

(1) 躯体功能评定:包括关节活动功能评定、肌肉力量评定、上下肢功能评定、神经电生理评定、感觉与知觉功能的评定、日常生活活动能力的评定、上下肢穿戴假肢或矫形器的能力评定等。

(2) 精神心理功能评定:包括情绪评定、残疾后心理状态评定、疼痛的评定、失用症和失认症的评定、痴呆评定、非痴呆性认知障碍(注意力、记忆、思维)的评定、人格评定等。

（3）语言功能评定：包括失语症评定、构音障碍评定、语言失用评定、语言错乱评定、吞咽功能评定、听力测定和发音功能的仪器评定等。

（4）社会功能评定：包括社会生活能力评定、生活质量评定、就业能力的评定等。

康复评定的目的是为了了解患者目前的功能状态，以便根据此制订康复计划。所以评定要贯穿在患者整个康复进程中，根据患者功能恢复的情况调整康复训练计划，从而让患者能获得最好的康复效果。

因此通过康复评定，应当作出如下判断：确定患者功能障碍的种类和程度、判断患者的代偿能力、确定康复治疗目标、决定各种康复治疗措施、判定康复治疗效果、修改康复治疗计划 、决定康复结局及转归。

3. 康复治疗　康复治疗是康复医学的重要内容之一，是使病、伤、残者康复的重要手段，常与药物治疗、手术疗法等临床治疗综合进行。康复治疗前应先对病、伤、残者进行康复评定，然后制定一个康复治疗方案，由以康复医师为中心的，康复治疗师和临床医学相关人员共同组成的康复治疗组去实施，并在实施过程中不断总结、评定、调整，直至治疗结束。

康复治疗的技术很多，包括医学的、职业的、社会的等多种治疗方法和训练服务，而属于康复医学传统范畴的治疗技术主要包括：物理疗法、作业疗法、言语疗法、心理疗法、康复工程、中国传统医学疗法和康复护理等

（1）物理疗法：康复治疗最常用的治疗方法，指应用物理因素如力、电、光、声、磁、冷热等来治疗疾病的方法；根据物理因素的不同，物理疗法又分为：物理因子疗法、电疗法和运动疗法等。

物理因子疗法简称“理疗”，用自然界中或人工制造的物理因子作用于人体，以治疗与预防疾病。物理因子种类很多，用于康复治疗有两大类：一类是大自然的物理因素如日光、空气、海水、温泉等，另一类人工制造的物理因素如电、光、超声波、磁、热等。

物理疗法的作用机制：首先各种物理因子直接作用于身体各部位，改善局部的舒适感，并有加快血液循环，促进有毒及致痛物质排出体外的作用。中频电疗、超声波、红外线、磁疗等，是这类作用的典型代表。其次各种物理因子作用于皮肤、肌肉和其他感觉器官（如眼、耳、鼻）进行良性刺激，使大脑对其进行整合作用，通过肌体进行神经或体液调节，从而恢复和维持人体平衡，使烦躁、失眠、头痛、胸闷等症状得以改善和消除。如音乐治疗、生物反馈、色光治疗、芳香治疗、水疗、空气离子疗法等。物理疗法在亚健康状态的治疗中作用不可取代。

（2）作业疗法：康复治疗又一较最常用的治疗方法，指应用有目的的、经过选择的作业活动，对于身体上、精神上、发育上有功能障碍或残疾，以致不同程度地丧失生活自理和职业能力的患者，进行治疗和训练，使其恢复、改善和增强生活、学习和劳动能力，作为家庭和社会的一员过着有意义的生活的一种康复方法。作业治疗着重于帮助患者恢复或取得正常、健康、有意义的生活方式和能力，有以下几个特点：一是用于治疗的作业是经过选择的、有目的的活动。所谓“有目的的活动”就是与患者所处的环境有关的活动，进行这些活动可改善患者与其所处环境之间的关系。二是完成一项作业活动，常需协调地、综合地发挥躯体的、心理和情绪的、认知的等因素的作用，故可根据患者训练和治疗的重点目标，选择以躯体运动为主的，或以情绪调节为主的，或以认知训练为主的作业。三是作业治疗应重视利用各种辅助器械，以补偿功能的不足。四是作业治疗着眼于帮助其恢复或取得正常的、健康的、有意义的生活方式、生活能力和取得一定的工作能力。五是作业治疗的目标是使

患者掌握日常生活技能,能适应各居家条件下的生活,以及适应在新的环境和条件下的工作。

根据作业活动所达到的目的,可将作业活动分为三类:一类是维持日常生活所必需的活动如穿衣、进食、行走、个人卫生等,这些生活作业是生活自理和保持健康所必需的。二类是能创造价值的工作活动,通过从事这种作业活动,可以取得报酬在经济上自给和抚养家庭,作业的成果又能为社会提供服务或增加精神财富和物质财富,例如各种职业性的工作活动。三类是消遣性作业活动,业余和闲暇时进行,主要满足个人兴趣,消遣时间,并保持平衡的、劳逸结合的生活方式,如集邮、种花、听音乐、看电视、下棋、打球、游戏等。

(3) 语言治疗:原指一套为矫正发声和构音缺陷而设计的与行为有关的技术和方法,如矫正口吃。现在也指用于失语症的康复和处理发育性言语障碍的技术和方法。语言治疗的途径主要有:训练和指导,如听觉的活用、促进语言的理解、口语表达、恢复或改善构音功能、提高言语清晰度等;手法介入,对一些言语障碍的患者可以利用传统医学的手法帮助改善与言语产生有关的运动功能受限;辅助器具,如重度运动性构音障碍腭咽肌闭合不全时,可以给患者戴上腭托,以改善鼻音化构音;替代方式,当重度言语障碍很难达到正常的交流水平时,就要考虑使用替代交流方式,如手势、交流板等。

(4) 心理治疗:又称精神治疗,指以临床心理学的理论系统为指导,以良好的医患关系为桥梁,运用临床心理学的技术与方法治疗病人心理疾病的过程。按照给各类事物下定义的科学原则,心理治疗定义只有一句话:心理治疗是心理治疗师对求助者的心理与行为问题进行矫治的过程。心理治疗的形式主要有三种:个别心理治疗、集体心理治疗和家庭心理治疗。

个别心理治疗是医务人员与病人以个别谈话形式进行的心理治疗,医务人员与病人交谈的目的在于医务人员了解疾病发生的过程与特点,帮助病人掌握自己疾病的情况,对疾病有正确的认识,消除紧张不安的情绪,接受医务人员提出的治疗措施,并与医务人员合作,向疾病作斗争,个别心理治疗是一种普遍应用的心理治疗方式。实际上,医务人员与病人的交往过程中,已经有意或无意地运用了个别心理治疗。因为医务人员的对病人正确的解释、指导与嘱咐能影响病人的心理。为了做好个别心理治疗,取得良好的治疗效果,必须注意以下几个问题:一是医务人员的态度应该是诚恳、热情、耐心而细致。取得病人的信任,可获得可靠的信息。二是在交谈过程中,要耐心地倾听病人的主述,然后,根据病情与病人的个性心理特点,进行指导与帮助。三是医务人员要有目的、有计划地对病人进行心理治疗。每次都安排好内容,治疗时间以一小时左右为宜。四是个别心理治疗的房间应该在安静的环境中,要简易舒适,整洁调和。

集体心理治疗是医务人员把同类疾病的病人组织起来进行心理治疗。集体心理治疗的主要方法是讲课、讨论与示范。医务人员根据病人中普遍存在的消极心理因素与对疾病的错误看法,深入浅出地对病人讲解有关疾病的症状表现、病因、治疗和预后等。使病人了解疾病的发生发展的规律,消除顾虑,建立起与疾病作斗争的信心。医务人员邀请治疗效果较好的病人作治疗的经验介绍,通过病人的现身说法,起到示范作用,集体心理治疗还可以与个别心理治疗结合起来,集体心理治疗着重同类病人的共同的问题,个别心理治疗侧重解决病人的具体问题。

家庭心理治疗医务人员根据病人与家庭成员之间的关系,采取家庭会谈的方式,进行心理协调,建立良好的家庭心理气氛与家庭成员之间的心理相容,解除病人的消极心理状态，适应家庭生活。在家庭心理治疗时，家庭所有成员都要参加。治疗地点，既可以在病人家里，也可以在医院里。

心理治疗的基本原则：一是接受性原则，对所有的病人，不论其年龄大小、职务高低、初诊或复诊，都要做到一视同仁；二是支持性原则，要不断地向病人传递支持的信息，说明疾病的可治性，并可列举成功的例子，以解除他们因缺乏相关知识而产生的焦虑不安的情绪和增强同疾病作斗争的信心和勇气；三是成长性原则，要帮助病人反省、发现自己在人格上的不完善、不成熟的方面，并指导病人经过长期努力来解决这些人格上的问题，最终达到人格完善、心理健康成长与发展的治疗目标；四是要注意保密性原则。

（5）康复工程：指工程技术人员在全面康复和有关工程理论指导下，与各个康复领域的康复工作者，残疾人、残疾人家属密切合作，以各种工艺技术为手段，帮助残疾人最大限度地开发潜能，恢复其独立生活、学习、工作、回归社会、参与社会能力的科学。康复工程服务的主要手段是提供能帮助残疾人独立生活、学习、工作、回归社会、参与社会的产品，即康复工程产品或称残疾人用具。目前康复工程的主要产品有：治疗和训练辅助器具、矫形器和假肢、生活自理及防护辅助器具、个人移动辅助器具、家务管理辅助器具、家庭及其他场所使用的家具及配件、通讯、信息及信号辅助器具等。

另外康复护理在康复治疗中也占非常重要的地位，是康复医学不可分割的重要组成部分，随着康复医学的发展而发展，是为了适应康复治疗的需要，从基础护理中发展起来的一门专科护理技术。

第二节　肿瘤与康复

恶性肿瘤是严重威胁人类健康的疾病。近年来，其发病率显著增加，在各类疾病导致的死亡中，恶性肿瘤高居榜首，尤其是肺癌、乳腺癌、胃癌、肠癌等肿瘤的发病人数逐年增加，肿瘤发生后，肿瘤能够直接侵犯、压迫和损害人体的重要脏器，如脑瘤可以造成偏瘫，肺癌引起胸水，胃癌、肝癌引起大出血等导致机体功能的损伤；由于恶性肿瘤生长迅速，能够消耗机体大量的营养物质，导致肿瘤病人消瘦、乏力、食欲减退，晚期还会出现恶病质、持续昏迷等；肿瘤本身以及肿瘤分泌的毒素也可造成多种症状，如引起局部及全身疼痛，长期低热，甚至高热等；肿瘤的治疗如手术、化疗、放疗、生物靶向治疗等均可能造成患者机体或器官功能的损伤；癌症患者在整个诊治过程中，出现非常严重的心理变化和心理反应过程，病程开始时的震惊、恐惧、否认，逐步过渡为淡漠、抑郁、焦虑、悲伤，病情恶化、治疗后出现严重不良反应时患者的心理状况可能出现更明显的波动和恶化等，使肿瘤患者的躯体功能、生理功能、心理功能等产生严重的损伤，因此为了改善肿瘤患者的生存，提高其生活质量，康复治疗对每一位肿瘤患者来说都显得非常重要。

1. 肿瘤患者的康复有以下几方面

（1）躯体方面：癌症患者除渴望尽快清除体内的肿瘤以外，也希望能及时解除疼痛、咳嗽、呼吸困难、恶心、厌食、营养不良等躯体痛苦，减轻各种治疗所带来的不良反应，需要增强体质，为各种治疗及适应家庭和社会生活提供良好的身体条件。

（2）心理方面：肿瘤病人长时期的疾病折磨以及疾病引起的社会适应性的明显降低都可以使病人产生较严重的心理问题或障碍。病人需要得到理解、支持、鼓励和安慰，减轻心理上的痛苦。

(3) 社会方面:癌症病人仍然具有社会属性,病人有得到家庭及社会支持、受人尊重、建立人际关系、参加社会活动、重新工作等权利和要求。这些都需要通过康复治疗来给予指导和解决。

2. 肿瘤康复的目的

(1) 提高治愈率:治愈癌症临床治疗是关键,康复治疗是保证,临床上经过手术、放疗或化疗,可见的肿瘤可以被清除或达到完全缓解,如能实施科学的康复治疗,就可能防止肿瘤复发或转移,使病人长期存活。另外,有不少带瘤者,经过适当的康复治疗,可以使病情稳定,甚至在少数病人出现肿瘤完全消失。

(2) 延长生存期:对于一些临床治疗效果不佳的中晚期癌症,通过免疫、中药、心理等康复治疗,可以起到延缓病情发展、延长病人生存期的作用。

(3) 改善生活质量:适当的心理治疗和护理、及时有效的对症治疗、合理的营养等措施,可以减轻病人的心身痛苦,增强病人的体质,提高生活质量。

(4) 回归社会:治疗癌症的目的不仅要让病人活着,而且要让其尽可能地回归家庭和社会,承担家庭和社会责任,享受家庭和社会生活带来的幸福,在这一点上,临床治疗后体质的恢复、受损器官功能的锻炼、健康心理的重建等康复措施显得尤其重要。

3. 肿瘤康复的范围

(1) 心理康复:随着肿瘤心理学的发展,人们逐渐认识到社会心理因素在肿瘤发生、发展和预后中起着非常重要的作用。癌症病人从怀疑诊断起,普遍存在着不同程度的心理压力,这种心理压力作为应激源可引起机体强烈的应激反应,并通过降低机体免疫力、影响进食和睡眠等,大大减低机体的抗病能力,促进肿瘤发展、降低治疗效果。更有甚者,病人可因绝望而拒绝接受治疗,或出现轻生和自杀的念头和行为。临床上也发现,心理素质较好、心理压力较小的病人,治疗效果往往较理想,预后也较好,而心理压力较大、情绪低落的病人往往有一个不好的疗效和预后。因此,适当的心理康复对于提高癌症病人的治愈率和生活质量可起到关键的指导作用。

(2) 减轻病人痛苦:针对病人的各种症状和治疗的副作用采取相应措施给予治疗,其中包括一些姑息治疗,如为解决消化道阻塞进行的改道手术、肿瘤压迫呼吸道而进行的放射治疗等,还有控制癌痛、抑制呕吐、促进食欲、镇咳等对症治疗,可大大减轻或消除病人的痛苦,改善病人的生活质量,最有代表性的癌痛控制就是减轻病人痛苦、提高生活质量的重要措施之一。

(3) 增强病人的抗病能力:采用生物免疫、中医药治疗、营养支持、体育锻炼等措施提高病人的免疫力,可起到抑制肿瘤生长、减少复发和转移的作用。

(4) 合理营养:合理营养可起到预防和减轻恶病质、帮助患者尽快恢复体质、增强抗病能力的作用。

(5) 器官功能康复:其中包括喉癌病人喉切除术后配置人工喉,或锻炼用食管发音恢复语言能力,乳腺癌术后上肢水肿的恢复,直肠癌和泌尿道术后瘘口的护理,面部手术的整容,截肢病人残肢功能的重建等。

(6) 体能锻炼:运动可提高机体抗病能力,可以疏导精神压力所引起的各种生理和病理生理反应,经常参加体育锻炼可使人精力充沛、自信心增强、思维敏捷、乐观开朗。运动还可使人更多地注意自己的身体,唤起对自身健康的责任心,体育锻炼不仅可以增强体质,而且也是有效的心理治疗方法。

(7) 气功锻炼:气功是练功者发挥意识能动作用,综合运用调息(呼吸锻炼)、调身(身体锻炼)和调心(心理锻炼)三类手段,对心身进行锻炼,通过调动和培养自身的生理潜能,来实现强身治疗目的的一项医疗保健方法。

(8) 生活指导:包括怎样处理治病养病与生活、学习、工作之间的关系,怎样调整病后的生活目标,癌症病人的婚姻、性和生育问题,如何建立一个健康的生活方式等。

(9) 家庭及社会支持:可以从精神上、经济上、社会适应性上给病人以支持,有利于病人的全面康复。

(10) 临终关怀:对临终病人给予生理、心理、精神、社会等多方面的照顾,同时对其家属提供心理支持。

4. 康复治疗与临床治疗的关系 康复治疗与临床治疗既有统一性,又有对立性。从方法上二者有许多共同之处,例如,临床上的一些姑息治疗,如解决消化道阻塞进行的改道手术、肿瘤压迫呼吸道而进行的放射治疗等,也可以说是康复治疗。再如,免疫治疗、中医中药治疗等既可以作为临床治疗,也可用于康复治疗。但临床治疗和康复治疗所采用的手段各有侧重,前者主要采用手术、放疗、化疗,后者更偏重于心理治疗、减轻病人的痛苦、营养支持、生活指导等。康复治疗和临床治疗总的目的是一致的。但临床治疗主要侧重于尽快清除体内的肿瘤,而康复治疗则着重于帮助病人尽快恢复心身健康,提高生活质量,防止复发和转移,提高患者的社会适应能力。从时间上看,一般认为临床治疗在前,康复治疗在后,但实践中二者已无严格界限。一旦建立诊断,毫无疑问要首先进行临床治疗,但同时也离不开康复治疗。譬如,肿瘤病人的心理问题几乎贯穿于整个诊疗过程之中,所以诊疗的开始就应该实施心理康复治疗。从某种意义说,临床治疗本身也可以起到很好的心理治疗作用,因为疗效的好坏直接影响着病人的心理变化过程。另外,设计临床治疗方案也应该考虑日后病人器官功能的恢复和重建问题。总之,康复治疗和临床治疗二者不能截然分开,在实际工作中,应根据不同的病情、在不同的时间合理地结合应用。

第三节　康复治疗在肿瘤患者治疗中的应用

1. 康复评定 康复评定的内容包括躯体功能评定、癌症疼痛评定、活动功能评定、心理评定、营养状况的评定等。

(1) 躯体功能评定:癌症所引起的躯体功能障碍分二大类即肿瘤本身所致的功能障碍和肿瘤治疗所致的功能障碍。

肿瘤本身所致的功能障碍包括:肿瘤引起肢体活动功能障碍、继发性损伤、恶性肿瘤对体质的消耗致营养不良、贫血、长期卧床致肌力减退、肌肉萎缩、血栓形成等。

肿瘤治疗所致的功能障碍包括:喉癌术后失声、乳癌术后肩关节活动障碍与上肢淋巴性水肿、肺癌的呼吸功能下降、放化疗后的骨髓功能损伤、肝肾功能损伤等。

(2) 癌症疼痛评定:详尽而全面的癌痛评估是合理、有效进行止痛治疗的前提,癌症疼痛评估应当遵循"常规、量化、全面、动态评估"的原则。

1) 癌痛常规评估:是医护人员主动询问癌症患者有无疼痛,评估疼痛病情,并进行相应的病历记录。对于有疼痛症状的癌症患者,应将疼痛评估列入护理常规监测和记录的内容。常规评估应当鉴别疼痛爆发性发作的原因,例如需要特殊处理的病理性骨折、脑转移、感染以及肠梗阻等急症所致的疼痛。

2）癌痛量化评估：是使用疼痛程度评估量表等量化标准来评估患者疼痛主观感受程度，量化评估疼痛时，应当重点评估最近24h内患者最严重和最轻的疼痛程度，以及通常情况的疼痛程度，需要患者密切配合。癌痛量化评估通常使用三种方法：数字分级法（NRS）、面部表情评估量表法和主诉疼痛程度分级法（VRS）。

a. 数字分级法：将疼痛程度用0～10个数字依次表示（图22-3-1），0表示无疼痛，10表示最剧烈的疼痛。交由患者自己选择一个最能代表自身疼痛程度的数字，或由医护人员询问患者，由医护人员根据患者对疼痛的描述选择相应的数字。按照疼痛对应的数字将疼痛程度分为：轻度疼痛（1-3）中度疼痛（4-6）重度疼痛（7-10）。

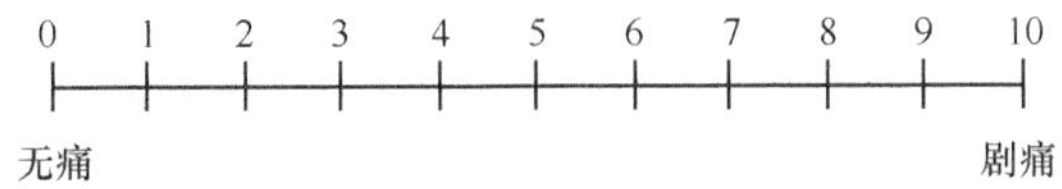

图22-3-1　癌痛的数字分级法

b. 面部表情评估量表法：由医护人员根据患者疼痛时的面部表情状态，对照《面部表情疼痛评分量表》（图22-3-2）进行疼痛评估，适用于表达困难的患者，如儿童、老年人，以及存在语言或文化差异或其他交流障碍的患者。

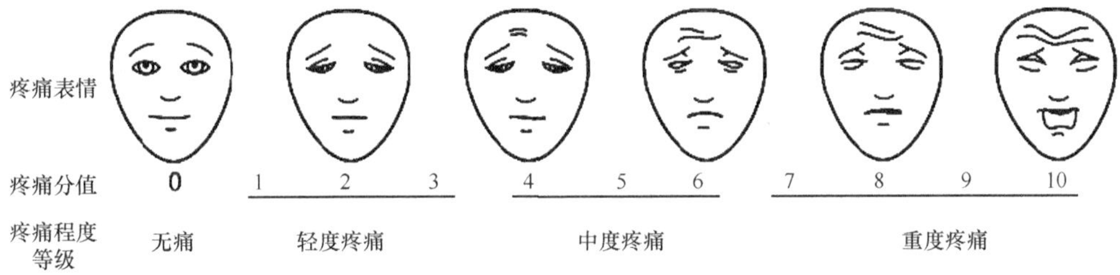

图22-3-2　面部表情评估量表法

c. 主诉疼痛程度分级法（VRS）：根据患者对疼痛的主诉，进行疼痛程度的评估。轻度疼痛指有疼痛但可忍受，生活正常，睡眠无干扰；中度疼痛指疼痛明显，不能忍受，要求用镇痛药，睡眠受干扰；重度疼痛指疼痛剧烈，不能忍受，需用镇痛药物，睡眠受严重干扰，可伴自主神经紊乱或被动体位。

3）全面评估：是对癌症患者疼痛及相关病情进行全面评估。包括疼痛病因及类型，疼痛发作情况（加重或减轻的因素），止痛治疗情况，重要器官功能情况，心理精神情况，家庭及社会支持情况，以及既往史（如精神病史，药物滥用史）等。全面评估通常使用《简明疼痛评估量表（BPI）》（附表），评估疼痛及其对患者情绪、睡眠、活动能力、食欲、日常生活、行走能力、与他人交往等生活质量的影响。应当重视患者描述对止痛治疗的需求及顾虑，并根据患者病情和意愿，制定患者功能和生活质量最优化目标，进行个体化的疼痛治疗。

4）动态评估：是持续、动态评估癌痛患者的疼痛变化情况，包括评估疼痛程度、性质变化，爆发性疼痛发作情况，疼痛减轻及加重因素，以及止痛治疗的不良反应等。动态评估对于药物止痛治疗剂量滴定尤为重要。在止痛治疗期间，应当记录用药种类及剂量滴定、疼痛程度及病情变化。

(3) 活动功能评定:活动功能评定常用两种方法:ECOG 评分法(五分法)和 Karnofsky 评分法(KPS,百分法)

ECOG 评分法(五分法)

0 分 正常活动

1 分 症状轻,生活自在,能从事轻体力活动

2 分 能耐受肿瘤的症状,生活自理,但白天卧床时间不超过 50%

3 分 肿瘤的症状严重,白天卧床时间超过 50% ,但还能起床站立,部分生活自理

4 分 病重卧床不起

5 分 死亡

Karnofsky 评分法(KPS,百分法)

100 分 正常,无症状及体征

90 分 能正常活动,有轻微症状及体征

80 分 勉强可进行正常活动,有些症状或体征

70 分 生活可自理,但不能维持正常生活或工作

60 分 有时需人扶助,但大多数时间可自理

50 分 常需人照顾及给予药物治疗

40 分 生活不能自理,需特别照顾及治疗

30 分 生活严重不能自理,有入院指征,尚不到病重

20 分 病重,需住院给予积极支持治疗

10 分 病危,临近死亡

0 分 死亡

(4) 心理评定:心理评定的内容主要有认知的评定、情绪的评定、个性特征的评定、临床心理症状的评定、危害心理健康的环境因素评定等。

心理评定的方法主要有观察法、会谈法、作品分析法、个案法、心理测验法等,而会谈法是心理评定的最基本方法。

(5) 营养状况评定:营养状况评定的方法:对病人体重的动态测定、简易营养评价法、体重指数体重(kg)/身高(m^2)、生化检测等,但目前没有一项指标可以单独用来衡量个体的营养状况,必须将各项指标综合起来分析。

2. 康复治疗

(1) 躯体功能障碍的治疗:躯体功能障碍治疗的方法主要运动疗法和物理因子疗法,物理因子疗法又包括加温疗法、冷冻疗法、激光疗法、毫米波疗法、光敏疗法、直流电抗癌药物导入疗法、磁场疗法等。

(2)癌痛的治疗:癌痛应当采用综合治疗的原则,根据患者的病情和身体状况,有效应用止痛治疗手段,持续、有效地消除疼痛,预防和控制药物的不良反应,降低疼痛及治疗带来的心理负担,以期最大限度地提高患者生活质量。其治疗方法主要包括病因治疗、药物止痛治疗和非药物治疗。而药物止痛治疗是癌痛治疗的主要方法。

1) 病因治疗:针对引起癌症疼痛的病因进行治疗。癌痛的主要病因是癌症本身、并发症等。针对癌症患者给予抗癌治疗,如手术、放射治疗或化学治疗等,可能解除癌症疼痛。

2) 药物止痛治疗:遵循 WHO 的癌痛三阶梯止痛治疗指南,其治疗原则(五项基本原则)如下:一是口服给药,口服给药是最常见的给药途径,对不宜口服病人可用其他给药途

径,如吗啡皮下注射、病人自控镇痛,较方便的方法有透皮贴剂等,口服给药的特点是简单、经济、易于接受,血药浓度稳定,与静脉注射同样有效,不易成瘾、不易耐药。二是按阶梯用药,应根据疼痛程度,有针对性地选用不同强度的镇痛药物,轻度疼痛可选用非甾体类抗炎药物(NSAID),中度疼痛可选用弱阿片类药物,重度疼痛可选用强阿片类药,中重度疼痛均可合并用非甾体类抗炎药物,以增强阿片类药物的止痛效果,并可减少阿片类药物用量,如果能达到良好的镇痛效果,且无严重的不良反应,轻度和中度疼痛也可考虑使用强阿片类药物,如果患者诊断为神经病理性疼痛,应首选三环类抗抑郁药物或抗惊厥类药物等。三

附表　　简明疼痛调查表(简表)

日期 ______年 ___月 ___日　　　　时间__________

姓名 ________________________________

一、在我们一生中大多数都曾经体验过轻微的头痛、扭伤和牙痛,今天你是否有其他不常见的疼痛

1. 有　　　2. 没有

二、请你在下图中用阴影标出你感到疼痛的部位,并在最痛的部位打"×"。

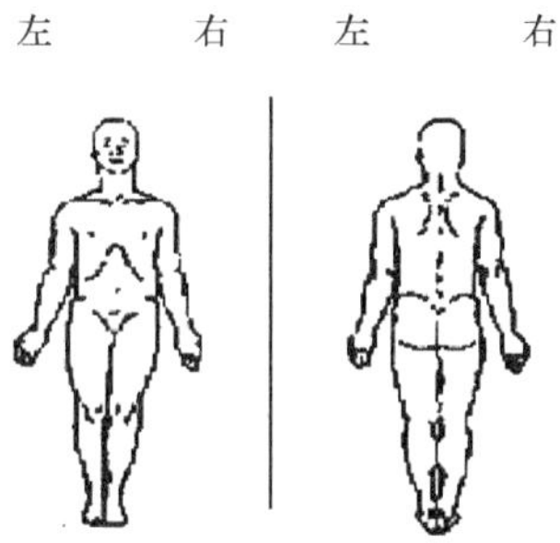

三、请圈出一个数字以表示你在24h内疼痛最重的程度。

0　1　2　3　4　5　6　7　8　9　10

不痛　　　　你能想象的最痛

四、请圈出一个数字以表示你在24小时内疼痛最轻的程度。

0　1　2　3　4　5　6　7　8　9　10

不痛　　　　你能想象的最痛

五、请圈出一个数字以表示你在24小时内疼痛的平均程度。

0　1　2　3　4　5　6　7　8　9　10

不痛　　　　你能想象的最痛

六、请圈出一个数字以表示你现在疼痛的程度。

0　1　2　3　4　5　6　7　8　9　10

不痛　　　　你能想象的最痛

七、目前你正接受什么药物和疗法治疗疼痛?

____

____

八、请圈出一个百分数，以表示你在24h内经治疗或用药后疼痛缓解了多少?

0%　10%　20%　30%　40%　50%　60%　70%　80%　90%　100%

无缓解　　完全缓解

九、请圈出一个数字以表示你在24小时内受疼痛影响的程度:

1. 日常生活

0　1　2　3　4　5　6　7　8　9　10

无影响　　完全影响

2. 情绪

0　1　2　3　4　5　6　7　8　9　10

无影响　　完全影响

3. 行走能力

0　1　2　3　4　5　6　7　8　9　10

无影响　　完全影响

4. 正常工作(包括外出工作和家务劳动)

0　1　2　3　4　5　6　7　8　9　10

无影响　　完全影响

5. 与他人关系

0　1　2　3　4　5　6　7　8　9　10

无影响　　完全影响

6. 睡眠

0　1　2　3　4　5　6　7　8　9　10

无影响　　完全影响

7. 生活乐趣

0　1　2　3　4　5　6　7　8　9　10

无影响　　完全影响

是按时用药,即按照规定的间隔时间给药,按时给药有助于维持稳定、有效的血药浓度,目前,控缓释药物临床使用日益广泛,强调以控缓释阿片药物作为基础用药的止痛方法,在滴定和出现爆发痛时,可给予速释阿片类药物对症处理。四是个体化给药,指按照患者病情和癌痛缓解药物剂量,制定个体化用药方案,使用阿片类药物时,由于个体差异,阿片类药物无理想标准用药剂量,应当根据患者的病情,使用足够剂量药物,使疼痛得到缓解,同时,还应鉴别是否有神经病理性疼痛的性质,考虑联合用药可能。五是注意细节,对使用止痛药的患者要加强监护,密切观察其疼痛缓解程度和机体反应情况,注意药物联合应用的相互作用,并及时采取必要措施尽可能减少药物的不良反应,以期提高患者的生活质量。

a. 药物选择与使用方法:应根据癌症患者疼痛的程度、性质、正在接受的治疗、伴随疾病等情况,合理选择止痛药物和辅助药物,个体化调整用药剂量、给药频率,防治不良反应,以期获得最佳止痛效果,减少不良反应发生。

b. 非甾体类抗炎药物是癌痛治疗的基本药物,不同非甾体类抗炎药有相似的作用机制,具有止痛和抗炎作用,常用于缓解轻度疼痛,或与阿片类药物联合用于缓解中、重度疼痛,常用于癌痛治疗的非甾体类抗炎药包括布洛芬、双氯芬酸、对乙酰氨基酚,吲哚美辛、塞来昔布等。非甾体类抗炎药常见的不良反应有:消化性溃疡、消化道出血、血小板功能障碍、肾功能损伤、肝功能损伤等。其不良反应的发生,与用药剂量及使用持续时间相关,非甾体类抗炎药的日限制剂量为:布洛芬 2400mg/d,对乙酰氨基酚 2000mg/d,塞来昔布 400mg/d,使用非甾体类抗炎药,用药剂量达到一定水平以上时,增加用药剂量并不能增强其止痛效果,但药物毒性反应将明显增加,因此,如果需要长期使用非甾体类抗炎药,或日用剂量已达到限制性用量时,应考虑更换为阿片类止痛药,如为联合用药,则只增加阿片类止痛药用药剂量。

c. 阿片类药物是中、重度疼痛治疗的首选药物,目前,临床上常用于癌痛治疗的短效阿片类药物为吗啡即释片,长效阿片类药物为吗啡缓释片、羟考酮缓释片、芬太尼透皮贴剂等,对于慢性癌痛治疗,推荐选择阿片受体激动剂类药物,长期用药阿片类止痛药时,首选口服给药途径,有明确指征时可选用透皮吸收途径给药,也可临时皮下注射用药,必要时可自控镇痛给药。对于中、重度癌痛患者,推荐初始用药选择短效制剂进行个体化滴定用药剂量,当用药剂量调整到理想止痛及安全的剂量水平时,可考虑换用等效剂量的长效阿片类止痛药。对疼痛病情相对稳定的患者,可考虑使用阿片类药物控释剂作为背景给药,在此基础上备用短效阿片类药物,用于治疗爆发性疼痛。如需减少或停用阿片类药物,则采用逐渐减量法,即先减 30%,两天后再减少 25%,直到每天剂量相当于 30mg 口服吗啡的药量,继续服用两天后即可停药。在使用强阿片类药物时应注意不良反应的防治,阿片类药的不良反应主要包括:便秘、恶心、呕吐、嗜睡、瘙痒、头晕、尿潴留、谵妄、认知障碍、呼吸抑制等,除便秘外,阿片类药物的不良反应大多是暂时性或可耐受的,应把预防和处理阿片类止痛药不良反应作为止痛治疗计划的重要组成部分,恶心、呕吐、嗜睡、头晕等不良反应,大多出现在未使用过阿片类药物患者的用药最初几天,初用阿片类药物的数天内,可考虑同时给予甲氧氯普胺(胃复安)等止吐药预防恶心、呕吐,如无恶心症状,则可停用止吐药,便秘症状通常会持续发生于阿片类药物止痛治疗全过程,多数患者需要使用缓泻剂防治便秘,出现过度镇静、精神异常等不良反应,需要减少阿片类药物用药剂量,用药过程中,应当注意肾功能不全、高血钙症、代谢异常、合用精神类药物等因素的影响。

d. 辅助镇痛药是有效镇痛所必备的,辅助镇痛药物包括抗惊厥类药物、抗抑郁类药物、皮质激素、N-甲基-D-天冬氨酸受体(NMDA)拮抗剂和局部麻醉药,辅助药物能够增强阿片类药物止痛效果,或产生直接镇痛作用,辅助镇痛药常用于辅助治疗神经病理性疼痛、骨痛、内脏痛,辅助用药的种类选择及剂量调整,需要个体化对待,常用于神经病理性疼痛的辅助药物主要有抗惊厥类药物、三环类抗抑郁药。抗惊厥类药物用于神经损伤所致的撕裂痛、放电样疼痛及烧灼痛,如卡马西平、加巴喷丁、普瑞巴林。加巴喷丁 100～300mg 口服,每日 1 次,逐步增量至 300～600mg,每日 3 次,最大剂量为 3600mg/d;普瑞巴林 75～150mg,每日 2～3 次,最大剂量 600mg/d;三环类抗抑郁药:用于中枢性或外周神经损伤所致的麻木样痛、灼痛,该类药物也可以改善心情、改善睡眠,如阿米替林、度洛西汀,文拉法辛等。阿米替林 12.5～25mg 口服,每晚 1 次,逐步增至最佳治疗剂量。药物止痛治疗期间,应当在病历中记录疼痛评分变化及药物的不良反应,以确保患者癌痛安全、有效、持续缓解。

3) 非药物治疗:用于癌痛治疗的非药物治疗方法主要有:介入治疗、针灸、经皮穴位电刺激等物理治疗、认知-行为训练、社会心理支持治疗等。适当应用非药物疗法,可作为药物止痛治疗的有益补充,与止痛药物治疗联用,可增加止痛治疗的效果。介入治疗是指神经阻滞、神经松解术、经皮椎体成形术、神经损毁性手术、神经刺激疗法、射频消融术等干预性治疗措施。硬膜外、椎管内、神经丛阻滞等途径给药,可通过单神经阻滞而有效控制癌痛,减轻阿片类药物的胃肠道反应，降低阿片类药物的使用剂量。介入治疗前应当综合评估患者的预期生存时间及体能状况、是否存在抗肿瘤治疗指征、介入治疗的潜在获益和风险等。

3. 心理治疗　对癌症病人开展心理治疗的指征包括：对癌症及其治疗的焦虑和抑郁反应等、植物性精神症状，如失眠，坐立不安等、由于癌症而趋于明显的潜在冲突或人格障碍、创伤后应激反应（PTSD）（是一种创伤后的心理失平衡状态例如骨髓移植术后）、配偶关系和源于家庭中的冲突和接受问题等。

对癌症病人开展心理治疗的目标：减少患者的情绪症状如焦虑和抑郁、支持病人将应激性情感如愤怒、恐惧、暴怒和失望用言语表达出来、学习应对疾病中的行为技巧、学习重新过正常的生活、减少家庭或伴侣关系中的情绪应激、解除对死亡开展讨论的禁忌、学习放松技术以减轻失眠、疼痛等。

对癌症病人开展心理治疗的方法：主要有支持性治疗、认知行为治疗、音乐治疗、生活意义疗法、尊严心理治疗、人际心理治疗、行为治疗、家庭治疗、集体心理治疗、综合性心理治疗等。

癌症病人的心理治疗应特别注意：首先临床治疗应视为心理治疗的一部分，癌症病人产生心理问题的原因比较清楚，主要是对癌症的恐惧或在治疗过程中对一些知识的不解等引起的，因此，能够清除或减轻癌患的各种治疗措施（手术、放疗、化疗等）本身就是很好的心理治疗方法，很显然，当一个合理的治疗方案使肿瘤缩小或消失时，病人的不良情绪就会得到改善；另外癌症病人的心理易波动，且多疑，对有关人员的言语非常敏感，因此，对癌症病人进行心理治疗不能单纯依靠专业心理医生，而需要医护人员、家庭成员和社会有关人员的密切配合，可以想象，一方做耐心细致的疏导工作，而另一方不注意言行，说出或做出一些不应该的话或行动，是起不到很好的治疗作用的，最能影响病人心理的是主管医生，因为病人住进医院，把身体的一切都交给了主管医生，主管医生是他最信赖的人，家属的作用也是他人不可替代的，家属无微不至的关怀可给病人以安慰和希望，可缓解病人的孤独感，亲戚朋友的鼓励也有助于增强病人的信心，因此癌症病人的心理治疗需要多方面的协助；癌症病人心理治疗也是一个长期的过程，癌症病人的心理压力一般较重，很难在较短时期内经过几次治疗得到完全缓解，加上疾病本身的慢性和反复的过程，所以对癌症病人实施心理治疗需较长时期坚持不懈的努力，一些心理压力较重的病人经过疏导治疗后，情绪可很快得到好转，但几天后心理压力会再度加重，原因之一也与短时间内未见到病情明显好转有关；对癌症病人实施心理治疗应有主动性，按常规，病人求医，医生施治，但癌症病人的心理问题是伴随着躯体疾病出现的，在病人看来，身体是第一位的，加上病人对心理因素在癌症治疗和康复中的重要作用认识不够和不愿暴露自己内心的脆弱，所以临床上很少有病人主动找医生解决心理问题，为了帮助病人从身心两方面得到康复，要求医生在行药物、手术、放疗等措施的同时，应主动为患者解除心理上的痛苦；同时应注意了解病人的心理变化，因为癌症病人的心理往往是不稳定的，在疾病的不同阶段、接受不同的治疗、不同的疗效反应等情况下，可出现不同的心理，并且很容易受外界因素影响而出现情绪波动，因此，医生应时刻注意病人心理的变化，针对不同的心理采取相应的治疗方法加以处理。只有这样才能达到最佳的心理治疗效果。

4. 营养治疗　调查表明，恶性肿瘤病人营养不良的发生率为40%～80%，发生营养不良的原因包括摄入不足、代谢异常、消耗过多等，长期营养不良可导致的抗肿瘤治疗耐受性下降及并发症的增加。因此，恶性肿瘤患者接受营养支持治疗是改善抗肿瘤治疗愈后效果、提高生活质量的有效手段。

病情的不同发展阶段，进行营养支持的目的有所不同。在积极的抗肿瘤治疗阶段，营养支持的目的是增加抗肿瘤治疗的效果，维持器官功能，减少并发症和副反应的发生。在晚期姑息治疗阶段，营养支持的目的是维持日常家居生活，改善生活质量。

营养支持也应早期使用，才能发挥其最大的效果。虽然营养支持不作为抗肿瘤治疗如手术、化疗、放疗的常规辅助方法，但如果病人存在严重的营养不良，胃肠道毒副反应明显，存在胃肠道不能进食状态时，均必须使用营养支持治疗。

当胃肠道有功能且可以安全使用时，首选肠内营养支持途径。肠内营养支持的优点是符合生理、保护胃肠道屏障功能、价廉、使用方便。肠外营养支持适应于短肠综合征、放射性肠炎、肠梗阻的病人。总之，根据不同的疾病状态，选择合理的途径。

第四节　康复治疗在常见肿瘤治疗后的应用

1. 乳腺癌患者术后的康复　乳腺癌是女性一种常见的恶性肿瘤，其发病率呈逐年上升的趋势，而且发病年龄趋向年轻化。手术是乳腺癌综合性治疗中重要手段之一，但手术后由于女性特征发生改变，以及放疗、化疗所引起的不良反应，给患者心理上造成很大的压力，往往存在焦虑、悲观、失望、自卑等心理状态，直接影响疾病的转归及生命质量。

标准根治术的切除范围包括患侧全部乳腺及表面皮肤，胸大肌、胸小肌，腋窝和锁骨下的脂肪淋巴组织。改良根治术在此基础上保留胸大肌或胸大肌、胸小肌均保留。由于手术创伤大，手术时与肩关节、肩胛骨运动有关的肌肉及血管、神经被暴露、切断或切除，使手臂功能受到影响，造成一定程度的上肢功能运动障碍，甚至出现淋巴结水肿、瘢痕挛缩及上肢活动受限等术后并发症。

因而乳腺癌患者康复评定的内容包括心理评定、肩关节活动范围测定和上肢围径测定。

乳腺癌患者术后的康复目标包括重建外形、心理支持、恢复功能。

(1) 重建外形：术后乳房重建能重塑体形，提高活力，恢复女性特征和性魅力，令患者感觉到有良好的生活质量，因此对于那些惧怕切除术后影响身体美感而又不得不将其作为乳腺癌治疗手段之一的患者来说，术后乳房重建无疑是一种良好的选择，术后重建既是医疗也是情感上的决定。重建的时机可选择立即或延期进行，立即重建可提高 整复效果并缓和切除术后负面情绪，因此立即重建有明显的心理优势，而延期重建可给患者更多的时间作决定。总体而言立即重建更为受欢迎。重建方式主要包括假体重建、自体组织乳房重建二种。

(2) 心理支持：对于女性乳癌患者来说，患病后最担心的就是乳房切除，未婚者要考虑切除乳房后会给婚姻蒙上一层阴影，未生育的患者担心将来孩子的哺乳问题等，几乎所有的女性乳癌患者都存在乳房切除后性征和性问题。肿瘤科医生和护士应针对患者失望、耻辱、抑郁、焦虑和恐惧等心理适时给予疏导，让患者首先承认失去乳房这一事实，然后再提供一个心理支持方案，帮助患者协同配合治疗，术后可帮助患者佩戴假体，以减轻患者的心理负担。

(3) 恢复功能：主要是上肢功能训练，乳癌患者术后常有上肢功能的损伤，且由于淋巴回流受阻常常引起患侧上肢水肿且很难消除，严重影响患者的生活质量，因此应及早进行上肢功能锻炼，以减轻患肢功能的损伤、预防水肿发生。一般在乳癌患者术后第 1 ~ 2 天应尝试患侧腕部和肘部的握拳、屈腕、屈肘练习，根据个人情况，每天 4 ~ 6 次，每次 3 ~ 5min；一周后可开始肩关节的抬举功能训练。要循序渐进，同时在恢复期内，切忌挤压患侧上肢，也不要用患肢提举重物或进行采血、输液。

2. 喉癌根治、气管造口术后的康复 喉癌是耳鼻喉科常见的恶性肿瘤，在头颈部肿瘤中，发病率占第 2 位，目前的治疗方法以手术为主，术后病人常伴有失音、嗅觉变化、永久性气管造瘘口等一系列功能损伤问题，且面对自身形象受损和语言交流缺陷的难题，大部分患者术后存在心理问题。

因而喉癌根治、气管造口术后患者康复评定的内容包括：心理评定、言语功能评定、肩关节活动范围测定和斜方肌肌力评定与神经电生理检查。

喉癌根治、气管造口术后患者康复目标包括：气管造口护理、言语功能康复、吞咽功能的保护、肩关节活动功能康复和心理康复。

（1）气管造口护理：气管切开或某些喉癌手术后的病人，根据病情需要将气管套管暂时或永久性保留。医护人员应在病人出院后及时访视，对病人面临的气管造口问题给予积极的指导和帮助，使其尽快适应并能正常生活。具体指导包括：内套管应与病人使用的套管大小相符、勿将棉球遗漏在套管内、勿将溶液流入造口内而造成呛咳、观察有无出血等情况、室内湿度应尽量达到 50% ~ 60% 等。

（2）言语功能康复：部分喉手术后，患者可以照常说话，只有不同程度音哑。问题在全喉切除后的患者，不能发声。为了让所有无喉患者能够说话，目前全喉切除术后可进行发音重建，重建的方法主要有以下三种方式：第一种是人工喉发音、第二种是食管发音、第三种是气管食管发音。通过重建从而使他们从不能说话的痛苦中解脱出来，以明显提高其生活质量。

（3）吞咽功能的保护：人在进食时，喉声门关闭，防止食物进入呼吸道。全喉手术后，呼吸和进食分离，没有进食误咽问题。只有在部分喉手术后，由于手术改变了原由生理结构，患者要经过一段时间的练习，才能适应新环境，习惯于在新的解剖条件下进食。主要是通过每日多次、少量进食，开始时难以避免呛咳，但是通过耐心地、坚持不懈地努力和练习，绝大多数患者可以恢复正常饮食。

（4）肩关节活动功能康复：康复措施有可用吊带支持肩带防止畸形、进行肌力训练与按摩、必要时进行神经移植术等。

（5）心理康复：应根据病人的文化对喉癌疾病的认识，解说有关喉癌治疗及护理的知识、病人具体的治疗方案等，消除病人的恐惧心理。对喉癌喉部分切除手术的病人，说明术后不能发音是暂时的。对全喉切除的病人，术前教会一些基本需要的手势，如疼痛，饥饿，大小便，或让病人书面表达，对文盲病人，可制作一些卡通片，分别表示上述需要，教会患者，待术后不能发音时使用。向病人说明全喉切除后语言康复的方法及有效性，大多数病人可以练习食道发音，即便不能学会食道发音，还可以借助术后安装发音管，功能性气管食道漏，或电子人工喉实现语言康复，从而消除病人对手术不能发音影响生活及社交的畏惧心理。对需要终身戴气管套的病人，教会病人及家属处理气管套管的有关注意事项，取得病人及家属的合作。

3. 肺癌术后的康复 肺癌是发病率和死亡率增长最快，对人群健康和生命威胁最大的恶性肿瘤之一。近 50 年来许多国家都报道肺癌的发病率和死亡率均明显增高，男性肺癌发病率和死亡率均占所有恶性肿瘤的第一位，女性发病率占第二位，死亡率占第二位。外科治疗是肺癌首选和最主要的治疗方法，也是唯一能治愈肺癌的治疗方法。手术可引起呼吸功能的减退、易继发肺部感染等并发症，以及放疗、化疗所引起的不良反应，给患者心理上造成很大的压力，往往存在焦虑、悲观、失望、自卑等心理状态，直接影响疾病的转归及生活质量。

肺癌患者术后康复评定的内容包括心理评定和肺功能的评定。

肺癌患者的康复计划在手术前即应根据胸廓手术、肺切除的范围和其他可能造成的损害以及放疗、化疗的影响而制定，术前应指导患者呼吸训练和正确的咳嗽方式，戒烟，吸入支气管扩张药等，伴有脓痰者应用抗生素。训练其做呼吸操，呼吸操要强调合适的体位，有效的咳嗽是通过正确的呼吸调节的。手术后病人一苏醒就应鼓励其咳嗽，医生应在肺部叩诊，有助于肺部小细支气管分泌物的排出，若手术患者需要体位引流，则要执行该医嘱到咳嗽时无分泌物和患者能下床活动为止。

4. 结、直肠癌根治、腹壁造口术后患者的康复 大肠癌、泌尿系统的癌症患者很可能要行造口术，造口术后患者的康复主要是不定期大小便、造口部位感染以及心理适应。

手术前医师要仔细地设计好造口的位置、大小以及尽量可能地符合生理要求，排便无规律是结肠造口术后早期常见的并发症，康复的办法是经结肠造口灌肠，训练患者增强定时排便意识，开始每天上下午各一次，以后逐渐减少，乃至完全不用。

造口部位感染是又一个很重要的问题，泌尿系统造口最易发生逆行性感染，引起败血症或肾衰竭，预防的办法是始终保持造口及周围的清洁，感染一旦发生，则应加强抗感染治疗。

造口术患者全身情况恢复后可从事适当的工作，但应避免从事过于繁重的体力劳动。

第五节 肿瘤康复工作存在的问题和展望

1. 存在的问题 肿瘤康复治疗是新近发展起来的康复医学与肿瘤学相结合的一个分支。肿瘤康复工作在一些发达家早已受到重视，并取得了长足进展。美国一些肿瘤康复专家特别注重患者的心理康复，他们利用心理疏导、想象、音乐、放松等心理治疗，使一些晚期癌症病人树立了战胜疾病的信心，改善了病人的生活质量，并使个别病人得到长期存活。美国癌症协会于 1973 年就明确了四个癌症康复目标：第一：诊断时的心理支持；第二：治疗后的最佳身体功能；第三：需要时的职业咨询；第四：癌症治疗和控制的最终目标和理想的社会功能。然而，我国的肿瘤康复工作起步较晚，受各种因素的影响，还存在许多需要解决的问题。

(1) 认识不够：目前，绝大多数医务工作者对生物、心理、社会医学模式、健康及生活质量的概念认识和理解不足，基本上仍按单纯的生物医学模式来指导医疗实践，治疗的对象主要是肿瘤本身，而不是完整的病人，考查疗效也是看肿瘤是否完全被清除，或肿瘤缩小了多少，病人的生存率有多高，不知道改善和提高病人的生活质量也是治疗肿瘤的目的之一；只重视临床治疗，不重视康复治疗，不了解临床治疗和康复治疗之间的关系，康复治疗观念淡薄，康复治疗的知识缺乏。另外，整个社会、病人及其家属，甚至不少医务工作者都认为“癌症是不治之症”，这种观念上的错误事必会给医疗和康复实践带来偏差，医生觉得经过治疗能够让病人活下来已经是很幸运了，对病人的生活质量考虑较少，在同样思想的影响下，病人则觉得治疗中忍受一些痛苦在所难免，治疗后也较少考虑重新回归社会的问题，社会上则很少把患者的康复作为自己的责任，患者从社会上得到的精神、经济及职业等方面的支持与国外相差甚远，不少情况下病人还会受到社会的歧视。这些都严重阻碍着癌症康复工作的开展，影响着患者的生活质量。

（2）缺乏专门的机构和专业人员：目前我国专门开展肿瘤康复工作的机构还为数甚少，即使有个别肿瘤康复医院、康复中心或疗养院性质的机构，也很少按照要求开展系统的肿瘤康复工作，一些真正意义上的肿瘤康复治疗是在肿瘤医院内部进行的，在癌症康复治疗中能够发挥作用的组织和人员缺乏沟通和结合，不能形成系统的工程，像发达国家所说的癌症康复组织几乎不存在。从事癌症康复的专业人员也很少，大部分的康复治疗是随着临床治疗由肿瘤各科临床医护人员完成的。除了癌症患者自发组织起来的一些康复组织开展一些自助治疗以外，出院后病人的社会支持体系不健全。这些都给癌症康复工作带来不少困难。

2. 肿瘤康复展望 在我国，80 年代一些癌症病人自发组织起来，开展了以身心锻炼为主的群众性的康复活动，收到了较好的效果，得到了癌症患者和家属的好评，同时也受到了医学和社会各界人士的关注。为了对该项活动给予科学的指导，推动我国肿瘤康复事业的发展，1990 年成立了中国抗癌协会癌症康复会。近几年每年都召开一次全国性的肿瘤康复经验交流会，对群众性的康复活动走向科学化、正规化等方面起到了积极的推动作用。为了推动全国的癌症康复工作和开展癌症康复的临床和基础研究，1993 年中国抗癌协会又成立了癌症康复与姑息治疗专业委员会。该委员会在癌痛控制的宣传和普及工作方面起到了很重要的作用，在全国范围内收到良好的效果。还进行了癌症恶病质等姑息治疗方面的研究。

目前，我国的肿瘤康复工作逐渐受到重视，肿瘤康复治疗在整个肿瘤治疗中的地位也正在被肯定，一些医院已经成立了康复科，为患者提供康复咨询和指导。带有科普性质的《癌症康复》杂志已在全国公开发行，纵观国内外肿瘤康复工作的进展，相信随着社会的发展，人们肿瘤康复意识的不断提高，我国的肿瘤康复事业必将得到蓬勃发展。

（王建红　宋　丽）

第二十四章　肿瘤姑息治疗与临终关怀

学习目标

1. 掌握三阶梯镇痛疗法、临终关怀的护理内容。
2. 熟悉常见疼痛评价方法、临终病人的心理特征。
3. 了解姑息治疗、疼痛、临终、临终关怀的概念。

第一节　姑息治疗

根据程度的不同，肿瘤治疗可分为根治性治疗和姑息性治疗。根治性治疗对肿瘤尽可能起到治愈的效果；而姑息性治疗侧重于缓解患者的不适症状，尽量帮助那些不可治愈或严重威胁生命疾病患者及家属获得最佳生活质量。姑息性治疗的核心是评估并缓解疾病给患者带来的生理、心理等负担。对于癌症患者，姑息治疗应始于疾病确诊之时。尽管抗肿瘤治疗和症状治疗给大多数癌症患者带来治愈期望，但对于病情不断恶化的肿瘤晚期患者，其重心应当由抗肿瘤治疗为主的策略转变为以充分支持治疗和症状治疗为主的姑息性诊疗的策略。为了更好地为肿瘤患者提供姑息治疗，其团队应包括医师、护士、社会工作者、心理学专家、药师及必要的其他专业人士，集中所有学科的优势，才能针对患者和家属的需求提供更好的优质的姑息性治疗。

一、历　　史

对于我国，对于姑息治疗的描述最早源于2000多年前《黄帝内经》中的《素问·六元正经大论》的一段话“大积大聚，其可犯也，衰其大半而止”，含义可理解为对于肿瘤治疗需适度，若无限制反而会损害机体正气，得不偿失。姑息治疗真正起源于Dame Cicely Sauders于1967年在英国创办的St. Christopter宁养院，为濒死患者提供全方位的关怀和治疗。20世纪90年代一项SUPPORT临床研究中重点提出：医学治疗需求的重点是对患者及家属提供全方位治疗。近20年，由于慢性疾病患者人数的增加，患者对症状控制的需求、多学科协作及医疗技术改进的需求都不断增加，姑息治疗也在此基础上飞速发展。1998年美国临床肿瘤学会(ASCO)就如何提供有质量的癌症治疗发表了一份共识，提出：需要对癌症和癌症治疗引起的疼痛予以有效的治疗，包括使用阿片类止痛药物和其他支持治疗；如果抗肿瘤治疗对患者不再有效或不合适时，应该为患者提供最佳姑息治疗，为处理终末期问题提供建议和选择。同时ASCO还建议对于癌症的最佳治疗应由多学科团队来提供，而这个团队中应包括姑息治疗专家。

二、概念和内容

20世纪60～70年代，尽管存在姑息治疗的治疗理念，但对其概念和内容的理解并没有得到统一。1984 年，Doyle 提出“当死亡从一种可能变为现实的时候，姑息治疗应着重于解除患者在生命的最后几年或几个月中可能存在的身体、情绪、社会和心灵方面的痛苦；姑息医学是对患有活动性、进行性晚期疾病患者的研究和处理，他们的预后不佳，且医疗照顾的中心是生活质量”。因此，在 1987 年英国将姑息治疗定义为：姑息医学的对象是活跃进展性和预后不佳的晚期患者，处理的目标主要是提高患者的生活质量。1990 年，WHO 综合了世界各国姑息治疗的情况，将其定义为对于不能治愈患者的积极整体照顾，包括疼痛和其他症状的控制，并着重解决患者心理学、社会学和心灵方面的问题。

随着姑息治疗临床实践的不断深入和完善，人们发现姑息医学的范围远远超出了躯体症状的缓解，它追求的是躯体、精神、心理、社会等要素的整体照护，使患者可能充分地、积极有益地适应死亡的到来。因此，2002 年 WHO 将姑息治疗定义修改为：姑息治疗是一门临床学科，通过早期识别、积极评估、控制疼痛和其他痛苦症状，包括躯体、社会、心理和心灵的困扰，以预防和缓解身心痛苦，改变因疾病而面临生命威胁的患者和他们家属的生命质量。其内含包括：①癌症病人疼痛的处理；②癌症病人其他躯体常见症状的处理；③癌症病人的社会心理问题；④癌症病人的精神方面；⑤癌症患者的营养及护理；⑥对患者家庭和亲友的支持。

三、姑息治疗在肿瘤治疗中的地位

全世界每年有 1000 多万的新生癌症患者，其中死于癌症的患者有 700 多万（70%）。尽管经过努力，有的癌症可以治愈，即使不能治愈也有 5 年甚至 10 年以上的生存时间，但每天仍有数百万的癌症患者遭受着痛苦和濒临死亡的折磨。就我国而言，每年约有 200 多万的新发肿瘤患者，死亡人数约有 140 多万。但由于国人对于死亡看法的偏见以及医疗制度和条件的限制，晚期癌症患者基本处于一种束手无策的状态，导致大量晚期癌症患者因得不到合理治疗和妥善安置而遭受巨大的精神及肉体的痛苦。

在以往的观念看来，姑息治疗是治愈性治疗失败后的医疗措施（图 24-1-1），但事实上对于癌症患者，肿瘤的姑息治疗并不是仅仅针对晚期癌症患者的临终关怀，而是根据疾病的具体变化，贯穿于肿瘤治疗的全过程。其形式可分为三种：①对于可以或可能治愈的患者，姑息治疗作为辅助治疗，可缓解患者症状和治疗过程中出现的不良反应，提高患者在治疗期间的生活质量，使其接受完整治疗疗程；对于部分患者，在经过对症支持治疗后使原本

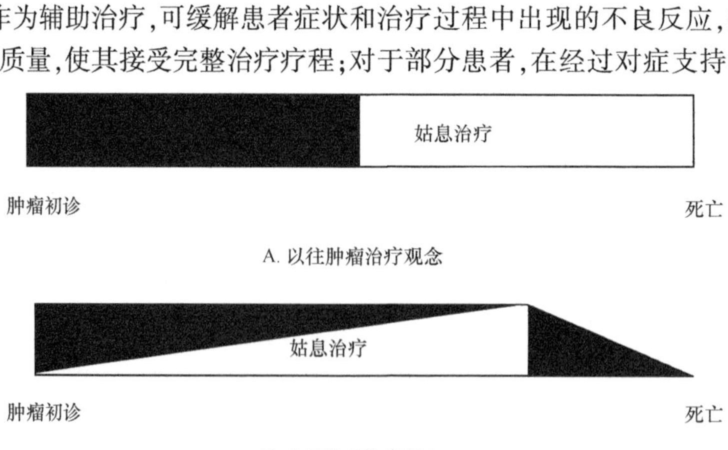

A. 以往肿瘤治疗观念

B. 今后肿瘤治疗观念

图 24-1-1　肿瘤治疗观念的演变

不能治愈的患者变为可能。②对于无法根治的晚期患者，姑息治疗可作为主要治疗措施来缓解患者症状，减轻痛苦，改善生活质量。③对于终末期癌症患者提供临终关怀治疗和善终服务，对患者家属提供安抚和咨询。

四、肿瘤的综合治疗

对于肿瘤治疗，根据既往的临床实践来看最行之有效的方法是综合治疗，而不是简单的某一项治疗，也不存在一项治疗可以包揽肿瘤治疗从始至终的全过程。肿瘤的综合治疗是指：根据患者的身心情况、肿瘤的部位、病理类型、侵犯范围和发展趋势，结合细胞分子生物学的改变，有计划地、合理地应用现有的治疗手段，以期最大限度地提高治愈率和改善患者的生活质量，总体表现在以下几个方面：

1. 患者机体状况　患者机体状况包括年龄、体质、虚弱程度等，当患者免疫功能及生理功能低下时，可能会出现由于抗肿瘤治疗而导致机体过度的伤害。因此，现在也存在一种观点，即可使患者的肿瘤和身体功能处于一种平衡状态而带瘤生存。

2. 肿瘤的局限和扩散　不同部位肿瘤，其生长方式和速度各不相同；对于相同部位的肿瘤，也会存在由于其病理的不同生长速度快慢的差别。有的肿瘤生长比较局限，不易播散和转移，早期只要手术或放化疗就可以起到治愈的效果；而有的肿瘤容易播散，哪怕肿瘤的病灶很小就已经出现播散和转移，这就需要各种治疗方式有机地配合起来。对于那些发现时就已经失去治愈可能的肿瘤患者，姑息治疗可作为其主要的治疗方法。因此，在肿瘤治疗过程中，需根据每个患者的不同情况因人而异分别对待处置。

3. 肿瘤治疗对患者的利弊　很多肿瘤治疗方法都不可避免地对机体存在一定的损伤和不良反应，尤其是老年人、儿童、体质虚弱或某些脏器功能不全的患者，在出现严重不良反应或不能耐受抗肿瘤治疗时，就要考虑姑息治疗和对症支持治疗，不能为了杀灭肿瘤而影响患者生理功能，甚至生命。同时也要考虑患者的经济承受能力，对于某些代价大、性价比不高的治疗方法，需谨慎选用。

4. 多学科综合治疗　多学科综合治疗是目前肿瘤治疗的方向，如何做到按照循证医学的方法合理安排肿瘤的治疗，与患者共同制订治疗方案，是我们现阶段需要面对的问题。特别是晚期肿瘤患者，原则上是尽可能保护患者的基本功能。把目前现有的治疗方法如手术、放疗、化疗、中医、姑息治疗、心理治疗、生物治疗、康复治疗等融合在肿瘤治疗中，既是一门科学，也是一门艺术。

第二节　疼　　痛

如何控制癌症的各种症状是姑息治疗中的核心所在，尤其是一些难以忍受的症状，更是治疗的重点。症状的产生既可以由肿瘤引起，同样也可以是治疗和(或)其他原因导致。每个人的耐受情况不同，需根据不同患者的不同情况制定不同的治疗方案，以达到个性化处理的目标。对于癌症患者，无论早期还是晚期都有可能发生疼痛，疼痛是癌症患者最常见和最难以忍受的症状之一。

一、定　　义

国际疼痛协会(IASP)将癌痛定义为:“疼痛是一种令人不快的感觉和情绪上的感受,伴有实际存在的或潜在的组织损伤。”疼痛的强度可因为组织受伤的程度、疾病的严重程度或对情绪的影响程度不同而不同。疼痛是一种主观感受,表示一个人因为疼痛的有害刺激造成由感觉神经传入的一种痛苦的反应。总疼痛(total pain)是各种因素所致疼痛的总称,其中包括躯体因素、心理因素、精神因素、社会及经济因素等,这反映了疼痛的复杂性。

二、病　　因

(1) 因肿瘤而引起的疼痛:①肿瘤压迫和侵犯临近器官、组织、神经、骨骼或血管,或转移造成;②肿瘤诱导物质造成的炎症反应。

(2) 因治疗而引起的疼痛:①手术后疼痛症候群;②化疗后疼痛;③放疗后疼痛。

(3) 与癌症相关的疼痛:由于一些症状造成的疼痛如便秘、压疮、肌肉痉挛等。

(4) 非生理性疼痛:如精神性疼痛、心理创伤。

(5) 非癌性疼痛:与肿瘤无关的疼痛。

三、分　　类

1. 按时间分类　按发作时间时间的长短分为急性疼痛和慢性疼痛。急性痛有明确的开始时间,持续时间较短;慢性痛是指持续时间在3个月以上的疼痛。晚期肿瘤患者常会产生慢性、持续性疼痛并兼有突发性疼痛。由于需要对疼痛程度及以情绪变化为特征的痛苦(suffering)作仔细评价,因此晚期癌症患者的慢性疼痛的处理一直是医护人员所面临的难题。1995年,James Campbe提出将疼痛列为第五大生命体征。在2002年第10届IASP年会上,与会专家达成基本共识——慢性疼痛是一种疾病。

2. 按解剖学分类　可分为躯体痛(somatic pain)、内脏痛(visceral pain)、传入神经阻滞痛(deafferentation pain)。其共同机制为:外围伤害性感受器和机械性感受器被化学刺激或机械刺激所激活和致敏。

3. 按病理学特征分类　疼痛可以分为伤害感受性疼痛和神经病理性疼痛(或两类的混合性疼痛)。疼痛形成的神经传导基本过程可分为4个阶段:伤害感受器的痛觉传感;一级传入纤维、脊髓背角、脊髓-丘脑束等上行束的痛觉传递;皮层和边缘系统的痛觉整合;下行控制和神经介质的痛觉调控。

4. 按药理学反应分类　根据疼痛对阿片类药物的反应性可以分为:①阿片不反应性疼痛:如肌肉痛和传入神经阻滞痛,使用阿片类药物疗效差。②阿片部分反应性疼痛:如骨痛、神经压迫痛及其他甾醇类反应性疼痛,使用阿片类药物疗效较差。③阿片反应性疼痛,但不能使用阿片类药物:如肠痉挛性痛及胃挤压综合征。④阿片反应性疼痛,能用阿片类药物。因此,在大力推广应用吗啡等阿片类治疗癌痛的同时,切记吗啡不是治疗疼痛的“万能药”,但在一般情况下对大多数疼痛有较好效果。

5. 按临床原因分类　在临床上,根据疼痛与癌症的关系可分为:①癌肿本身引起疼痛,约占78.6%,如癌肿压迫、侵犯血管、神经、内脏、骨骼等。②与癌瘤相关的疼痛,约占6%,如病理性骨折,空腔脏器的穿孔、梗阻、褥疮等。③与癌症治疗有关的疼痛,约占8.2%,如外科手术后引起的脏器粘连、神经损伤;化疗后引起的黏膜损伤、周围神经病变;放疗后的局部损害、纤维化。④与癌症无关的疼痛,约占7.2%,如痛风、骨关节炎、糖尿病末梢神经痛等。

四、对全身的影响

癌痛对机体的各个系统产生广泛影响,最终形成疼痛的恶性循环。急性疼痛常伴有代谢、内分泌甚至免疫改变而造成肿瘤生长和转移的可能,慢性疼痛则伴有生理、心理和社会功能改变,需及早给予治疗。因此,癌痛对患者的躯体、心理、社会人际关系及总体感觉等各方面产生广泛而深远的影响,从而全面影响患者的生活质量。

五、临 床 评 估

制订一个成功的治疗决策,是建立与患者互信关系过程中的重要能力之一。评估疼痛及其对生活质量的影响,并关注相关症状,常常是对患者进行全面照护的重要前提。明确疼痛的意义可有效促使患者对疼痛的报告。患者在接受抗肿瘤治疗并期待良好效果时,往往可以忍受严重疼痛;但当抗肿瘤治疗不再有效时,则患者和家属常常要求很好的控制疼痛。一般临床疼痛评估的程序见表24-2-1。

表24-2-1　临床疼痛评估的程序

序号	步骤
1	相信患者疼痛的主诉
2	详细采集患者疼痛病史,并将其是当地插入患者的肿瘤史
3	评估每种疼痛的特点,包括部位、疼痛放射的部位及诱发和缓解因素
4	澄清疼痛的时间特点:急性、亚急性、慢性、阵发性、间断性、爆发性或偶然性
5	将每种疼痛主诉列表,并确定优先处理顺序
6	评估既往和目前止痛治疗的效果
7	评价患者的心理因素
8	询问患者是否有酒精或毒品依赖史
9	进行详细的体格检查和神经系统检查
10	确定个体化诊断程序并及时评估调整
11	有效控制患者的疼痛以方便后续诊疗工作的进行
12	设定个体化的诊疗方案
13	从疼痛评估到治疗提供持续性服务,以确保患者的依从性,减轻患者的焦虑
14	反复评估患者疼痛治疗效果
15	就后期诊疗目的与患者及家属进行讨论

1. 常用疼痛评价方法

(1) 口头叙述法将疼痛程度分为无痛、轻、中、重及极度疼痛。如主诉疼痛分级(verbal rating scale,VRS),VRS 0级即无痛;VRS 1级即轻度疼痛:有痛感但可忍受,能正常正常生活,睡眠不受干扰;VRS 2级即中度疼痛:不能忍受疼痛,要求用止痛剂,睡眠受干扰;VRS 3级即重度疼痛：疼痛剧烈，可伴有植物神经功能紊乱或被动体态，睡眠严重受干扰，须用镇痛剂。

（2）数字评估法（numerical rating scales，NRS）将一条100mm或10cm长的直线划为十等份，从左到右依次标有0、1、2、3、4、5、6、7、8、9、10，其中0代表无痛，10代表患者能想象的最剧烈疼痛，然后让患者根据自己的疼痛体验在此直线上标记（图24-2-1）。为便于对比研究，一般将NRS中的0、1～3、4～6、7～10级分别对应于VRS中的0、1、2、3级。在临床上也是生活质量的评价指标之一。

无痛 极度疼痛

0 1 2 3 4 5 6 7 8 9 10

图24-2-1 数字评估法（NRS）

（3）视觉类比量表即视觉模拟划线法（visual analogue scale，VAS）也较为常用，该量表由一条100mm长的直线构成，直线两端标有文字说明，然后让患者根据自己的疼痛体验在此直线上标记，测量从左端到记号的距离，所得毫米就是疼痛分数。（图24-2-2）。

无痛 极度疼痛

0 1 2 3 4 5 6 7 8 9 10

图24-2-2 视觉模拟划线法（VAS）

至于以上三种方法孰优孰劣，一般认为：VRS及NRS法较为常用及实用。

（4）临床上常综合运用以上几种方法，如McGill疼痛问卷（MPQ）及其简表（SF-MPQ）、Memorial疼痛评估卡片（MPAC）、威斯康星简明疼痛记录表（BPI）等。在我国，吴冠青、孙燕等设计应用的癌痛调查表初步证明是可行、敏感、有效的，我们自行编制的疼痛门诊病历也正在试用及完善。

2. 疼痛治疗效果的评价 根据VAS或/和NRS法来评价疼痛减轻程度较为客观准确。

（1）根据VRS/NRS法，疼痛缓解效果可分为：显效：疼痛减轻2度以上；中效：疼痛减轻约1度；微效：疼痛稍有减轻，但不到一度；无效：疼痛无缓解。

（2）根据VRS法，可分为：完全缓解（CR）：疼痛完全消失；部分缓解（PR）：疼痛明显减轻，睡眠基本不受干扰，能正常生活；轻度缓解（MR）：疼痛有些减轻，但仍感有明显疼痛，睡眠、生活仍受干扰；无效（NR）：疼痛无减轻。

（3）根据NRS法，疼痛减轻程度及百分数=（A−B）/A×100%（A=用药前评分；B=用药后评分），可分为：0度：未缓解（疼痛未减轻，≤24%）；1度：轻度缓解（疼痛减轻1/4以上，25%～49%）；2度：中度缓解（疼痛减轻1/2以上，50%～74%）；3度：明显缓解（疼痛减轻3/4以上，75%～99%）；4度：完全缓解（疼痛消失，即100%）

六、治疗策略

目前，肿瘤已进入综合治疗时代。由于癌痛的复杂性，对癌痛的处理如同对癌症的处理一样，也需要综合治疗（表24-2-2、表24-2-3，图24-2-3）。癌痛综合治疗是指根据癌痛病人的机体状况，疼痛的不同程度、性质及原因，合理地、有计划地应用现有的治疗手段，目的是尽可能地缓解癌痛及其并发症、改善生活质量、提高病人接受抗癌治疗的依从性、以进一步延长生存期，提高生存率。

表 24-2-2　癌症疼痛处理原则

1. 癌痛综合评估
2. 姑息性抗癌治疗以及全身性非阿片类/阿片类镇痛药物
1）姑息性抗癌治疗的作用及地位
2）非阿片类及阿片类镇痛药物的选择
3）镇痛药临床给药细节：给药途经；药物选择及剂量确定
4）镇痛药副作用的处理
3. 若全身性阿片药物治疗弊大于利时可考虑非侵袭性干预措施
1）通过以下途径减少阿片药物需求量：恰当的姑息性抗癌治疗；加用非阿片类药物；加用辅助药物；应用一些认知或行为干预措施；借助于矫形疗法或其他物理治疗措施。
2）换用另一种阿片类药物
4. 若全身性阿片药物治疗弊大于利时可考虑侵袭性干预措施
1）区域性止痛技术（脊髓或脑室内给予阿片类药物）
2）神经阻滞术
3）神经切断术
5. 若上述方法无效时，应用镇静剂等辅助药物去协助处理顽固性疼痛

因为肿瘤发展的各个阶段都有疼痛，对于直接由肿瘤进展侵犯引起的疼痛或肿瘤相关疼痛，可在积极止痛的同时进行抗肿瘤治疗。

表 24-2-3　癌痛处理过程中几种主要抗癌手段的作用及地位

主要抗癌手段	主要疼痛适应证
放射治疗	骨转移、脊髓外压迫、脑转移以及外周神经肿瘤性压迫或侵犯所致疼痛
化学治疗	化学敏感肿痛所致的神经伤害性或神经病理性疼痛综合征
外科手术	病理骨折及脊髓压迫固定术，肠梗阻解除术，腹水引流
抗生素治疗	明显感染（如盆腔脓肿、肾盂积脓）或隐匿性感染（例如，头颈部肿瘤或其他溃疡性肿瘤）

癌痛治疗原则是：①综合治疗；②从无创性和低危险性方法开始，然后再考虑有创性和高危险性方法。

癌痛治疗目的是：对处于早期、正接受积极抗癌治疗的患者，治疗目的是充分缓解癌痛，使病人能耐受抗癌治疗所必需的诊治措施，从而提高抗癌治疗效果；对于晚期患者，目的是充分缓解癌痛、改善其生活质量，并达到相对无痛苦地死亡。

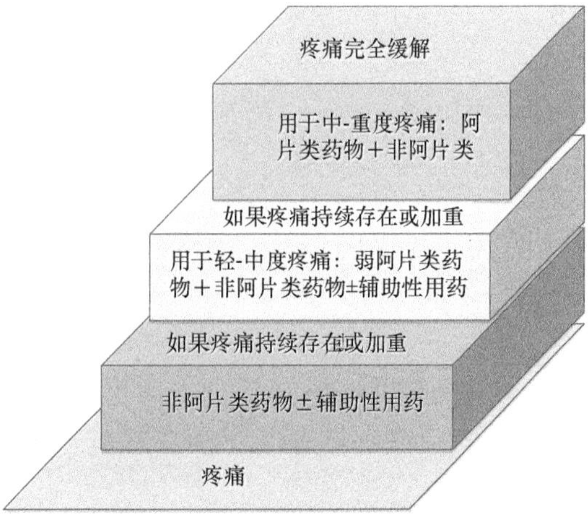

图 24-2-3　WHO 癌症三阶梯止痛原则

1. 非药物治疗

（1）无或低创伤性疗法：如物理疗法和社会心理干预等，前者包括皮肤刺激、运动/锻炼、改变或固定体位、经皮神经电刺激（TENS）等。后者主要包括放松、意想、分散注意力、教育病人、认知一行为疗法等心理治疗,借助于病人的应对技巧以及通过改变病人的意念、感觉及行为来减轻病人的痛苦。这些疗法应尽早应用,以减少病人对药物的需求量。

(2)创伤性疗法:即侵袭性疗法(所谓癌痛第四阶梯疗法),如借助药物的神经麻醉、神经外科等,一般应在上述疗法未取得满意的效果时才考虑使用,这样有助于减少全身性阿片类药物用量。具体实施时应考虑其适应证、医生的技能、适当的支持系统及费用等。

2. 药物治疗 1982 年,WHO 起草的一份癌痛治疗指南中指出:应用现有的和为数有限的药物解除大部分癌痛患者的痛苦是现实可行的。WHO 所提出的目标是:癌症疼痛应当受到重视,癌症疼痛是可以治疗的,通过比较简单的方法即三阶梯镇痛疗法可使 80% 以上的癌痛病人得到满意缓解。

WHO 三阶梯镇痛疗法是指:根据疼痛的不同程度、性质及原因,单独和/或联合应用以阿司匹林为代表的非固醇类抗炎药物(NSAIDs)、以可待因为代表的弱阿片类药物、以吗啡为代表的强阿片类药物,配合其他必要的辅助药,能使绝大多数癌痛病 80% 以上获得满意缓解。多项研究证实 WHO 的三阶梯止痛指南可以成功治疗 69%~100% 的癌痛。尽管从理论上来讲,这个目标能够而且容易实现,但在临床实践中由于各种主客观原因我们离这个目标还相差较远,而且,较长时间使用现有止痛药物常常会导致各种程度不同的毒副作用,另外尚有 10%~20% 难治性顽固性癌痛常常需要通过创伤性治疗才能够获得满意缓解。因此,在充分实施三阶梯镇痛疗法的同时努力探讨其他措施及方法也具有特别重要的意义。

(1)镇痛药物的分类:根据作用机制及临床应用可分为:非麻醉性镇痛药(非阿片类药物)、麻醉性镇痛药(包括弱、强阿片类药物)及辅助性药物。WHO 推荐的基本镇痛药物,见表 24-2-4。

表 24-2-4 WHO 缓解癌症疼痛基本药物

种类	基本药物	替代药物
非阿片类	乙酰水杨酸(阿司匹林)	胆碱镁(choline magnesium)
	扑热息痛(醋氨酚)	三水杨酸盐(trisalicylate)
	布洛芬	二氟苯水杨酸(diflunisal)
	吲哚美辛(消炎痛)	萘普生双氯芬酸(diclofenac)
用于轻至中度疼痛的阿片类[a]	可待因[b]	双氢可待因
		右丙氧酚曲马多
用于中至重度疼痛的阿片类[a]	吗啡	美沙酮(美散痛)羟吗啡酮
		羟可酮左啡诺(羟甲左吗喃)派替啶
阿片拮抗剂	纳络酮	丁丙诺啡[c](叔丁啡)
抗抑郁剂[d]	阿咪替林	丙咪嗪(imipramine)
抗惊厥药[d]	卡马西平(酰胺咪嗪)	丙戊酸(valproic acid)
皮质类固醇[e]	强的松龙 地塞米松	强的松、倍他米松

a. 临床上常将阿片类药物分为两大类,一类用于轻至中度疼痛,一类用于中至重度疼痛。

b. 对于轻至中度疼痛,大多数国家没有将可待因及其他一些阿片药物列为基本药物,因此这些药物更容易得到。

c. 丁丙诺啡是阿片部分激动剂(即在药理作用上有封顶效应)。低剂量(0.2mg q8h)时,可作为可待因替代品;高剂量(1mg q8h)时,作用相当于口服吗啡 30mg q4h。

d. 抗抑郁剂及抗惊厥药可用于治疗神经痛。

e. 在神经压迫、脊髓压迫疼痛或颅内高压所致头痛时有效。骨痛时,可作为非甾体类抗炎药物(NSAIDs)的替代药物或与之联合使用;若作为 NSAID 使用,胃肠副反应及水钠潴留发生率可能明显增加。

临床上,在应用镇痛药物时应遵循以下五个重要原则:

1) 尽量采用口服(by mouth)等无创性和低危险性方法:最方便,免于注射之苦;任何训练有素的医生均可实行;任何环境下均可应用,保持患者独立性;能应付各种多发性疼痛;效果满意;副作用小;将耐受性和依赖性减少到最低限度。所以这是一种简单、经济、科学的给药方法。经皮芬太尼贴剂(多瑞吉)已开始广泛应用于不能口服或不愿口服的病人。临床上已有含吗啡的直肠栓剂,而且控释吗啡片剂也可直肠给药。高脂溶性药物则适合于舌下含服给药途径。

2) 定时给药(by the clock):下次给药时间应在前次药效消失前给予,维持有效的血药浓度,可减少病人不必要的痛苦及机体的耐受性。对于持续性或反复发作性疼痛的病人应“按钟点”给药。对于在“按时给药”过程中出现的疼痛(即“爆发性”疼痛)应给予“解救剂量”的药物予以处理(按需给药)。“解救”药物的种类及剂量也应按三阶梯原则选择。

3) 按阶梯给药(by the ladder):如果之前未给予止痛治疗或未按 WHO 三阶梯镇痛方法,那么应开始第一阶梯治疗,只有当标准的第一阶梯治疗无效时才开始第二阶梯治疗。以此类推,但若病人就诊时疼痛已达到中至重度,此时可直接应用阿片类药物治疗。轻至中度癌痛的病人应接受非阿片类药物治疗,可联合使用辅助性药。非阿片类镇痛作用具有“封顶效应”,即当使用一种非阿片类药物而疼痛得不到满意缓解时,可增量至最大推荐剂量,此时若疼痛仍得不到满意缓解,则不宜再换用其他非阿片类药物(除非是因为副作用而换药),而应直接升到第二阶梯用药,见表 24-2-5,表 24-2-6。

表 24-2-5　扑热息痛及常用 NSAID 类止痛药

药品	半衰期/h	常用有效剂量(mg/4～6h)	用药主要途径	不良反应	最大剂量 mg/天
阿司匹林*	3～4	300～600	口服	过敏、胃肠道反应、血小板功能障碍	4000
扑热息痛	2～3	500～1000	口服	肝肾毒性	4000
布洛芬	3～4	200～400	口服	胃肠道刺激血小板减少	1600
消炎痛•	2～3	25～50	口服	消化道反应、头痛头昏	200
				中性粒细胞/血小板减少、过敏	10
萘普生	12～14	250～500(bid)	口服	轻度胃肠反应	
加合百服宁	2	1～2 片	口服	肝肾毒性	8 片
意施丁•		25～75/12h	口服	胃肠道反应	200
麦力通△	24	1g/24h(睡前)	口服	与阿司匹林交叉过敏	2000
(萘丁美酮)				轻度胃肠反应	
氯诺昔康△	3～5	8mg(bid-qid)	口服	轻度胃肠反应	24
双氯芬酸钠(钾)	1～2	50mg(tid)	口服	胃肠反应	
		25mg(qd-bid)		直肠头疼、头晕、过敏	
美洛昔康△	20	7.5～15mg/d	口服	轻度胃肠反应	15
塞来昔布△	8～12	200mg/24h	口服	头疼、头晕、消化道不适	400

＊代表药;△ COX-2 抑制剂抑制 COX-2 > COX-1;• COX-1 选择性较高

表 24-2-6　弱阿片类止痛药物简表

药物	半衰期/h	常用剂量/mg q4h ~ q6h	作用持续时间/h	给药途径	主要副作用
可待因	2.5 ~ 4	39 起 30	4	口服肌注	轻度恶心、呕吐、便秘、头晕
氨酚待因(扑热息痛 500mg+可待因 8.4mg)		1 ~ 2 片		口服	轻度胃肠反应、肝功异常
氨酚待因Ⅱ号(扑热息痛 300mg+可待因 15mg)		1 ~ 2 片		口服	轻度胃肠反应、肝功异常
*双氢可待因	3 ~ 4	30 ~ 60	4 ~ 5	口服	偶见恶心呕吐、便秘、头晕
路盖克(扑热息痛 500mg+双氢可待因 10mg)		1 ~ 2 片		口服	轻度胃肠反应、肝功异常
强痛定		30 ~ 60		口服	偶有恶心
		50 ~ 100		肌注	眩晕、困倦
曲马多		50 ~ 100	4 ~ 5	口服	头晕、呕吐恶心、出汗、嗜睡,排尿困难
		50 ~ 100		肌注	少见皮疹,血压下降
泰勒宁(扑热息痛 500mg+羟考酮 5mg)		1 片		口服	

临床上,第二阶梯药物具有重要用途,此类药物处方方便,比吗啡等更易被患者接受,因而临床上出现不少复方制剂,弱阿片类药物的安全使用剂量往往被其复合剂型中具有封顶效应的其他非阿片类药物剂量所限制。如果第二阶梯治疗后疼痛没有得到充分缓解,则应该接受“强”阿片类药物,可联合应用非阿片类药物或辅助性药物,见表 24-2-7。

表 24-2-7　强阿片类止痛药物简表

药物	半衰期/h	常用有效剂量	给药途径	作用时间/h	主要副作用
盐酸吗啡	2.5	5 ~ 30mg, q4 ~ 6h	口服	4 ~ 5	便秘、呕吐/恶心、
		10 mg, q4 ~ 6h	皮下		嗜睡、呼吸抑制等
硫酸吗啡控释片(美施康定)		10 ~ 30mg, q12h	口服	8 ~ 12	同上
盐酸吗啡控释片(美菲康)		10 ~ 30mg, q12h	口服	8 ~ 12	同上
芬太尼透皮贴剂(多瑞吉)		25 ~ 50 μg/h	皮肤贴剂	7	与吗啡类相似但程度轻
美沙酮	7.5 ~ 48	10 ~ 20mg, q12h	口服	8 ~ 12	与吗啡类相似
盐酸羟考酮控释	4.5 ~ 7.5	10 ~ 20mg, q12h	口服	12	与吗啡类相似

4）个体化原则:所谓合适剂量就是能达到满意缓解的剂量,剂量的选择要根据疼痛程度、既往使用止痛药情况、药理学特点等来确定并调整。应从小剂量开始,逐步增加剂量直

到获得满意的疼痛缓解。

5）注意细节及实际效果：对使用应用止痛药的患者，要注意监护其可能出现的副作用并给予积极的处理，目的是使病人获得最好的治疗利/弊比。

（2）非阿片类药物非阿片类镇痛药包括非甾体类抗炎药物（NSAIDs）等。非阿片类药物具有解热、镇痛、抗炎、抗风湿等作用。临床多用于治疗轻-中度疼痛；非阿片类药物是癌痛治疗的重要药物，在癌痛三阶梯治疗方案中，轻、中度疼痛首选非阿片类镇痛药物。其主要药理作用是在外周的疼痛部位，对中枢神经系统也有某种活性，但不与阿片受体结合，镇痛途径与阿片类药物不同，因此与阿片类药物联合使用可以产生协同作用、增加镇痛效果。该类药物长期使用很少出现耐药性和依赖性，但其镇痛作用有限。非阿片类药的化学结构不同，但镇痛机理和药理特点是基本相同的，不同药物之间的副作用也有一定的差异。

（3）阿片类镇痛药物阿片类药物是指任何天然的或合成的，对机体产生类似吗啡效应的药物，其作用的部位主要在神经中枢，通过与体内各处的特异性阿片受体结合而产生中枢镇痛等多种药理效应。口服控释吗啡片已被 WHO、NCCN 推荐为治疗慢性中、重度癌痛的首选药。

（4）阿片类药物剂量滴定及调整

1）确定初始剂量（titrate，T）：多数患者吗啡初始剂量 30 ~ 60mg/日。普通吗啡（IRMS）具体用法是：每次 5 ~ 10mg，每 4h 一次，建议给药时间是 6:00、10:00、14:00、18:00、22:00，为持续控制疼痛及避免夜间服药引起的不便，最后一次用药应增加 50% 或 100% 的剂量。吗啡控释片（CRMS）一般每次 10 ~ 30mg，每 12h 一次。

2）增加每日剂量（increase，I）：根据需要每 24h 调整一次剂量，由于个体差异及不同用药史，部分患者需要 2 ~ 3 天的剂量滴定，才能完全控制疼痛。临床试验表明，相当一部分癌痛患者需通过剂量调整才能获得满意疼痛控制。剂量增加幅度开始可为前次剂量的 50% ~ 100%，以后应改为 25% ~ 33%。

3）处理突破性疼痛（manage，M）：此时应用 IRMS 来处理，剂量为前次用量的 25% ~ 33%。

4）提高单次用量（elevate，E）：若病人镇痛效果不理想，则 24h 后应提高每日用量，一般应通过增加每次给药剂量而非给药频率来实现。但由于代谢差异，约 10% 病人需要增加给药频率。

根据以上所谓的 TIME 原则，我们调整剂量应遵守循序渐进的原则，只要其镇痛作用大于副作用，药物剂量就可以没有极限。另外，也可根据疼痛缓解程度来增加剂量：若治疗后疼痛程度≥7，增加剂量 50% ~ 100%；若治疗后疼痛程度 5 ~ 6，增加剂量 25% ~ 50%；若治疗后疼痛程度≤4，则增加剂量 25%。

减量原则：若药物剂量较低，突然停药一般不会发生意外。长期大剂量用药者，突然停药应警惕出现戒断综合征，因此应逐渐减量停药。在最初的两天内减量 25% ~ 50%，继后每两天减量 25%，直至日用量减至吗啡 30 ~ 60mg/日时停药。减量时应观察病人的疼痛情况，及有无腹泻等激惹症状，如果疼痛程度>3 ~ 4 分，或有戒断症状时，应缓慢减量。

若应用多瑞吉透皮贴剂止痛治疗时，应先将吗啡等换算成多瑞吉：一般地，可将其口服剂量 mg/日 × 1/2 换算为多瑞吉用量（即 μg/h，q72h）。初次使用时，建议外贴多瑞吉 25μg/h。若疼痛缓解不满意，可用 IRMS 常规解救，也可用 CRMS 解救。72h 后计算吗啡应用总量，取该总量的 1/2 累加到首次多瑞吉用量上即得出第二贴剂量。了解阿片类药物之间剂量换算是十分重要的，见表 24-2-8。

表 24-2-8　阿片类药物剂量换算表

药物	非胃肠给药	口服药量	等效剂量
吗啡	10mg	30mg	非胃肠道/口服 = 1/3
可待因	130mg	200mg	非胃肠道/口服 = 1/1.2
			吗啡(口服)/可待因(口服) = 1/6.5
羟考酮	15 ~ 20mg		吗啡(口服)/羟考酮(口服) = 1/0.5
多瑞吉	25μg/h(贴剂)		多瑞吉 μg/h q72h = 1/2 口服吗啡 mg/日

(5) 镇痛药物的不良反应及处理:阿片类与非阿片类止痛药的不良反应不同。除便秘外阿片类药的恶心呕吐不良反应等大多出现于用药的初期。其不良反应大多是暂时性或可耐受的。对阿片类药物的不良反应进行积极的预防性治疗。防治阿片类不良反应是非常重要的,应把预防和处理不良反应作为止痛治疗计划的重要组成部分。非甾体类及扑热息痛等非阿片类止痛药在用药初期大多无明显不良反应,但长期大剂量用药则可能出现消化道溃疡、血小板功能障碍及肾毒性等不良反应。其意义在于:①有助于镇痛药物等的正确使用;②有助于提高镇痛等疗效;③提高病人对镇痛及抗癌治疗的依从性,提高姑息治疗水平,从而改善生活质量、延长生存期。

1) 阿片类止痛药的不良反应

a. 便秘:最常见,发生率约 90% ~100%,大多数病人需使用缓泻剂预防便秘。值得重视的是,病人不会因长期用药而对便秘产生耐受。某些病人长期用药后出现恶心呕吐往往可能与便秘有关,通畅大便则可能缓解这些病人的恶心呕吐症状。因此,患者在口服阿片类药物止痛的同时,应同时应用预防便秘的缓泻剂。

预防:①多饮水,多食含纤维素的食物,适当活动;②缓泻剂:适量用番泻叶、麻仁丸等缓泻剂;③调节饮食结构,调整缓泻剂用药剂量,养成有规律排便的习惯;④如果病人三天未排大便,就应给予更积极的治疗。

治疗:①评估便秘原因及程度;②增加刺激性泻药剂量;③重度便秘可选择其中一种强效泻药:氯化镁 30 ~ 60ml qd;比沙可啶 2 ~ 3 片 qd;比沙可啶灌肠 qd;乳果糖 30 ~ 60mlqd;山梨醇 30mlq12h 连用 3 次,必要时重复用药;④必要时灌肠;⑤必要时减少阿片类药剂量,合用其他止痛药。

b. 恶心/呕吐发生率分别为 10% ~40%/30% ~ 40%,一般发生于用药初期,症状大多在 4 ~ 7 天内缓解。既往抗肿瘤治疗时恶心呕吐反应严重者,初用阿片类药物容易恶心呕吐。病人出现恶心呕吐时,应排除其他原因所致的恶心呕吐。病人对此副反应易产生耐受性,因此,如果病人既往没有此副反应历史,就没有必要常规预防性使用止吐药。

预防:初用阿片类药的第一周内,最好同时给予胃复安等止吐药预防,如果恶心症状消失,则可停用止吐药。

c. 尿潴留与镇痛治疗有关的尿潴留是由于吗啡类药物增加平滑肌张力,使膀胱括约肌的肌张力增加,致使膀胱痉挛导致尿潴留。尿潴留发生率低于 5%。某些因素可能增加尿潴留发生的危险性。例如,老年病人,同时使用镇静剂,腰麻术后,合并前列腺增生症等。

预防:避免同时使用镇静剂。避免膀胱过度充盈,给病人良好的排尿时间。

治疗:诱导自行排尿可以采取流水诱导法,或热水冲会阴部,和/或膀胱区按摩。诱导排尿失败时,可考虑导尿。对于持续尿潴留难缓解的病人,可考虑换用止痛药。

d. 精神错乱及中枢神经毒性反应十分罕见，主要出现于老年人及肾功能不全的病人。临床应注意鉴别其他原因所致的精神错乱，如高血钙症、其他精神药物所致。另外，晚期癌症患者 30% 可有精神错乱，应注意与之区别。

使用哌替啶的患者易出现中枢神经毒性反应。去甲哌替啶是哌替啶的毒性代谢产物，其半衰期 3 ~ 18h，长期用药容易蓄积进而发生中枢神经毒性反应。哌替啶口服生物利用度差，若重度疼痛口服用药，需要大剂量用药，此时中枢神经系统毒性反应将会明显增加。因此，哌替啶被列为不推荐使用的阿片类止痛药。

e. 阿片类药物过量和中毒呼吸抑制是阿片类药物最严重的副反应。阿片类药过量和中毒临床表现：针尖样瞳孔、呼吸抑制［次数减少<8 次/min］，和（或）潮气量减少，潮式呼吸，发绀，嗜睡状至昏迷，骨骼肌松弛，皮肤湿冷，有时可出现心动过缓和低血压。极度过量时出现呼吸暂停、深昏迷、循环衰竭、心脏停搏甚至死亡。临床诊断指标：根据①呼吸频率及程度（如次数<8 次/min）；②检测动脉血氧饱和度；③瞳孔、血压、脉搏、意识等生命体征来综合诊断。

处理原则：考虑到病人可出现撤药综合征或疼痛反复发作，因此只有在患者出现症状性呼吸抑制时才使用纳洛酮解救。对于疼痛门诊来说，常规备用纳洛酮是必要的。①如果阿片血浆浓度达到峰值且病人处于清醒状态时，应立即停药及监视病人直至呼吸状态改善，②若病人处于不清醒状态及呼吸抑制时，解救治疗如下：建立通畅呼吸道，辅助或控制通气；呼吸复苏；使用阿片拮抗剂：纳洛酮 0.2 ~ 0.4mg 加及 10 ~ 20ml 生理盐水中静脉缓慢推注，或者多次小剂量注射纳洛酮（10ml 生理盐水含 0.1mg 纳洛酮），必要时每 2min 增加 0.1mg。输液速度根据病情决定，严密监测，直到病人恢复自主呼吸。解救治疗应考虑到阿片类控释片可在体内持续释放的问题。对于口服用药中毒的患者，必要时可予以洗胃。

f. 药物滥用及成瘾问题对于长期使用麻醉性镇痛药物的患者来说，耐受性及生理依赖性是正常的药理学反应。Porter 等认为慢性癌痛病人极少发生成瘾现象，这是因为癌痛病人所要求的是镇痛效果而非精神上的享受，同时口服吗啡不符合吸毒者的需求和效果。国外有学者认为，疼痛本身就是精神依赖及呼吸抑制的拮抗剂。事实上，癌痛治疗及合理用药的宣传教育工作的开展，使阿片类药物医疗消耗量增加的同时，并未增加药物滥用的危险。

1999 年 Weissman 等将因疼痛没有得到控制而出现的觅药行为称为“假性成瘾”（pseudoaddiction）。假性成瘾是一种增加止痛药的综合征，即只要增加止痛药剂量此综合征即消失。对于觅药行为的表现可体现为，患者主动要求增加药量、增加计划外就诊次数、寻求非主管医师的额外帮助、指名要药或从其他途径获得药物、有时未经医师同意增加药量等，这些行为均提示为假性成瘾。而成瘾的典型行为/药物依赖病包括：注射口服剂型、反复增加药物剂量或者伪造处方及病历。因此，医师面对有觅药行为的患者应考虑到假性成瘾的可能，此外还需考虑精神病、抑郁、轻度脑病和焦虑的可能，以及药物依赖甚至犯罪企图。

2）非甾体类抗炎药的不良反应

a. 长期使用的潜在毒性反应及高危病人长期大剂量服用非甾体类抗炎药，可导致消化道溃疡、血小板功能障碍、肾毒性等不良反应的危险性增加。而其危险因素包括：老年人、既往有消化道溃疡病史者、酒精过量、重要器官功能不全、长期大剂量用此类药物者等。米索前列醇可减少非甾体类所致胃溃疡的发生，但对十二指肠溃疡无预防作用。有研究显示合用质子泵抑制剂（PPI）可降低消化道溃疡患者再出血。对于需要长期服用非甾体类治疗的高危患者，也可考虑提前给予根治性抗幽门螺旋杆菌治疗以降低消化道溃疡发生率。此外，肾毒性易发生于老年人、肾病史阳性者、同时使用其他肾毒性药物等病人。

建议限制药物的用药剂量以避免长期使用此类药物继而发生不良反应的潜在危险。根据临床经验，一般将此类药物的上限剂量限定为标准推荐用药剂量的1.5～2.0倍。

b. 非甾体类抗炎药等药物滥用问题人们对阿片类止痛药的滥用和管理问题有很高的警觉性，然而对长期使用非甾体类抗炎药的负面作用却容易忽视。实际上，由于此类药物应用十分广泛，比较容易非处方获取药物，因此此类药物出现滥用的机会也可能相对较高。由于病人普遍容易接受此类药物，加之获取此类药物相对较容易，因此应重视此类药物的滥用问题。

（6）辅助药物：可用于癌痛三阶梯治疗的任何一个阶段。同时它还可针对特殊疼痛产生独特的效果。但该类药物除皮质醇类固醇外起效均晚，一般约二周后生效。一旦用药后切勿轻易放弃。

1）皮质类固醇：具有改善情绪，抗炎，镇痛，增加食欲，减轻脑、脊髓水肿，对臂丛、腰骶丛疼痛与阿片类合用效果良好。对肝转移及内脏转移的牵拉痛，头颈、腹部、盆腔肿瘤的侵润酸痛及脉管阻塞的胀痛亦有效。与非甾体类抗炎药合用要注意副作用的叠加问题。

2）抗惊厥药：对神经损伤致撕裂痛及烧灼痛有效，如臂丛、骶丛、带状疱疹引起的疼痛，化疗药外渗所致疼痛有效。

3）抗抑郁药：增加阿片类药物的镇痛效果，或有直接镇痛作用，对神经痛特别是持续的灼痛更有效。改善心情对神经源性疼痛效佳。

4）NMDA受体拮抗剂：NMDA受体同疼痛的传递与调节有密切关系。长时间的持续刺激使脊髓中的NMDA（N-甲基-D天门冬氨酸）受体被激活，从而使脊髓背角细胞敏化（中枢敏化），对所有传入的刺激有较大的应答并产生持续性疼痛，同时降低了对吗啡止痛药的敏感性。NMDA受体拮抗剂阻断其过程从而抑制中枢敏化，提高吗啡的疗效。对难治性神经性疼痛也有一定效果。

5）镇静安定药物：镇静催眠疗法可应用于一些在其他治疗手段均不能奏效的顽固性疼痛的处理过程上。通过有效的镇静治疗，可使某些患者包括疼痛在内的许多症状得到满意缓解。

七、展　　望

WHO关于癌痛缓解及姑息性治疗的内容大部分与癌痛的药物治疗有关，包括药品可获得性、口服吗啡的使用、以WHO三阶梯镇痛疗法为重要内容的癌痛缓解项目指导原则等。当然，这也是我们努力奋斗的目标及前进的动力。姑息治疗在我国才刚刚起步，无论肿瘤还是其他疾病，许多问题仍值得研究和进一步的探索，有许多规范有待形成，不仅仅对医学，对于社会都是一种挑战。对医护工作者而言，姑息治疗任重而道远，但其最终目标不会改变，即让患者的精神和肉体都达到满意、舒服状态。

（金聪慧　徐小红）

第三节　肿瘤病人的临终关怀

尽管肿瘤治疗取得了很大进步，但肿瘤的发生和发展始终会与死亡相关联，许多晚期恶性肿瘤病人忍受着无情病痛的折磨，恐惧而无奈地接受死亡，在极度身心痛苦中走完生命的旅程，这些都使得临终关怀成为社会的迫切需求。社会的进步和科学技术的发展，人们比任何时候更加关注和重视生命的质量与价值，在人生的最后阶段，每个人都希望生命在微笑与安宁中逝去，带着尊严，平静、舒适地走向终点，享受临终关怀是肿瘤病人的一项基本权利。

一、临终与临终关怀的概念

1. 临终(dying)是指由疾病或意外事故而造成人体主要器官的生理功能趋于衰竭，生命活动即将结束、濒临死亡的状态和过程。临终是死亡的前奏，死亡是临终的结果。关于临终的时间范围，各国学者有不同的见解，如日本把只能存活2～6个月的病人称为临终病人；美国把估计存活6个月的病人确认为临终病人，我国对“临终”未有具体时限规定，一般认为，病人在经过积极治疗后仍无生存希望，直至生命结束之前这段时间称为“临终”。

2. 临终关怀(hospice)世界公认权威性的美国国立医学图书馆出版的“医学主题词表”里，把Hospice解释为“对临终病人和家属提供姑息性和支持性的医护措施”。Hospice Care被翻译成中文“临终关怀”并在我国采用，始于1988年天津医学院建立的第一所临终关怀研究中心。

二、临终病人的心理行为特征

美国医学博士伊丽莎白．库布勒．罗斯(Elisabeth. Kubler. Ross)曾对上百名临终病人进行过心理调查和研究，从中发现临终病人的心理过程一般经历五个阶段，其各阶段的区分及心理、行为表现如下：

第一阶段：否认期(denial)。当病人知道自己的疾病已进入晚期即将离开人世时，最初的反应是震惊、焦虑、恐惧，并在强烈求生欲的支配下，出现否认疾病的反应，认为医生判断有误，要求复查，企图逃避现实。这种反应是人的一种防卫机制，可减缓疾病不良信息的刺激。

第二阶段：愤怒期(anger)。病人得知病情及治疗愈后不佳，求生愿望无法达到，责怪命运不公，内心充满痛苦、愤怒和怨恨，常以漫骂或各种破坏性行为向家属及医护人员发泄，拒绝配合治疗。

第三阶段：协议期(bargaining)。病人开始承认疾病严重的事实，心理上存在着茫然、焦虑，试图用合作的态度和良好表现乞求、期待医护人员能妙手回春，以换取自己生命的延续或其他愿望的实现。此时病人能积极配合治疗护理，情绪较稳定，看到医生就讲自己的病情，希望医生能重视他，采取最好的治疗方案。

第四阶段：忧郁期(depression)。病人意识到自身疾病的治愈无望，想到不久的将来要离开人世，心理上感到悲伤、忧郁、绝望而情绪消沉、低落。在行为上，有时会痛哭流涕，有时又沉默不语，要求最后会见亲人或自己思念的人，以表达对世间的留恋，或者急于向家属交代后事。

第五阶段：接受期(acceptance)。病人已正视死亡的现实，听天由命地为自己后事做安排，这时病人虽然少言寡语，并常常要求来访、陪伴者保持安静，但情绪、心理已趋于稳定和安宁，静静地等待死亡的到来。

库布勒·罗斯认为,由于病人个体的差异,上述五个阶段不一定相互衔接,有时交错,也有时可出现逆转的情况。并且,各个阶段持续的时间长短也不相同。以上所述仅仅是临终病人的一般心理、行为特点。然而,在临终护理实践中,由于病人的文化背景、社会地位、人生观(尤其是生死观)以及年龄、性格、病程长短、症状性质等方面的不同,其心理、行为反应也会有很大的差异。而肿瘤病人及慢性病病人的临终过程较长,对病人生理、心理上的折磨则是难以想象的。

三、肿瘤病人临终关怀的意义

1. 临终关怀是现代社会文明的重要标志之一 临终阶段是人生中的特殊阶段。虽然医学手段已无法挽留人的生命,但现代社会文明的发展与科技的进步,可为临终病人的生存质量提高及基本权利满足提供可靠的保障。它一方面,把医务人员、红十字会、工会及民政部门等社会工作者联合起来共同为临终病人及家属提供全方位的社会服务;另一方面,为临终病人提供医疗照顾、心理支持,使其摆脱恐惧,有尊严舒适地度过人生的最后旅程,使病人家属平稳地度过居丧期。这正是社会进步的表现,是现代社会文明发展的重要标志之一。

2. 临终关怀是人道主义精神的集中体现 临终关怀的起源和发展,充满着跨种族、跨国界、跨阶层的人道主义善的内涵。在临终关怀中,医护人员对生命垂危、即将走向生命终点的临终病人的精心护理、关怀和照顾,满足他们的各种生理、心理、社会方面的需求,最大限度地消除或减轻病人的身心痛苦,使他们在临终过程中感受到人间的温暖,平静地离开人世,这是医护人员人道主义精神的最集中、最突出的表现。

3. 临终关怀是新的医学、护理模式的客观要求 随着医学、护理模式的转变,新的生物、心理、社会医学及责任制整体护理模式的产生,要求护理工作把病人看作是生理、心理、社会因素的综合体,对病人实施全身心的整体护理。作为处于人生最后阶段的临终病人,只要他们的生命没有终止,就仍然有生活的权利,有满足他们生理、心理和社会等方面需求的权利。尤其是在病人躯体疾病不能治愈的情况下,对他们施以精神上的慰藉、心理上的呵护和生活上的关怀、照顾,显得更为重要。临终关怀的基本内容是:在生理上,消除病人躯体疼痛等症状的困扰;在心理上,慰藉指导临终病人接受死亡、缓解对死亡的恐惧,安抚家属的悲伤情绪;在社会方面,寻求社会支持,解决临终者及其家属有关的社会问题等。这充分体现了临终者的“人”的意义,全面适应了新的医学护理模式的客观要求。

四、肿瘤临终关怀护理内容及目标

1. 肿瘤临终关怀护理内容

(1) 以对症为主的“舒缓疗护”:肿瘤临终关怀护理的理念,是将以治愈为主的治疗,转变为以对症为主的“舒缓疗护”。一个病人处于不可逆转的临终状态,一般观念下的“治疗”对其已经毫无意义,所以我们不称之为“治疗”而称之为临终“舒缓疗护”,用“关怀”“照护”(care)取代“治疗”“治愈”(cure)。临终关怀中几乎一切针对病人的操作措施只有“照护”“关怀”上的意义,并无一般的“治疗”意义可言。在临终关怀过程中的一切操作措施,尽管也有与一般治疗相同的操作措施,例如控制疼痛等症状药物的使用,或者为了缓解症状而使用的手术、化疗、放射治疗等,这一切都不能归纳于一般“治疗”范畴,只能归于“照护”的范畴，因为它们对于病因的去除、功能的改善和健康的恢复失去意义，在临终关怀伦理范畴内淡化“治疗”的观念，可以使社会、家庭和临终病人处在一种公正合理与协调的氛围状态中，有利于卫生资源的合理分配。而医护人员、家庭和社会真挚地对临终病人进行关怀，不必受治疗效果牵制或干扰，从而真正地维护了临终关怀人道主义的真谛，使得临终病人感受到亲情的温馨，感受到纯真的人间温暖。

（2）以丰富病人有限生命，提高生命质量为宗旨：现代临终关怀，不以延长病人的生存时间为目的，而是以丰富病人有限的生命，提高其临终阶段生命质量为宗旨，遵照人道主义、全方位照护原则，对临终病人进行24h全天候的生理、心理、社会等方面的全面照护与关心，维护肿瘤临终病人作为人的尊严与价值，提供给他们一个安静、舒适、有意义、有尊严、有希望的生活，使其在有限的时间里，能有清醒的头脑，在可控制的症状中接受关怀，享受人生最后的乐趣。

（3）以关怀与照护家属为护理延伸内容：与其他疾病病人不同，肿瘤临终病人多以死亡为结局，其病人去世对家属的刺激十分强烈。故临终关怀理念在服务对象和内容方面，要求延伸到对病人家属的关护。

2. 肿瘤临终关怀的护理目标　临终关怀的核心目的在于减轻临终病人的痛苦、控制疾病相关症状，给予病人心理和精神支持，提高病人生活质量，使其善终。肿瘤临终关怀护理的目标不是“治疗模式”，而是“满足模式”。即以病人为中心从满足病人要求的角度出发，提供全面的细致的照顾，尽量满足他们的各种需求，使其在这一非常时期内，尽可能实现病人的死而无憾，生者的问心无愧。

五、肿瘤临终关怀护理的基本措施

关怀照护是护理专业的核心和精髓，对不同的肿瘤临终病人，对护理的需求是不同的，护理人员要认真进行评价，找出肿瘤临终病人的需求，有针对性的实施护理。

1. 强化基础护理，满足临终病人的生理需求　护理人员要了解临终病人生活、生理上的需求，掌握他们的生活习惯、风俗等，在生活上给予全面、周到的照顾，帮助病人解决环境、饮食、排泄、睡眠、安全等多方面的问题。具体措施如下：

（1）改善病室环境，提供洁净、安静、舒适临终环境：临终病房应保持安静、洁净、空气新鲜。房间面积不宜太大，一般为15m^2左右；室内布局应合理、颜色协调，以浅蓝或浅绿色为主色调；病室内要经常打扫，保持病人床单位及被服的整洁、温暖、舒适，一旦污染及时更换；病房内可摆放一些绿色植物、鲜花，以净化病房空气。

（2）做好病人的基础护理，满足其基本的生活需要：肿瘤临终病人的基础生活护理包括：饮食护理、口腔与皮肤护理、排泄护理、睡眠护理等。

1）饮食护理：肿瘤晚期病人由于肿瘤瘤组织迅速增长及代谢异常往往会引起不同程度的食欲不振、体质衰弱及恶病质等现象，若无必要的营养支持，病人很快会衰竭死亡。因此应适当地补充营养与水分，每餐配备高热量、高蛋白、高维生素的饮食。当摄入量不足时应该及时采取支持疗法，可以经鼻饲或经胃肠道造瘘供给营养，也可以经静脉供给以延长生命。此外应该注意营养液的均衡配制，并且定期复查病人的相关生化指标，以维持水电解质等的平衡。

2）口腔与皮肤护理：肿瘤病人化疗药物的应用，其口腔经常会出现炎症、出血、溃疡，引起味觉改变甚至造成咽喉部或呼吸道的炎症。同时，肿瘤临终病人的长期卧床，压疮发生率很高。因此，加强口腔与皮肤护理至关重要。第一，应注意加强病情观察，采用各种护理措施，保持口腔清洁与舒适、去除异味、减少并发症。第二，提供病人良好舒适的体位并定时翻身；对已发生的压疮积极治疗。

3）排泄护理：其具体措施包括：病人排便后，房间及时开窗通风换气，喷洒空气清新剂，以去除异味；对小便失禁病人可采用一次性防漏且较松软的"尿不湿"、尿垫或尿兜，必要时安置尿管体外引流；采用热敷、针灸、插肛管等措施，帮助腹胀、便秘病人去除肠内积气；通过口服蜂蜜、缓泻剂、肛门栓剂、少量不保留灌肠等方法，帮助便秘病人排便等。

4）睡眠护理：临终病人因焦虑、恐惧和孤独感等心理问题，经常出现睡眠紊乱。因此，帮助病人获得较高质量的睡眠也是护士的重要职责。其护理措施包括：提供安静、光线幽暗、空气清新、温度适宜（冬暖夏凉）、被褥柔软、舒适的睡眠环境；尽量减少夜间护理操作，但对恐惧、孤独感严重者应多加巡视；指导病人睡前采取正确卧位，做一些散步、按摩穴位、听轻音乐等松弛活动，饮热牛奶，用热水擦身等，以促进入睡；必要时，还可给予适量的镇静剂或安眠药。

（3）实施优质护理，最大限度避免病人的躯体痛苦。

1）丰富疼痛控制的方法：疼痛是肿瘤临终病人最普遍、最主要的症状，有关调查显示：60%～90%晚期癌症病人伴有不同程度的疼痛，40%以上的病人的疼痛得不到满意控制，以至于癌性疼痛成为病人心理定势，严重影响病人的生命质量及医疗活动的进行。晚期癌症病人的疼痛可使病人和家属产生绝望，随着疼痛加剧和延长，病人甚至可能会发生人格的改变，同时，痛苦的哭啼或呻吟，会使每一个接近病人的亲友陷入继续接近与撒手不管的矛盾之中，也使参与治疗的医护人员承受内疚和失职的压力。为此，世界卫生组织（WHO）已将缓解病人躯体疼痛问题提到重要地位，列为首要任务。

2005年美国国立综合癌症网络癌痛治疗指南特别强调两个方面，一方面，疼痛强度是选择治疗的依据，尽管疼痛是主观感受，但必须对疼痛强度进行量化评估，此外还需要综合评估和动态评估，可见对疼痛缺乏充分的评估是一个全球性问题；另一方面，合理应用止痛药，强调掌握合理剂量和预防不良反应的发生。

疼痛的治疗三阶梯治疗原则包括五个方面：①首选无创（口服、透皮等）给药；②按阶梯用药；③按时用药；④个体化给药；⑤注意具体细节。

护理人员要动态、量化评估病人疼痛的强度，除按医嘱给药外还要做好疼痛的心理治疗如：支持疗法、生物反馈及放松训练，从而在一定程度上转移病人对疼痛的注意力，达到减轻疼痛的效果。

2）减轻病人呼吸困难：呼吸困难是肿瘤临终病人的严重并发症之一。呼吸困难可使临终病人产生濒死感、窒息感，从而加重病人的焦虑与恐惧。因此，采取各种方式缓解病人的呼吸困难，是消除或减轻病人躯体痛苦的必要措施。其具体要求包括：注意观察临终病人的躯体症状，一旦发现病人出现呼吸困难，立即采取扶助病人取坐位或半坐卧位，给予氧气吸入，使用解除支气管平滑肌痉挛的药物等。

2. 实施良好的心理干预，让肿瘤临终病人走出心灵沼泽。

（1）善待病人的宣泄，提供情感支持：以高度的责任心和强烈的同情心理解临终病人，并用真挚、亲切的语言和态度对待他们，是对临终病人实施良好心理关护的重要体现。无论病人的病情发展到何种程度，也无论病人处在何种情绪和心理状态下，护理人员都不可流露出厌烦或消极、失望的情绪；对病人的暴躁或怒气，应宽容、大度和体谅，进行温和的开导，并以高超的技术博得病人的信任，给他们以希望，增强他们的信心和安全感，使病人在有限的生命阶段体验到人间的温馨。

（2）减轻忧虑及恐惧，提供精神支持：在临终关怀中，护理人员应提供精神支持以减轻临终病人忧虑及恐惧。护理人员可通过谈心、暗示等心理疗法缓解、疏导病人的情绪，在与病人交谈时，护理人员根据病人的文化层次、社会背景、生活环境等因素，有意识的谈及病人以往的兴趣、爱好，系统地协助病人以一种崭新的观点去回忆其生命中以往的种种旧痛或快乐的过程，来体验生命的意义；也可通过播送轻柔、悠扬的音乐，缓冲病房内的沉闷气氛；还可通过适当放宽探视、陪床制度，为病人提供必要的社会联系，以减轻病人孤独感等方式进行疏导。有条件的可以举行生前遗体告别仪式，使其获得心灵上的安慰。与病人谈论其人生观、价值观，尊重病人的信仰，协助探寻生命、死亡与濒死的意义，获得心灵的真正平安。

（3）不同心理阶段，提供心理支持：库布勒·罗斯博士提出的临终病人的五个心理阶段，为评估临终病人的心理问题，做好心理护理提供了临床依据。虽然临终关怀团队中有心理医生、社会工作者，但是护士是临终病人昼夜接触最多的人，因此，心理支持始终是临终关怀护理工作的重要内容。由于临终病人的心理反应错综复杂，为提高临终病人的心理护理效果，一般按以下程序进行。①仔细观察病人的心理反应和需求；②认真收集临终病人的心理信息；③分析信息，提出心理问题并制定措施；④进行心理护理效果评价；⑤重新制订新的护理计划。

3. 实施对临终病人亲属的身心关护，使其得到慰藉和支持　临终关怀的任务之一就是在病人死亡前后，提供对病人家属的帮助。①有益的技术指导（如家庭护理中的搬动病人）和适当的服务；②情感支持，给予关心，随访；③病人死亡后给予死者家属的心理治疗和精神支持。包括：提供相关心理学的知识，安慰家属面对现实，使其认识到，安排好未来的生活、努力工作，是对亲人最好的悼念；通过信件、电话随访、登门访视等方式，对死者家属进行追踪随访，帮助他们重建未来的生活。

（张兰凤）

第二十五章 肿 瘤 护 理

学习目标

1. 掌握肿瘤护理的概念、主要内容及肿瘤专科护理的特点。
2. 熟悉肿瘤患者常见心理问题、心理干预方式及社会支持。
3. 了解肿瘤患者外科治疗、化学治疗、放射治疗及其他治疗的护理。

第一节 概 论

一、肿瘤护理的概念

肿瘤护理是一门关于肿瘤的预防、护理、康复的专科护理学科,主要内容包括:

(1) 积极宣传防癌知识。促进人们建立健康的生活方式,识别癌症的早期危险信号,开展防癌普查。

(2) 为肿瘤患者提供系统的护理和有效的症状管理,预防和减轻化疗、放疗等治疗所致的毒副作用。

(3) 为患者提供治疗后的整体康复,包括身体功能的康复和心理的适应。

(4) 在患者治疗和康复过程中提供连续关怀和照护,重视心理、社会、文化、精神因素对癌症患者的影响。

(5) 为肿瘤患者家属提供有力的支持。

二、肿瘤专科护理特点

1. 肿瘤护理是一门多学科的专科护理学科 随着现代医学的发展,护理模式的转变,肿瘤护理除涉及生理学、病理学、药理学等学科外,还涉及临床专科知识及技能,如外科治疗、化学治疗、放射治疗、生物免疫治疗等,还与心理学、社会学、伦理学、营养学、康复学等密切相关。

2. 心理、社会、精神因素在肿瘤的发生、发展和转归过程中具有重要作用 护士应该具备关怀和理解的专业素质和能力,帮助病人以良好的心态达到最佳治疗效果,重视心理社会因素对肿瘤病人的影响。

3. 重视提高肿瘤患者生活质量和治疗后的延续护理 肿瘤护士应协助病人术后功能锻炼、恢复自理能力、适应家庭、社会角色,解除疼痛,帮助其恢复到患病以前的状态,并努力提高生活质量,帮助病人有尊严地走完生命的旅程。

4. 预防和减轻化疗、放疗的不良反应和并发症的发生 癌症病人治疗过程中,由于治疗副作用引起的症状,远远多于癌症本身所至的症状。因此护士应重视预防、控制和减轻放、化疗副作用;针对手术病人要做好术前教育及围手术期护理,预防并发症的发生。这些对保证病人顺利完成治疗起着十分重要的作用。

5. 肿瘤护理服务范畴在拓宽　肿瘤护理伴随社会的发展及需求，护士工作从面对疾病转为面对疾病人群；护理服务从局限医院走向社区，深入病人家中，建立家庭病床，护士应随时到病人家中访视，指导并培训家属学会一些基础护理技术，提高病人自我护理能力。

6. 开展健康教育，积极参与防癌普查和宣传防癌知识　为了维护人类健康，在肿瘤预防方面，护士应走向社会，开展防癌普查、咨询讲座、科普宣传等，普及有关防癌知识，改变不利于健康的各种行为习惯，建立科学的生活方式及自我保健意识和能力。

7. 开展护理科研促进肿瘤护理的发展　鼓励护士积极开展肿瘤护理研究，提高肿瘤护理学科水平。

三、肿瘤护理中的伦理道德原则

肿瘤护理作为一门专科护理，要求肿瘤护士具备高尚的道德修养，遵循伦理原则，并在实践中不断学习，提高肿瘤专科护理知识水平和专科技能的熟练程度，自觉履行护理实践中的伦理规范，为提高肿瘤患者的生活质量做出努力。

1. 充分的理解　肿瘤患者及家属对患病事实都存在种种心理障碍，因此在护理工作中要特别注意自己的情感。过多的怜悯和同情反倒会让患者感到无助，感到自卑，甚至丧失治疗的信心和与疾病斗争的勇气。因此要充分理解患者因心理问题所造成的不解行为和情绪上的反复与波动，以高尚的情操和宽广的胸怀，关爱患者，鼓励患者与疾病斗争，以积极调动体内免疫机制，提高机体抗癌能力。

2. 强烈的责任感　在肿瘤护理中要强化护理人员的责任意识。如果没有对患者高度负责的责任意识和敬业精神，就很难与患者建立信任的合作关系，很难用真情面对患者，很难有对患者高度负责的护理行为。护士应主动掌握患者病情的变化、社会背景、家庭状况、经济状况，全面了解患者特殊的心理活动，察觉患者细微的情绪改变征兆，及时帮助患者调整心理状态，积极配合治疗和护理工作，完成肿瘤的治疗和康复过程。

3. 严格的保密制度　对于肿瘤患者和家属而言，其心理上都存在不同程度的压力，一些患者希望对被诊断为癌症的事实严守秘密。有时家属希望医护人员将真实病情对患者保密，有时患者本身希望将病情对家属保密，有时患者和家属都希望将真实病情向第三者保密。这与患者本人的年龄、文化程度、职业、家庭背景等相关。因此严格执行约定的保密原则对患者和家属的心理起到保护性作用，有利于患者的康复。同时应严格为患者保守其个人隐私信息，不随意向外泄露。这是肿瘤护士必备的伦理道德要求。

4. 精湛的护理技术　肿瘤患者由于疾病的特殊性，对护理技术的要求也不同于其他疾病，例如化疗药物在输注时要有精湛的穿刺技术，并密切观察，严格防止外渗，否则将对患者的血管外组织和皮肤造成很大的损伤。护理技术是否精湛，对患者的心理和康复有着直接的影响。肿瘤护士具备精湛的专科护理技术，是肿瘤护理职业道德的重要特征之一。

5. 体现人道主义的服务　在对肿瘤患者的护理过程中，尤其是在对临终患者提供护理服务过程中，要特别体现人道主义的精神，及时评估患者和家属的需求，为患者和家属提供所需的各种服务，包括技术性、非技术性的各种护理，例如皮肤的清洁、疼痛的观察和处理、了解并满足患者希望达到的愿望、对家属进行安慰和支持关怀等，让患者在临终前感受到慈爱和温情，同时护理人员应充分尊重患者的人格和尊严。

四、肿瘤护理的发展趋势

肿瘤护理作为一门专科护理正在逐渐成熟,随着现代临床肿瘤学的迅速发展,以及护理模式的转变,其主要发展趋势包括以下几个方面:

1. 应用循症护理的观念,注重对肿瘤患者的整体康复,提高肿瘤患者的生活质量 肿瘤的综合治疗不只是手术、化疗、放疗、生物学治疗和中医药治疗等多种治疗方法的简单组合,而是一个有计划、有步骤、有顺序的个体化治疗集合体,是一个系统的治疗过程,需要手术、放疗和化疗等多学科有效地协作才能顺利完成。

2. 扩展肿瘤护理的服务范畴 肿瘤护理的服务范畴除了最基本的基础护理,包括入院护理、晨间护理、晚间护理、饮食护理、排泄护理、卧位护理、舒适护理、术前护理、术后护理、患者安全管理、出院护理外,还包括协助诊疗、健康教育、康复指导。现在要求护理人员走出医院、走入社区、走进社会,以社区人群为对象,对肿瘤高危人群的危险因素进行分析,帮助社区人群建立健康的生活方式,促进和维护社区人群的健康。

3. 加强肿瘤专科护士的培养 随着肿瘤临床和肿瘤研究的飞速发展,各种诊疗手段和治疗方法的不断更新,急需建立一套肿瘤专科护士的培养方案,培养大批肿瘤护理专业人才,包括课程的设置、实践要求、教材编写、师资培养等,使之能够准确发现和提出肿瘤护理过程中的护理问题,能够把握肿瘤学科发展的相关信息。

4. 开展肿瘤护理研究,提高肿瘤护理学科水平 随着近年来护理领域与国际间学术交流合作的增加以及我国护理学科的发展,肿瘤护理研究领域不断扩展,在肿瘤的放疗护理、化疗护理、手术期护理、常见症状的护理、临终护理、康复训练等方面取得了日新月异的进步。

第二节 肿瘤患者的心理护理及社会支持

恶性肿瘤作为传统意义上的“绝症”,是严重威胁人类健康的疾病。随着医学模式向生物-心理-社会医学模式的转变,可以使我们更加清楚地认识到人的生物学属性、社会属性以及心理因素三者之间是相互联系、相互影响、相互渗透的。心理社会因素在肿瘤的发生、发展、治疗、康复和转归等各个环节中有着深刻的影响。肿瘤一旦被确诊,就会导致一系列的心理反应和变化,需要给予相应的心理护理和社会支持。因此,积极预防肿瘤、治疗肿瘤、为肿瘤患者提供良好的心理护理和社会支持是提高肿瘤患者生存质量、促进康复的重要手段。

一、肿瘤患者的心理反应分期

肿瘤患者心理反应类型与患者的个性心理特征、自身文化程度、疾病严重程度以及对肿瘤相关知识认知度有关。

1. 体验期 当患者被确诊为肿瘤时,往往会感到震惊、恐慌,霎时间方寸大乱,思维麻木,这种现象被称为“诊断休克”。该期持续时间短暂,历时数小时或数日。

2. 怀疑期 患者面对不良的预后极力否认医师的诊断结果,四处求医,多方咨询,处于一种非常矛盾的心理状态。此期如果持续时间过久或程度过重,就会延误患者及时就医。

3. 恐惧期 当患者确认了肿瘤的诊断时，会产生恐惧。恐惧虽然是人类正常的心理防卫机制，但若恐惧感长期存在，会造成一系列心理问题和躯体疾病。

4. 幻想期 当患者经历了患病后的各种痛苦体验时，基本能够正视现实，接受患病的事实，但往往也存在很多幻想，如希望能够出现奇迹，希望有一种新药可以根治自己的疾病，希望手术后的化验能推翻原诊断结果等。

5. 绝望期 患者病情进一步恶化出现严重并发症时，各种治疗方法均不能取得良好效果时，患者会出现绝望的情绪，对治疗失去信心，听不进医护人员、家人、朋友的劝说，产生对立情绪，治疗依从性差，不遵医嘱等。

6. 平静期 患者经过痛苦的内心挣扎，已经能够接受现实，情绪平稳，愿意配合治疗，对死亡也不太恐惧，对周围事物丧失兴趣，表现平静、安详，处于无助、无望的状态。

二、肿瘤患者常见心理问题及护理

1. 角色紊乱 角色是指一个人在社会结构或社会制度中的一个特定位置，它具有特定的权利和义务。角色不是固定不变的，是经常发生转换的，当一个人患病后，迫使他由一个常态的社会角色转换为患者角色，在转换过程中，易发生角色紊乱。护理人员在患者角色转换过程中应起积极作用，鼓励患者接受现实的健康状况，尽快适应角色要求，积极配合治疗。

2. 退化和依赖 肿瘤患者一旦认同了诊断，往往会情绪低落，出现行为上的退化和心理上的依赖，依赖是一种消极情绪，不利于疾病的康复。护理人员应积极采取护理措施，鼓励患者做一些力所能及的事情，使患者在自理过程中恢复自信，找回自尊。

3. 焦虑 焦虑是个体对一个或多个模糊的、非特异性的威胁做出反应时所经受的不适感和自主神经系统激活状态，如心悸、失眠、头痛、疲乏、易激动、缺乏耐心等。护理人员应为患者提供安静舒适的环境，采取应对焦虑的措施，采取适宜的放松疗法，有效缓解患者的焦虑情绪。

4. 抑郁 抑郁是指情绪低落，心境悲观，自我评价降低，自身感觉不良，对日常生活缺乏兴趣，消极厌世，甚至萌生自杀念头。护理人员需要了解患者的个性心理特征，找出引起抑郁的因素；采取适宜的方式使患者发泄负性情绪，帮助调动患者与疾病抗争的积极情绪，及时进行心理及药物治疗，警惕发生意外。

5. 预感性悲哀 是指个体由预期发生的丧失所引起的悲伤。护理人员应鼓励患者表达悲哀情绪，提供心理和社会支持，以坚定患者的信心。

三、肿瘤患者的心理干预方式

1. 认知重建 是目前肿瘤患者临床心理干预最常采用的治疗方法之一。实现认知重建的方式包括开展防癌、抗癌知识讲座、组织癌友间的相互交流及个别指导；发放肿瘤健康教育手册和宣传手册、开通抗癌热线、建立抗癌网站等。通过认知重建，帮助患者了解肿瘤的相关知识，了解疾病的发展和治疗的效果，从而减轻恐慌和焦虑。

2. 应激处理和应对技巧指导 应激是内外环境中各种刺激作用于个体后，机体所产生的非特异性反应。应对是个体对内部或外部特定的需求难以满足或远远超过个体所能够承担的范围时，个体采用的持续性的认知和行为改变来处理这一特定需求的过程。肿瘤患者常见的应对方式包括:斗争精神、否认、宿命论、丧失希望。

3. 行为训练 行为训练也是主要的心理干预方法之一,主要帮助患者改变不良情绪和行为。主要方法有放松训练、希望疗法、想象疗法、音乐疗法、尊严疗法、集体疗法等。

四、肿瘤患者的社会支持

1. 社会支持的概念和特征 社会支持(social support)是个体通过正式或非正式的途径与他人或群体接触,由他人提供潜在有用的信息、服务或其他事物的人际间的互动,使个体感受到被关怀、被尊重或与某人紧密相关,能够获得信息、安慰及保证的过程。社会支持包括社会支持网络、社会支持行为、主观性的支持评价三方面。社会支持是一种主观感受、是一种人际间的互动、它具有多维性,包括主、客观两个方面。

2. 社会支持的构成

(1) 社区护理:肿瘤患者病情平稳或集中治疗结束后返回社区或家庭,社区护士主要为患者提供信息支持和情感支持,为患者进行家庭护理和社区康复活动。社区医护人员可组织癌症患者康复沙龙、书画展、读书会等,设立癌症康复热线、癌症康复督导站等,增强患者之间的互动交流,鼓励患者走出家庭,投入社会,适当进行力所能及的工作,不断完善自我,体现自我价值。

(2) 家庭护理:良好的家庭应对系统可直接影响患者的心理和行为,家庭成员可为患者提供心理、社会支持,满足患者各种需要,增强患者被关爱、被尊重的感觉,让患者感到积极的力量支持从而增强战胜疾病的信心。

(3) 医院延续护理:医院医护人员在患者居家康复期间可持续为患者提供帮助和咨询、提供情感和信息支持,帮助患者充分利用各种社会资源和支持系统。通过建立健康咨询热线、开展健康知识讲座、组织志愿者活动、开展电话回访等形式,为肿瘤患者建立社会支持网络、搭建社会支持平台,提高肿瘤患者社会支持水平。

3. 社会支持对促进肿瘤患者康复的作用 社会支持对健康的促进主要由两种机制来解释,即应激缓冲模型和独立作用模型。

(1) 应激缓冲模型:社会支持对应激的缓冲作用有以下几方面:

1) 应激事件发生后,与关心亲密的人交往可以改变个体对生活应激事件的认知和减轻应激的潜在危害。

2) 应激反应水平可受到角色职能转变程度的影响,社会支持可能有助于角色的转变。

3) 社会支持能减轻生活应激事件对个体自尊和自控感的损害。

4) 社会支持能影响个体内部的应对策略,并可减轻生活应激事件引起的应激反应。

5) 社会支持对个体较好的适应应激环境有直接的促进作用。

(2) 独立作用模型:社会支持与疾病本身有着直接的联系,社会支持状况与患者心理健康状况也有着密切的关系。社会支持的目的是保证肿瘤患者在生存的各个阶段不因疾病而丧失基本的生存条件,从而维持患者最佳的心理和身体健康状态。不良的社会支持可以导致患者产生孤独感、无助感等不良的心理体验,从而降低患者的心理健康水平,而良好的、稳固的社会支持可以提高肿瘤患者的生活质量和心理健康状况。

第三节　肿瘤患者外科治疗的护理

一、概　　述

外科手术是首选的、重要的肿瘤治疗手段。根据其治疗方法可分为：诊断性手术、预防性手术、根治性手术、姑息性手术、减瘤术、复发或转移手术、重建和康复手术、微创手术等；根据其治疗时限可分为：择期手术如甲状腺腺瘤；限期手术如各类恶性肿瘤；急症处理手术如癌肿压迫气管须作紧急气管切开、肿瘤出血须急诊切除肿瘤或结扎通向肿瘤的血管等。

二、肿瘤患者手术治疗的护理

围绕整个手术治疗过程而进行的护理工作，称围手术期护理（perioperative Nursing ）。即从确定手术治疗时起，直到与这次手术有关的治疗护理基本结束为止，包含手术前、手术中及手术后的一段时间，肿瘤患者围手术期时间约在术前 5 ~7 天至术后 7 ~16 天。

1. 手术前期护理（pre-operative care）

（1）心理护理：肿瘤手术治疗除了会给患者造成一定躯体痛苦之外，还有可能导致其日后工作、生活状态的改变，无论是多么坚强的患者术前均有不同程度的负性心理，严重者可导致身体重要器官出现功能紊乱。患者常见的心理问题有：①对手术和麻醉的恐惧。②对预后的担忧。③对器官缺损的无奈和功能重建的怀疑。④对经济负担的承受差异。

医护人员应详细了解患者的心理状态，讲明配合手术治疗和护理的重要性，鼓励患者与有相似手术经历者交流，用实例说明手术效果，以坚定其手术治疗的信心。

（2）术前检查：协助医生做好各项体格检查、常规化验以及特殊检查，如 B 超、CT、心肺功能等。

（3）术前营养：术前应给予高蛋白、高热量、高维生素、低脂饮食，纠正低蛋白血症，必要时通过静脉纠正水电解质平衡和补给营养物质。

（4）手术部位准备

1）常规皮肤准备：术前 1 日理发、洗澡、更衣、剪指甲，手术野局部剃毛消毒，备皮范围应大于手术范围，一般为切口外围 15 ~20cm，四肢手术需超过手术部位的上下两个关节，女性病人不化妆、不涂指甲油。

2）手术部位特别准备：①食管癌、胃癌有明显梗阻者应自术前 3 日起每晚用温生理盐水或 1%~2% 碳酸氢钠溶液冲洗食管或洗胃，清除积存食物和黏液，减轻黏膜感染和水肿以利于术后吻合口愈合，但上段食管癌不宜冲洗，以防误吸。②肠癌手术的肠道准备，术前 3 日起进食流质，并口服缓泻药和肠道不易吸收的抗生素，术前 1 日 2 ~4h 内口服等渗电解质清肠液 4000 ~5000ml，以引起容量性腹泻，直至排出清水样便为止，期间注意观察患者生命体征，防止发生虚脱和水中毒。③阴道或宫颈肿瘤患者，应于术前 3 ~5 日起用 0. 5% 的活力碘阴道擦洗或 1 ∶ 5000 高锰酸钾溶液阴道冲洗。④甲状腺癌术前指导患者行颈过伸体位训练，以适应术中操作。⑤颅内动脉瘤患者术前行颈动脉压迫训练，以建立有效充分的侧支循环，在患者能耐受 20 ~30min，且不出现头昏、眼黑、失语及对侧肢体麻木的情况后，才可实施手术治疗。⑥骨关节肿瘤手术术前3日开始备皮,第1、2天用肥皂水洗净,70%乙醇溶液消毒,无菌巾包扎;术前1日剃毛发、清洗,70%乙醇溶液消毒,无菌巾包扎;术日晨重新消毒后无菌巾包扎。

(5) 禁食与禁饮:消化系统肿瘤一般在术前3日起进无渣饮食,术前1日进流食,术前12h禁食、2~4h禁水,术前0.5~1h行胃管留置,以备胃肠减压或用作鼻饲。其他系统手术同样禁食12h、禁饮2~4h,目的是防止麻醉引起呕吐、胃内容物反流而致窒息。有常规口服药(如口服降压片)可于术前2h少量温开水送服。

(6) 呼吸道准备:①戒烟,以减少呼吸分泌物。②控制感染(体位引流、雾化吸入、必要时应用抗生素)。③训练病人做深呼吸和有效咳嗽。

(7) 对估计术后卧床时间较长者,在术前要训练卧床大小便,以免术后引起排便困难、尿潴留等。

2. 手术中护理(surgery care)

(1) 手术室的环境:手术室应邻近手术科室和相关科室,手术室分为无菌区、清洁区、半清洁区和污染区,适宜温度为20~24℃,湿度为50%~60%。

(2) 手术体位

1) 体位摆放的要求:有利于暴露手术野,方便术者操作;最大限度地保证病人的舒适与安全,对呼吸、循环影响最小;不使肢体过度牵拉或压迫而受损,肢体不可悬空放置,应有托架支撑。

2) 肿瘤手术常用的体位:平仰卧位、头低仰卧位、俯卧位、侧卧位、颈过伸位、折刀位和膀胱截石位等。

(3) 开放静脉通路:肿瘤患者手术范围大、时间长,术中输液速度千变万化,有时还需要加压输入,因此要建立有效的静脉通道。浅静脉留置要避开测压肢体,利于体位摆放和术者操作,尽量避免关节骨骼隆突处,要选择弹性好、较粗直、无分叉、无静脉瓣的血管。深静脉留置一般以颈内静脉首选,另有锁骨下静脉、股静脉等。

(4) 物品准备:手术用常规物品有:手术器械、敷料、各种缝针缝线、手套、各种无菌保护套、各种手术用仪器和其他手术器械(含一次性使用物品)等,前提是必须满足操作和无菌无瘤技术要求。

(5) 预防医源性播散:肿瘤的医源性转移和播散是指肿瘤在外科手术操作或各种治疗过程中造成和促进了肿瘤细胞的脱落和移行,从而促进转移灶的形成。因此无瘤与无菌同等重要。吴凯南总结以下术中无瘤技术原则:①不可挤压原则。②锐性分离原则。③隔离原则。④整块切除原则。⑤减少术中扩散原则。⑥减少污染原则。

术中要做到:

1) 使用一次性手术贴膜和切口保护器,保护好切口两侧,使术野和周围正常脏器完全隔开。

2) 术中探查由远及近,动作轻柔,忌挤压,探查结束及时更换手套。

3) 用锐性分离器械如电刀、双极电凝镊、超声刀等,不用钝性分离。

4) 如肿瘤表面破溃应用胶封或大于8层的纱布垫缝合覆盖。

5) 器械敷料准备充足,肿瘤区域和正常组织物品禁止交叉使用,先活检后根治的手术要备两套器械。

6) 手术结束前术区用温蒸馏水反复冲洗浸泡,必要时注入化疗药物。

(6) 病情观察:肿瘤手术过程中除常规监护和管理外,要重点观察以下几个方面:

1) 胸腔肿瘤手术由于胸膜腔负压消失,操作直接刺激、压迫、牵拉心脏和大血管,可引起回心血量减少和心排出量降低、心功能异常,要观察有无血压下降、心率失常甚至心跳骤停,必要时通知医生暂停手术。

2) 腹腔巨大肿瘤离体和抽吸大量腹水时由于体腔容积突然变化,血流灌注改变,容易引起血压下降甚至休克,要密切观察手术进程,快速补充液体,预防与治疗并进。

3) 颈丛麻醉下甲状腺肿瘤切除要及时和病人对话,发现有无声嘶、呛咳。

4) 快速冰冻报告阳性须行根治性手术的患者,要及时做好心理护理,防止情绪巨变影响手术治疗。

(7) 标本管理

1) 标本袋要求:型号齐全透明,质厚不漏液、开启密封方便,标签项目齐全醒目。

2) 标本离体将切除的瘤体组织和清扫的各组淋巴结按要求分类放入标本袋,并尽快用10%甲醛溶液(福尔马林)固定。

3) 术中快速冰冻标本和急等报告的体液标本(如腹水找癌细胞)须有专人新鲜送检,报告结果专线传真。

4) 体积微小的标本应妥善保管,并放入生理盐水容器,防止遗失、风干。

5) 建立完善的管理制度,明确交接流程,手术医生、护士、送检工友、病理科接受人员均应核查签字。

3. 手术后护理(post-operative care)

(1) 术后近期护理

1) 体位:全麻病人清醒前应采用去枕平卧头偏向一侧,以便口腔内分泌物或呕吐物流出,避免吸入性肺炎的发生;腰麻者术后平卧6h,清醒后如血压平稳可取半卧位,以利于呼吸和血液循环,减轻腹壁张力,防止形成膈下脓肿;颅脑手术头部抬高15°~20°,减轻脑水肿;一侧全肺切除术后取1/4侧卧位,防止完全侧卧于患侧或者健侧,造成纵隔移位和严重缺氧。

2) 严密观察病情变化:15~30min测量一次生命体征,一般持续24h后根据医嘱更改监测间隔时间;观察局部伤口有无渗出、出血;疼痛是否剧烈,可预防性使用自控镇痛系统(PCA),必要时给予哌替啶、吗啡等肌肉注射,间隔时间须大于6h。

3) 引流管的护理:肿瘤根治性手术切除范围广、创面出血可能大、渗出多,引流管放置是术后处理的基本技术之一。常用的引流管有:胸腔闭式引流、腹腔盆腔引流、切口引流、T管引流、胃肠减压、尿管留置等。①妥善固定,长度适宜,并准确记录各种引流管的外露长度,定时向远心端挤压保持通畅、防止堵塞,避免受压、扭曲。②观察并记录引流液的色、质、量,如术后连续3h,每小时出血量大于100ml,表示有活动性出血,应通知医生紧急处理。③各种负压引流管要调节好负压值,经常保持负压状态,达到有效引流。④搬运患者前要夹闭所有引流管,防止逆流造成感染,尤其是胸腔闭式引流管,夹闭不严或末端离开液平面会造成张力性气胸。⑤做好交接班和记录。

4) 加强安全防护:全麻清醒前常有躁动不安,应加床档,防止坠床;酌情使用牙垫,防止舌咬伤;冬季使用暖水袋,水温不得越过50℃,并用软毛巾包裹,以防止烫伤。

5) 补液抗感染:术后病人早期饮食受到限制,为防止水电解质紊乱及感染,必须补足水、电解质,合理使用抗生素,及时检查血常规、钾、钠、氯及二氧化碳结合力情况,调节补液成分及抗生素种类。

6）防止泌尿系统感染及褥疮：留置尿管者做好基础护理，定时用 0.02% 呋喃西林液冲洗膀胱，并做好皮肤护理工作，2h 翻身一次。

（2）术后恢复期护理：重点是指导患者锻炼，恢复机体功能以及建立和适应新的生活习惯。应循序渐进，防止损伤。

1）功能锻炼

a. 乳癌根治术：术后第 1 天即可开始进行握拳、屈腕屈肘，术后 2 ~ 3 天逐渐开始患侧手臂上举和肩关节活动范围（爬墙、梳头）的锻炼，要求术后 2 周左右达到术侧手臂能超过头顶摸到对侧耳部。

b. 开胸术后：由于切口较长，部分病人胸骨劈开或肋骨切除，患者因疼痛不敢活动上肢，以致肩关节活动受限，造成肩下垂，术后应指导患者进行肩关节活动，主要为上举与外展。

c. 颈淋巴结清扫术：由于手术造成颈部肌肉缺损，神经切断后斜方肌有不同程度的麻痹而致肩下垂，肩胛扭转及上臂外展受限，影响术后生活和劳动能力，因此术后切口愈合后即必须开始练习肩关节和颈部活动。

d. 四肢恶性肿瘤截肢手术后，除做好心理护理外，术后要尽早进行拄拐、步行、双臂拉力、站立平衡训练，尽快适应新的生活状态。

e. 喉癌全喉切除及喉成型术后，患者须依靠永久性气管造口呼吸并失去发音功能，应尽早训练食管发音，必要时指导使用人工喉或电子喉。

2）自我护理能力训练

a. 训练患者自己护理气管造口：能做到对镜吸痰，清洗消毒导管，更换喉垫。造口平时应覆盖湿纱布，以湿润并过滤吸入的空气，讲解注意事项，如不可随意拔出、不可沐浴及游泳以免误吸、避免粉尘及有害气体吸入，注意保暖，预防感冒等。

b. 训练自己护理永久性人工肛门或膀胱造瘘口：指导选择合适用具，示范患者及家属人工肛门、造瘘口扩张的方法和肛门袋的使用、造口周围皮肤的清洁，指导饮食卫生以及腹泻的预防，养成定时、定量进餐和定时排便等习惯。

c. 消化道手术：由于消化道部分切除加重建后，会导致胃容积变小、胸腔胃以及肠道缺失变短等，易出现消化吸收不良，须指导患者少食多餐、合理安排饮食种类，补充营养素。

（3）并发症预防及护理：肿瘤手术由于手术范围大、肿块联合部分器官切除、功能重建、手术过程中可能造成细菌污染等原因，术后可以发生多种并发症。常见的有：出血、感染、尿潴留、肺不张、吻合口瘘、皮瓣坏死、盆腔淋巴囊肿、声音嘶哑、手足抽搐等。护士要了解各种并发症的易发时间和临床表现，密切观察病情，力争早期发现、早期诊断、早期治疗，要配合治疗做好各项对症处理和护理工作，如止血抗感染、重新放置引流管、禁食胃肠减压、各种特殊药物的应用，如需再次手术，积极完善术前准备。

三、出 院 指 导

出院健康指导一般在出院前 1 ~ 2 天进行，要制定个体化指导方案，方法有：口头讲解、文字卡片、多媒体等，使患者易于接受。

1. 休息与活动 告知患者适当活动和锻炼的重要性，鼓励患者进行可耐受的运动，生活规律,劳逸结合。

2. 饮食 根据病情制定合理食谱,自我调整饮食规律,忌辛辣烟酒。

3. 用药 指导出院带药的用法,注意事项、副作用等,如有不适及时就诊。

4. 告知患者出院后暂时仍会存在哪些症状,遇到哪些情况要怎样处理。

5. 定期复查随访 肿瘤有复发和转移倾向,其治疗也是一个长期的、复杂的过程。叮嘱患者要随时注意身体变化,按医嘱定时复查,并且必须根据病理类型和分期进行必要的综合性治疗,如术后放疗、术后化疗、中医中药治疗、基因治疗、生物治疗等。

第四节 肿瘤患者化学治疗的护理

一、肿瘤化学治疗概述

化学治疗(chemotherapy)简称化疗,是指利用化学合成药物阻止癌细胞的增殖、浸润、转移,直至最终杀灭癌细胞的一种治疗方式,是治疗肿瘤的主要手段之一。常采用单药、两药或多药联合组成化疗方案进行治疗。化疗药物根据其来源、化学结构及其作用机制可以分为烷化剂、抗代谢类、植物碱类、抗肿瘤抗生素以及其他共五大类。

由于目前常用的化疗药物缺乏特异的选择性,在杀灭或抑制肿瘤细胞的同时,也杀伤人体正常细胞。对机体增殖旺盛的细胞如骨髓细胞、消化道黏膜上皮细胞、生殖细胞等及中枢神经系统有一定的影响;有些药物还对肝、肾、心功能有损伤,少数药物对皮肤及其附件、肺、内分泌有不同程度的损伤;此外,多数抗肿瘤药物都有免疫抑制作用,有潜在的致畸和致癌作用。因此,严格监控、管理化疗药物的给药以及给药后不良反应的观察与护理尤为重要。

二、化疗前的准备

1. 药品的准备

(1) 严格按要求进行药品的储存和保管。

(2) 认真阅读药物说明书,掌握药品的名称、剂量、方法、时间以及注意事项。

(3) 化疗药物应由经过专科培训的专科护理人员进行配置。

(4) 按要求使用专用的输液器和振荡器,若需避光则按要求进行。

(5) 化疗前用药应按时执行,需静脉给药的根据药物特性严格控制速度,予以心电监护。

2. 病人及家属的准备

(1) 化疗前全面评估患者的生理、心理状态和对疾病的知晓程度,有针对性地给予心理护理。告知患者及家属化疗的目的、注意事项、化疗后可能出现的不良反应以及应对的方法,以取得理解和配合(保护性医疗患者除外),确保疗程的顺利进行。

(2) 根据化疗药物的性质、病人血管状况,选择合适的静脉和置管方法,如经外周静脉穿刺中心静脉置管(PICC)、中心静脉导管(CVC)、植入式静脉输液港(IVAP)。告知置管的目的及意义,签署知情同意书。

3. 护理人员的准备

(1) 化疗药物配置前佩戴专用的手套、防护服、面罩或眼罩等,操作中按要求做好职业防护。

(2) 认真执行各项操作规程,准确抽取药品剂量,做到现配现用,注意配伍禁忌。

(3) 严格遵守无菌操作原则,配药和用药前、中、后严格执行查对制度。

(4) 集中管理化疗药物,最好设置静脉配置中心(PIVA),规范使用生物安全柜。

(5) 化疗给药必须有经验丰富的护士执行或指导,化疗期间加强巡视和观察。

(6) 临床试验病房护理人员遵循 GCP 原则,执行相应的管理制度和操作程序。

三、化疗给药途径、方法及注意事项

1. 给药途径和方法

(1) 静脉给药:是最常用的给药方法,可分为静脉推注、静脉滴注、静脉冲入和微量输液泵持续给药。如长春瑞滨、多柔比星、5-氟尿嘧啶等。首选中心静脉置管给药,如因条件限制,选择周围静脉给药。

(2) 肌内注射和皮下注射:适用于对组织无刺激性的药物,如博来霉素、平阳霉素等。选择长针头深部注射,注意经常更换注射部位,以利于药物的吸收。

(3) 口服给药:是一种比较方便、易操作的给药方法。如希罗达、吉非替尼等。严格掌握用药时间、剂量,注意观察不良反应。

(4) 特殊途径给药

1) 腔内给药:是指将化疗药物直接注入胸、腹、心包等体腔、脊髓及膀胱内的治疗方法。癌性体腔积液者穿刺引流、给药后需协助患者翻身,更换体位,使药液充分扩散,最大限度发挥作用。脑膜白血病、淋巴瘤或其他实体瘤的中枢神经系统侵犯者行鞘内穿刺、给药后防止发生头痛、出血、脑脊液渗漏、脑疝等并发症。

2) 动脉内给药:是指经导管于肿瘤供血动脉内进行化疗,包括经动脉灌注化疗(TAI)和经动脉化疗栓塞术(TACE)。用于治疗原发性肝癌、卵巢癌、肝脏转移瘤、支气管肺癌等。除了做好术前准备外,术后的监测、观察和护理极为重要。

2. 化疗药物给药顺序 为提高肿瘤的治疗效果,临床上常采用联合化疗方案,但由于药物之间相互作用和周期特异性,对化疗的疗效和毒性产生影响。临床上遵循相互作用原则、细胞动力学原则和刺激性原则。因此,护理人员应严格执行化疗用药顺序和时间。

四、肿瘤患者化疗护理

1. 一般护理

(1) 以病人为中心的服务理念,了解患者和家属的需求,主动关心,做好各项护理,为患者提供全面、全程、专业、个性化的服务。

(2) 熟悉常用化疗药物和新药的药理作用、给药途径、化疗方案以及使用方法、顺序,正确执行。

(3) 化疗期间注意观察患者生命体征和病情变化,主动巡视,认真记录。如有异常,及时汇报医生。

(4) 严密监测,观察患者用药后的反应,如恶性、呕吐、胸闷、疼痛等,积极预防和处理毒副反应。

(5) 营造适宜的进食和休息的环境,避免不良刺激。鼓励患者进食富含营养、清淡易消化的食物,做到少量多餐。

(6) 加强安全管理,对危重、长期卧床、年老体弱、管道留置的病人应用警示标志。做好各种管道的维护。

(7) 将化疗病人列为交接班内容,特别是重点药物、重点环节的巡视和交接。

2. 化疗药物常见不良反应的观察和护理

(1) 局部不良反应

1) 常见药物:喜树碱、依托泊苷、丝裂霉素、蒽环类、长春碱类等。

2) 临床表现:可发生不同程度的静脉炎,表现为顺静脉走行的皮肤红线样改变、压痛、血管呈条索状改变。局部皮肤出现大小不等的红斑、硬结、疼痛。一旦渗漏,可出现肿胀,严重者溃烂坏死。

3) 护理:尽量选用经外周血管中心静脉导管留置方法给药,在给药前必须确定导管在血管内,并保持通畅,各管路接头稳固,给药后正确封管,导管留置期间(包括化疗间歇期)做好维护工作。如受经济和血管等因素限制选择外周静脉化疗患者,应合理选择穿刺部位,提高穿刺技术。可使用留置针,减少反复穿刺。适当剂量的稀释液溶解药物,以免药物浓度过高,控制适宜的输液和推注药液的速度。给药前、中、后注意观察血管情况,询问患者是否有疼痛、烧灼感或其他不适。发生静脉炎者,可给予硫酸镁溶液、如意金黄散湿敷或外涂喜疗妥乳膏。有文献报道,锡类散加醋局部外敷效果更优于硫酸镁。一旦疑似或发生化疗药物渗出,则会产生不同程度的损害,应立即停止注射或输注,尽早按药物外渗护理。

(2) 消化系统不良反应

1) 常见药物:顺铂、达卡巴嗪、放线菌素 D、氮芥、长春碱类、阿糖胞苷、司莫司丁等。

2) 临床表现:恶心、呕吐、食欲不振、严重者脱水、电解质失调。黏膜炎可表现为唇、颊、舌、齿龈部位充血、红斑、疼痛、糜烂、溃疡,腹泻、甚至出现血便。

3) 护理:针对患者个体情况给予心理暗示和心理疏导,采用深呼吸、听音乐等放松技术。注意观察患者每天的进食量、呕吐物的时间、次数及呕吐物的性质。准确记录出入量,监测体重、电解质。保持口腔清洁,选择合适的漱口液,加强口腔护理。指导家属根据患者情况调整食谱,宜食清淡易消化、高蛋白、高维生素食物,少食多餐,多饮水,并保持大便通畅。观察大便的量、次数、性状,如有异常,及时汇报医生处理。

(3) 肺毒性

1) 常见药物:博来霉素、白消安、丝裂霉素阿糖胞苷、甲氨蝶呤、吉非替尼等。

2) 临床表现:以慢性肺炎或肺纤维化最常见,主要表现为乏力、胸闷、干咳、呼吸困难,重者可伴有发热、胸痛、咯血等。

3) 护理:指导患者注意保暖,防止感冒受凉。用药时加强观察,一旦发生,立即停用化疗药,卧床休息,取舒适卧位,低流量吸氧,适度活动,遵医嘱使用皮质类固醇药物。

(4) 骨髓抑制

1) 常见药物:除博莱霉素、门冬酰胺酶、激素类、一般剂量长春新碱外的大多数化疗药物。尤其干细胞移植超大剂量化疗后。

2) 临床表现:白细胞、红细胞、血小板减少,可出现发热、贫血、食欲缺乏、鼻出血、牙龈出血、呕血、便血、血尿等症状。头痛、呕吐、视力模糊、意识障碍等颅内出血症状。

3) 护理:嘱患者卧床休息,做好自身防护,防止感冒,增加营养。密切观察易发生感染的部位,如口腔、咽喉、会阴部、肛周等处是否有红、肿、热痛。观察痰液、尿液、大便的颜色、性状。监测白细胞计数,特别是中性粒细胞数,如发生异常时,严密监测体温,增加病房消毒,减少探视。当中心粒细胞绝对计数<0.5×10^9/L,按粒缺护理,有条件者入住层流病房。血小板降低时,应注意预防出血,密切观察出血情况,尤其是颅内出血。尽量减少创伤性操作,拔针后延长局部压迫时间。加强各项基础护理、疾病知识宣教及安全护理,避免碰撞。

(5) 心脏毒性

1) 常见药物:阿霉素、柔红霉素、米托蒽醌、喜树碱、顺铂等。

2) 临床表现:轻者可无症状,仅心电图表现为心动过速,非特异性ST改变等,重则出现心肌损伤、心包炎,甚至心力衰竭、心肌梗死等,表现为心悸、气急、心前区疼痛、呼吸困难等。

3) 护理:化疗前行心电图检查,给予心电监护,密切观察心率、心律的变化,出现心律失常时及时处理。同时注意密切观察患者生命体征和病情变化,并备好急救药品、物品、器械等,随时做好急救的准备。

(6) 肝脏毒性

1) 常见药物:甲氨蝶呤、柔红霉素、氮芥、放线菌素D、环磷酰胺、阿糖胞苷等。

2) 临床表现:乏力、食欲减退、恶心、呕吐、肝大、血清转氨酶及胆红素升高等。

3) 护理:做好心理护理,保持情绪稳定。指导患者多卧床休息,进食清淡饮食,适当增加蛋白质和维生素。用药过程中加强监测,倾听患者主诉。

(7) 泌尿系统毒性

A. 肾毒性

1) 常见药物:顺铂、丝裂霉素、大剂量甲氨蝶呤等。

2) 临床表现:尿中出现红细胞、白细胞和颗粒管型,尿素氮、肌酐升高,严重者发生肾衰竭。

B. 出血性膀胱炎

1) 常见药物:环磷酰胺、异环磷酰胺、喜树碱等。

2) 临床表现:尿频、尿急、尿痛、血尿。

3) 护理:嘱患者在化疗前、化疗中多饮水,使尿量维持在每日2000~3000ml。大剂量甲氨蝶呤使用时,还应碱化尿液及使用甲酰四氢叶酸钙(CF);大剂量使用环磷酰胺、异环磷酰胺时,应在用药即刻、4h、8h使用美司钠。注意观察尿液性状,准确记录24h出入水量。多食新鲜水果和蔬菜,控制含嘌呤高的食物,如肉类、动物内脏、花生、瓜子等。

(8) 神经系统

1) 常见药物:奥沙利铂、门冬酰胺酶、阿糖胞苷、甲氨蝶呤、长春碱类、铂类等。

2) 临床表现:外周神经系统毒性表现为肢体麻木或针刺感、感觉异常、腱反射减退或消失、外周神经炎等。中枢神经系统毒性虽少见,但较严重,表现为惊厥、癫痫样发作、意识模糊、共济失调、瘫痪和痴呆等症状。

3) 护理:监测神经系统体征,观察毒性反应。使用奥沙利铂前,指导患者禁冷刺激,注意保暖,使用后询问患者是否有感觉异常或麻木。若出现肢体活动或感觉障碍时,可给予按摩、针灸、被动活动等,加快康复。VP-16、VM-26可引起体位性低血压,嘱患者用药时或用药后卧床休息,活动时动作应缓慢,加强安全防护。

(9) 过敏反应

1) 常见药物:紫杉醇、艾素、左旋门冬氨酸酶、泰索帝等。

2) 临床表现:瘙痒、荨麻疹、肢体痛、焦虑不安、呼吸困难、低血压,甚至危及患者生命。

3) 护理:化疗前评估药物过敏史,做好预防急救措施,按时执行化疗前预处理医嘱,如口服地塞米松。严密观察患者神志、皮肤、血压以及病情变化,给予心电监护,做好记录。一旦发生过敏反应,应立即停药,更换药液和输液器,汇报医生,安慰患者,吸氧,保持呼吸道通畅。若发生心跳骤停,立即行胸外心脏按压,配合医生进行抢救。

(10) 皮肤毒性反应

1) 常见药物:卡培他滨、马利兰、阿霉素、博莱霉素、环磷酰胺、柔红霉素等。

2) 临床表现:手足部位麻刺感、烧灼感、疼痛,皮肤黏膜色素沉着、脱皮、皮肤干燥、甲沟炎、指甲变形、脱发等

3) 护理:做好心理护理,减轻焦虑。保持皮肤清洁,避免冷热刺激和进食刺激性食物。若脱发明显,告知患者脱发是暂时性的,停止用药后一段时间会恢复,可配戴帽子或合适的假发。

第五节　肿瘤患者放射治疗的护理

一、肿瘤放射治疗的概论

放射治疗简称放疗,是指用射线消除病灶,作为治疗恶性肿瘤的一个重要手段,对于很多癌症会产生较好的效果,是用 X、γ 线和高能电子束等放射线照射在癌组织,由于放射线的生物学作用,能最大量地杀伤癌组织,破坏癌组织,使其缩小。70% 的患者在疾病治疗过程中需要使用放射治疗,放射治疗已经成为一门独立的学科,放疗肿瘤医师必须掌握放射物理学、放射生物学和放射肿瘤学的临床知识,放疗患者的护理也因此成为一个特殊的专科护理领域,对放疗科的护理工作者也提出了新的要求。

放射治疗的原则是最大限度地消灭肿瘤,对肿瘤区域内照射剂量的分布要求均匀,剂量要求准确,尽量提高肿瘤内照射剂量,降低正常组织受量,保护肿瘤周围的重要器官不受或少受照射。治疗方法可分为根治性放疗、姑息性放疗和综合性治疗,临床肿瘤科医生对于一种疾病的治疗可以采用手术、放疗、化疗等多种治疗手段,关键在于目的明确、手段合理、安排有序和因人而异。

肿瘤放射治疗的敏感性对于放疗疗效起到关键作用,和肿瘤的组织来源、分化程度、瘤床含氧量、病人的健康指数及患者是否合并贫血与局部感染等综合因素密切相关。如何根据每个患者的辐射敏感性确定治疗方案,避免辐射剂量过高或过低,实现肿瘤放射治疗的个体化,是放射肿瘤学医务人员面临的重要难题。对于一些头颈部肿瘤、食管癌、肺癌等实体肿瘤进行放射治疗的病人,临床采用放疗增敏剂。目前最常用的注射用甘氨双唑钠,俗称希美纳,于放射治疗前 800mg/m^2 加入到 100ml 的生理盐水中充分摇匀后,30min 滴完,给药后 60min 进行放射治疗,每周三次,隔日一次。希美纳属于硝基咪唑类化合物,可将射线对肿瘤乏氧细胞 DNA 的损伤固定,抑制其 DNA 损伤的修复,从而提高肿瘤乏氧细胞对辐射的敏感性,目前此药在临床上得到广泛使用。

二、肿瘤放射治疗的不良反应的分类及护理

总体来讲,放疗的不良反应较小,比手术、化疗更易接受,放疗的放射线,除杀灭癌细胞外,对正常组织也能引起损伤,放疗不良反应的程度与照射剂量、照射体积的大小、个人对放射线的敏感性以及是否运用化疗有关。

1. 全身反应及护理

（1）全身反应表现为恶心、呕吐、腹胀、食欲不振、疲乏、虚弱多汗、睡眠欠佳及骨髓抑制等，一般都不十分严重，多是因为放疗后导致胃肠功能紊乱所致，也有的是因为脑干受到照射或放射野太大，加上患者精神紧张、忧虑、疼痛等都会加重这些反应。

（2）护理

1）对病人反复解释放疗在治疗癌症中的作用和意义，使病人对放疗充满信心，树立战胜癌症的信心，告知病人放疗反应的常见症状以及应对和处理措施，解除病人的心理压力。

2）充分保证病人良好的睡眠，积极努力地为病人营造利于休息的环境，减少夜间的治疗和护理工作，努力分担病人的痛苦，及时有效地解决病人所遇到的问题，避免疲乏和情绪波动。

3）饮食上应多给予蛋白质、脂肪、糖类、维生素及矿物质，宜进食高蛋白、高维生素、高热量饮食，忌食油煎、过咸食物，尊重病人的饮食习惯，积极增加营养，以补充放疗期间的过度消耗，这对配合放疗非常重要。

4）骨髓抑制的病人及时采取保护性隔离措施，确保隔离措施的落实；加强基础护理和病人的生活护理，保持床铺的清洁干燥；密切观察病情及其血象变化，尽量减少外出，避免暴露于容易引起感染的环境中；保持大便通畅，必要时给予缓泻剂。

2. 局部反应及护理 局部反应因照射不同而异，局部反应有皮肤反应、口腔黏膜反应、食管黏膜反应、肺部反应、脑部反应、消化系统反应、泌尿系统反应等。常见正常组织的急性放射损伤分级标准，见表 25-5-1。

表 25-5-1 放射肿瘤协作组（RTOG）急性放射损伤分级标准

	0 级	1 级	2 级	3 级	4 级
皮肤	无变化	点或片状红斑/脱毛/干性脱皮/出汗减少	明显红斑/班状湿性脱皮/中度水肿	隔合性湿性脱皮/凹陷性水肿	溃疡/出血/坏死
粘膜	无变化	红斑/轻微疼痛不需止痛药	斑状黏膜炎性浆液渗出炎/中度疼痛需止痛药	融合纤维黏膜炎/严重疼痛需麻醉药	溃疡，出血或坏死
咽和食管	无变化	轻微吞咽困难需一般的止痛药或/非麻醉药镇痛/需半流钦食	中度吞咽困难/麻醉药镇痛/流质	严重吞咽困难脱水或体重下降 > 15%/需胃饲或静脉输液	完全阻塞，溃疡，穿孔，窦道
上消化道	无变化	厌食伴体重下降≤% 治疗前水平/恶心但不需止呕药/不需抗副交感神经药或止痛药的腹部不适	厌食伴体重下降在 > 5% ～ ≤15% 治疗前水平/恶心或呕吐需止呕药/需抗副交感神经药或止痛药的腹部不适	厌食伴体重下降 > 15% 治疗前水平或需鼻胃管或胃肠外营养支持/恶心和/或呕吐需鼻胃管或胃肠外营养支持/药物不能止的严重腹痛/腹胀（X 线平片证实扩张肠环）	亚急性或急性肠梗阻胃肠穿孔，需输血的出血/需胃肠减压或肠管改道的腹痛

续表

	0级	1级	2级	3级	4级
下消化道	无变化	不需药物处理的大便次数增加或习惯的改变/不需止痛药的直肠不适	需抗副交感神经药的腹泻/不需卫生纸的黏液排出/需止痛药的直肠或腹痛	需胃肠外营养支持的腹泻或需卫生纸的出血/腹张（X线平片证实扩张肠环）	急性或亚急性肠梗阻，窦管，穿孔和需输血的出血/需胃肠减压或肠管改道的腹痛或里急后重
肺	无变化	轻度干咳或用力性呼吸困难	需麻醉药、止咏区的持续咳嗽/轻微活动时呼吸困难	麻醉药、止咏药无效的严重咳嗽或休息时间呼吸困难/有临床或放射学证据的肺炎/需间隙吸氧或激素治疗	严重呼吸不足/持续吸氧或辅助通气
生殖泌尿	无变化	小便次数或夜尿两倍于治疗前水平/不需药物治疗的小便困难、尿急	小便或夜尿间隔超过1h/需局部麻醉的小便困难、尿急、膀胱痉挛	小便或夜尿间隔小于1h/需频繁定时麻醉药治疗的小便困难、盆腔痛、膀胱痉挛/伴或不伴血块的肉眼血尿	需输血的血尿/不是继发于尿道血块、溃疡或坏死的急性膀胱阻塞
中枢神经系统	无变化	功能完全正常（如能工作）伴有轻微神经症状，不需用药治疗	需家里护理的神经症状/需护理支持/需激素，抗癫痫药	需住院治疗的神经症状	严重神经损害包括瘫痪，昏迷，癫痫发作>3/周，需住院治疗

（1）皮肤反应及护理：皮肤反应包括皮肤性状的变化、局部的色素沉着、疼痛、发痒及灼热感等症状，影响了病人的日常生活，降低其生活质量。

皮肤反应的护理要点如下：

1）保持照射野皮肤的清洁干燥，避免在局部涂抹化妆品，男性病人最好使用电动剃须刀。

2）照射野部位避免阳光暴晒、冷热等物理刺激。

3）避免衣物压迫束缚或衣物材质过于粗糙摩擦皮肤，应着宽大、柔软的棉质衣服。

（2）口腔食管黏膜反应及护理：患者一般放疗第3～4周开始出现，尤其以头面部放疗者更为明显，开始患者自觉轻微口干，痰液黏稠，随着治疗的进展，症状愈发加重，出现完全口干、明显的味觉改变、口腔黏膜充血水肿、片状白膜、糜烂出血，甚至伴有脓性分泌物等感染。

口腔食管黏膜反应的护理要点：

1）加强口腔护理，用软毛牙刷刷牙，定期使用漱口液漱口，鼻咽癌病人坚持使用鼻咽冲洗。

2）依据患者口腔局部的情况，根据医嘱局部采用康复新、西瓜霜、口腔溃疡合剂等促进溃疡愈合。

3）如果进食感觉明显疼痛，根据医嘱在进食前给予复方甘露醇口服液（甘露醇+利多卡因+地塞米松+庆大霉素）口服或利多卡因稀释液喷或含漱，起到止痛消炎效果。

4）嘱患者进食高蛋白、高热量、高维生素的易消化饮食，尽量以半流质或流质为主，多食新鲜水果和蔬菜，多饮水，少量多餐。避免油炸、过硬、过热、过咸等粗糙刺激性的食物，禁烟忌酒。

（3）食管黏膜反应及护理：食管的黏膜反应多发生于胸部肿瘤放疗的病人，主要表现为进食疼痛、呛咳、进食梗阻、胸骨后疼痛和烧灼感。

食管黏膜反应的护理要点：

1）嘱患者放疗期间进食微温、清淡的流质或半流质，提醒患者每餐后饮少量温开水，进食后不能马上平卧。根据药物的性质，药片尽量研碎后服用，胶囊类制剂应去除胶囊外壳后服用。

2）观察患者疼痛的性质及生命体征的变化，注意有无呛咳，以便及时发现食道穿孔的早期迹象，一旦出现穿孔，立即汇报医生，遵医嘱予以禁食、禁水、立即停止放疗，给予补液支持治疗。

3）如发生消化道大出血，予绝对卧床休息，侧卧位或半坐卧位，防止误吸，禁食、禁水，迅速建立静脉通道，尽快补充血容量。

（4）放射性肺部反应及护理：放疗可引起放射性气管炎和放射性肺损伤，可以分为：

1）急性放射性肺炎：患者通常会出现刺激性干咳，一般发生在放疗后 3 ~ 4 周，临床表现为低热、咳嗽、胸闷，伴感染时可出现高热。

2）晚期放射性肺损伤：主要是肺纤维化造成的，表现为咳嗽和肺功能减退，逐渐出现胸痛、呼吸困难、肺部听诊出现干湿啰音，一般在放疗后 2 ~ 3 个月出现，感冒是常见的诱发因素。

放射性肺部反应的护理要点：

1）遵医嘱给予患者止咳或镇咳剂，氧气吸入和雾化吸入等。

2）避免受凉和感冒，选用敏感的抗生素对症处理，严重者必须停止放疗，并使用激素和支气管扩张剂。

3）嘱其注意保暖，保持病室内空气流通，多卧床休息。

（5）脑部反应及护理：脑部肿瘤患者全脑放疗可以引起或加重脑水肿，放疗结束后可出现记忆力减退的表现，患者经常会出现恶心、呕吐、头痛、嗜睡等。

脑部反应的护理要点：

1）严密观察患者的生命体征，观察颅内高压的症状和程度，遵医嘱按时执行时间治疗，保证甘露醇治疗的有效性，一般于放疗后 30min 内用药，点滴时间小于 30min；遵医嘱记录病人的出入水量，严格限制病人的入水量，抬高床头 15° ~ 30°。

2）放疗前常规剃去全部头发，做好头皮的清洁卫生工作，出现头皮瘙痒时，不要抓挠，及时对症处理。

3）加强对患者及家属的安全教育，在床尾悬挂安全、防跌倒、防坠床的标志提醒，并做好安全宣教，做好病室和病区的安全管理。

4）鼓励家属和病人间的沟通，如交谈、下棋、看报、玩游戏、散步等，以促进病人脑功能的恢复。

（6）消化系统反应及护理：放疗的消化系统反应常表现为恶性呕吐、食欲不振、腹痛、腹胀、腹泻、里急后重、便血、肠梗阻、肠穿孔、大出血。

消化系统反应的护理要点：

1）按医嘱使用止吐药物，如昂丹司琼、托烷司琼等；腹泻患者可以使用复方苯乙哌啶，盐酸洛哌丁胺等。

2）如果患者出现放射性肠炎，要严密观察患者大便的次数、颜色、性质和量，进食易消化、高营养的食物，保持大便通畅，忌食粗纤维和刺激性食物。

（7）泌尿系统反应及护理：常见于盆腔、肾脏肿瘤的放疗，出现尿频、尿急、尿痛、排尿困难、终末血尿。

泌尿系统反应的护理要点：

1）嘱患者放疗前多饮水，保证每日入量3000ml，使膀胱适当充盈，以减轻放疗反应，利于放疗。

2）根据医嘱给予患者口服消炎利尿药，反应严重者停止放疗，给予补液支持治疗。

3）遵医嘱给予消炎、抗菌、止血等对症支持治疗，还可以给予增强免疫力治疗，增加病人的抵抗力。

三、放疗患者的健康宣教

放疗期间患者或许会出现一系列并发症，所以对放疗患者的护理非常重要，放疗前、中、后护理的健康教育始终贯穿于治疗的整个过程。

1. 放疗前的沟通 放疗计划实施前，必须要进行一系列的检查，在模拟机下准确定位，由临床医生勾画出靶区范围，由物理师借助放疗计划系统制定出拍摄照射野片，与模拟机定位片比较、核准，确认无误后，由放疗专业技术人员执行对患者的放疗。护理人员向病人解释放疗的实施步骤，使患者对治疗过程有一个大概的了解。

2. 饮食护理 护士加强营养知识的宣教，指导病人进食清热解毒、滋阴生津的食物，鼓励患者多饮水，每日约3000ml以上，以减轻放射线对正常组织的辐射损伤，注意饮食的色、香、味，如有疼痛者，饭前控制疼痛，为患者创造一个清洁舒适的进食环境。

3. 休息与活动的护理 指导患者充分的休息，放疗后卧床休息半小时，进行适当的活动，如步行、做操、打太极拳、上下楼梯等，进行相应的功能锻炼。

4. 皮肤护理 患者应着棉质、宽松内衣，照射野皮肤保持清洁干燥，忌用强碱性肥皂、乙醇溶液等刺激性化学物品，避免摩擦、抓挠、阳光暴晒；保持照射野标记线清晰，如有模糊及时找医生补画，切忌私自添加或涂改，指导患者正确使用皮肤保护剂的方法。

5. 口腔护理 指导头面部放疗的病人放疗前拔除龋齿，治疗牙周病。指导病人每日温水漱口4～5次，用软毛牙刷刷牙，开始放疗后，每日用漱口液漱口。

6. 出院指导 指导患者正确服用口服药物，保护好照射野皮肤，保持积极向上、乐观的情绪，进行适当的体育锻炼，戒除不良嗜好，按照医生的要求定期复查。

第六节 肿瘤其他治疗的护理

肿瘤的治疗技术发展迅速，除了传统的手术、放疗、化疗之外，介入治疗、生物治疗、热疗、中医治疗、分子靶向治疗、放射性核素治疗、免疫治疗、基因治疗等在近几年也得到较快发展。本节介绍其中部分治疗的护理。

一、肿瘤介入治疗的护理

1. 术前一般护理

（1）心理护理：向患者解释介入治疗的目的、大致过程、术中配合要点、注意事项等，增强患者信心，积极配合手术。

（2）完善检查：需详细了解患者的病情，包括既往史、药物过敏史等。完善心电图、胸部X线等辅助检查，完善常规实验室检查，包括血常规、尿常规、粪常规、肝肾功能、血清电解质、血糖、凝血功能、肿瘤标志物、输血免疫全套等。

（3）训练床上排便：术前2日训练患者床上排便，指导患者术前需排空膀胱，若为盆腔介入治疗者术前行留置导尿。

（4）饮食护理：一般患者术前可给予高热量、高蛋白、高维生素、低脂易消化饮食，戒烟酒。术前4h指导患者禁食、禁饮。

（5）皮肤护理：指导患者做好个人卫生、更换清洁衣裤等，并取下首饰及活动义齿等。常规做好手术野皮肤的准备，并注意穿刺部位有无皮肤病、皮损或感染。必要时检查穿刺点远端动脉搏动情况，便于手术后对照。

（6）药品准备：术前一日做好碘过敏试验，按医嘱准备好术中所需药品，如化疗药物、麻醉剂、造影剂、栓塞剂、止吐剂、肝素、生理盐水等。

2. 术中一般护理

（1）知识宣教：向患者讲明术中可能出现的感觉，如注射造影剂时有温热感，栓塞时可能出现的疼痛、恶心等反应，解除患者紧张情绪，增加安全感。

（2）了解病情：查看病历，了解患者是否患有高血压、心脑血管疾病、是否有出血倾向等，对病情较重者应建立有效的静脉通道，确保紧急情况下能够及时有效的应用抢救药物。

（3）体位摆放：协助医师给患者正确摆放手术体位，充分暴露手术野并配合皮肤消毒同时注意保暖。术前、术后注意对比手术侧足背动脉搏动变化情况。

（4）术中加强观察：注意观察生命体征变化；观察穿刺侧肢体足背动脉搏动情况；注射造影剂时观察有无过敏反应征象；灌注化疗药物时观察有无消化道反应等。如有异常，及时给予对症处理。

（5）压迫止血：导管治疗结束后用手压迫穿刺点15～20min，然后加压包扎12～24h或用1kg的砂袋加压6～8h，嘱患者回病房后卧床休息24h，严密观察穿刺点有无出血和血肿，穿刺侧肢体温度和足背动脉搏动是否正常。

3. 术后一般护理

（1）严格交接：护送人员需与病房护士进行规范详细的交接班，了解患者术中情况，了解治疗相关情况及其他特殊需注意的事项。

（2）体位与休息：指导患者术后绝对卧床休息24h，穿刺侧肢体伸直并制动8～12h，禁止弯曲。伤口加压包扎12～24h或用1kg的砂袋加压6～8h，密切观察穿刺点有无渗血、出血、局部有无血肿形成等。

（3）密切观察生命体征：术后24h内遵医嘱给予心电监护，密切观察患者生命体征变化情况，并做好记录。

（4）密切观察病情变化：密切观察足背动脉搏动有无减弱或消失，下肢皮肤颜色是否苍白及温度是否下降，毛细血管充盈时间是否延长，穿刺侧下肢有无疼痛或感觉障碍。若穿刺侧肢体出现小腿疼痛、感觉障碍、趾端苍白、皮温下降时除考虑是否由于包扎过紧而压迫血管外，需考虑是否有股动脉栓塞。

（5）饮食护理：介入治疗术后2h如无不良反应，即可开始进食富含营养、清淡、易消化的半流质饮食，逐步过渡到软食、普食。指导患者多饮水，保证每日尿量在2000ml以上，以促进造影剂的排出。

（6）解除加压包扎：在介入治疗24h后给予解除加压包扎。如有肢体血液循环障碍，指导患者加强肢体功能锻炼，给予下肢按摩促进血液循环，必要时可给予热水袋热敷以保持肢体温度，但应注意防止烫伤。

二、肿瘤生物治疗的护理

1. 生物治疗的一般护理

（1）加强心理护理及健康教育，向患者和家属介绍肿瘤生物治疗的原理、可能出现的不良反应及护理措施，取得患者的配合，提高遵医行为，增强对康复治疗的信心。

（2）首次给药前需询问过敏史，需要做过敏试验者，按说明要求进行。

（3）药物使用前需认真阅读使用说明书，了解药物的特性、注意事项，正确储存及保管药物，如免疫制剂一般在4℃冰箱保存，现配现用等。

（4）严格执行无菌原则及查对制度，认真检查药物有无浑浊沉淀，肌内注射时需给予深部肌内注射，防止注射过浅影响药物吸收造成局部疼痛，硬结等。

（5）免疫制剂输注过程中，应加强巡视，密切观察患者有无过敏反应如寒战、发热、皮疹、喉头水肿等，动态监测体温、脉搏、呼吸、血压和尿量等。如有异常，及时协助医师给予处理。

2. 生物治疗的不良反应及处理

（1）流感样综合征：患者表现为寒战、发热、全身不适、肌肉酸痛、头痛等，部分患者出现鼻塞、流涕、头晕等流感样症状。鼓励患者多饮水，若体温>39℃时，遵医嘱给予物理降温或其他对症处理。

（2）消化道症状：患者表现为恶心、呕吐、食欲不振、口腔溃疡等，一般不需行特殊处理，症状较重者对症处理，特别严重者应考虑减量或停药。

（3）心血管系统症状：患者表现为心悸、胸闷、心律失常等，遵医嘱给予心电监护及相应的药物对症处理。

（4）骨髓抑制：患者表现为外周血白细胞及血小板降低，尤其在用药的第一周需加强观察，注意无菌操作，加强口腔、皮肤护理，预防感染。

（5）皮肤症状：患者表现为躯干和四肢发生斑丘疹，部分患者表现为弥漫性红斑及荨麻疹等。轻度皮疹多属自限性，不必特殊处理。严重者可考虑减量或停药，并遵医嘱给予抗过敏药物使用。另外部分患者可出现轻、中度脱发。

（6）过敏反应：患者表现为呼吸困难、血压下降，严重者可出现过敏性休克，遵医嘱给予抗过敏治疗及抗休克治疗。

三、肿瘤热疗的护理

热疗是加热治疗肿瘤的一种全新的“绿色疗法”，是利用物理能量作用于肿瘤组织使其温度上升达到有效治疗温度，并维持一定时间，发生热效应或热的后继效应以使肿瘤细胞凋亡、坏死，从而使肿瘤组织缩小或消失，又不致损伤正常组织的一种治疗方法。临床上使用的热疗方法包括微波热疗、射频热疗、超声热疗、激光诱导间质热疗、循环热介质热疗、全身热疗等。

1. 热疗前的护理

(1) 加强心理护理及知识宣教，向患者及家属说明热疗的治疗原理、注意事项、需配合的内容及可能出现的副作用等，使其充分理解从而积极配合治疗。

(2) 指导患者热疗前晚保证充足的睡眠，热疗当日早晨适当进食早餐，热疗前30min停止进食并排空大小便，并取下戒指、手表等金属饰物。

(3) 热疗前测量患者的生命体征记录于护理记录单上，以便与热疗中生命体征对比。

(4) 协助医师签署知情同意书。

2. 热疗中的护理

(1) 向患者讲解热疗过程中的注意事项及配合方法，协助患者取舒适卧位，充分暴露热疗部位。指导患者热疗过程中尽量保持体位不变，提醒患者不能触摸电极板、机身等，以防烫伤。

(2) 监测温度变化，同时密切观察患者的反应，以患者感觉治疗部位热感最舒适为佳，如患者不能耐受，则需调整水量，降低加温的能量，直到患者感觉可以耐受为止。

(3) 密切监测患者生命体征变化，建立有效的静脉通道，患者出汗较多时，可遵医嘱酌情补液，出现虚脱时要立即停止热疗，对症处理。

(4) 为增加患者的热耐受能力，达到有效的治疗温度和热疗时间，对于非治疗部位特别是有骨头的部位，可采用2层铝箔纸放在皮肤表面和换能器之间，可起到屏蔽热能传导，防止骨反射痛的作用。

(5) 治疗结束后，协助患者更衣，注意观察热疗局部皮肤颜色，有无红肿、疼痛、水泡等烫伤情况发生，发现异常，及时按烫伤处理，护送患者回病房并与病房护士做好交接。

3. 热疗后的护理

(1) 鼓励患者多饮水，加强营养，避免感冒。

(2) 注意保护局部皮肤，积极防治皮肤烫伤，可局部使用白花油、烫伤膏等，并用无菌纱布覆盖。

(3) 密切观察生命体征、尿量、血象及有无热疗反应，一旦出现异常，及时报告医生给予对症处理。

四、肿瘤中医治疗的护理

1. 整体观念 中医十分重视人体的完整性、统一性，它认为人体是一个有机整体，人体的各个组成部分在结构上是不可分割的，在功能上是相互协调、相互为用的，在病理上是相互影响的，并且与自然界是息息相关的。在护理工作中应根据患者的个体差异、地理、季节、气候对机体的影响程度和心理状态来实施整体护理。

2. 辨证施护　辨证施护是从整体观出发,通过望、闻、问、切这四诊所收集的有关疾病症状和体征的资料等进行综合分析,辨清疾病的原因、性质及邪正关系,从而采取相应的护理措施。因此,辨证与施护是互相联系不可分割的两个方面,是理论与实践相结合的体现。

3. 情志护理　所谓情志护理即心理护理。中医把喜、怒、忧、思、悲、恐、惊这七种情志变化称为七情,是人体对外界客观事物的不同情绪反应。护理人员要重视情志与疾病之间的调护,通过语言、表情、姿势、态度、行为及气质等来影响和改变患者的情志,使患者能在最佳的心理状态下接受治疗和护理从而早日康复。

4. 病情观察　通过望、闻、问、切的方法对患者的一般情况、舌象、脉象、热象、疼痛等病情进行观察,根据阴阳、五行、八钢、脏腑辨证法,对收集的资料进行综合分析并做出正确的辨证,为医生诊断及施护提供依据,并对疾病的发展趋势和转归做到心中有数。

5. 饮食调护　中医治病重食疗,饮食除选择富含营养、清淡易消化的饮食之外,也应辨证择食,病证有虚、实、寒、热之分,食物也有四性五味之别,在饮食调护中应按病证的不同选择相宜的食品。

6. 给药护理　中药是中医治疗最常用的手段,护理人员应正确掌握给药的途径、方法、时间、起效时间和服药禁忌等,并注意观察服药后反应及效果,指导患者和家属掌握正确的煎煮中药的方法和时间,如外涂中药止痛时应注意观察局部皮肤和全身有无反应。

（陆勤美　秦云霞　王晓蔚　徐燕飞　陈海珍）

第二十六章　药物临床试验

学习目标

1. 掌握抗肿瘤药物的临床试验。
2. 熟悉药物临床试验的伦理道德与法律规范。
3. 了解国内外药物临床试验发展概况。

作为药物开发的重要环节，药物临床试验越来越受到政府、制药企业、医疗机构以及医师、药师、化工等相关科研人员的广泛关注。药物临床试验作为一门多学科交叉的新型学科，其专业涵盖医学、药学、临床药理学、社会伦理学、统计学、管理学等多个类别的学科，对推动医学的发展和保障人体健康起着十分重要的作用。

抗肿瘤药物与一般药物临床试验的基本过程相同，但肿瘤疾病和抗肿瘤药物均独具特点，抗肿瘤药物是最近半个世纪药物研究的热点。因此，抗肿瘤药物的临床研究也逐渐成为肿瘤临床医生的工作内容之一。本章简要介绍药物临床试验的基本概念、发展历史、临床试验遵循的伦理法规，同时阐述抗肿瘤药物临床试验的基本原则和要求、细胞毒药物和靶向药物临床试验的特点。

第一节　概　　述

一、药物临床试验的定义

药物临床试验是指以注册为目在人体进行的，以药物作为研究对象，揭示人体与药物相互作用规律的科研活动。药品与药物：药品是一个法律学的概念，我国《中华人民共和国药品管理法》对药品的定义如下：药品是指用于预防、治疗、诊断人的疾病，有目的地调节人的生理功能并规定有适应证或者功能主治、用法和用量的物质，包括中药材、中药饮片、中成药、化学原料药及其制剂、抗生素、生化药品、放射性药品血清、疫苗、血液制品和诊断药品等。药品是药物的一个子集，药物涵盖的范围要大于药品。药物包括药品、对于处于研发状态，一些研究已证实其有可能具有预防、治疗、诊断人的疾病的物质，属于药物范畴。但只有获得政府部门批准之后才能成为药品。药品注册申请均需要提供药物临床试验的数据。

我国食品药品监督管理局 2003 年修订的《药物临床试验质量管理规范》（Good Clinical Practice，GCP），对药物临床试验的定义为：任何在人体（病人或健康志愿者）进行的药物的系统性研究，以证实或揭示试验药物的作用、不良反应及/或试验药物的吸收、分布、代谢和排泄，其目的是确定试验药物的疗效与安全性。生物等效性试验是指用生物利用度研究的方法，以药代动力学参数为指标，比较同一种药物的相同或者不同剂型的制剂，在相同的试验条件下，其活性成分吸收程度和速度有无统计学差异的人体试验。注册临床试验包括Ⅰ-

Ⅳ期临床试验和生物等效性试验。

二、药物临床试验的发展历史

我国祖先神农尝百草是药物临床试验的最初萌芽。大约在公元前600年,在古巴比伦王国,尼布甲尼撒二世(NebuchadnezzarⅡ)进行了一项试验。该试验分为2组:一组吃蔬菜,另一组进行宫廷营养饮食。仅仅10天以后,前者比后者更显得光彩照人。这一试验被认为是人类有记录的最早的临床试验。

1747年5月20日,苏格兰海军军医James Lind在Salisbury船上对12名船员的分组疗法,证明了柠檬汁用于预防坏血病(维生素C缺乏病)的有效性。他的试验被视为第一个众所周知的对照设计的临床试验。为纪念这一历史性事件,欧洲临床研究基础网络联合美国和加拿大,提议将每年的5月20日定为国际临床试验日。

真正对药物临床试验进行理论的阐述始于20世纪30年代,美国的Harry Gold和Walter Modell为建立现代临床药理学学科奠定了基础。他们的成就主要为药物临床试验创立了双盲设计法,应用药物效应动力学测量地高辛的绝对生物利用度。1932年Paul Martini出版了一本关于治疗研究的权威方法学专论,该书概述了科学评价药物的经验,他因此被认为是"第一个临床药理学家"。Martini描述了安慰剂、对照组、分层、评价方法等概念,并强调足够样本量和基线条件的必要性。

1933年,Evans和Hoyle第一次使用安慰剂进行药物临床试验。1948年,英国医学研究会(British Medical　Research Council)由Hill AB发表在《英国医学杂志》(BMJ)上的"链霉素治疗肺结核的随机对照试验"——第一项随机对照试验。1962年Hill AB出版了专著《临床与预防医学统计方法》(Statistical Methods in Clinical and Preventive Medicine)。

对药物临床试验影响最大的当属几次药害事件。这些事件发生后,引起了社会和政府对药物安全性的高度关注,并制定法律、法规来规范药物研究与开发行为。

1906年,Upton Sinclair出版了一本名为《丛林》的书。这本书与药物没有什么关系,它揭露了芝加哥加工肉类时的恶劣环境。当这本书面市时,公众到国会抗议示威。由此导致国会在当年通过了《联邦食品和药品法》,并成立了食品和药品管理局(FDA)。

第二次世界大战结束后,德国纳粹医生和日本医生在"二战"期间进行的惨无人道、骇人听闻的人体试验让世界震惊。1948年颁布了《纽伦堡法典》。《纽伦堡法典》制定十项基本原则,其中最重要的五条是:受试者参加试验必须出于自愿;在参加试验前,必须知情同意;开始试验前必须具备有力的科学依据;不允许对受试者造成身体或精神上的伤害;受试者在试验过程中的任何时间均有权退出试验。

1964年,第18届世界医学大会通过并发布了著名的《赫尔辛基宣言》,提出了进行人体生物医学研究的伦理道德原则。该宣言还提出了一些新概念。首先,它规定应有一个独立的伦理委员会审查并批准试验方案。第二,研究者有对受试者医疗照顾的责任。第三,知情同意必须是书面形式而非口头形式。后来,《赫尔辛基宣言》经过多次修订,最近的一次是在2008年在韩国首尔召开的世界医学大会上修订的。

1977年,美国FDA颁布了《联邦管理法典》,它适应于在美国进行的所有的药物临床研究。该法规开创性地提出了"药物临床试验管理规范"的概念。该规范不仅包括了研究的伦理和科学方面的原则,同时还提出了高质量试验数据的概念,以保证研究结果可靠。

此后，许多国家先后颁发和完善了药物临床研究相关法规，包括 GCP。1995 年，世界卫生组织（WHO）发布了“药物临床试验管理规范指南”（WHO Guidelines for Good Clinical Practice for Trial on Pharmaceutical Products，WHOGCP）。

随着药物临床试验学科的不断发展，其规范化、国际化趋势越来越明显，国际多中心药物临床试验越来越多。政府和国际组织制定的指导原则对药物临床试验的设计与实施影响越来越大，其中影响最大的当属美国 FDA 和国际协调会议（International Conference on Harmonization，ICH）制定的指导原则。ICH 是美国、欧盟、日本三方药品监管部门和制药工业协会六方共同组成的，对三方国家人用药品注册技术规定的现存差异进行协调的国际性组织。

三、药物临床试验的分类

（1）药物临床试验按阶段分为Ⅰ、Ⅱ、Ⅲ、Ⅳ期：

Ⅰ期临床试验是初步的临床药理学及人体安全性评价试验。其目的是观察人体对于新药的耐受程度和药代动力学，为制定给药方案提供依据。

Ⅱ期临床试验是对其治疗作用的初步评价阶段。其目的是初步评价药物对目标适应证患者的治疗作用和安全性，也包括为Ⅲ期临床试验研究设计和给药剂量的确定提供依据。

Ⅲ期临床试验是对其治疗作用的确证阶段。其目的是进一步验证药物对目标适应证患者的治疗作用和安全性，评价利益与风险关系，最终为药物注册申请的审查提供充分的依据。

Ⅳ期临床试验是新药上市后的应用研究阶段。其目的是考察在广泛使用条件下的药物的疗效和不良反应，评价在普通或者特殊人群中使用的利益与风险关系以及改进给药剂量等。

（2）按试验研究的目的，药物临床试验可以分为五类：

以揭示剂量——人体反应为目的的人体药理学研究，称耐受性试验。

以揭示人体对药物处置规律，包括药物吸收、分布、代谢和排泄的研究，称药代动力学研究，又称药动学研究。

以评价药物对目标适应证患者的安全性和有效性为目的的人体药物学研究称为药物临床研究。

以评价其他药物、食物、环境等因素对试验药物的效应或药代动力学的影响为目的的临床研究，称药物相互作用研究。

以药代动力学参数作为临床终点的替代指标，并由此评价不同制剂吸收程度和速度的临床研究，称相对生物利用度研究。

（3）注册分类不同，要求开展的药物临床试验内容也不同：

原创药物，即完全的创新药物，指国内外均未上市的药物，如新的化合物、已上市药物新的给药途径、新的复方制剂等，不包括简单的改变工艺但不改变给药途径的创新药物。这一类型的药物注册需要进行Ⅰ、Ⅱ、Ⅲ、Ⅳ期药物临床试验全面系统的研究，包括特殊人群的研究。

对于国外已上市、国内未上市的仿制国外的药物及进口药物注册，需要进行两个方面的临床试验:第一,进行中国人群的药代动力学研究;第二,进行不少于100对(试验组和对照组各100例)的随机对照临床试验。其属于验证性的临床试验,作用类似于Ⅲ期(上市前的确证性研究),但又不完全等同于Ⅲ期的临床试验。改变已上市销售盐类药物的酸根、碱基的药物,要求也与之相同。

对于改变工艺但不改变给药途径的和仿制国内已上市的口服固体药物的注册,一般进行相对生物利用度研究,以评价新制剂与原研制剂是否具有生物等效性。

四、中国药物临床试验的发展现状与展望

我国药物临床试验的历史发展较晚。最早关于药物临床试验管理的规定是1963年由卫生部、化工部和商业部联合下达的《关于药政管理的若干规定》。真正意义上的药物临床试验法制化管理是从1984年颁布、1985年开始执行的《药品管理法》开始的。1985年,卫生部根据该法制定颁布了《新药审批办法》。其后,卫生部多次颁布相关的补充规定。1998年,卫生部颁布了《药品临床试验管理规范(试行)》。

1998年,国务院进行机构改革,药品管理由当时新成立的国家药品监督管理局(SDA)负责。2003年9月1日,国家食品药品监督管理局(CFDA)重新修订颁发了《药物临床试验质量管理规范》,现在执行的就是该法规。2004年,国家食品药品监督管理局与卫生部联合发布了《药物临床试验机构资格认定办法(试行)》。该办法明确规定了药物临床试验机构必须设置专门的管理机构;从事药物临床试验的研究人员必须经过GCP和药物临床试验技术的相关培训。该办法的制定与实施大大提高了我国药物临床试验的水平。

我国药物临床试验虽然在近20多年来,特别是近5年取得了长足的进步,但仍面临着不少问题。由于我国新药开发能力不强,药物研发以仿制药为主,真正自主创新开发的药物很少,制约了我国临床试验水平的发展,与美国、欧盟、日本等发达地区相比,还存在很大的差距。

第二节　药物临床试验的伦理保护与法律规范

一、药物临床试验过程中的伦理保护

虽然新药的研制对全人类的健康而言是一件必不可少的事情,但对受试者而言,新药的临床试验又有可能是以他们生命健康的安全风险为代价的。在现有的医学实践和医学研究中,大多数的预防、诊断和治疗都包含有风险和负担,疗效不确定的新药情况更是如此。因此,应该采取相应措施保护受试者在药物临床试验过程中利益显得尤为重要。我国GCP中明确指出"伦理委员会与知情同意书是保障受试者权益的主要措施"。

1. 伦理审查制度　药物临床试验应遵循两大基本原则——研究的科学性和伦理的合理性。伦理委员会审查是保护受试者的安全与权益、保证药物临床试验伦理合理性的重要措施之一,在药物临床研究中发挥重要作用。2010年11月正式颁布了《药物临床试验伦理审查工作指导原则》(以下简称《指导原则》)为依据的伦理学审查制度,为药物临床试验的受试者筑起了一道保护墙。

伦理委员会的组成　建立伦理委员会应符合国家相关的管理规定。伦理委员会应由

多学科背景的人员组成,包括从事医药相关专业人员、非医药专业人员、法律专家,以及独立于研究/试验单位之外的人员,至少5人,且性别均衡。确保伦理委员有资格和经验共同对试验的科学性及伦理合理性进行审阅和评估。伦理委员会的组成和工作不应受任何参与试验者的影响。

伦理委员会的职责　伦理委员会的职责为审查监督临床试验方案及其附件是否合乎伦理道德和科学,并为之提供公证保证,确保受试者的安全、健康和权益受到保护。伦理审查的主要内容包括:①研究方案的设计与实施;②试验的风险与受益;③受试者的招募;④知情同意书告知的信息;⑤知情同意的过程;⑥受试者的医疗和保护;⑦隐私和保密;⑧涉及弱势群体的研究。伦理委员会有责任和权力负责对本机构所承担实施的所有药物临床试验项目进行审查监督,并且在审查监督中可以作出以下决定:①批准或不批准一项药物临床试验;②对批准的临床研究进行跟踪审查;③终止或暂停已经批准的临床研究。

伦理跟踪审查　伦理委员会作为药物临床试验的监督方之一,主要承担对受试者权益保护的职责,伦理跟踪审查是临床试验过程中对受试者保护的重要环节之一。伦理委员会通过现场督察,了解项目研究进展情况,是否存在方案的修改,严重不良事件的发生、处理、报告情况,以及项目研究新的信息收集等方式,实现伦理跟踪审查。伦理委员会应该针对以上跟踪审查方式建立相应的操作规程和程序,以及定期进行跟踪审查;特别是对在受试者出现不良反应甚至毒性反应时,机构所建立和实施的医疗救治的相关技术、程序和措施是否明确尤为重要。

2. 知情同意书　知情同意是尊重受试者权利的集中体现,也是伦理保护的重要内容之一。知情同意是一切涉及人体研究活动和行为的伦理学基础,目的是确保受试者和病人能够在无任何外界压力下了解主要过程,真正愿意和医生配合。具体体现在:申办方、研究人员需将有关试验的目的、方法、预期好处、潜在危险等如实告知受试者或其亲属,并征得受试者同意,签订参加实验的知情同意书。需要强调的是,受试者有权在试验的任何阶段不需要任何理由退出研究。对中途退出研究的受试者应该一如既往地给予关心和治疗,不应该歧视他们。

确定受试者知情同意的依据是“知情同意书”。知情同意书应该包含以下内容:①研究目的和对项目的描述;②试验的过程、期限及检查操作;③任何可预见的对受试者的危险和不适;④受试者可能承受的风险与预期的收益;⑤受试者有权在试验的任何阶段随时退出试验而不会遭到歧视或报复,其医疗待遇与权益不会受到影响;⑥替代措施;⑦受试者资料的保密;⑧对受试者的补偿及保险;⑨研究者的联系电话。受试者知道有权不参加试验,即使签署了知情同意书,也可在任何时候收回承诺脱离试验。

知情同意又是一个连续的过程。当受试者确定参加临床试验后,研究者还要继续向受试者提供更多的相关信息;如非预期风险或严重不良反应,应及时告知受试者,重视获取知情同意;长期研究项目,即使该研究没有变化,也要按事先确定的时间间隔重新获取知情同意。

3. 受试者的隐私权　药物临床试验活动中普遍存在隐私及隐私权问题。受试者的各种自然情况(姓名、性别、年龄、婚姻状况、家庭住址等)、健康状况、临床试验的各种数据以及其他相关个人信息都属于其隐私的内容,都应当予以充分保护。另外,近年来一些试验项目要求获得受试者的遗传和家族等方面的信息资料,也属于受试者的隐私问题,同样列入受试者的隐私信息保护范畴。

4. 弱势群体保护 弱势群体是指那些(相对或绝对)没有能力维护自身利益的人群。如儿童,智力或行为障碍者,老人、孕妇、哺乳期妇女;另外,群体经济水平处于低下水平或者处于从属地位者,也属于弱势群体范围。当涉及弱势人群为受试者时,常可能出现受试者负担和利益分配不公平的问题。邀请弱势群体受试者参加临床研究,需要特殊的理由证明纳入这些弱势群体是正当的,并且切实履行保护他们权利和健康的措施。药物临床试验研究一般可以参照以下情况纳入弱势群体的受试者:①研究是否针对该弱势群体所特有的疾病。②若针对弱势群体以外的受试者(例如老年人),则研究不能进行(或者没有代表性)。③对弱势群体受试者不提供直接受益可能,则研究风险一般不得大于最小风险。④注意当弱势群体受试者不能给予充分知情同意时,要获得其法定代理人的知情同意。

二、药物临床试验的相关法律规范

药物临床试验是一项法规性很强的科研活动,涉及药物临床试验的法规,主要包括:《药品管理法》及其实施条例、《药品注册管理办法》、《药物临床试验质量管理规范》有关药物临床试验的相关规定以及 ICH-GCP 等。

1. 药品管理法及药品管理法实施条例 《中华人民共和国药品管理法》(简称《药品管理法》)是我国药品管理领域的最高法律,由全国人民代表大会常务委员会会议通过并颁布。《中华人民共和国药品管理法实施条例》(简称《实施条例》)是国务院根据《药品管理法》规定颁布的配套法规,对相关规定进一步细化,具有可操作性。现行的《药品管理法》是 2001 年 2 月 28 日通过并公布,自 2001 年 12 月 1 日开始实施;随后 2002 年 8 月 4 日国务院公布了《实施条例》,于 2002 年 9 月 15 日起施行。

《药品管理法》及其《实施条例》对药物临床试验进行了如下规定:①研制新药,需要进行临床试验的,需经国务院药品监督管理部门批准。批准后,申报人应当在经依法认定的具有药物临床试验资格的机构中选择承担药物临床试验的机构,并将该临床试验机构报国务院药品监督管理部门和国务院卫生行政部门备案。②药物临床试验机构资格的认定办法,由国务院药品监督管理部门、国务院卫生行政部门共同制定。药物临床试验机构必须执行药物临床试验质量管理规范。③药物临床试验机构进行药物临床试验,应当事先告知受试者或者其监护人真实情况,并取得其书面同意。④药物临床试验机构未按照规定实施药物临床试验质量管理规范的,给予警告,责令限期改正;情节严重的,吊销药物临床试验机构的资格。

2. 药品注册管理办法 药品注册,是指国家食品药品监督管理局根据药品注册申请人的申请,依照法定程序,对拟上市销售药品的安全性、有效性、质量可控性等进行审查,并决定是否同意其申请的审批过程。现行的《药品注册管理办法》于 2007 年 6 月 18 日经国家食品药品监督管理局局务会审议通过,自 2007 年 10 月 1 日起施行。有 17 处涉及药物临床试验,其中,还特别规定:

临床试验有下列情形之一的,国家食品药品监督管理局可以责令申请人修改试验方案、暂停或者终止临床试验:①伦理委员会未履行职责的;②不能有效保证受试者安全的;③未按照规定时限报告严重不良事件的;④有证据证明临床试验用药物无效的;⑤临床试验用药物出现质量问题的;⑥临床试验中弄虚作假的;⑦其他违反《药物临床试验质量管理规范》的情形。

临床试验中出现大范围、非预期的不良反应或者严重不良事件，或者有证据证明临床试验用药物存在严重质量问题时，国家食品药品监督管理局或者省、自治区、直辖市药品监督管理部门可以采取紧急控制措施，责令暂停或者终止临床试验，申请人和临床试验单位必须立即停止临床试验。

3. 药物临床试验质量管理规范 药物临床试验质量管理规范(GCP)是世界上用于规范药物临床试验的通行规则。我国现行的《药物临床试验质量管理规范》于 2003 年 6 月 4 日经国家食品药品监督管理局局务会审议通过，2003 年 9 月 1 日起正式实施，共有 13 章，70 条。包括总则、临床试验前的准备与必要条件、受试者的权益保障、试验方案、研究者的职责、申办者的职责、监察员的职责、记录与报告、数据管理与统计分析、试验用药品的管理、质量保证、多中心试验及附则等内容。

《药物临床试验质量管理规范》中比较重要的规定有以下内容：

(1) 目的和基本原则：为保证药物临床试验过程规范，结果科学可靠，保护受试者的权益并保障其安全。所有以人为对象的研究必须符合《世界医学大会赫尔辛基宣言》，即公正、尊重人格、力求使受试者最大程度受益和尽可能避免伤害。临床试验全过程均应遵循药物临床试验质量管理规范，包括方案设计、组织实施、监察、稽查、记录、分析总结和报告。

(2) 开展临床试验的前提条件：①进行药物临床试验必须有充分的科学依据。预期的受益应超过可能出现的损害。选择临床试验方法必须符合科学和伦理要求。②临床试验用药品由申办者准备和提供，并保证质量合格。进行临床试验前，申办者必须提供试验药物的临床前研究资料。③药物临床试验机构的设施与条件应满足安全有效地进行临床试验的需要。研究者和申办者应就试验方案、试验的监察、稽查和标准操作规程以及试验中的职责分工等达成书面协议。

(3) 受试者的权益保障：①受试者的权益、安全和健康必须高于对科学和社会利益的考虑。伦理委员会与知情同意书是保障受试者权益的主要措施。②试验方案需经伦理委员会审议同意并签署批准意见后方可实施。在试验进行期间，试验方案的任何修改均应经伦理委员会批准；试验中发生严重不良事件，应及时向伦理委员会报告。③伦理委员会应从保障受试者权益的角度严格审议试验方案。伦理委员会的组成和工作不应受任何参与试验者的影响。④研究者或其指定的代表必须向受试者说明有关临床试验的详细情况：a. 受试者参加试验应是自愿的，而且有权在试验的任何阶段随时退出试验而不会遭到歧视或报复，其医疗待遇与权益不会受到影响；b. 必须使受试者了解，参加试验及在试验中的个人资料均属保密。必要时，药品监督管理部门、伦理委员会或申办者，按规定可以查阅参加试验的受试者资料；c. 试验目的、试验的过程与期限、检查操作、受试者预期可能的受益和风险，告知受试者可能被分配到试验的不同组别；d. 必须给受试者充分的时间以便考虑是否愿意参加试验，对无能力表达同意的受试者，应向其法定代理人提供上述介绍与说明。知情同意过程应采用受试者或法定代理人能理解的语言和文字，试验期间，受试者可随时了解与其有关的信息资料；e. 如发生与试验相关的损害时，受试者可以获得治疗和相应的补偿。经充分和详细解释试验的情况后获得知情同意书，由受试者或其法定代理人在知情同意书上签字并注明日期，执行知情同意过程的研究者也需在知情同意书上签署姓名和日期。

(4) 试验方案：临床试验开始前应制订试验方案，该方案应由研究者与申办者共同商定并签字，报伦理委员会审批后实施。临床试验中，若确有需要，可以按规定程序对试验方案作修正。试验方案的内容应包括试验目的、试验设计的类型、受试者的入选标准、排除标准和剔除标准、疗效评定标准、试验相关的伦理学等23项内容。

(5) 各方职责

1) 申办方：申办者负责发起、申请、组织、监察和稽查一项临床试验，并提供试验经费。申办者可委托合同研究组织执行临床试验中的某些工作和任务。申办者选择临床试验的机构和研究者，认可其资格及条件以保证试验的完成。申办者在获得国家食品药品监督管理局批准并取得伦理委员会批准件后，方可按方案组织临床试验。申办者向研究者提供具有易于识别、正确编码并贴有特殊标签的试验药物、标准品、对照药品或安慰剂，并保证质量合格。试验用药品应按试验方案的需要进行适当包装、保存。申办者应建立试验用药品的管理制度和记录系统。申办者任命合格的监察员，并为研究者所接受。申办者应建立对临床试验的质量控制和质量保证系统，可组织对临床试验的稽查以保证质量。申办者应与研究者迅速研究所发生的严重不良事件，采取必要的措施以保证受试者的安全和权益，并及时向药品监督管理部门和卫生行政部门报告，同时向涉及同一药物的临床试验的其他研究者通报。申办者应对参加临床试验的受试者提供保险，对于发生与试验相关的损害或死亡的受试者承担治疗的费用及相应的经济补偿。申办者应向研究者提供法律上与经济上的担保，但由医疗事故所致者除外。研究者不遵从已批准的方案或有关法规进行临床试验时，申办者应指出以求纠正，如情况严重或坚持不改，则应终止研究者参加临床试验，并向药品监督管理部门报告。

2) 研究者：负责临床试验的研究者应具备相应的条件。研究者必须详细阅读和了解试验方案的内容，并严格按照方案执行。研究者应了解并熟悉试验药物的性质、作用、疗效及安全性(包括该药物临床前研究的有关资料)，同时也应掌握临床试验进行期间发现的所有与该药物有关的新信息。研究者必须在有良好医疗设施、实验室设备、人员配备的医疗机构进行临床试验，该机构应具备处理紧急情况的一切设施，以确保受试者的安全。实验室检查结果应准确可靠。研究者应获得所在医疗机构或主管单位的同意，保证有充分的时间在方案规定的期限内负责和完成临床试验。研究者须向参加临床试验的所有工作人员说明有关试验的资料、规定和职责，确保有足够数量并符合试验方案的受试者进入临床试验。研究者应向受试者说明经伦理委员会同意的有关试验的详细情况，并取得知情同意书。研究者负责作出与临床试验相关的医疗决定，保证受试者在试验期间出现不良事件时得到适当的治疗。研究者有义务采取必要的措施以保障受试者的安全，并记录在案。在临床试验过程中如发生严重不良事件，研究者应立即对受试者采取适当的治疗措施，同时报告药品监督管理部门、卫生行政部门、申办者和伦理委员会，并在报告上签名及注明日期。研究者应保证将数据真实、准确、完整、及时、合法地载入病历和病例报告表。研究者应接受申办者派遣的监察员或稽查员的监察和稽查及药品监督管理部门的稽查和视察，确保临床试验的质量。研究者应与申办者商定有关临床试验的费用，并在合同中写明。研究者在临床试验过程中，不得向受试者收取试验用药所需的费用。临床试验完成后，研究者必须写出总结报告，签名并注明日期后送申办者。研究者中止一项临床试验必须通知受试者、申办者、伦理委员会和药品监督管理部门，并阐明理由。

(6) 数据记录、管理与统计分析病历作为临床试验的原始文件，应完整保存。病例报告表中的数据来自原始文件并与原始文件一致，试验中的任何观察、检查结果均应及时、准确、完整、规范、真实地记录于病历和正确地填写至病例报告表中，不得随意更改，确因填写错误，作任何更正时应保持原记录清晰可辨，由更正者签署姓名和时间。为保护受试者隐私，病例报告表上不应出现受试者的姓名。研究者应按受试者的代码确认其身份并记录。所有涉及数据管理的各种步骤均需记录在案，以便对数据质量及试验实施进行检查。用适当的程序保证数据库的保密性，应具有计算机数据库的维护和支持程序。临床试验资料的统计分析过程及其结果的表达必须采用规范的统计学方法。临床试验各阶段均需有生物统计学专业人员参与。临床试验方案中需有统计分析计划，并在正式统计分析前加以确认和细化。若需作中期分析，应说明理由及操作规程。对治疗作用的评价应将可信区间与假设检验的结果一并考虑。所选用统计分析数据集需加以说明。对于遗漏、未用或多余的资料须加以说明，临床试验的统计报告必须与临床试验总结报告相符。

(7) 质量保障申办者及研究者均应履行各自职责，并严格遵循临床试验方案，采用标准操作规程，以保证临床试验的质量控制和质量保证系统的实施。监察员应遵循标准操作规程，督促临床试验的进行，以保证临床试验按方案执行。监察员应有适当的医学、药学或相关专业学历，并经过必要的训练，熟悉药品管理有关法规，熟悉有关试验药物的临床前和临床方面的信息以及临床试验方案及其相关的文件。临床试验中有关所有观察结果和发现都应加以核实，在数据处理的每一阶段必须进行质量控制，以保证数据完整、准确、真实、可靠。药品监督管理部门、申办者可委托稽查人员对临床试验相关活动和文件进行系统性检查，以评价试验是否按照试验方案、标准操作规程以及相关法规要求进行，试验数据是否及时、真实、准确、完整地记录。稽查应由不直接涉及该临床试验的人员执行。药品监督管理部门应对研究者与申办者在实施试验中各自的任务与执行状况进行视察。参加临床试验的医疗机构和实验室的有关资料及文件(包括病历)均应接受药品监督管理部门的视察。

4. ICH 临床试验管理规范　ICH 的目的是寻求解决美国、欧盟、日本三方国家之间存在的不统一的规定和认识，通过协调逐步取得一致，为药品研究开发、审批上市制定一个统一的国际性指导标准，以便更好地利用人、动物和材料资源，减少浪费、避免重复，加快新药在世界范围内开发使用；同时采取规范的标准来保证新药的质量、安全性和有效性，体现保护公共健康的管理责任。

ICH 自 1990 年建立以来，已在减少新药产品的开发及技术材料申报过程中的重复性工作方面取得显著的成就。尤其是 1997 年 5 月 ICH-GCP 的颁布，得到世界各国的广泛重视。目前，全球范围的多中心临床试验，尤其是多国多中心临床试验基本以 ICH 和 WHO 的各项指导原则为标准。虽然我国尚未成为 ICH 成员国，但如果一类新药申办单位所在国为三方成员国，在我国进行临床试验时也必须遵照 ICH-GCP 的规定。因此，我国有条件承担一类新药临床试验的药物临床试验机构，试验应同时遵照我国 GCP 规定和 ICH-GCP 要求，进行一类新药临床试验。

第三节　抗肿瘤药物临床试验

抗肿瘤药物与一般药物临床试验的基本过程相同，上市前的临床研究过程也分为Ⅰ期、Ⅱ期和Ⅲ期临床试验，但肿瘤疾病和抗肿瘤药物均独具特点。如：各期受试者均为肿瘤晚期患者；除了探讨单药的抗肿瘤效果外，还要探讨多药综合治疗的效果；评价指标包括近期效果、生存时间和生存质量。多数晚期肿瘤患者生存时间有限，往往缺乏根治性的药物，为达到延长生存的目标，受试者往往需要承担更大的治疗风险，抗肿瘤药物的安全性评价显得尤为重要。下面将围绕肿瘤药物临床试验的基本原则和要求、细胞毒药物和靶向药物临床试验的特点进行简要的阐述。

一、抗肿瘤药物临床试验的基本原则和要求

1. 不同受试人群的探索　由于细胞毒类抗肿瘤药物多数具有较大毒性，为避免健康受试者遭受不必要的损害，I 期临床试验即应选择标准治疗失败或缺乏标准治疗的肿瘤患者进行。由于是患者参与 I 期临床试验，除观察药代动力学和耐受性外，还可以初步观察药物疗效。

在随后的临床试验中，受试者也首先从对标准治疗无效或失败的患者中选择，在获得对二、三线患者的肯定疗效后，再向一线治疗推进。肿瘤患者在既往治疗中药物暴露引发的耐药机制，可能造成对试验药物的重叠耐药，从而导致所预期的药物疗效明显降低，因此在早期临床甚至非临床研究阶段，也应探索对耐药菌株的有效性。

在一些瘤种中已有证据表明，手术后辅助化学药物治疗对于降低手术后转移复发是有利的。新型辅助化学药物的治疗和同时放射治疗与化学药物的治疗在一些肿瘤治疗中的成功应用，也为肿瘤药物的多方面应用提供了启示。因此，在适宜的阶段探索新药与其他治疗相结合的方式是有必要的。

2. 不同给药方案的探索　抗肿瘤药物的疗效和安全性与给药方案密切相关，不同的给药方案（如给药间隔和给药速度不同）可能产生不同的剂量限制性毒性（dose limited toxicity，DLT）和最大耐受剂量（maximal tolerated dose，MTD）。对于细胞毒类药物而言，在毒性可以耐受的前提下，应尽量提高给药的剂量以达到最佳疗效。因此，临床研究早期应尽可能对不同的给药方案进行探索，找出能够获得最大疗效且可耐受的给药方案。

在临床实际中，抗肿瘤单药治疗往往容易产生耐药性，疗效不佳。因此，抗肿瘤治疗多采用多药联合治疗。传统的细胞毒药物一直被用于联合治疗，通过与毒性不完全重叠的化合物联合，或者与产生耐药性的机制不完全重叠的化合物联合应用，可以达到在可接受的毒性水平增加抗肿瘤疗效的目的。

3. 不同瘤种的探索　通常一种抗肿瘤药物可能不只是对一种瘤种有效，也不可能对所有瘤种都具有同样疗效。因此，在临床前药效研究中，应参考同类化合物或作用机制相似的药物适应证，尽可能多地进行药物抗瘤谱的筛选。在早期 I/II 期探索性临床试验中，也应选择多个瘤种进行临床研究，以获得对该药物对不同瘤种敏感性的初步结果。在 III 期临床研究中，再针对某个或几个相对敏感、最具开发价值的瘤种进行大样本研究，获得肯定疗效后，再扩大至其他潜在的有效瘤种进行研究。

4. 不同的疗效观察指标　目前，常用的抗肿瘤疗效观察指标，包括总生存期（overall survival OS）、基于肿瘤评价的疗效指标（如无病生存期、进展时间、无进展生存期、客观缓解率、治疗失败时间）和基于症状评价的疗效指标（受试者报告的结果和生活质量）以及生物标记物等。不同指标具有自身的优点和缺点，应根据所研究的药物类别、肿瘤类型、当前临床治疗状况以及研发目标等综合考虑，选择合适的主要和次要疗效观察指标。

二、抗肿瘤细胞毒药物 I 期临床试验

1. I 期临床试验的目的　主要目的是探索不同给药方案下的 MTD、DLT、合理的给药方

案,确定Ⅱ期临床试验推荐的给药方案。同时了解新药人体药代动力学特征,获取初步药代动力学参数,并观察初步疗效,进行可能的药代动力学/药效动力学(PK/PD)分析。

2. 受试人群的选择 受试人群应符合以下基本标准:①经病理组织学和/或细胞学确诊的恶性肿瘤患者。②经常规治疗无效的或缺乏有效治疗的恶性肿瘤患者,且纳入新药试验后可能受益者。若需要对特定目标人群进行观察,则可有选择性地入组具有相应目标肿瘤的人群进行研究。③无严重的造血功能异常(不适用于血液病患者),心、肺、肝、肾功能基本正常。④体力状况评分(Performance Status,PS)ECOG(美国东部肿瘤协作组)0 至 1 级或卡氏评分>70 分(见附件)。⑤应排除以往抗肿瘤治疗的持续效应。入组治疗时间应与以往治疗有足够的时间间隔,通常至少在 4 周以上,避免以往治疗的干扰。⑥至少有 3 个月的预期寿命,可以对安全有效性资料进行随访。⑦年龄一般 18 ~ 65 岁,不宜在儿童患者中进行首次人体研究(儿童高发的肿瘤疾病除外)。⑧生育年龄的受试者应采取有效避孕措施。⑨签署知情同意书。

排除标准:①有中枢神经系统转移患者(出现任何提示中枢神经系统转移的临床征兆的所有患者,必须进行头颅 CT 或 MRI 检查,以排除中枢神经系统转移)。②在 4 周内接受过放射治疗、激素治疗、生物治疗或化疗者;在筛选前 2 周内接受过放射治疗的患者,患者必须从所有放射治疗相关的毒性中恢复。③有自身免疫性疾病、免疫缺陷疾病,或有器官移植史者。④合并严重的和(或)未控制的疾病(如未控制的糖尿病)。⑤病毒性肝炎活动期患者。⑥不愿意或不能遵守试验方案的患者。

3. 给药方式和给药途径的选择 给药方案是决定药物疗效和安全性的关键性因素之一,Ⅰ期临床试验中应探索适宜的给药方案,探索不同给药方案下的人体耐受性。

4. 初始剂量的选择 多数抗肿瘤药物的治疗指数很小,较高的起始剂量可能导致患者出现严重毒性,甚至患者死亡,从而使得原本具有潜力的有效药物不能得以继续研发。另一方面,如选择过低的起始剂量,有可能使得试验周期延长,不利于开发进程,而且从伦理学角度考虑,不应使过多患者暴露在无效剂量下。因此,起始剂量的选择应当综合非临床药效、毒理和药代动力学/毒代动力学的研究结果综合考虑。对于细胞毒类药物,Ⅰ期临床试验的单次给药起始剂量计算原则上相当于非临床试验中啮齿类动物 MTD 剂量的 1/10,或非啮齿类动物 MTD 剂量的 1/6,单位用 mg/m^2 表示。

5. 剂量递增 剂量递增方案的确定要考虑药物临床前研究的暴露量-效应/毒性曲线关系和个体差异确定。通常采用改良的 Fibonacci 方法设计剂量爬坡方案,即在初始剂量后,依次按 100%、67%、50%、33%、33%…递增。为尽量减少患者暴露于过低的无效剂量或高的毒性剂量,建议根据药物特点调整剂量递增的幅度。

6. 给药间隔 多次给药耐受性试验的给药间隔可参考临床前试验的推荐剂量间隔或肿瘤/正常组织的药物毒性比率,并结合人体单次给药的耐受性、药代动力学研究结果进行设计或调整。参考同类别药物获得的经验有助于选择给药间隔。

7. 药代动力学研究 药代动力学(pharmacokinetics,PK)研究是抗肿瘤新药Ⅰ期临床试验的重要部分,包括:单次给药的药代动力学行为、多次给药的药代动力学行为、联合给药的药代动力学行为。药代动力学研究主要是描述药物的人体药代动力学特征,确定主要药代参数,包括吸收、分布、代谢和排泄的全过程研究,在研究过程中需评价药代动力学与其给药剂量、安全性和临床疗效之间的关系,鼓励建立群体 PK/PD 分析模型,有助于设计最佳给药剂量和给药间隔。如表皮生长因子受体(EGFR)的Ⅱ期临床剂量采用出现非线性药代动力学的剂量级,此剂量级的清除率达到饱和,表明与受体结合饱和。

8. 药效学研究　药效学指标在分子靶点药物和抗体类药物的临床评价中起着越来越重要的作用。若靶点明确,需评价和影响细胞毒类型和靶点的变化,最好是肿瘤组织标本。对于血管靶向药物则可采用影像学方法检测血流的改变。

9. 观察和评价　由于抗肿瘤药物一般选择患者进行Ⅰ期临床试验,因此可初步观察受试者用药的肿瘤反应情况,为后期有效性研究提供参考。疗效的评价应遵照当时国际上通用的实体瘤疗效评价标准(RECIST标准)。在征得受试者同意的情况下,提倡获取其体液、血液/血清、组织进行相关的肿瘤标记物检测和合理预测其可能的疗效,如分子靶向抗肿瘤药物可通过测定特定标记物来初步预测其药理活性。若研究者判断受试者能够耐受且有可能继续获益的情况下也可以考虑持续用药多个疗程,有助于评价初步疗效。

由于Ⅰ期试验纳入受试者数量少,尚不足以确定其可能的疗效如缓解率,因此Ⅰ期临床试验的疗效评价要特别谨慎。

10. Ⅰ期临床试验总结　抗肿瘤药物Ⅰ期临床总结报告的内容包括:①最大耐受剂量(MTD)或剂量限制性的毒性(DLT);②毒性反应的类型、发生率、严重程度、预防和控制措施、与剂量和疗程的关系等;③初步疗效结果,如肿瘤客观缓解率(objective response rate,ORR),包括疗效评价的肿瘤标志物;④药代动力学参数及其与药效/毒性间的关系(PK/PD);⑤Ⅱ期临床试验的拟定受试人群、推荐剂量和给药方法。若单项Ⅰ期临床试验结果难以支持后续的Ⅱ期临床试验,可进行的其他项目的Ⅰ期临床试验,或非临床研究。

11. 细胞毒药物Ⅱ期临床试验　细胞毒药物Ⅱ期临床试验是在Ⅰ期临床试验明确了药物的毒性靶器官并且认为药物的毒性基本在可以接受范围内的基础上,在不同类型的肿瘤中或某一特定瘤种中进一步探索药物的抗肿瘤活性。其主要目的是考察药物是否具有抗肿瘤作用,了解药物的抗肿瘤谱,同时应更为详细地进行药物不良反应的观察。除了常见不良反应之外,还应考察药物少见毒性和(或)罕见毒性,药物的蓄积性和重复给药毒性,并提出预防和处理毒性的方法;进一步探索和优化Ⅰ期推荐的给药方案,包括给药剂量、给药间隔、疗程、联合治疗等,同时需要进一步阐明给药方案与安全有效性的关系。

12. 细胞毒药物Ⅲ期临床试验　细胞毒药物Ⅲ期临床试验为确证性研究,通过大样本、随机、对照研究设计确证药物在Ⅱ期临床试验中特定的目标人群中观察到的疗效和安全性,评价肿瘤受试者的临床获益情况。其研究目的是:确定在明确的目标人群中的临床获益情况,充分评价药物的毒性反应,应特别注意早期临床试验不易发现的少见不良事件。对试验药物进行风险效益评估。

由于细胞毒药物Ⅲ期临床试验投入巨大、耗时长,因此在决策药物是否进入Ⅲ期临床时应慎重考虑以下因素:①有特异且明确的靶点,在非临床试验和Ⅰ/Ⅱ期临床试验中已得到充分支持;②有强的抗肿瘤活性,在非临床试验和Ⅰ/Ⅱ期临床试验中已得到充足支持;③良好的药物代谢动力学特点,例如口服生物利用度良好、半衰期长等;④疾病对新的治疗方法有较强的需求;⑤不良反应可以耐受和处理。

三、肿瘤分子靶向药物临床试验

1. 肿瘤分子靶向治疗特点　肿瘤分子靶向治疗是指用生物制剂或调节生物反应的制剂治疗恶性肿瘤的新疗法,包括体细胞治疗、细胞因子、单克隆抗体、核酸等生物大分子治疗以及特异性靶向肿瘤信号转导通路的小分子药物治疗。上述制剂是通过调节抗肿瘤免疫反应或者调节肿瘤生物学行为(生长、凋亡、分化、转移、血管生成等)而达到抗肿瘤的目的。

与细胞毒类药物相比,分子靶向治疗具有自身的特殊性,主要表现为:①具有靶向性;②具有非细胞毒类作用;③具有调节作用和细胞稳定的作用;④其临床试验技术要求不同。

2. 靶向药物与细胞毒药物临床试验的差别 分子靶向药物临床试验设计时,应注意以下几点:①分子靶向治疗有效剂量与毒性剂量之间差距较大,生物学效应与临床效应不一定呈线性关系,Ⅰ期临床试验中寻找最大耐受剂量(MTD)无明确临床意义,而最佳生物学有效剂量应是Ⅰ期临床试验的终点;②免疫治疗的临床试验设计过程中,还需考虑其是否诱导自身免疫性疾病;③评价病毒载体的基因药物时,应采用实时聚合酶链式反应(polymerase chain reaction,PCR)技术检测病毒载体的分布和代谢;免疫组织化学和分子生物学技术观察病毒载体的复制性;ELISA检测机体对病毒载体的免疫反应和肿瘤标志物变化;④评价血管生成抑制剂时,应通过酶联免疫吸附试验,监测体液血管生成因子浓度变化,采用磁共振技术观察肿瘤血流变化;⑤评价酪氨酸激酶抑制剂时,应用免疫组织化学技术和分子生物学技术评估相应靶点的表达强度及其下游信号通路变化;⑥分子靶向治疗毒性轻微,在Ⅰ期临床试验中允许以更快速度进行剂量爬升。

3. 分子靶向药物临床试验的特点

(1)小分子靶向药物:该类药物不仅抑制"目标靶点"的功能,也非特异性地作用于其他生物学靶点,所以,当确定合适剂量时,除了分析毒性和药代动力学特性,有必要在Ⅰ期临床试验中分析其抗肿瘤活性,以及评估靶向抑制与抗肿瘤效应之间的关系。对于小分子靶点药物临床试验的目的,有学者主张从肿瘤客观有效率,转变为疾病进展时间(time to progression,TTP)和生存时间。曲妥珠单抗、吉非替尼等药的治疗反应显示肿瘤缩小,但还有多个小分子靶点药物的治疗反应有待研究发现。

(2)免疫治疗药物:试验设计的方法与问题与其他分子靶向治疗有相似之处,但由于免疫治疗药物的作用机制的特殊性,临床试验前的制备、检测及药理毒性试验等更显重要。其中,人用单克隆抗体的研究开发应参考我国SFDA制定的《人用单克隆抗体质量控制技术指导原则》。

(3)基因治疗:主要通过三种作用;①增强肿瘤免疫反应;②抑制肿瘤细胞生成;③将"自杀基因"导入肿瘤细胞内。起到上述三种作用的基因包括:肿瘤抑制基因(如*p53*基因)、免疫调节基因(如GM-CSF、IL-2、TNF基因)、药物前体转化酶基因(如胸苷激酶基因)。

考虑到病毒基因治疗不同于其他分子靶向或抗体治疗的特点,我国已在《生物制品注册分类及申报资料要求》、《人基因治疗研究和制剂质量控制技术指导原则》作出相关的规定。考虑基因治疗的复杂性、风险性,临床试验过程中有两点需特别注意:①明确给药的方式、剂量、时间及疗程。如需通过特殊的手术导入治疗制剂,须提供详细的操作规程。②靶组织和非靶组织的分子生物学检测。若导入重组病毒或可能改变机体免疫状态的制剂,须针对性地提供观察人体免疫学方面的相关检测指标,并对可能发生的免疫学反应有必要的处理措施。

4. 分子靶向药物临床试验实施中应注意的问题 包括:①在获得患者知情同意时,应详细解释分子靶向治疗新药与化疗等治疗的区别;②注意防护,例如当医务人员在肿瘤局部注射以病毒为载体的基因治疗药物时的防护;③注意观察分子靶向治疗很少发生但却非常严重的毒副作用;④目前疗效与毒性评价标准与细胞毒药物相同,但应注意按方案规定的周期进行评价(分子靶向治疗用药疗程可能与化疗药物不同)。分子靶向治疗后肿瘤出现“空洞”现象已向目前的实体瘤疗效评价标准(RECIST)提出挑战,有学者提出采用三维测量肿瘤负荷的方法更适合这种情况下评估,目前新的疗效评价标准还在研究中。

由于恶性肿瘤分子靶向治疗还处于起步阶段,目前国内外仍沿用基于细胞毒类药物的肿瘤新药临床试验规范,这明显与上述分子靶向药物的特殊性不相适应。面对每年以数百亿美元速度递增的世界生物医药市场,肿瘤分子靶向药物临床试验规范发展不够。因此,探索肿瘤分子靶向药物临床试验的规律、研究方法和操作规程,规范、科学地开展相关的临床研究,是将来工作的重点。

(沈　康　张锦林)

第二十七章　循证医学

学习目标

1. 掌握循证医学的定义、基础和实施。
2. 熟悉循证医学在肿瘤学中的应用。
3. 了解循证医学的发展史。

第一节　概　述

一、循证医学的发展史

早在11世纪初阿拉伯人Avicenna提出:“药物试验应在人体进行,要具备可比较性和可重复性”。这里可比较性和可重复性,是人们对真实证据一次严格意义上的定义。同时期我国古代本草图经就记录一些简明对照研究。而循证医学的实践,最早的记载始于中国。在清乾隆年间,就有“考证”古代医书的做法。20世纪50年代初,英国科学家首先开始了随机对照临床试验,首次把严密的统计理论应用于临床研究中,为医学研究开创了新的里程碑;60年代,美国退伍军人管理局协作组率先开始进行治疗高血压的临床试验;90年代中期,循证医学在发达国家得到了前所未有的高度重视和日益普遍的应用。循证医学的名称于1992年由加拿大McMaster大学的Gordon Guyatt博士正式提出。同年在英国伦敦成立了以已故临床流行病学家Cochrane的名字命名的“Cochrane中心”,旨在收集世界范围的随机对照临床试验(randomized controlledtrial,RCT),并对其进行荟萃分析(Meta-analysis),即将各专业的RCT集中起来进行Meta分析,向世界各国临床医生提供临床决策的最佳证据。1993年10月,正式建立了世界范围的Cochrane协作网,并迅速在全世界引起热烈的响应。目前全世界已成立了15个Cochrane中心。《British Medical Journal》编辑部在2000年初出版了《Best Clinical Evidence》(《最佳临床证据》),这本书主要介绍当前根据临床试验或系统评价所取得的最新的临床证据,每半年更新一次。美国医学会和《British Medical Journal》联合创办了《Evidence-based Medicine》杂志,这是循证医学(evidence-based medicine,EBM)发展的又一里程碑。我国从1995年起,也将循证医学的核心内容融入到医学教学和实践当中。1997年7月卫生部就批准在华西医科大学成立中国Cochrane中心,开展循证医学方法学的研究和普及推广工作。中国Cochrane中心的成立,标志着我国临床医学正在走近EBM。

循证医学的产生和发展是建立在人类社会疾病谱的变化、科技革命和信息网络技术的革命上的,特别是在建立和发展临床流行病学的基础上。

首先,二十一世纪的到来,人类疾病谱发生了明显的变化,旧的医学理论知识的不断更新，某些权威、专家经验的失误以及大量医学期刊中眼花缭乱，相互矛盾的报道，使得“一种新的医学实践模式”正在兴起。飞跃发展的依赖经验较少的现代医学技术，大大不同于依赖经验较多的传统诊疗技术。我们平时日常医疗活动中，需要大量有关疾病诊断、治疗、预后判断和预防方面的可靠信息。还有临床经济学的发展对临床医疗实践提出新的要求，制药业的蓬勃发展给临床决策带来困惑。

其次，临床医学的不断发展，对医生们的临床决策提出了更高的要求。随着临床医学近些年来的迅速发展，人们越来越认识到动物试验不能取代人的试验，因为人体远较动物复杂，并对长期以来所认识的一些经验知识包括某些用来指导临床治疗现状的病理生理机制产生了疑问，许多学者认为随机对照试验在医学研究中的研究证据可以作为处理病人的依据。

再次，现代流行病学的蓬勃发展，临床流行病学异军突起，不断地产生出新临床科研方法，为循证医学的兴起创造了条件。新的临床科研方法学对于我们的临床决策提出了需要有效查寻和评价科学依据的策略。找到和运用行之有效的方法来提高我们的临床技能和不断知识更新。如 RCT 应用流行病学的随机化分组方法，可以有效地消除一些混杂因素。我们则可以通过总结随机对照试验的研究结果，以随机对照试验为研究方法的旗舰，为研究各种临床问题提供了科学的方法论。综合评价和系统方法的发展更把循证医学的定量化综合提高到了更高的阶段，如 Meta 分析作为对 RCT 结果进行综合分析的手段，越来越被人们所接受，现在 Meta 分析也已经被广泛的引入临床研究，促进了循证医学的实现。

最后，信息与网络的迅猛发展，逐步完善了可供快速检索的信息网络系统，为最佳证据的查找和获得提供了物质基础。临床医生可以通过文献检索、网络查找、咨询、交流和听取讲座等方式获得大量的临床实践证据。

二、循证医学的定义

EBM 即遵循证据的医学，又称实证医学，即将临床研究中得到的最新、最有力的科学研究信息应用于病人诊治的一门学科。这个概念从这三个方面来理解：①强调临床干预，但不排斥基础研究。②强调随机临床试验，但不排斥非随机的报告。在一些实际情况不允许，或病例数比较少的情况下，非随机的报告也是可以拿来作为证据的。③强调证据，但仍重视专家的经验和意见。著名的临床流行病学家 David Sackett 教授是这样阐释循证医学的定义的：谨慎、准确、明智地应用当前所能获得的最佳证据，同时结合临床医生的个人专业技能和多年的临床经验，考虑患者的权利、价值和期望，将三者完美地结合，制订出对患者有效的治疗措施。最佳的研究证据、临床经验和病人的意见是实施循证医学的三要素。这就意味着临床医生的专业技能应该与现代系统研究所获的最佳成果（证据）有机的结合，并在做出最佳诊治决策的时候，征询患者的意见，以保证患者良好的依从性。其核心思想是：任何医疗决策的确定都要根据现有的最可靠的临床科研证据来进行。循证医学是一种有组织、有计划的集体行为，是一门通过正确利用及合理分析临床资料来制定医疗卫生决策，规范医疗服务行为，从而能够提供经济高效医疗服务的科学。

循证医学的实践就是通过系统研究，将个人的经验与能获得的最佳外部证据融为一体。广义的循证医学遵循科学证据实施医学决策,包括两大领域:一是我们通常所说的针对个体病人的循证临床实践;二是指针对群体的循证宏观决策。二者相辅相成,相得益彰,共同提高医疗卫生服务的整体质量和效益。

第二节　循证医学的基础

一、最佳的临床科研证据

循证医学必须占有当前最佳的临床科研成果(证据)。最佳临床研究证据是指对临床研究文献,应用临床流行病学的原则和方法以及有关质量评价的标准,经过认真分析与评价所获得的新近、真实、可靠且有临床重要应用价值的成果或称证据。

收集最新最好的科学研究依据,一般是通过基础医学研究和以病人为中心的随机化双盲临床试验,找到更敏感、更准确的疾病诊断方法,更有效、更安全的治疗手段,以及更方便、更价廉的疾病防治办法。

二、素质良好的临床医生

临床医生是实践循证医学的主体,对疾病的诊治和任何处理都是通过医生去实施的。医生是实践循证医学的主体,医生所拥有的医学理论知识及临床经验在临床实践中具有重要意义。高素质优秀的临床医生是循证医学实践的有力保障。因此实践循证医学要求临床医生具有丰富的医学理论知识以及临床经验,并不断更新。接受过正规医学教育的临床医生,都具备现代生物学、人体解剖学、生理学、病理学、免疫学等基本理论知识,他(她)们对病人的诊治,也是从临床实际出发,根据病人的临床特征,结合自己掌握的理论知识和临床经验,作出相应的诊治决策。在一定程度上,当然也是“循证”的,不应都认为是“经验医学”。医生还必须具备崇高的医德和全心全意为病人服务的精神,这些都是临床医生实践循证医学的必备条件。

三、临床流行病学方法基础

临床流行病学是产生循证决策所需证据的研究方法论,又是决策者正确理解和利用证据所需要的基本知识工具。临床流行病学的基本理论和临床研究的方法学是实践循证医学的学术基础。研究的设计,文献质量的评价、分析,指标的评价、分析,文献研究真实性的分析,正确的卫生经济学分析与评价等,都必须应用流行病学的基本理论,基本知识和基本方法。

四、患者的参与

患者是医疗实践的主要参与者之一,是医疗活动的中心,只有通过患者的接受与合作,才能取得相应疗效,医患间平等友好的合作关系及医生正确的诊治决策是实践循证医学的又一关键。患者都是有着强烈的康复期望和要求;而对于医生的诊疗决策,也是需要充分了解其利弊,包括从患者方面考虑,他们的经济承受能力等,见图 27-2-1。循证医学的实施是尊重病人的正当权益，与病人友好合作，这样才可能保证有效的诊治措施，取得病人的高度依从性，产生最佳效果。因此，医患间平等友好合作关系和医生诊治决策的正确与否，是成功实践循证医学的关键。

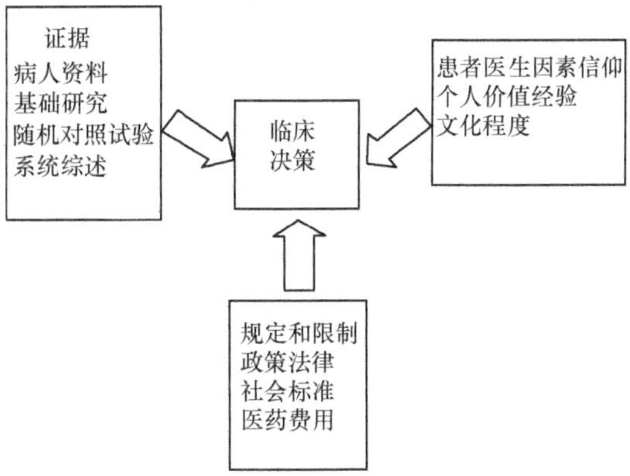

图 27-2-1　临床决策示意图

五、其他外部条件

现代医疗基本设施。创造和应用临床最佳的研究成果(证据)，必然要涉及相应的硬件设施和一系列物质条件等，如网络信息资源的获取就需要有计算机网络条件的支持，方能有获得最佳证据的可能。当然，为了高质量的临床服务，相应的医疗设施也是必要的。

第三节　循证医学的实施

循证医学实施就是结合临床经验与最好证据对患者进行处理的过程，一般过程包括有提出问题、搜集证据、评价证据、应用最佳证据指导临床决策以及在实践中不断提高临床决策水平和医疗质量等5个步骤。

一、提出问题

实践循证医学的第一步，首先是提出问题。检索证据的前提是提出问题，从病人存在的问题提出临床要解决的问题，弄清问题的疑难、重要、发展和提高等方面的属性。虽然提出问题似乎并不是一个复杂的过程，但这一过程可帮助检索者获得一个贴切的答案，起到事半功倍的作用。

一个理想的临床问题应包括下列几个要素：患者或人群、干预措施或暴露因素、结局与对比。针对患者，临床医生准确采集病史，查体，收集相关实验结果，分析论证，找出所需解决的临床疑难问题，如诊断、治疗方案选择、预防、预后等。针对具体的临床实践中遇到传统理论知识和经验不易解决的问题，但又必须弄清楚，否则有碍于对患者的正确处理。这时强调临床医生必须准确地采集病史、查体及收集有关实验结果，占有可靠的一手资料，经过仔细分析论证后，方可准确地找出临床存在而需解决的疑难问题。这种问题的解决，除了有利于患者诊治决策外，也有利于本人和本专业水平的提高。

二、搜集证据

通过期刊检索系统和电子检索系统等方式来获得有关证据，也就是收集有关问题的资料。收集研究证据是循证医学实践一个不可缺少的重要组成部分，其目的是通过系统检索最全面地得到证据，为循证医学实践获取最佳证据奠定坚实的基础。目前有大量可供医学研究证据查询的来源，包括数据库(互联网在线数据库、公开发行的CD、循证医学中心数据库等)、杂志、指南等。根据第一步提出的临床问题确定“关键词”,应用电子检索系统和期刊检索系统,检索相关文献,从这些文献中找出与拟弄清的临床问题关系密切的资料,作分析评价用。

1. 原始最佳证据 包括数据库(互联网在线数据库、光盘)、杂志、专著等。我国医学界中,使用频率最高的是 Medline 和中国生物医学文献数据库(Chinese biomedical literature database,CBM)。

(1) 美国国立医学图书馆的 Medline 是检索生物医学证据的主要数据库之一,收录自1966 年以来相关学科的 40 多种语言的 4000 余种期刊,几乎包括了所有重要的国际性医学和健康相关杂志。在各种不同版本的 Medline 中,以 PubMed 最常用(http://www.ncbi.nlm.gov/pubmed/)。PubMed 由美国国立医学图书馆制作。可通过相关链接得到文章的全文和其他相关资料。

(2) 中国生物医学文献数据库有中国医学科学院信息研究所开发,收录了自 1980 年以来 1000 多种中国生物医学期刊、汇编、会议论文的文献,是检索中文证据首选的数据库。

2. 二次研究证据

(1) Cochrane 图书馆(Cochrane library):由 Cochrane 协作网制作,以电子出版物形式提供系统综述和研究方案,是目前循证医学重要的证据资料库,最好、最全面的治疗评价信息源。Cochrane 协作网是国际性非盈利组织,以已故流行病学家 Archie Cochrane 命名。主要任务是生产、保存、传播和更新系统综述,帮助人们进行循证决策。

(2) 循证医学杂志:①EBM,双月刊,由英国医学杂志和美国内科医生学院联合主办;②《循证医学杂志》,由中国广东省卫生厅、广东省循证医学科研中心、广东省人民医院、中山大学附属第三医院主编。

3. 临床实践指南(clinical practice guidelines) 政府机构官方文件或由学术团体制定的文件。目的是使临床医疗规范化,提高医疗质量,降低医疗费用。从网址 http://www.guide.gov/中可查到各种指南。在我国,由卫生部、中华医学会及中国抗癌协会组织专家综合评估各种肿瘤的研究结果,对肺癌、胃癌、大肠癌等常见肿瘤,根据现阶段公认的最佳方案,制定出规范化治疗的新版癌症诊治指南。近年来的临床实践指南越来越重视以证据为基础,将证据和临床实践相结合,系统地制定出规范化的指导意见。

三、评 价 证 据

即评价这些资料的真实性、可靠性和实用性。循证医学的核心思想是:任何医疗决策都应建立在新近最佳临床科学研究证据基础上,以保证决策的科学化,因而证据的评价对于分析和决策都有着至关重要的意义。检索有关医学文献,全面搜集证据并评价证据,根据临床实践所提出的问题,系统检索相关文献,得到证据后应采用临床流行病学以及循证医学研究质量评价标准对其真实性、可靠性和实用性进行评价,得出确切结论以指导临床决策。如果收集的合格文献有多篇,则可作系统评价(systematic analysis)和 Meta 分析,这样的评价结论更为可靠。

循证医学对证据评价的要求是:在明确研究对象的纳入条件和排除条件的前提下,要求有大样本(足够的样本),随机化分组,齐同条件下对照,遵循盲法原则进行研究的结果。评价文章时主要考虑以下问题:①研究结果是否正确?②结果是什么?③这些结果对处理我的病人有帮助吗？总之在评价文章时首先要确立问题，再评定该证据的质量，如果质量好的或者可以认为是最佳证据的，那么就要考虑测定其结果作用范围，是否与自己的病人相同，最后考虑干预措施可能造成的结果或不良反应等。循证医学对于证据的评估可以分为：研究方法的评估、文献综述和系统评价、成本效益评价和证据分级等几个方面。

1. 研究方法的评估　结果是否可靠，研究方法起到很大作用，不同设计的研究方法其存在的偏倚差别不一，直接影响到它们对干预效果的评价。目前认为，严格的随机对照研究可以减少偏倚并增加可比性，使得结果更加可靠。如果加以对病人、研究者和结果评估人员采取盲法的话，研究结果的可靠性更高。

2. 文献综述和系统评价　文献综述和系统评价均是对原始文献的分析总结和评价，文献综述常常涉及某一问题的多方面，如病因、诊断方法及预防、治疗、康复措施等，有助于了解某一疾病的全貌，但对原始文献的评价方法不统计，多采用定性的方法；而系统评价则常集中在研究某一具体临床问题的某一方面，如治疗或康复，具有相当的深度，有助于某一具体疾病的诊治，对原始文献有严格的评价方法，多采用定量方法。传统综述与系统综述的区别见表 27-3-1。

表 27-3-1　传统综述与系统综述的区别

特征	传统综述	系统综述
研究的问题	涉及的范畴较广泛	常集中于某一临床问题
原始文献来源	常未说明、不全面	明确、常为多渠道
检索方法	常未说明	有明确的检索策略
原始文献的选择	常未说明、有潜在偏倚	有明确的选择标准
原始文献的评价	评价方法不统一	有严格的评价方法
结果的合成	多采用定性方法	多采用定量方法
结论的推断	有时遵循研究依据	多遵循研究依据
结果的更新	未定期更新	定期根据新试验进行更新

现有的系统综述不可避免地存在良莠不齐的情况。临床医生在应用时应对系统综述的结果进行评价，确定其真实性、可靠性。可根据系统综述的结果是否真实、是否重要，这个结果能否应用于自己的医疗实践 3 个方面来评价。评价标准可参考 QUOROM 声明的 18 项评价标准（表 27-3-2）。

3. 成本效益评价　治疗的成本及其对生存和生活质量的影响不同，每种治疗或干预措施需要各自的界限值。当有可靠的资料（证据）时，界限值可以以成本效益比的形式来表达，确定每一单位或个体获得效益所需的最大成本，需要治疗的数量（number need to treat，NNT）低于该值就认为可以值得常规应用，因而，一些即使被证明了对生存无影响的治疗也在常规应用。

4. 证据分级　按照循证医学对证据要求和评价的不同，可以把证据按可靠性、实用性的不同，从高到低分为 4 个等级：A 级，设计良好的随机试验；B 级，设计较好的队列研究或病例对照试验；C 级，病例报告或有缺点的临床试验；D 级，个人临床经验。根据证据水平分为 5 级（表 27-3-3）。

表 27-3-2 QUOROM 声明的 18 项评价标准

标题	小标题	评判根据
题目		能鉴定出是否为随机对照试验(RCT)的 Meta 分析或系统论述
摘要		使用了结构式摘要
	目的	明确描述了临床问题
	资料来源	列出了资料库和其他信息来源
	评价方法	描述了选择标准(即对象、干预、结局和研究设计);详细描述了真实性评价的方法,资料提取、研究特性、定量资料综合足以允许重复
	结果	纳入与排除 RCT 的特征描述,定性、定量的发现(即以点估计值及可信区间)以及亚组分析
	结论	对主要结果加以描述
序言		明确的描述了临床问题,干预性的生物学合理性和综述的理由
方法	检索	详细介绍信息来源,如资料库、注册库、个人档案、专家信息、机构、手工检索,对检索的限制,如年代,发表状态、发表言语
	选择	有纳入、排除标准(定义了对象、干预、主要结局和研究设计)
	真实性评价	有评价标准和评价过程(如设盲的情况、治疗评价及评价结果)
	资料提取	提取过程和方法(如独立完成、重复性)
	研究特征	描述研究设计的类型、对象特征、干预方案、结局定义、研究来源、临床异质性评估
	定量资料综合	主要效应测量指标,如相对危险度、合并结果的方法(统计学检验与可信区间),缺失资料的处理,统计学异质性评价、敏感性分析、亚组分析、发表偏倚的测量
结果	试验流程图	检索、筛选试验的流程
	研究特性	描述每一试验的特征(如年龄、样本量、干预、剂量、疗程、随访期限)
	定性资料综合	选择与真实性评价的报告协议、合并的结果、计算效应的资料和可信区间、ITT 分析
讨论		对关键性结果进行概括,根据内外部真实性讨论临床相关性,根据得到的证据总和讨论结果,描述潜在的偏倚,提出将来的研究线索

表 27-3-3 循证医学证据分级水平及依据

推荐分级	证据水平	治疗、预防、病因证据
A	1a	随机对照试验的系统综述
	1b	单项随机对照试验(95% CI 较窄)
	1c	全或无,即必须满足下列要求:①用传统方法治疗,全部患者残废或治疗失败,而用新的疗法后,有部分患者存活或治愈(如结核病、脑膜炎的化疗或心室颤动的除颤治疗)。②应用传统方法治疗,许多患者死亡或治疗失败;而用新疗法无一死亡或治疗失败(如青霉素治疗肺炎球菌感染)
B	2a	队列研究的系统综述
	2b	单项队列研究(包括治疗较差的随机对照试验)(如随访率<80%)
	2c	结局研究
	3a	病例对照研究的系统综述
	3b	单项病例对照研究
C	4	系统病例分析及质量较差的病例对照研究
D	5	没有分析评价的专家意见

四、应用最佳证据指导临床决策

也就是在临床上实施这些有用的结果。应用最佳证据,指导临床决策:对所获得的真实可靠、具有临床应用价值的最佳证据,结合临床经验及患者具体病情,能解决所提出的临床问题,则应开展高质量临床研究,为临床实践提供依据。将经过严格评价的文献、从中获得的真实可靠并有临床应用价值的最佳证据用于指导临床决策,服务于临床。反之,对于经严格评价为无效甚至有害的治疗措施则否定;对于尚难定论并有希望的治疗措施,则可为进一步研究提供信息。

五、在实践中不断提高临床决策水平和医疗质量

评价结果为最好证据则可结合临床经验与患者个体情况进行应用,作出临床治疗决策,并对应用效果进行评估。如评价结果不理想,则应进行再检索。通过实践,提高临床学术水平和医疗质量:对成功或不成功的经验和教训,临床医生应进行具体分析和评价,从而提高认识,进而学术水平和医疗质量得以提高,此为自身进行继续教育的过程。

第四节　循证医学在肿瘤学中的应用

半个世纪以来,癌症研究一直处在临床研究方法学的前沿,最早的一些随机研究正是在肿瘤学领域,通过临床研究评价新的治疗方法。通过医学家们不断努力研究,肿瘤学取得了巨大的发展,新治疗方法、新抗肿瘤药物不断出现,肿瘤治疗不再是单学科,而是多学科综合治疗,并进行综合防治,使肿瘤的治愈率明显提高。为了科学、客观地揭示肿瘤的发展规律,最终达到治愈肿瘤的目的,必须将循证医学应用到肿瘤学的实践中。用循证学方法对肿瘤病人进行正确诊断,并选择恰当的治疗方法,对挽救患者生命具有重要意义。肿瘤学对循证的要求显得更重要、更迫切。

例一

某某,男性,65 岁,2 周前在胸外科行右下肺叶切除、淋巴结清扫术,术后病理:鳞癌,肿瘤 1.5cm,淋巴结无转移。TNM 分期:PT1N0M0,Ⅰ期。病人和家属想了解早期的肺癌术后是否应使用进一步治疗,用化疗能否延长生存。

对这个病人循证诊疗的步骤为:

1. 提出问题　手术完全切除的非小细胞肺癌术后用含铂类的辅助化疗能否延长生存?

2. 搜集证据

(1) 在因特网上进行中国期刊数据库和万方数据库检索,用主题词“非小细胞肺癌”“切除术”“化疗”“铂类”。共检出 90 篇文章,其中一篇为“非小细胞肺癌完全切除术后含铂辅助化疗方案的累积 Meta 分析”最有价值。

(2) 结果提示非小细胞肺癌完全切除后加用含铂的辅助化疗即使能提高患者的生存率,也是轻微的。目前仍不能推荐常规使用。

3. 评价研究证据

（1）该文检索了 Medline、Cochrane 图书馆、美国临床肿瘤学会（American society of clinical oncology，ASCO）、欧洲临床肿瘤学会年会（european society for medical oncology，ESMO）及 CBM 数据库有关非小细胞肺癌完全切除术后随机试验。

（2）按纳入与排除标准检索出 16 项研究入选。剔除具体数据不详的 2 项后，对其余纳入的 14 项研究进行质量评估，对有全文的 9 项用 Jadad 量表评分法（Cochrane 偏倚风险评价工具），除 1 项为 1 分外，其余均为 2 分。检索的研究质量是较高的。

（3）该文按出版或发表时间顺序，对死亡风险率进行累积 Meta 分析。

（4）结论为早期非小细胞肺癌完全切除术后是否采用含铂的化疗作为辅助化疗的死亡风险率的差异无统计学意义。

（5）用治疗性证据的真实性评价，该文章的真实性和可靠性较好，结果有临床意义。

4. 证据应用　该文章中的病人与此例病人情况类同，将该循证学证据结果告知病人和家属，病人和家属决定密切随访。

例二

背景：粒细胞减少与放化疗有关，与剂量和疗程有关。粒细胞减少程度和持续时间与感染性发热有关。粒细胞集落刺激因子（granulocyte colony-stimulating factor，G-CSF）可减少粒细胞减少发生率，减少感染，缩短住院天数，减少医疗费用。但 G-CSF 价格昂贵，预防性应用指针征不强，增加不必要的医疗支出。

1. 提出问题　放化疗后是否需要预防性应用 G-CSF？

2. 搜集证据　在 MEDLINE 上进行检索，共 4 篇，3 篇前瞻性、随机分组、安慰剂对照，第 4 篇随机对照非单病种，方案不一。

3. 评价研究证据　根据评价标准评价文献结果：4 篇属 A 级证据。

4. 证据应用　综合文献结果应用于解决临床问题：放化疗后粒细胞减少大于 40% 以上的，预防性应用有较好的成本-效果比，可使粒细胞减少性发热降低 50% 左右，但对于放化疗后粒细胞减少小于 40% 的常规应用价值不大。

所以仅适用于高危人群：治疗前有粒细胞减少；大面积放疗；有粒细胞减少发热史；免疫缺陷；开放伤口；活动性感染。

有了以上的循证学证据，我们在临床工作上面对实际问题时就可以比较轻松的决定是否使用 G-CSF。

（杨　磊）

参考文献

白人驹,张雪林.2012. 医学影像诊断学. 第3版. 北京:人民卫生出版社

曹世龙.1997. 肿瘤学新理论与新技术. 上海:上海科技教育出版社:630-640

曹志平,许先芳.2011. 护理伦理学. 北京:人民卫生出版社

陈龙邦,刘福坤.2004. 循证肿瘤治疗学. 郑州:郑州大学出版社

陈星荣,林 贵,夏宝枢,等.1989. 介入放射学. 上海:上海医科大学出版社

陈振东.2005. 肿瘤学概论. 北京:人民军医出版社

戴汝平.1992. 努力开拓我国介入放射学事业. 介入放射学杂志.1:5

董宝伟,梁萍,于小玲,等.1996. 超声引导下微波治疗肝癌的实验研究及临床初步应用. 中华医学杂志,76(2):87

董宝伟.1990. 临床介入性超声学. 北京:中国科学技术出版社

窦骏.2014. 疫苗工程学. 第2版. 南京:东南大学出版社

郭启勇.2000. 介入放射学. 北京:人民卫生出版社

国家食品药品监督管理局.2010. 药物临床试验伦理审查工作指导原则

国家食品药品监督管理局.2012. 抗肿瘤药物临床试验技术指导原则

郝希山,任秀宝.2010. 实体肿瘤的细胞免疫治疗. 北京:人民卫生出版社

郝希山,魏于全.2010. 肿瘤学. 北京:人民卫生出版社

郝希山.2010. 肿瘤学. 北京:人民卫生出版社

何俐,屈云,李幼平.2003. 循证医学的定义、发展、基础及实践. 中国临床康复,7(4)540-541

何维.2010. 医学免疫学. 第2版. 北京:人民卫生出版社

贺能树,吴恩慧.2005. 中华影像医学-介入放射学卷. 北京:人民卫生出版社:405–421

胡雁,陆箴琦.2013. 实用肿瘤护理. 第2版. 上海:上海科学技术出版社

胡永善.2005. 新编康复医学. 上海:复旦大学出版社

纪树荣.2004. 康复医学. 北京:高等教育出版社

姜庆武.2005. 流行病学,北京:科学出版社,1-480

姜卫剑,姚力,任安,等.1997. 经皮胆道内支架置入术姑息性治疗恶性梗阻性黄疸. 中华放射学杂志,31:729-733

姜玉新,张运.2012. 超声医学高级教程. 第1版. 北京:人民军医出版社

蒋国梁,朱雄增.2013. 临床肿瘤学概论. 第2版. 上海:复旦大学出版社:123-139

蒋国梁,朱雄增.2013. 临床肿瘤学概论. 上海:复旦大学出版社

蒋国梁.2005. 肿瘤学概论. 上海:复旦大学出版社

李恩孝.2011. 恶性肿瘤分子靶向治疗. 第2版. 北京:人民卫生出版社:568-597

李桂源.2011. 现代肿瘤学基础,北京:科学出版社:1-432

李静,李幼平.2001. 循证医学与21世纪医学教育. 中国循证医学,1(2):71-73

李少林,王荣福.2008. 核医学. 第7版. 北京:人民卫生出版社

李少林,吴永忠.2013. 肿瘤放射治疗学. 第1版. 北京:科学出版社

李彦豪.1999. 介入性血管内导管药盒系统植入术. 介入放射学杂志,8:63

梁文波,杨静娴,杨静玉.2013. 临床肿瘤药理学. 北京:科学出版社:1-36

刘嵘,王建华,等.2002. 微导管在肝动脉化疗栓塞治疗原发性肝癌的临床应用. 临床放射学杂志,21(3):226

刘玉清.1992. 大力发展介入放射学,造福人民. 介入放射学杂志.1:1

潘中允.2014. 实用核医学. 北京:人民卫生出版社

荣晓珊,何佳倩,彭幼清.2014. 多元文化护理理念在肿瘤病人临终关怀中的应用. 护理研究,28(6):2067-2059

沈雁英.2010. 肿瘤心理学. 北京:人民卫生出版社

施海彬,李麟荪,徐泽宽,等.2001. 经皮胆道引流术治疗恶性梗阻性黄疸. 介入放射学杂志,10(5):292-295

隋军 . 2006. 临床肿瘤学概论 . 昆明:云南科技出版社
隋军,黄云超 . 2006. 临床肿瘤学概论 . 云南:昆明出版集团
隋军,黄云超 . 临床肿瘤学概论 . 昆明:云南科技出版社,2006. 8-21
谭榜宪 . 2012. 临床肿瘤学总论 . 北京:科学出版社
谭榜宪 . 2012. 临床肿瘤学总论 . 北京:科学出版社,88-112
谭天秩 . 2013. 临床核医学 . 第3版 . 北京:人民卫生出版社
汤钊猷 . 2011. 现代肿瘤学 . 第3版 . 上海:复旦大学出版社
唐劲天 . 2011. 临床肿瘤学概论 . 北京:清华大学出版社
唐劲天,郭亚军,顾晋,等 . 2011. 北京:清华大学出版社
万德森 . 2005. 临床肿瘤学 . 北京:科学出版社
万德森 . 2008. 社区肿瘤学 . 第2版 . 北京:科学出版社
王冠军,赫捷 . 2013. 肿瘤学概论 . 北京:人民卫生出版社:165-174
王贵齐 . 2011. 消化道肿瘤内镜诊断学 . 北京:人民卫生出版社
王家良 . 2010. 循证医学 . 北京:人民卫生出版社
吴秉铨,刘彦仿 . 2013. 免疫组织化学病理诊断 . 北京:科学出版社 3-111
吴恩慧,刘玉清,贺能树 . 1994. 介入性治疗学 . 北京:人民卫生出版社
吴一龙 . 2003. 肿瘤的多学科综合治疗 . 见:曾益新 . 肿瘤学 . 第2版 . 北京:人民卫生出版社
夏建川 . 2011. 肿瘤生物治疗基础与临床应用 . 北京:科学出版社
谢红宁 . 2005. 妇产科超声诊断学 . 北京:人民卫生出版社 . 251-281
徐波 . 2013. 肿瘤护理学 . 北京:人民卫生出版社
徐克,邹英华,欧阳庸 . 2004. 管腔内支架治疗学 . 北京:科学出版社,479-485
杨继金 . 2006. 恶性肿瘤的动脉灌注化疗与栓塞治疗 . 见:冀振华,赵平 . 肿瘤临床综合治疗新概念 . 北京:清华大学出版社:211
杨顺娥 . 2012. 临床肿瘤学 . 北京:科学出版社
殷蔚伯,余子豪,徐国镇,等 . 2008. 肿瘤放射治疗学 . 第4版 . 北京:中国协和医科大学出版社
詹启敏 . 2005. 分子肿瘤学 . 北京:人民卫生出版社
张天泽,徐光炜 . 1996. 肿瘤学 . 天津:天津科技出版社
赵广生,徐克,梁松年,等 . 2008. 原发性肝癌 TACE 术后严重并发症原因及预防 . 介入放射学杂志,17(11):773-775
中国医师协会超声医师分会 . 2013. 产前超声和超声造影检查指南 . 第1版 . 北京:人民军医出版社
中华人们共和国卫生部医政司 . 1991.《关于将具备一定条件的放射科改变为临床科室的通知》. 中华放射学杂志
中华医学会 . 2004. 临床技术操作规范核医学分册 . 第1版 . 北京:人民军医出版社
中华医学会甲状腺结节和分化型甲状腺癌诊治指南编写委员会 . 2012. 甲状腺结节和分化型甲状腺癌诊治指南 .
中华医学会检验分会、卫生部临床检验中心和中华检验医学杂志编辑委员会 . 2012. 肿瘤标志物的临床应用建议 . 中华检验医学杂志,(2)35:103-116
周宏灏,袁洪 . 2011. 药物临床试验 . 北京:人民卫生出版社
周永昌,郭万学 . 2002. 超声医学 . 第4版 . 北京:科学技术文献出版社
朱雄增,蒋国梁 . 2005. 临床肿瘤学概论 . 上海:复旦大学出版社
Adami HO, Hunter D, Tichopoulos D, eds. Text Book of Cancer Epidemiology. 2nd Ed. Oxford University Press. 2008. 1-748
Becker C D, Grossholz M, Mentha G , et al. 1997. Ablation of hepatocellular carcinoma by percutaneous ethanol injection: Imaging findings. Cardio Vasc Intervent Radiol, 20: 204
Chemotherapy. Tokyo: the Japanese Journal of Cancer and Chemotherapy Inc. 1
Davis C R. 2010. Interventional radiological treatment of hepatocellular carcinoma. Cancer Control, 17(1): 87-99
Dotter C T, Judinks M P. 1964. Transluminal treatment of arteriosclertic obstruction of a new techic and a preliminary report of its application. Circulation, 30: 654
Isabel dos Santos Silva, ed. 1999. Cancer Epidemiology: Principles and Methods. IARC: Lyon, IARC Press. 1-442
Ishida T, Murakami T, Shibata T, et al. 2002. percutaneous microwave tumor coagulation for hepatocellular carcinomas with interruption of segmental hepatic blood flow. J Vasc Interv Radiol, 13(2 Pt 1): 185-191

Kagawa T, Koizumi J, Kojima S I, et al. 2010. Transcatheter arterial chemoembolization plus radiofrequency ablation therapy for early stage hepatocellular carcinoma: comparison with surgical resection. Cancer, 5

Kurokohchi k, Watanabe S, Yoneyama H, et al. 2008. A combination therapy of ethanol injection and radiofrequency ablation under general anesthesia for the treatment of hepatocallular carcinoma. World J Gastroenterol, 14(13): 2037-2043

Liu C H, Arellano R S, Uppot R N, et al. 2010. Radiofrequency ablation of hepatic tumours: effect of post-ablation margin on local tumour progression. Eur Radiol, 20(4): 877-885

Margulis A R. 1967. Interventional diagnostic radiology: a new subspecialty. AJR, 99: 761

Sheen A J, Poston G J, Sherlock D J. 2002. Cryotherapeutic ablation of liver tumurs, Br J Surg, 89(11): 1396-1401

Taguchi T I. 1989. Arterial infusion chemotherapy. *In*: Taguchi T, Nakamura H, eds. Arterial Infusion

Yu Z, Liu W, Fan L, et al. 2009. The efficacy and safety of percutaneous microwave coagulation by a new microwave delivery system in large hepatocellular carcinomas: four case studies. Int J Hyperthermia, 25(5): 392-398

Zhou P, liu X, Li R, et al. 2009. Percutaneous coagulation therapy of hepatocellular carcinomas by combining microwave coagulation therapy and ethanol injection. Eur J Radiol, 71(2): 338-342